Original-Prüfungsfragen
mit Kommentar

Claassen, Stephan

GK 3
Gynäkologie
und Geburtshilfe

edition medizin

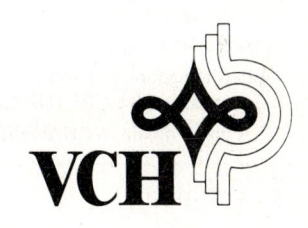

VCH

© VCH Verlagsgesellschaft mbH, D-6940 Weinheim (Bundesrepublik Deutschland), 1992

Vertrieb:

VCH Verlagsgesellschaft, Postfach 10 11 61, D-6940 Weinheim (Bundesrepublik Deutschland)

Schweiz: VCH Verlags-AG, Postfach, CH-4020 Basel (Schweiz)

United Kingdom und Irland: VCH Publishers (UK) Ltd., 8 Wellington Court, Wellington Street, Cambridge CB1 1HZ (England)

USA und Canada: VCH Publishers, Suite 909, 220 East 23rd Street, New York, NY 10010-4606 (USA)

ISBN 3-527-15661-5

Original-Prüfungsfragen mit Kommentar

GK 3

Gynäkologie und Geburtshilfe

siebte Auflage
bearbeitet von H. Claassen
und C. Stephan

edition medizin

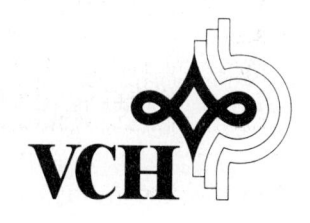

VCH

Ärztin Heidi Claassen
Walter-Flex-Straße 25
D-3000 Hannover 1

Ärztin Claudia Stephan
Feldstraße 55
3160 Lehrte

Autoren und Verlag haben sich bei der Zusammenstellung der Fragen, bei der Zuordnung der Lösungen sowie bei der Kommentierung von Fragen und Lösungen um größtmögliche sachliche Richtigkeit bemüht. Dennoch wird eine Gewähr für die in diesem Band enthaltenen Angaben nicht übernommen.

---

1. Auflage 1983
2. Auflage 1984
   1. Nachdruck 1985
3. Auflage 1985
4. Auflage 1987
5. Auflage 1988
6. Auflage 1990
7. Auflage 1992

Lektorat: Rosemarie Gerlach
Herstellerische Betreuung: L & J Publikations-Service GmbH, D-6940 Weinheim

Die Deutsche Bibliothek – CIP-Einheitsaufnahme

Original-Prüfungsfragen mit Kommentar GK 3 –
Weinheim ; Basel (Schweiz) ; Cambridge ; New York, NY : Ed. Medizin, VCH.
Gynäkologie und Geburtshilfe : [zusätzlich 135 Lerntexte]. –
7. Aufl. / bearb. von H. Claassen und C. Stephan. – 1992
   ISBN 3-527-15611-9
NE: Claassen, Heidi

© VCH Verlagsgesellschaft mbH, D-6940 Weinheim (Bundesrepublik Deutschland), 1992

Gedruckt auf säurefreiem Papier

Alle Rechte, insbesondere die der Übersetzung in andere Sprachen, vorbehalten. Kein Teil dieses Buches darf ohne schriftliche Genehmigung des Verlages in irgendeiner Form – durch Photokopie, Mikroverfilmung oder irgendein anderes Verfahren – reproduziert oder in eine von Maschinen, insbesondere von Datenverarbeitungsmaschinen verwendbare Sprache übertragen oder übersetzt werden. Die Wiedergabe von Warenbezeichnungen, Handelsnamen oder sonstigen Kennzeichen in diesem Buch berechtigt nicht zu der Annahme, daß diese von jedermann frei benutzt werden dürfen. Vielmehr kann es sich auch dann um eingetragene Warenzeichen oder sonstige gesetzlich geschützten Kennzeichen handeln, wenn sie nicht eigens als solche markiert sind.

All rights reserved (including those of translation into other languages). No part of this book may be reproduced in any form – by photoprint, microfilm, or any other means – nor transmitted or translated into a machine language without written permission from the publishers. Registered names, trademarks, etc. used in this book, even when not specifically marked as such, are not to be considered unprotected by law.

Satz: Satz- und Reprotechnik GmbH, D-6944 Hemsbach. Druck und Bindung: Druckhaus Beltz, D-6944 Hemsbach.
Printed in the Federal Republic of Germany

Vorwort zur siebten Auflage

Dieser Band enthält alle verfügbaren Fragen zum Fachgebiet Gynäkologie und Geburtshilfe, die vom Frühjahr 1984 bis zum Herbst 1990 im 2. Abschnitt der Ärztlichen Prüfung gestellt wurden, sowie einen Teil der Fragen, die zwischen Frühjahr 1977 und Frühjahr 1984 gestellt wurden (s.u.).
Die Fragen sind mit erklärenden Kommentaren versehen. Auch die falschen Antworten sind so ausführlich kommentiert, daß ein zeitraubendes Nachschlagen von Details in Lehrbüchern überflüssig sein sollte.
Jedem GK-Abschnitt geht im Kommentarteil ein Lerntext voraus. Zusammengenommen bilden die Lerntexte ein Kurzkompendium, das für alle, die gute Grundkenntnisse in der Gynäkologie und Geburtshilfe haben, als Wiederholung zur Prüfungsvorbereitung ausreicht.
Da wegen der Vielzahl der Fragen eine Umfangsreduktion notwendig erschien, wurde die vorliegende Auflage neu überarbeitet und sollte zunächst um sämtliche vor Frühjahr 1984 gestellten Fragen gekürzt werden.
Wir entschieden uns jedoch, auch Fragen, die vor dem Examen Frühjahr 1984 gestellt wurden, zu belassen, wenn sie folgenden Kriterien entsprachen:
– Fragen, die das Wissen über einen Themenkomplex abfragen, der durch neuere Fragen nicht abgedeckt wird
– Fragen, die nach unserer Auffassung das Verständnis für einen Themenkomplex relativ gut überprüfen
– Fragen, die uns knifflig erschienen oder typisches IMPP-Wissen abfragen, da diese fast nur zu beantworten sind, wenn man sie kennt oder wenn man ein 100%iger ist
– Wiederholt gestellte Fragen, wenn sie ein Thema gut abdecken
Von den gestrichenen Fragen und Kommentaren wurde das Wissenswerte in die Lerntexte oder in andere Kommentare integriert.
Einige Lerntexte wurden ergänzt, einige neu geschrieben, z.B. über die Erkrankungen der Brust.
Wiederholt gestellte Fragen wurden mit einem „W" gekennzeichnet, bereits zum vierten Mal gestellte Fragen mit „WW".
Wir sind uns bewußt, daß in einigen Kommentaren dieselben Begriffe mehrmals erklärt werden und dadurch Wiederholungen entstehen. Hier steht man einerseits in der Spannung, Zeit und Platz sparen zu müssen, andererseits aber aus eigener Erfahrung zu wissen, daß häufig erst die Wiederholung, z.T. in anderen Worten, Klarheit über die Fakten bringt.
Die Fragen zum Fachgebiet Gynäkologie und Geburtshilfe machen einen großen Teil der Prüfung am 2. Tag aus (ca. 30%). Die meisten Fragen stammen aus folgenden Gebieten:
Ärztliche Betreuung in der Schwangerschaft (Kapitel 4)
Geburt und Risikogeburt (Kapitel 5)
Geschwülste (Kapitel 8)

Wir hoffen, daß dieser Band eine gute Hilfe zum Bestehen des Examens ist.

Für Kritik und Verbesserungsvorschläge sind wir immer dankbar.

Adelberg, im September 1991   Heidi Claassen
                                                      Claudia Stephan

Inhalt

(Die **fettgedruckten** Seitenzahlen beziehen sich auf den Kommentarteil.)

Bearbeitungshinweise IX

1 Die geschlechtsspezifische Entwicklung der Frau und ihre Störungen   2, **98**

2 Familienplanung   17, **126**

3 Schwangerschaft und Risikoschwangerschaft   21, **135**

4 Ärztliche Betreuung in der Schwangerschaft   37, **167**

5 Geburt und Risikogeburt   48, **185**

6 Wochenbett   60, **214**

7 Entzündungen der weiblichen Fortpflanzungsorgane   65, **225**

8 Geschwülste der weiblichen Fortpflanzungsorgane   74, **239**

9 Lage- und Halteveränderungen der Organe des kleinen Beckens   94, **272**

Literaturverzeichnis   276

Bildanhang   277

Anhang I: Examen Frühjahr 1989   285, **293**

Anhang II: Examen Herbst 1989   311, **319**

Anhang III: Examen Frühjahr 1990   329, **337**

Anhang IV: Examen Herbst 1990   345, **353**

Bearbeitungshinweise

In den Original-Aufgabenheften, die die Grundlage der Prüfung bilden, sind die Fragen nicht nach Fächern, sondern nach Aufgaben-Typen geordnet.

Zur Prüfungsvorbereitung erscheint eine fachbezogene Fragenordnung, wie sie in diesem Band praktiziert wird, geeigneter.

Die Lösung zu jeder Frage ist am Unterrand derselben Seite vermerkt.

Bei einigen Fragen gibt das IMPP zwei mögliche Lösungen an. In Ausnahmefällen wurden sogar alle Möglichkeiten als richtig gewertet. In solchen Fällen ist die Lösung, die das IMPP gerne als Antwort gesehen hätte, unterstrichen.

Es ist zweckmäßig, beim ersten Durchgang die falsch beantworteten Fragen zu markieren, um sie kurz vor dem Prüfungstermin erneut durchzugehen.

Aber Vorsicht! Manche Fragen werden im Examen wortgetreu wiederholt, doch kann die Reihenfolge der möglichen Antworten geändert sein.

Aufgabentypen:

Aufgabentypen A 1 und A 2: Einfachauswahl

Erläuterung: Auf eine Frage oder unvollständige Aussage folgen bei diesen Aufgabentypen 5 mit (A)–(E) gekennzeichnete Antworten oder Ergänzungen, von denen Sie *eine* auswählen sollen, und zwar entweder die einzig richtige oder die beste von mehreren möglichen.

Lesen Sie immer alle Antwortmöglichkeiten durch, bevor Sie sich für eine Lösung entscheiden!

Aufgabentyp A 3: Einfachauswahl

Erläuterung: Diese Aufgaben sind so formuliert, daß Sie aus den angebotenen Antworten jeweils die einzig *nicht* zutreffende wählen sollen.

Aufgabentyp B: Aufgabengruppe mit gemeinsamem Antwortangebot – Zuordnungsaufgaben –

Erläuterung: Jede dieser Aufgabengruppen besteht aus:

    a) einer Liste mit numerierten Begriffen, Fragen und Aussagen (Liste 1 = Aufgabengruppe)

    b) einer Liste von 5 durch die Buchstaben (A)–(E) gekennzeichneten Antwortmöglichkeiten (Liste 2)

Sie sollen zu jeder numerierten Aufgabe der Liste 1 aus der Liste 2 *eine* Antwort (A) bis (E) auswählen, die Sie für zutreffend halten oder von der Sie meinen, daß sie im engsten Zusammenhang mit dieser Aufgabe steht. Bitte beachten Sie, daß jede Antwortmöglichkeit (A) bis (E) für mehrere Aufgaben der Liste 1 die Lösung darstellen kann.

Aufgabentyp C: Kausale Verknüpfung

Erläuterung: Dieser Aufgabentyp besteht aus drei Teilen:

      Teil 1: Aussage 1

      Teil 2: Aussage 2

      Teil 3: Kausale Verknüpfung (weil)

      Jede der beiden Aussagen kann unabhängig von der anderen richtig oder falsch sein. Wenn beide Aussagen richtig sind, so kann die Verknüpfung durch „weil" richtig oder falsch sein. Nach Prüfung der einzelnen Teile entnehmen Sie den richtigen Lösungsbuchstaben dem Lösungsschema, das hier wiedergegeben ist.

Antwort	Aussage 1	Aussage 2	Verknüpfung
A	richtig	richtig	richtig
B	richtig	richtig	falsch
C	richtig	falsch	–
D	falsch	richtig	–
E	falsch	falsch	–

Aufgabentyp D: Aussagenkombination

Erläuterung: Bei diesem Aufgabentyp werden mehrere durch eingeklammerte Zahlen gekennzeichnete Aussagen gemacht. Wählen Sie bitte die zutreffende Lösung unter den 5 vorgegebenen Aussagenkombinationen (A)–(E) aus.

Aufgabentyp E: Aufgaben mit Fallbeschreibung und Aufgaben mit Abbildung

Erläuterung: In dieser Gruppe können sich Aufgaben der Typen A–D befinden.

Fragen

1 Die geschlechtsspezifische Entwicklung der Frau und ihre Störungen

1.1 Durch die Reifeteilung (Meiose) wird Folgendes erreicht:

(1) Die väterlichen und mütterlichen (homologen) Chromosomen haben in der Synapsis die Möglichkeit, genetisches Material auszutauschen.
(2) Die Zahl der Primordialeier wird um ein Vielfaches vermehrt.
(3) Der diploide Chromosomensatz der Keimzellen wird auf den haploiden Satz reduziert.
(4) Über eine negative Rückkopplung wird eine vermehrte Ausscheidung von FSH und LH ausgelöst.
(5) Die Spermatozoen und Eizellen werden kapazitiert.

(A) nur 2 ist richtig
(B) nur 1 und 3 sind richtig
(C) nur 3 und 5 sind richtig
(D) nur 1, 2 und 3 sind richtig
(E) 1–5 = alle sind richtig

1.2 Welche Erscheinung gehört nicht zum Ullrich-Turner-Syndrom?

(A) gonosomale Monosomie
(B) kongenitale Mißbildungen
(C) Cubitus valgus
(D) Hirsutismus
(E) Kleinwuchs

1.3 Zur Sicherung der Diagnose des Turner-Syndroms eignet sich am besten die

(A) gynäkologische Untersuchung
(B) Bestimmung von Pregnantriol
(C) Hysterosalpingographie
(D) genetische chromosomale Untersuchung
(E) Bestimmung der hypophysären Gonadotropine

H 85
1.4 Welche Aussage trifft **nicht** zu?

Für die testikuläre Feminisierung gilt:

(A) weiblicher Phänotypus
(B) fehlende oder spärliche Geschlechtsbehaarung
(C) normale Brustdrüsenentwicklung während der Pubertät
(D) Amenorrhoe
(E) durch Dauersubstitution weiblicher Geschlechtshormone können regelmäßig Blutungen herbeigeführt werden.

H 85
1.5 Zur testikulären Feminisierung gehören

(1) Uterusaplasie
(2) Scheidenhypoplasie oder -aplasie
(3) Fehlen der Scham- und Axillarbehaarung
(4) fehlende Brustentwicklung
(5) männliche Geschlechtschromosomen

(A) nur 1 und 2 sind richtig
(B) nur 3 und 4 sind richtig
(C) nur 2, 4 und 5 sind richtig
(D) nur 1, 2, 3 und 5 sind richtig
(E) 1–5 = alle sind richtig

F 88
1.6 Für die testikuläre Feminisierung trifft zu

(A) echte Pubertas praecox
(B) Pseudohermaphroditismus masculinus
(C) primärer (hypergonadotroper) Hypogonadismus
(D) erhöhte Androgenproduktion der Nebennierenrinde
(E) Ursache: Chromosomenaberration

1.7 Welche Aussage trifft zu?

Bei dem Syndrom der testikulären Feminisierung handelt es sich um

(A) männliche Pseudohermaphroditen mit rein weiblichen äußeren Genitalorganen und allgemeinem weiblichen Habitus
(B) Individuen, die sowohl Testes als auch Ovarien besitzen
(C) Individuen mit der Chromosomenkonstellation XXY und auffallend kleinen Testes
(D) eine Anlagestörung der Gonaden in Kombination mit extragenitalen Fehlbildungen
(E) keine der Aussagen trifft zu

■1.1 B   ■1.2 D   ■1.3 D   ■1.4 E   ■1.5 D   ■1.6 B   ■1.7 A

1.8 Welche Aussage trifft **nicht** zu?

Das Syndrom der testikulären Feminisierung ist meist gekennzeichnet durch

(A) einen typisch weiblichen Habitus
(B) Fehlen der Achsel- und Schambehaarung
(C) ein normal weiblich entwickeltes äußeres Genitale
(D) normal deszendierte Hoden
(E) einen fehlenden Uterus

1.9 Bei der kompletten testikulären Feminisierung bleibt die Entwicklung der äußeren männlichen Geschlechtsorgane aus,

weil

die fetalen Gonaden keine Androgene bilden.

1.10 Beim adrenogenitalen Syndrom der Frau findet man folgende Befunde:

(1) „hairless woman"
(2) Striae, erhöhter Blutdruck, Stammfettsucht
(3) reduzierte ACTH-Ausschüttung
(4) reduzierte Cortisol-Cortison-Produktion
(5) Virilisierung
(6) Karyotyp XX

(A) nur 4 ist richtig
(B) nur 2 und 5 sind richtig
(C) nur 1, 3 und 6 sind richtig
(D) nur 4, 5 und 6 sind richtig
(E) nur 2, 3, 4, 5 und 6 sind richtig

1.11 Mädchen mit unkompliziertem adrenogenitalen Syndrom weisen bei Geburt einen Pseudohermaphroditismus masculinus auf,

weil

es bei Mädchen mit unkompliziertem adrenogenitalen Syndrom durch vorgeburtliche Wirkung vermännlichender Hormone zur Virilisierung des äußeren Genitales kommt.

1.12 Beim Epithel der Vagina handelt es sich um

(A) Schleimhaut
(B) Übergangsepithel
(C) verhornendes Plattenepithel
(D) nicht verhornendes Plattenepithel
(E) Zylinderepithel

Ordnen Sie bitte den in Liste 1 genannten Bezeichnungen die jeweils zutreffende Charakterisierung der Liste 2 zu.

Liste 1

1.13 Polymastie

1.14 Polythelie

Liste 2

(A) multiple mastopathische Veränderungen
(B) überzählige Brustanlage entlang der sog. Milchleiste
(C) überzählige Brustwarze
(D) Einziehungen an den Brustwarzen
(E) sehr starke Pigmentierung der Mamillen

1.15 Welche Erscheinung gehört **nicht** zum Ullrich-Turner-Syndrom?

(A) kongenitale Mißbildungen
(B) Cubitus valgus
(C) Hirsutismus
(D) fehlende Primordialfollikel
(E) Hypergonadotropie

Antwort	Aussage 1	Aussage 2	Verknüpfung
A	richtig	richtig	richtig
B	richtig	richtig	falsch
C	richtig	falsch	–
D	falsch	richtig	–
E	falsch	falsch	–

■ 1.8 D   ■ 1.9 C   ■ 1.10 D   ■ 1.11 D   ■ 1.12 D   ■ 1.13 B   ■ 1.14 C   ■ 1.15 C

1.16 In der Scheide der geschlechtsreifen Frau findet sich normalerweise ein pH von

(A) unter 3,5
(B) 3,6–5,0
(C) 5,1–6,0
(D) 6,1–7,0
(E) mehr als 7,0

H 87
1.17 Welche Faktoren sind neben Östrogenen und Döderlein-Bakterien für die Aufrechterhaltung des normalen Scheidenmilieus bedeutsam?

(1) Vitamin E
(2) Zervixsekretion
(3) intaktes Hymen
(4) pH-Wert von 7.2

(A) keiner der von 1–4 genannten Faktoren
(B) nur 2 ist richtig
(C) nur 1 und 3 sind richtig
(D) nur 1, 2 und 4 sind richtig
(E) 1–4 = alle sind richtig

F 88
1.18 Eine einseitige Aplasie eines Müller-Ganges führt beim weiblichen Geschlecht zu einer/einem

(A) Septierung der Scheide
(B) Uterus unicornis
(C) einseitigen Gonadendysgenesie
(D) einseitigen Nierenaplasie
(E) Fehlen eines Gartner-Ganges

H 84
1.19 Eine Hymenalatresie ist, frühzeit erkannt und behandelt, eine harmlose Fehlbildung,

weil

eine Hymenalatresie bei richtigem operativen Vorgehen (evtl. bei gleichzeitiger Gabe von Antibiotika) einfach und auf Dauer erfolgreich beseitigt werden kann.

F 85
1.20 Welche Aussage trifft **nicht** zu?

Bei folgenden Krankheitsbildern ist typischerweise eine primäre Amenorrhoe vorhanden:

(A) Gonadendysgenesie
(B) kongenitales adrenogenitales Syndrom
(C) Rokitansky-Küster-Syndrom
(D) testikuläre Feminisierung
(E) Stein-Leventhal-Syndrom

H 85
1.21 Polypen der Schleimhaut des Corpus uteri zeigen gewöhnlich die gleichen Zyklusveränderungen wie das Endometrium,

weil

Polypen der Schleimhaut des Corpus uteri aus dem Endometrium hervorgehen.

H 84
1.22 Der an der Ektozervix makroskopisch sichtbare Ersatz des Plattenepithels durch Zylinderepithel wird bezeichnet als

(A) Erosio vera
(B) Erythroplakie
(C) Ektopie
(D) Umwandlungszone
(E) Matrixbezirk

F 86
1.23 Angeborene Fehlbildungen des Uterus können folgende Komplikationen bedingen:

(1) Spätgestosen
(2) Lageanomalien der Feten
(3) Phokomelien
(4) Frühgeburten

(A) nur 1 und 3 sind richtig
(B) nur 2 und 4 sind richtig
(C) nur 1, 2 und 3 sind richtig
(D) nur 2, 3 und 4 sind richtig
(E) 1–4 = alle sind richtig

1.24 Welche Aussage trifft zu?

Die Portioektopie beruht auf

(A) einer Überkleidung der Portio mit sogenannter „originärer Schleimhaut"
(B) Schleimhautveränderungen, die auf ein Mikrokarzinom im Bereich der Ektozervix hinweisen
(C) einen Ersatz des Plattenepithels durch Zylinderepithel
(D) einen Epitheleffekt an der Portio (auch als „Erosio vera" bezeichnet)
(E) einer Erythroplakie

■ 1.16 B   ■ 1.17 A   ■ 1.18 B   ■ 1.19 A   ■ 1.20 E   ■ 1.21 D   ■ 1.22 C   ■ 1.23 B   ■ 1.24 C

F 84
1.25 Welche(r) der nachfolgend beschriebenen Befunde stellt/stellen in aller Regel ein Konzeptionshindernis dar?

(1) Dextropositio uteri
(2) Elevatio uteri
(3) Descensus uteri
(4) Retroflexio uteri
(5) spitzwinklige Anteflexion des Uterus

(A) Keine der Aussagen (1) bis (5) trifft zu.
(B) nur 3 ist richtig
(C) nur 4 und 5 sind richtig
(D) nur 1, 2 und 4 sind richtig
(E) nur 1, 3, 4 und 5 sind richtig

1.26 Ein Uterus unicornis kommt zustande durch

(A) ischämische Nekrose einer Uterushälfte
(B) Aplasie eines Wolff-Ganges
(C) eine sogenannte Salpingitis isthmica nodosa
(D) einseitige Gonadendysgenesie
(E) Aplasie eines Müller-Ganges

H 86
1.27 Welche Aussage trifft **nicht** zu?

Wenn bei einem 7jährigen Mädchen Symptome einer verfrühten Entwicklung der Geschlechtsmerkmale vorliegen, muß man differentialdiagnostisch denken an

(A) eine exogene Hormonzufuhr
(B) eine idiopathische Form
(C) eine Erkrankung im Zwischenhirnbereich
(D) einen Nebennierenrindentumor
(E) eine Hyperthyreose

1.28 Bei einer vaginalen Blutung zwischen dem 4. und 10. Lebensjahr kommt als Ursache am ehesten in Betracht

(A) blutende Portioerosion
(B) Zervixschleimhautpolyp
(C) endometriale Blutung
(D) Fremdkörper in der Vagina
(E) Trichomonadenkolpitis

1.29 Bei einem Mädchen in der Pubertät treten im Verlauf einiger Monate zunehmend Unterbauchbeschwerden auf. Hinter der Harnblase entwickelt sich ein schmerzhafter Tumor.
Amenorrhoe. Starke zyklische Beschwerden. Welche Diagnose ist am wahrscheinlichsten?

(A) Hymenalatresie mit Hämatokolpos und Hämatometra
(B) Ovarialendometriose
(C) Stieldrehung einer Ovarialzyste
(D) Stein-Leventhal-Syndrom
(E) Dysmenorrhoea membranacea

F 85
1.30 W Die klinischen Pubertätsmerkmale treten in welcher der nachfolgenden Reihenfolge auf?

(A) Menarche – Thelarche – Pubarche – Wachstumsschub
(B) Thelarche – Pubarche – Wachstumsschub – Menarche
(C) Wachstumsschub – Pubarche – Thelarche – Menarche
(D) Menarche – Wachstumsschub – Thelarche – Pubarche
(E) Pubarche – Thelarche – Wachstumsschub – Menarche

F 87
1.31 Die erste Regelblutung (Menarche) gilt als Ende der Pubertätsentwicklung,

weil

die Menarche durch Auftreten stabiler ovulatorischer Zyklen gekennzeichnet ist.

F 88
1.32 Die von der Vaginalschleimhaut abgegebene Flüssigkeit ist

(A) Ausdruck einer physiologischen Sekretion der Scheidenhaut
(B) Ausdruck einer physiologischen Transsudation der Scheidenhaut
(C) nur praeovulatorisch Ausdruck einer physiologischen Sekretion der Zervixschleimhaut
(D) zumeist Ausdruck einer Entzündung (Kolpitis)
(E) muzinreich

■1.25 A   ■1.26 E   ■1.27 E   ■1.28 D   ■1.29 A   ■1.30 B   ■1.31 E   ■1.32 B

1.33 Die juvenile Blutung ist bedingt durch eine(n)

(A) hypergonadotrope Ovarialinsuffizienz
(B) Dermoidzyste
(C) Follikelpersistenz
(D) Endometriose
(E) Zervixpolypen

1.34 Die Menstruation ist

(1) eine Durchbruchblutung
(2) eine Progesteron-Entzugsblutung
(3) eine Blutung mit gesteigerter Fibrinolyse
(4) Folge des Zerfalls der Funktionalis im Endometrium
(5) normalerweise mit einem Blutverlust von ca. 150–200 ml verbunden

(A) nur 1 und 4 sind richtig
(B) nur 1 und 5 sind richtig
(C) nur 2 und 5 sind richtig
(D) nur 2, 3 und 4 sind richtig
(E) nur 1, 3, 4 und 5 sind richtig

1.35 W Die hormonale Zytodiagnostik am Scheidenepithel ermöglicht:

(1) Die quantitative Erfassung eines relativen Östrogenmangels
(2) die semiquantitative Erfassung eines relativen Östrogenmangels
(3) die quantitative Erfassung eines Überangebots an Östrogen
(4) die sichere Diagnose einer Gravidität
(5) die sichere Abgrenzung einer ovariellen von einer hypophysären Amenorrhoe

(A) nur 2 ist richtig
(B) nur 2 und 4 sind richtig
(C) nur 1, 3 und 4 sind richtig
(D) nur 2, 4 und 5 sind richtig
(E) nur 1, 3, 4 und 5 sind richtig

1.36 Unter dem prämenstruellen Syndrom werden verschiedene zyklusabhängige psychische und körperliche Störungen zusammengefaßt.

Welche Störung gehört **nicht** zu diesem typischen Symptomenbild?

(A) depressive Verstimmung
(B) Mastodynie
(C) Ödemneigung
(D) Proteinurie
(E) Völlegefühl im Abdomen

1.37 Welche Aussage trifft **nicht** zu?

Die alleinige Östrogengabe hat an den Erfolgsorganen folgende Wirkungen:

(A) Vermehrung des Zervikalschleimes
(B) sekretorische Transformation des Endometriums
(C) Durchbruchblutungen bei Langzeitgabe
(D) Erhöhung der Spinnbarkeit des Zervixsekretes
(E) Anregung des Uteruswachstums

1.38 Welche Hormone werden im Hypophysenhinterlappen (HHL) freigesetzt?

(1) Ocytocin
(2) Luteotropes Hormon (LH)
(3) Follikelstimulierendes Hormon (FSH)
(4) Antidiuretisches Hormon (ADH)
(5) Prolaktin

(A) nur 1 und 4 sind richtig
(B) nur 2 und 3 sind richtig
(C) nur 1, 4 und 5 sind richtig
(D) nur 2, 3 und 5 sind richtig
(E) nur 2, 3, 4 und 5 sind richtig

1.39 W Bei einem 28tägigen Zyklus sind nach Knaus-Ogino die fertilen Tage vom

(A) 3. bis 15. Zyklustag
(B) 8. bis 10. Zyklustag
(C) 10. bis 16. Zyklustag
(D) 14. bis 23. Zyklustag
(E) 15. bis 24. Zyklustag

■1.33 C ■1.34 D ■1.35 A ■1.36 D ■1.37 B ■1.38 A ■1.39 C

1.40 Die Ovulation wird u. a. charakterisiert durch

(1) Tiefpunkt der Basaltemperaturkurve vor anschließendem Anstieg
(2) LH-Gipfel
(3) FSH-Gipfel
(4) negativen Farnkrauttest
(5) verminderte Spinnbarkeit des Zervixschleims

(A) nur 1 ist richtig
(B) nur 1, 2 und 3 sind richtig
(C) nur 1, 4 und 5 sind richtig
(D) nur 2, 3 und 5 sind richtig
(E) 1–5 = alle sind richtig

1.41 Der Nachweis einer stattgehabten Ovulation wird erbracht durch

(A) Anstieg von Progesteron im Serum über 20 ng/ml
(B) Anstieg der gesamtgonadotropen Aktivität im Maus-Uterus-Test über 100 HMG Einheiten
(C) Anstieg der Östrogene im Serum über 60 pg/ml
(D) Anstieg des Follikel-stimulierenden Hormons im Serum über 5 ng/ml
(E) regelmäßig auftretende uterine Blutungen

H 86
1.42 Welche Parameter sind für eine abgelaufene Ovulation beweisend?

(1) Basaltemperaturanstieg
(2) Progesteronanstieg
(3) sekretorische Umwandlung des Endometriums

(A) Keine der Aussagen 1–3 ist richtig
(B) nur 1 ist richtig
(C) nur 2 ist richtig
(D) nur 1 und 3 sind richtig
(E) nur 2 und 3 sind richtig

1.43 W Im Zusammenhang mit der Messung und Auswertung der Basaltemperatur zur Feststellung der Zyklusphasen ist folgendes zu berücksichtigen:

(1) Die Basaltemperatur soll nach der Ovulation um etwa 0,5 °C ansteigen.
(2) Die Basaltemperatur soll zur Ovulation hin kletterförmig ansteigen.
(3) Die hypertherme Phase soll mindestens 10–12 Tage ausgeprägt nachweisbar sein.
(4) Die Basaltemperatur soll morgens axillär gemessen werden.
(5) Die Basaltemperatur soll morgens nach dem Erwachen und vor körperlicher Tätigkeit, d. h. vor dem Aufstehen gemessen werden.

(A) nur 2 und 5 sind richtig
(B) nur 1, 3 und 4 sind richtig
(C) nur 1, 3 und 5 sind richtig
(D) nur 2, 3 und 4 sind richtig
(E) nur 2, 3 und 5 sind richtig

F 85
1.44 Zum Zeitpunkt der Ovulation herrschen optimale Verhältnisse im Zervixsekret für die Vorwärtsbewegung der Spermatozoen,

weil

das luteinisierende Hormon zum Zeitpunkt der Ovulation direkt das Zervikalsekret beeinflußt und damit die Spermienaszension ermöglicht.

F 86
1.45 Zu den präovulatorischen Veränderungen der Cervix uteri gehören **nicht** die

(A) Erweiterung des Zervikalkanals
(B) Eintrübung des Zervixschleims
(C) Kristallisation des Zervixschleims in Farnkrautmuster
(D) Zunahme der Sekretmenge
(E) Zunahme der Spinnbarkeit des Zervixschleims

Antwort	Aussage 1	Aussage 2	Verknüpfung
A	richtig	richtig	richtig
B	richtig	richtig	falsch
C	richtig	falsch	–
D	falsch	richtig	–
E	falsch	falsch	–

Folgende Angaben beziehen sich auf die Aufgaben Nr. 1.46 und Nr. 1.47

[H 88]
1.46 Es handelt sich um eine 16jährige Patientin mit folgender gynäkologischen Anamnese: Menarche mit 15 Jahren, letzte Periode vor 5 Wochen. Beta-HCG-Test negativ, seit 14 Tagen anhaltende starke Blutung.

Welche Diagnose ist am wahrscheinlichsten?

(A) juvenile Blutung
(B) Zervixkarzinom
(C) Polyposis uteri
(D) Extrauteringravidität
(E) Septum uteri

[H 88]
1.47 Welche der genannten Maßnahmen ist zunächst indiziert?

(A) Abrasio
(B) Gabe von Östrogen und Progesteron
(C) Gabe von Prostaglandin F-2-Alpha
(D) Endometriumbiopsie
(E) Hysterographie

1.48 Die Menstruation ist

(1) eine Durchbruchblutung
(2) eine Progesteron-Entzugsblutung
(3) eine hyperfibrinolytische Blutung
(4) normalerweise mit einem Blutverlust von etwa 50 ml verbunden
(5) normalerweise mit einem Blutverlust von etwa 150 ml verbunden

(A) nur 1 und 4 sind richtig
(B) nur 1 und 5 sind richtig
(C) nur 2 und 5 sind richtig
(D) nur 1, 3 und 4 sind richtig
(E) nur 2, 3 und 4 sind richtig

1.49 Eine Patientin mit einem 25tägigen Zyklus möchte die Menstruation um 10 Tage hinausschieben. Welches Vorgehen ist zweckmäßig?

(A) Injektion von Depot-Clinovir
(B) Östrogengaben vom 1.–33. Tag
(C) Gestagengaben vom 25.–35. Tag
(D) Östrogen-Gestagen-Kombinationspräparate vom 22.–33. Tage
(E) Minipille vom 1.–33. Tag

1.50 Bei einer Frau, die einen Ovulationshemmer vom Kombinationstyp einnimmt, soll die Menstruation um 6 Tage vorverlegt werden. Es ist der 17. Tag. Was ist zu raten?

(A) Ovulationshemmer sofort absetzen
(B) Ovulationshemmer bis zum 19. Tag incl. nehmen
(C) Zusätzlich noch Gestagene einnehmen, am 22. Tag alles absetzen
(D) Ovulationshemmer am 22. Tag, also 6 Tage vor der erwarteten Menstruation absetzen
(E) Eine Vorverlegung in diesem Zyklus ist nicht mehr möglich.

[F 85]
1.51 Eine erhöhte Prolactinsekretion kann hervorgerufen werden durch

(1) Haloperidol
(2) Metoclopramid
(3) Domperidon
(4) Bromocriptin

(A) nur 4 ist richtig
(B) nur 1 und 3 sind richtig
(C) nur 2 und 4 sind richtig
(D) nur 1, 2 und 3 sind richtig
(E) 1–4 = alle sind richtig

[H 85]
1.52 Eine Hyperprolaktinämie kann eine hypothalamische Schädigung, z. B. durch ein Kraniopharyngeom, anzeigen,

weil

der hypothalamische Prolaktin inhibierende Faktor (PIF) normalerweise im Vergleich zum hypothalamischen prolaktinstimulierenden Einfluß vorherrscht.

■1.46 A   ■1.47 B   ■1.48 E   ■1.49 D   ■1.50 B   ■1.51 D   ■1.52 A

[H 84]
1.53 Welches Zeichen macht klinisch bzw. anamnestisch eine Hypermenorrhoe am wahrscheinlichsten?

(A) Schmerzen bei der Regel
(B) Übelkeit und Kopfschmerzen
(C) Abgang von Blutkoagula
(D) Blutungsdauer länger als 6 Tage
(E) Blutungsdauer länger als 8 Tage

[H 86]
1.54 Als Ursachen der primären Dysmenorrhoe kommen in Frage eine/ein

(1) Endometriose
(2) Uterushypoplasie
(3) Störung der Prostaglandin-Synthese
(4) prämenstrueller Progesteronüberschuß

(A) nur 1 und 3 sind richtig
(B) nur 1 und 4 sind richtig
(C) nur 2 und 3 sind richtig
(D) nur 2 und 4 sind richtig
(E) nur 3 und 4 sind richtig

1.55 Sekundäre Dysmenorrhoen können auftreten bei

(A) Korpuspolypen
(B) Endometriose
(C) erworbenen Lageanomalien
(D) Uterusmyomen
(E) bei allen angegebenen Krankheiten

1.56 Zu den Erscheinungen des sog. prämenstruellen Syndroms zählen

(1) Stimmungslabilität und/oder depressive Verstimmung
(2) Mastodynien
(3) Proteinurie
(4) Ödemneigung
(5) migräneartige Kopfschmerzen

(A) nur 1 und 2 sind richtig
(B) nur 1 und 5 sind richtig
(C) nur 2, 3 und 5 sind richtig
(D) nur 1, 2, 4 und 5 sind richtig
(E) 1–5 = alle sind richtig

[H 84]
1.57 Azyklische Blutungen bei bekanntem Uterus myomatosus bedürfen bei unverdächtigen zytologischen Befunden an der Zervix keiner speziellen Maßnahmen,

weil

Blutungsstörungen für Uterusmyome (speziell submukös) charakteristisch sind.

[H 84]
1.58 Dysfunktionelle Blutungen in der Prämenopause sind u. a. durch eine Follikelpersistenz verursacht,

weil

bei einer Follikelpersistenz die glandulär-zystische Hyperplasie (fehlende bzw. ungenügende Transformation des Endometriums) zu einer Durchbruchsblutung führt.

1.59 Eine 40jährige Patientin klagt nach einem 5wöchigen blutungsfreien Intervall bei sonst regelmäßigem 28–30tägigem Zyklus über eine sich verstärkende Dauerblutung ex utero mit Abgang von Koageln. Zur Klärung der Diagnose sollten durchgeführt werden

(A) Hysteroskopie
(B) zytologische Untersuchung des Zervikalabstriches
(C) Strichkürettage
(D) Abrasio
(E) Kolposkopie

1.60 Welches der folgenden Gestagenpräparate ist zur Durchführung des Gestagentests bei oraler Verabreichung **nicht** zu empfehlen?

(A) Progesteron
(B) Norethisteronazetat
(C) Norgestrel
(D) Norethisteron
(E) Medroxyprogesteronazetat

[H 84]
1.61 Bei einer mittelstarken Blutung in der Postmenopause ist folgende Maßnahme notwendig:

(A) zytologischer Abstrich von Ekto- und Endozervix
(B) fraktionierte Abrasio
(C) Messung der Basaltemperatur und zytologische Bestimmung des Östrogeneffektes
(D) Gabe von Sekale-Präparaten zur Blutstillung
(E) abwartendes Verhalten mit Kontrolluntersuchungen

■1.53 C   ■1.54 C   ■1.55 E   ■1.56 D   ■1.57 D   ■1.58 A   ■1.59 D   ■1.60 A   ■1.61 B

F 88
1.62 Die Hypomenorrhoe wird im allgemeinen am sinnvollsten behandelt mit

(A) oraler Östrogenzufuhr
(B) parenteraler Östrogenzufuhr
(C) Gabe eines Östrogen-Gestagen-Kombinationspräparates
(D) Gabe von Danazol
(E) keiner der in (A)–(D) genannten Maßnahmen

F 86
1.63 Bei azyklischen Blutungen einer 40jährigen Patientin können bei einem unauffälligen zytologischen Abstrich weitere Maßnahmen abgewartet werden,

weil

bei einem unauffälligen zytologischen Abstrich ein Zervixkarzinom auszuschließen ist und ein Korpuskarzinom in dieser Altersgruppe nicht vorkommt.

1.64 Das Auftreten einer 5–6tägigen Schmierblutung vor der Menstruation bei einer 40jährigen Frau wird interpretiert als

(A) Hyper-Polymenorrhoe
(B) Meno-Metrorrhagie
(C) Corpus-Luteum-Insuffizienz
(D) physiologische Zyklusvariante
(E) Folge eines Zervixpolypen

1.65 W Welche Erscheinungen können typischerweie beim Syndrom der polyzystischen Ovarien (Stein-Leventhal-Syndrom) vorkommen?

(1) Adipositas
(2) Hirsutismus
(3) Amenorrhoe, Oligomenorrhoe
(4) Vaginalaplasie
(5) Fehlen der Scham- und Axillarbehaarung

(A) nur 1 und 3 sind richtig
(B) nur 1 und 5 sind richtig
(C) nur 1, 2 und 3 sind richtig
(D) nur 1, 3 und 5 sind richtig
(E) nur 3, 4 und 5 sind richtig

F 88
1.66 Welche beiden Hormonbestimmungen sind zur Abklärung einer primären Amenorrhoe geeignet?

(1) Testosteron
(2) Progesteron
(3) Östradiol
(4) FSH
(5) Prolaktin

(A) nur 1 und 2 sind richtig
(B) nur 1 und 3 sind richtig
(C) nur 2 und 4 sind richtig
(D) nur 2 und 5 sind richtig
(E) nur 4 und 5 sind richtig

1.67 Welche der folgenden Störungen ist/sind leicht therapeutisch beeinflußbar?

(1) Corpus-luteum-Insuffizienz
(2) Oligomenorrhoe
(3) primäre hypergonadotrope Amenorrhoe
(4) Ovarialdysgenesie
(5) hypogonadotrope Amenorrhoe

(A) nur 1 ist richtig
(B) nur 1 und 3 sind richtig
(C) nur 1, 2 und 5 sind richtig
(D) nur 2, 4 und 5 sind richtig
(E) 1–5 = alle sind richtig

H 86
1.68 In welchem der folgenden Organe wird Prolaktin gebildet?

(A) Adenohypophyse
(B) Brust
(C) Hypothalamus
(D) Plazenta
(E) Ovar

H 85
1.69 Zur Abklärung einer 10wöchigen Amenorrhoe und vor Therapiebeginn kann auf folgende diagnostische Maßnahme im Urin **nicht** verzichtet werden:

Bestimmung von

(A) Testosteron
(B) humanem Choriongonadotropin (HCG)
(C) humanem plazentaren Laktogen (HPL)
(D) humanem Wachstumshormon (HGH)
(E) Dehydroepiandrosteronsulfat (DHEA-S)

■1.62 E   ■1.63 E   ■1.64 C   ■1.65 C   ■1.66 E   ■1.67 C   ■1.68 A   ■1.69 B

1.70 Welche Aussage trifft **nicht** zu?

Eine Konzeption ist möglich bei

(A) anovulatorischem Zyklus
(B) Trisomie XXX („superfemale")
(C) Spermienzahl unter 70 Mill/ml
(D) Uterus subseptus
(E) Anorexia nervosa

1.71 Welcher (welche) der nachfolgend beschriebenen Befunde stellt (stellen) in aller Regel ein Konzeptionshindernis dar?

(1) Dextropositio uteri
(2) Elevatio uteri
(3) Descensus uteri
(4) Retroflexio uteri
(5) spitzwinklige Anteflexion des Uterus

(A) keine der Aussagen 1–5
(B) nur 3 ist richtig
(C) nur 4 und 5 sind richtig
(D) nur 1, 2 und 4 sind richtig
(E) nur 1, 3, 4 und 5 sind richtig

1.72 Welche der aufgeführten Störungen kann auch psychische Ursachen haben?

(1) Ovarialzyste
(2) Pruritus vulvae
(3) endometriale Blutung
(4) Dysmenorrhoe
(5) Amenorrhoe

(A) nur 1, 3 und 5 sind richtig
(B) nur 2, 4 und 5 sind richtig
(C) nur 2, 3 und 4 sind richtig
(D) nur 1, 3, 4 und 5 sind richtig
(E) nur 2, 3, 4 und 5 sind richtig

1.73 Es handelt sich um eine 18jährige beschwerdefreie Patientin mit primärer Amenorrhoe, guter Brustentwicklung und voll ausgebildeter Achsel- und Schambehaarung.

Welche Diagnose ist am wahrscheinlichsten?

(A) Pubertas tarda
(B) Testikuläre Feminisierung
(C) 45 XO Gonadendysgenesie (Ullrich-Turner-Syndrom)
(D) Vaginalaplasie (Mayer-Rokitansky-Küster-Syndrom)
(E) reine Gonadendysgenesie (Swyer-Syndrom)

1.74 Eine 26jährige Patientin sucht wegen Kinderwunsches Ihre Sprechstunde auf. Der gynäkologische Tastbefund ist unauffällig, die Menstruationen treten in 28–32tägigen Abständen auf. Welche Maßnahme sollte zunächst durchgeführt werden?

(A) Vaginalzytologie
(B) Bestimmung von 17-Alpha-Hydroxyprogesteron im Serum
(C) Östrogentest
(D) Messung der Basaltemperatur
(E) Gestagentest

1.75 Eine 22jährige Frau sucht wegen Kinderwunsches Ihre Praxis auf. Der gynäkologische Tastbefund ist unauffällig. Es besteht Amenorrhoe mit monophasischem Verlauf der Basaltemperatur. Welche Maßnahme ergreifen Sie zunächst?

(A) Gestagentest
(B) Bestimmung der Gesamtgonadotropine im 24-Stunden-Urin
(C) Östrogentest
(D) Clomiphenprovokationstest
(E) Bestimmung der Gesamtöstrogene

Antwort	Aussage 1	Aussage 2	Verknüpfung
A	richtig	richtig	richtig
B	richtig	richtig	falsch
C	richtig	falsch	–
D	falsch	richtig	–
E	falsch	falsch	–

■1.70 A   ■1.71 A   ■1.72 E   ■1.73 D   ■1.74 D   ■1.75 A

1.76 Es handelt sich um eine 29jährige Patientin mit primärer Sterilität bei anovulatorischen Zyklen und Normoprolaktinämie; Normozoospermie beim Ehemann.

Zur Erfüllung ihres Kinderwunsches sollte primär gegeben werden:

(A) ein Östrogen-Gestagen-Gemisch
(B) Clomiphen
(C) ein Dopaminagonist
(D) Östriol
(E) ein Retroprogesteron

1.77 Der Anorexia nervosa liegt ursächlich eine Endokrinopathie zugrunde,

weil

bei den meisten Mädchen die Anorexia nervosa mit einer Amenorrhoe einhergeht.

1.78 Die weit überwiegende Mehrheit der Patienten mit Anorexia nervosa sind Frauen,

weil

die Anorexia nervosa häufig die Folge einer ovariellen Dysregulation ist.

1.79 Welche der folgenden Aussagen über Patientinnen mit Anorexia nervosa trifft **nicht** zu?

(A) Ablehnung der weiblichen Rolle, insbesondere ihrer sexuellen Aspekte, ist psychodynamisch häufig zu finden.
(B) Die Umwelt wird über die verminderte Nahrungsaufnahme oft getäuscht.
(C) Es kommt mitunter zu oralen Triebdruchbrüchen mit hyperphagem Eßverhalten (Bulimie).
(D) Fehlende Krankheitseinsicht und Kampf um die Magerkeit führen gelegentlich zu ärgerlichen Reaktionen bei Ärzten und Pflegepersonal.
(E) Bei einsetzendem Gewichtsverlust werden die Patientinnen apathisch und schläfrig.

1.80 Welcher der folgenden Zustände kann eine Indikation für eine homologe artefizielle Insemination sein?

(A) Azoospermie
(B) Impotentia gestandi
(C) Oligozoospermie
(D) chronische Zervizitis
(E) Keine der Aussagen (A)–(D) trifft zu.

1.81 Welche Aussage zur Kapazitation trifft **nicht** zu?

(A) Sie findet im Nebenhoden statt.
(B) Sie ist der physiologische Reifungsprozeß der Spermatozoen.
(C) Die zur Kapazitation benötigte Zeitspanne wird durch Östrogene verkürzt.
(D) Unter Progesteroneinfluß wird die Kapazitation unterbunden.
(E) Sie ist Voraussetzung für die Befruchtungsfähigkeit.

1.82 Eine glandulär-zystische Hyperplasie des Endometriums kann typischerweise auftreten bei:

(1) Granulosazelltumoren
(2) Follikelpersistenz
(3) Endometriose
(4) serösen Ovarialkystomen
(5) Ovarialinsuffizienz

(A) nur 1 und 2 sind richtig
(B) nur 1, 3 und 5 sind richtig
(C) nur 2, 3 und 4 sind richtig
(D) nur 2, 4 und 5 sind richtrig
(E) 1–5 = alle sind richtig

1.83 W Die glandulär-zystische Hyperplasie der Uterusschleimhaut wird hervorgerufen durch

(A) Östrogene
(B) ovarielle Androgene
(C) Gonadotropine
(D) Gestagene
(E) Prostaglandine

■1.76 B   ■1.77 D   ■1.78 C   ■1.79 E   ■1.80 C   ■1.81 A   ■1.82 A   ■1.83 A

1.84 W Bei einer 70jährigen Patientin wurde wegen einer genitalen Blutung eine diagnostische Kürettage ausgeführt. Histologisch wird eine glandulär-zystische Hyperplasie nachgewiesen.

Diesem Befund liegt am wahrscheinlichsten zugrunde ein/eine

(A) Granulosazelltumor
(B) Arrhenoblastom
(C) Tubenkarzinom
(D) Adenomyosis uteri
(E) Endometriumkarzinom

1.85 W Als Ursache(n) einer primären weiblichen Sterilität kommt (kommen) in Betracht:

(1) Genitaltuberkulose
(2) doppelseitige Saktosalpinx
(3) sekundäre Amenorrhoe mit uterinen Synechien
(4) sekundäre Amenorrhoe mit Hyperprolakinämie
(5) Stein-Leventhal-Syndrom

(A) nur 5 ist richtig
(B) nur 1 und 2 sind richtig
(C) nur 1, 3 und 4 sind richtig
(D) nur 2, 3, 4 und 5 sind richtig
(E) 1–5 = alle sind richtig

Die folgenden Angaben beziehen sich auf die Aufgaben Nr. 1.86 und 1.87.

Eine 50jährige Frau, die bisher regelmäßig menstruierte, bekommt erstmals nach einem blutungsfreien Intervall von 6 Wochen eine Schmierblutung, die sich immer mehr verstärkt und in eine Dauerblutung übergeht.

1.86 W Die wahrscheinlichste Ursache der Blutung ist ein/eine

(A) Uterus myomatosus
(B) Korpuskarzinom
(C) Zervixkarzinom
(D) Follikelpersistenz
(E) Östrogenmangel

1.87 Welche Maßnahme zur Abklärung und Therapie ergreifen Sie unter dem Gesichtspunkt größtmöglicher Sicherheit?

(A) Uterusexstirpation
(B) Kolposkopie
(C) fraktionierte Abrasio
(D) Gabe von Östrogenen
(E) Gabe von Östrogen-Gestagen-Kombinations-Präparaten

1.88 Einer Frau in der Postmenopause kann ein Östrogenpräparat solange verschrieben werden, wie die Patientin es wünscht,

weil

die Östrogene als körpereigene Substanzen auch bei mehrjährigen Einnahmen keine Nebenwirkungen haben.

1.89 Bei einer Frau mit seit längerer Zeit unerfülltem Kinderwunsch liegt eine normale biphasische Basaltemperaturkurve vor.

Welche der nachfolgenden Maßnahmen sollte im Rahmen der Sterilitätsberatung vorrangig empfohlen werden?

(A) Laparoskopie mit Durchgängigkeitsprüfung der Tuben
(B) Endometriumbiopsie
(C) Anfertigung eines Spermiogramms des Partners
(D) Hysteroskopie
(E) probatorische homologe Insemination

1.90 Welche der nachfolgenden Erkrankungen sind obligat mit Sterilität verbunden?

(1) Rokitansky-Küster-Syndrom
(2) hypergonadotrope Amenorrhoe
(3) testikuläre Feminisierung
(4) Hypomenorrhoe
(5) Ullrich-Turner-Syndrom

(A) nur 1 und 5 sind richtig
(B) nur 3 und 4 sind richtig
(C) nur 1, 3 und 5 sind richtig
(D) nur 1, 2, 3 und 5 sind richtig
(E) 1–5 = alle sind richtig

■1.84 A   ■1.85 E   ■1.86 D   ■1.87 C   ■1.88 E   ■1.89 C   ■1.90 D

F 84
1.91 Eine Sterilitätsdiagnostik wird mit der Salpingographie, also der Abklärung der Eileiterdurchgängigkeit, begonnen,

weil

die Salpingographie ungefährlich ist und bei geschlossenen Eileitern weitere diagnostische Maßnahmen ohnehin überflüssig sind.

F 84
1.92 Zur Hystero-Salpingographie verwendet man

(A) wasserlösliche Kontrastmittel
(B) Gase
(C) Bariumbrei
(D) Ultraschall
(E) mit Radioisotopen markierte Substanzen

H 87
1.93 Bei einer 29jährigen Patientin mit hypogonadotroper Ovarialinsuffizienz und primärer Sterilität kommt (kommen) welches (welche) Behandlungsverfahren in Frage?

Gabe von

(1) Gonadotropin-Releasing-Hormon (pulsatile Applikation)
(2) HMG und HCG
(3) Östrogenen
(4) Gestagenen

(A) Es ist keine Therapie möglich.
(B) nur 1 ist richtig
(C) nur 4 ist richtig
(D) nur 1 und 2 sind richtig
(E) nur 2 und 3 sind richtig

1.94 Grundsätzlich geeignete Maßnahmen zur Behandlung der Oligomenorrhoe mit Sterilität und Kinderwunsch sind

(1) vollständige zyklische Substitution durch Östrogene und Gestagene (Kaufmann-Schema)
(2) regelmäßige Blutungsauslösung im 4-Wochen-Rhythmus durch ein Östrogen-Gestagen-Kombinationspräparat
(3) medikamentöse Ovulationsauslösung z.B. durch Clomiphen
(4) fraktionierte Abrasio
(5) Behandlung mit Prolaktinhemmern

(A) Keine der Antworten ist richtig.
(B) nur 1 und 2 sind richtig
(C) nur 2 und 3 sind richtig
(D) nur 3 und 4 sind richtig
(E) nur 3 und 5 sind richtig

F 86
1.95 Welche sind die häufigsten Ursachen einer pathologischen sekundären Amenorrhoe?

(A) hypothalamisch-hypophysäre Störungen
(B) ovarielle Störungen
(C) Hyperprolaktinämien
(D) uterine Störungen
(E) Keine der Aussagen (A)–(D) trifft zu.

1.96 Der Uterus subseptus kann Ursache habitueller Aborte sein. Welche Behandlungsmöglichkeit ergibt sich zur Verbesserung der Fertilitäts-Chancen?

(A) Entfernung des Uterusseptum durch Kürettage
(B) Östrogen-Gestagen-Behandlung, um dem Uterus Wachstumsimpulse zuzuführen.
(C) operative Korrektur durch Straßmann'sche Operation
(D) künstliche Insemination
(E) Eine Schwangerschaft ist kontraindiziert, da die Patientin durch eine Schwangerschaft erheblich gefährdet wird.

■1.91 E   ■1.92 A   ■1.93 D   ■1.94 E   ■1.95 A   ■1.96 C

1.97 W Der als Sims-Huhner-Test bezeichnete Postkoitaltest untersucht

(A) das Vorliegen einer Zervixinsuffizienz
(B) die Motilität und Anzahl von Spermatozoen im Zervikalschleim
(C) den Zeitpunkt der Ovulation
(D) die Kapazitierungsfähigkeit der Spermatozoen
(E) die Penetrationsgeschwindigkeit von Spermatozoen durch den Zervixschleim

H 86
1.98 Die Menopause ist

(A) die Altersperiode nach Ausbleiben der Regel
(B) die letzte von der Hormonfunktion des Ovars gesteuerte uterine Blutung
(C) die Übergangsperiode bis zum Erlöschen der Ovarialfunktion
(D) begründet durch den Ausfall der Hypophysensekretion
(E) gekennzeichnet durch eine erniedrigte Gonadotropinbildung

H 88
1.99 Unter Dyspareunie versteht man:

(A) Schmerzen bei der Frau im Genitalbereich beim Sexualverkehr
(B) Häufung von Situationen der Kollusion (Willi) in der ehelichen Beziehung
(C) männliche Impotenz aus psychischer Ursache
(D) Kontraktion des M. bulbocavernosus und des M. levator ani bei Penetrationsversuch
(E) vorzeitiger Samenerguß (vor Erreichen des Orgasmus beim Mann)

Fallbeschreibung

Eine 50jährige Frau, die bisher regelmäßig menstruierte, bekommt erstmals nach einem blutungsfreien Intervall von 6 Wochen eine Schmierblutung, die sich immer mehr verstärkt und in eine starke Blutung übergeht.

1.100 Was ist die wahrscheinlichste Ursache der Blutung?

(A) Uterus myomatosus
(B) Korpus-Karzinom
(C) Zervix-Karzinom
(D) Follikelpersistenz
(E) Östrogenmangel

1.101 Welche Maßnahmen zur Abklärung und Therapie ergreifen Sie unter dem Gesichtspunkt größtmöglicher Sicherheit?

(A) Uterusexstirpation
(B) Konisation
(C) Abstrich zur zytologischen Untersuchung und fraktionierte Abrasio
(D) Primodian-Depot-Injektion
(E) Östrogen-Gestagen-Kombinations-Präparate

H 88
1.102 Bei einer 47jährigen Frau wird ein 4 × 5 cm großes subseröses Myom des Uterus im Rahmen der Krebsvorsorgeuntersuchung (sonst kein pathologischer Befund) diagnostiziert.

Welche weitere Maßnahme ist sinnvoll?

(A) Myomenukleation
(B) Hysterektomie
(C) Radiomenolyse
(D) Beobachtung
(E) Kürettage

H 87
1.103 Eine 49jährige Patientin hat Hitzewallungen, Nachtschweiß, depressive Verstimmung. Die Menstruation ist unregelmäßig, teils bestehen auch stark verkürzte Zyklusintervalle von 20–24 Tagen.

Sie behandeln am besten mit

(A) einem Östriolderivat an 7 Tagen post menstruationem
(B) Östradiolderivaten als Dauermedikation
(C) einem Östrogen-Gestagen-Präparat oral
(D) oralen Gestagenpräparaten in der 2. Zyklushälfte
(E) Östrogen-Depotinjektionen

Antwort	Aussage 1	Aussage 2	Verknüpfung
A	richtig	richtig	richtig
B	richtig	richtig	falsch
C	richtig	falsch	–
D	falsch	richtig	–
E	falsch	falsch	–

■ 1.97 B   ■ 1.98 B   ■ 1.99 A   ■ 1.100 D   ■ 1.101 C   ■ 1.102 D   ■ 1.103 C

1.104 Als Ursache(n) einer Dyspareunie kommt (kommen) in Betracht:

(1) schwere Kolpitis
(2) Östrogenmangel
(3) Retroflexio uteri fixata
(4) variköse Veränderungen an den Venen des kleinen Beckens
(5) Bindegewebsschäden im Becken nach früherer Geburt

(A) nur 1 ist richtig
(B) nur 2 und 3 sind richtig
(C) nur 1, 2 und 4 sind richtig
(D) nur 1, 3 und 5 sind richtig
(E) 1–5 = alle sind richtig

1.105 Die vegetativen Symptome bei klimakterischen Beschwerden sind zurückzuführen auf ein/einen

(A) Progesterondefizit
(B) Anstieg von FSH
(C) Anstieg von LH
(D) Vorherrschen der Androgene
(E) Keine der Aussagen (A) bis (D) trifft zu.

1.106 W Östriolpräparate sind zur Behandlung einer atrophischen Kolpitis am besten geeignet,

weil

Östriol das Vaginalepithel stimuliert, aber auf das Endometrium eine schwächere Wirkung als Östradiol besitzt.

1.107 Welche Behandlung ist bei einer 60jährigen mit einem hartnäckigen vaginalen Fluor, der mit einer Kolpitis verbunden ist, zweckmäßig?

(A) intensive Scheidenspülungen zur Entfernung des Fluors
(B) allgemein sedierende Maßnahmen, Hemmung der Transsudation durch Adstringentien
(C) Elektrokoagulation der Portiooberfläche oder Konisation
(D) lokale antibiotische Therapie nach Keimbestimmung und zusätzliche lokale Östriolapplikation
(E) Langzeittherapie mit einem oralen Breitbandantibiotikum

1.108 Welche der folgenden hormonellen Veränderungen vollziehen sich in der Postmenopause?

(1) jäher Sturz der Östrogene anläßlich der Menopause
(2) allmähliches Absinken der Östrogene
(3) Anstieg der Gonadotropine
(4) Progesteron-Produktion überdauert die Östrogenproduktion
(5) Änderungen der Progesteron-Produktion sind Folge des Östrogenabfalls

(A) nur 1 und 3 sind richtig
(B) nur 1 und 4 sind richtig
(C) nur 2 und 3 sind richtig
(D) nur 1, 3, 4 und 5 sind richtig
(E) nur 2, 3, 4 und 5 sind richtig

1.109 Frauen sollten in der Postmenopause mehrere Jahre lang Östradiol einnehmen,

weil

das postmenopausale Östrogendefizit einen ungünstigen Einfluß auf die Knochenbeschaffenheit haben soll.

1.110 Welche Aussage über die Craurosis vulvae trifft zu?

(A) maligne Entartung der Haut im Bereich des äußeren Genitales
(B) primär bedingt durch eine bakterielle Entzündung der Haut
(C) besondere Form der Hauttuberkulose
(D) obligate Präkanzerose im Bereich der Vulva
(E) Dystrophie im Bereich der Vulva

1.111 Eine 65jährige Patientin klagt über Pruritus vulvae. An welche Kausalzusammenhänge muß man denken?

(1) Lichen sclerosus
(2) psychische Störung
(3) Candida albicans
(4) Diabetes
(5) Wäscheallergie
(6) Oxyuren

(A) nur 1 und 3 sind richtig
(B) nur 2, 3 und 5 sind richtig
(C) nur 3, 4 und 6 sind richtig
(D) nur 1, 2, 4 und 5 sind richtig
(E) 1–6 = alle sind richtig

■1.104 E   ■1.105 E   ■1.106 A   ■1.107 D   ■1.108 C   ■1.109 D   ■1.110 E   ■1.111 E

[F 88]
1.112 Die Behandlung eines Pruritus vulvae mit östrogenhaltigen Salben ist bei einer Greisin kontraindiziert,

weil

ein Pruritus vulvae bei einer Greisin u. a. Ausdruck einer Präkanzerose ist.

[H 87]
1.113 Bei dem Lichen sclerosus der Vulva handelt es sich um eine/ein

(A) obligate Präkanzerose
(B) primär ekzematöse Veränderung des Koriums
(C) häufige, aber bedeutungslose Alterserscheinung
(D) Leukoplakie
(E) atrophische Veränderung

[H 87]
1.114 Die bimanuelle Untersuchung gehört zum obligatorischen gynäkologischen Untersuchungsgang. Durch sie erfolgt die Beurteilung des Uterus in bezug auf seine

(1) Lage (Position)
(2) Größe
(3) Konsistenz
(4) Mobilität

(A) nur 2 ist richtig
(B) nur 1 und 3 sind richtig
(C) nur 1, 2 und 3 sind richtig
(D) nur 2, 3 und 4 sind richtig
(E) 1–4 = alle sind richtig

2 Familienplanung

[F 85]
2.1 Mit einer Konzeption ist sicher **nicht** zu rechnen:

(A) nach dem 3. Tag nach Beginn der hyperthermen Phase
(B) nachdem die Basaltemperatur den niedrigsten Wert eines Zyklus erreicht hat
(C) an allen 8 Tagen, die dem Temperaturanstieg unmittelbar vorausgehen
(D) an den 3 Tagen, die dem Tag mit dem niedrigsten Wert folgen
(E) während der Stillperiode

[H 84]
2.2 Zu welchem der folgenden Zeitpunkte wird bei fertilen Partnern eine Kohabitation mit größter Wahrscheinlichkeit zur Befruchtung führen?

(A) 5–6 Tage vor der Ovulation
(B) 1 Tag vor der Ovulation
(C) 2 Tage nach der Ovulation
(D) bei Anstieg der Basaltemperatur
(E) stets am 14. Zyklustag

[H 87]
2.3 Der sogenannte Pearl-Index

(A) gibt das Verhältnis der Gonadotropine FSH und LH in den verschiedenen Zyklusphasen der Frau wieder
(B) gibt das Verhältnis zwischen oberflächlichen und tiefen Plattenepithelzellen im Vaginalausstrich wieder und damit einen Hinweis auf den Östrogeneinfluß
(C) beträgt ohne Anwendung kontrazeptiver Maßnahmen während der Geschlechtsreife etwa 40 pro 100 Frauenjahre
(D) gibt das Verhältnis von Östrogenen zu Gestagenen in hormonellen Kontrazeptiva wieder
(E) wird durch keine der Aussagen (A)–(D) exakt beschrieben.

[F 86]
2.4 Der Pearl-Index ohne Anwendung kontrazeptiver Maßnahmen beträgt in etwa

(A) 1200
(B) 470
(C) 100
(D) 85
(E) 12

Antwort	Aussage 1	Aussage 2	Verknüpfung
A	richtig	richtig	richtig
B	richtig	richtig	falsch
C	richtig	falsch	–
D	falsch	richtig	–
E	falsch	falsch	–

■1.112 D   ■1.113 E   ■1.114 E   ■2.1 A   ■2.2 B   ■2.3 E   ■2.4 D

2.5 Welche der nachfolgend genannten Kontrazeptionsmaßnahmen gilt als sicher zuverlässige Methode mit einem Pearl-Index, der durchschnittlich unter 1 liegt?

(A) Minipille
(B) Intrauterinpessar
(C) Coitus condomatus
(D) Scheidendiaphragma mit spermiziden Substanzen
(E) Ovulationshemmer (Kombinationspräparat)

2.6 Zu den sicheren Schwangerschaftszeichen zählt der Nachweis von

(1) Lividität der Vaginalhaut
(2) positivem Hegar-Zeichen
(3) fetalen Herzaktionen
(4) Uterusvergrößerung
(5) Kindsbewegungen

(A) nur 3 und 5 sind richtig
(B) nur 1, 2 und 3 sind richtig
(C) nur 2, 3 und 5 sind richtig
(D) nur 3, 4 und 5 sind richtig
(E) nur 1, 2, 3 und 4 sind richtig

2.7 W Welche der folgenden Anordnungen von Kontrazeptionsmethoden zeichnet den Verlauf von der geringsten Versagerquote (ungewollte Schwangerschaften auf 100 Anwendungsjahre) zur höchsten Versagerquote richtig auf?

(A) Ovulationshemmer – Coitus condomatus – Intrauterinpessar
(B) Intrauterinpessar – Ovulationshemmer – Coitus condomatus
(C) Coitus condomatus – Ovulationshemmer – Intrauterinpessar
(D) Ovulationshemmer – Intrauterinpessar – Coitus condomatus
(E) Coitus condomatus – Intrauterinpessar – Ovulationshemmer

2.8 Nach der Zeitwahlmethode von Knaus und Ogino fallen bei einem regelmäßigen 28tägigen Zyklus die fertilen Tage der Frau am ehesten in den Zeitraum vom

(A) 6. bis 12. Zyklustag
(B) 8. bis 14. Zyklustag
(C) 10. bis 17. Zyklustag
(D) 13. bis 20. Zyklustag
(E) 16. bis 22. Zyklustag

2.9 W Eine 30jährige Patientin mit einem Uterus subseptus und Menorrhagien wünscht die für sie beste und sicherste Antikonzeption für 1 Jahr. Sie empfehlen

(A) Intrauterinspirale (Kupfer T)
(B) Intrauterinspirale (Progestasert)
(C) Ovulationshemmer vom Sequenztyp
(D) Minipille
(E) Ovulationshemmer vom Kombinationstyp

2.10 W Wann ist der günstigste Zeitpunkt für das Einlegen eines Intrauterinpessars zur Kontrazeption?

(A) im ersten Zyklusabschnitt
(B) in der ersten Hälfte der Lutealphase
(C) prämenstruell
(D) am Ovulationstermin
(E) Der Zeitpunkt ist gleichgültig.

2.11 W Ein Intrauterinpessar

(1) bremst reflektorisch die Ovulation
(2) stört die Nidation durch entzündliche Alteration des Eibettes
(3) ist absolut sicher, sofern es sich um einen normalen Uterus handelt
(4) ist weniger sicher als die klassische „Pille", aber sicherer als die Kondommethode

(A) nur 1 und 3 sind richtig
(B) nur 1 und 4 sind richtig
(C) nur 2 und 4 sind richtig
(D) nur 1, 2 und 4 sind richtig
(E) nur 2, 3 und 4 sind richtig

2.12 WW Als Neben- und Folgewirkungen einer Intrauterinspirale (Kupfer T) sind möglich

(1) Zyklustempostörungen
(2) verstärkte Menstruationen
(3) Zwischenblutungen
(4) Hypomenorrhoe, uterine Amenorrhoe
(5) gehäufte Extrauteringraviditäten
(6) Fluorbeschwerden

(A) nur 1 und 3 sind richtig
(B) nur 1, 3 und 6 sind richtig
(C) nur 1, 4 und 5 sind richtig
(D) nur 2, 3, 5 und 6 sind richtig
(E) nur 1, 2, 3, 5 und 6 sind richtig

■2.5 E   ■2.6 A   ■2.7 D   ■2.8 C   ■2.9 E   ■2.10 A   ■2.11 C   ■2.12 D

H 85
2.13 Welche unerwünschte Wirkung tritt bei der intrauterinen Kontrazeption **nicht** auf?

(A) Menorrhagie
(B) Dysmenorrhoe
(C) Hypermenorrhoe
(D) Endometritis
(E) Karzinominduktion

F 86
2.14 Bei Eintritt einer Schwangerschaft bei liegendem Intrauterinpessar muß die Schwangerschaft abgebrochen werden,

weil

das Intrauterinpessar in der Regel eine Fehlentwicklung des Embryos induziert.

H 84
2.15 Die Antikonzeption mit kupferhaltigen Intrauterinpessaren bietet keinen Schutz vor ektopischen Schwangerschaften,

weil

durch ein kupferhaltiges Intrauterinpessar typischerweise die Konzeption, nicht aber die Nidation der Blastozysten verhindert wird.

F 87
2.16 Welche Aussage trifft **nicht** zu?

Vor Einlage eines Intrauterinpessars sollte Ihre Patientin über folgendes Risiko bzw. folgende Komplikationen aufgeklärt werden:

(A) eine Versagerquote von ca. 2
(B) die Möglichkeit aszendierender Entzündungen
(C) die Möglichkeit extrauteriner Schwangerschaften
(D) das Auftreten von verstärkten Menstruationsblutungen
(E) eine höhere Todesfallrate als bei der hormonalen Kontrazeption

F 88
2.17 Welche Aussage zur intrauterinen Kontrazeption trifft zu?

(A) Intrauterinpessare sind gewebefreundliche Fremdkörper, die die Einnistung der Blastozyste in die Funktionalis des Endometriums verhindern.
(B) Eine sonographische Lagekontrolle hat möglichst einen Monat nach Einlegen des Pessars zu erfolgen, um die Versagerquote zu minimieren.
(C) Intrauterinpessare können bei Nulliparae nicht unbemerkt ausgestoßen werden.
(D) Die Gefahr einer aszendierenden Infektion ist bei Frauen, die geboren haben, erhöht.
(E) Wird eine Frau trotz korrekt liegendem Intrauterinpessar schwanger, sollte dieses nicht entfernt werden.

H 85
2.18 W Kontraindikationen für das Einlegen der Intrauterinpessare sind

(1) Uterusmißbildungen
(2) großer Uterus myomatosus
(3) chronisch rezidivierende Adnexentzündung
(4) Schwangerschaft
(5) anovulatorische Zyklen

(A) nur 1 und 2 sind richtig
(B) nur 2 und 4 sind richtig
(C) nur 1, 2, 3 und 4 sind richtig
(D) nur 1, 3, 4 und 5 sind richtig
(E) 1–5 = alle sind richtig

Liste 1

2.19 Minipille

2.20 Sequenzpräparat

Liste 2

(A) Östrogen und Gestagen gleichzeitig
(B) nur Östrogen, kein Gestagen
(C) nur Gestagen, kein Östrogen
(D) 1. Phase nur Gestagen
    2. Phase nur Östrogen
(E) 1. Phase nur Östrogen
    2. Phase Östrogen und Gestagen

■2.13 E   ■2.14 E   ■2.15 C   ■2.16 E   ■2.17 A   ■2.18 C   ■2.19 C   ■2.20 E

H 87
2.21 W Die Erhöhung der Östrogendosis in einem Ovulationshemmer vom Kombinationstyp erhöht die Frequenz der Zwischenblutungen,

weil

die Östrogene u.a. eine vermehrte Vaskularisation des Endometriums in der Sekretionsphase ermöglichen.

2.22 W Welche der folgenden Nebenwirkungen können nach Einnahme oraler Kontrazeptiva beobachtet werden?

(1) zerebrale Durchblutungsstörungen
(2) Übelkeit
(3) Phlebothrombose
(4) verstärkte Diurese
(5) Blutdruckerhöhung

(A) nur 1 und 2 sind richtig
(B) nur 2 und 4 sind richtig
(C) nur 3 und 4 sind richtig
(D) nur 1, 2, 3 und 5 sind richtig
(E) 1–5 = alle sind richtig

H 88
2.23 Welche der genannten Arzneistoffe gefährden die Kontrazeption bei einer Frau, die auf Levonorgestrel (0,03 mg/Tag) eingestellt ist?

(1) Rifampicin
(2) Clonazepam
(3) Phenobarbital
(4) Valproinsäure

(A) nur 4 ist richtig
(B) nur 1 und 3 sind richtig
(C) nur 2 und 4 sind richtig
(D) nur 1, 3 und 4 sind richtig
(E) 1–4 = alle sind richtig

2.24 Die Verordnung von Ovulationshemmern sollte bei 15–17jährigen sehr zurückhaltend gehandhabt werden,

weil

die Zyklen in der Altersgruppe der 15–17jährigen häufig anovulatorisch verlaufen.

2.25 W Kontraindikationen bei der Anwendung hormonaler Antikonzeptiva sind

(1) Zwischenblutungen
(2) Thromboembolie in der Anamnese
(3) Gravidität
(4) Sichelzellanämie
(5) Diabetes mellitus

(A) nur 2 und 3 sind richtig
(B) nur 1, 2 und 3 sind richtig
(C) nur 2, 3 und 4 sind richtig
(D) nur 2, 4 und 5 sind richtig
(E) 1–5 = alle sind richtig

H 88
2.26 Nach Absetzen von Ovulationshemmern ist gehäuft mit Mehrlingsschwangerschaften zu rechnen,

weil

es nach Absetzen eines Ovulationshemmers über einen Rebound-Effekt zu Polyovulationen kommen kann.

2.27 Wann ist der Einsatz eines Ovulationshemmers mit Cyproteronacetat (z. B. Diane®) indiziert?

(1) bei Hirsutismus
(2) bei Akne
(3) bei hypoplastischen Mammae
(4) bei ganz jungen Mädchen
(5) wenn unter einer anderen Pille Thrombosen aufgetreten sind

(A) Keine Antwort ist richtig
(B) nur 1 und 2 sind richtig
(C) nur 3 und 4 sind richtig
(D) nur 2, 3 und 5 sind richtig
(E) 1–5 = alle sind richtig

F 88
2.28 Welche Aussage zur hormonalen postkoitalen Kontrazeption („Pille danach") trifft **nicht** zu?

(A) Die Einnahme eines Östrogen-Gestagen-Kombinationspräparates sollte zweimal (in einem Abstand von 12 Stunden) erfolgen.
(B) Die Zahl der Versager liegt im Mittel unter 2%.
(C) Mit ihr sollte innerhalb von 48 Stunden nach der Kohabitation begonnen werden.
(D) Es handelt sich hierbei um die Gabe der Minipille.
(E) Dieses Verfahren wird nach einem ungeschützten Koitus in Zyklusmitte angewandt.

■2.21 D   ■2.22 D   ■2.23 B   ■2.24 A   ■2.25 C   ■2.26 E   ■2.27 B   ■2.28 D

3 Schwangerschaft und Risikoschwangerschaft

3.1 W Die Nidation einer befruchteten Eizelle beginnt bei einem 28tägigen Zyklus gemäß dem Konzeptionsoptimum

(A) am 14. oder 15. Zyklustag
(B) am 16. oder 17. Zyklustag
(C) zwischen dem 18. und 23. Zyklustag
(D) zwischen dem 24. und 28. Zyklustag
(E) am 10. Tag nach der Befruchtung

3.2 Eine Dezidualisation am Endometrium kommt außer bei intrauteriner Schwangerschaft vor bei

(1) extrauteriner Gravidität
(2) Follikelpersistenz
(3) Ovarialendometriose
(4) Dermoidzysten des Ovars
(5) Dysgerminom

(A) nur 1 ist richtig
(B) nur 1 und 5 sind richtig
(C) nur 2 und 5 sind richtig
(D) nur 1, 3 und 4 sind richtig
(E) nur 2, 3 und 5 sind richtig

3.3 Die menschliche Plazenta wird beschrieben als

(A) syndesmochorial
(B) hämochorial
(C) endotheliochorial
(D) epitheliochorial
(E) Keine Aussage trifft zu

3.4 Welche der folgenden Deziduaabschnitte unterscheidet man?

(1) Decidua basalis
(2) Decidua frontalis
(3) Decidua capsularis
(4) Decidua parietalis
(5) Decidua membranosa

(A) nur 1, 2 und 3 sind richtig
(B) nur 1, 3 und 4 sind richtig
(C) nur 1, 4 und 5 sind richtig
(D) nur 2, 3 und 5 sind richtig
(E) 1–5 = alle sind richtig

3.5 Nach einem Ausscheidungsurogramm mit 5 Röntgenaufnahmen des Unterbauches bei einer jungen Frau in der ersten Zyklushälfte ist bei einer anschließenden Schwangerschaft

(A) in nahezu allen Fällen mit Mißbildungen des Kindes zu rechnen
(B) gehäuft mit Mißbildungen zu rechnen
(C) mit vermehrten Frühaborten zu rechnen
(D) mit vermehrt kindlichen Leukämien zu rechnen
(E) diese Strahlenexposition ohne klinische Konsequenz

3.6 Folgende Infektionen können prä- bzw. perinatal von der Schwangeren auf das Ungeborene übertragen werden:

(1) Varizellen
(2) Zytomegalie
(3) Lues
(4) Listeriose
(5) HIV-Infektion (AIDS)

(A) nur 1, 2 und 3 sind richtig
(B) nur 1, 4 und 5 sind richtig
(C) nur 2, 3 und 4 sind richtig
(D) nur 2, 3, 4 und 5 sind richtig
(E) 1–5 = alle sind richtig

Antwort	Aussage 1	Aussage 2	Verknüpfung
A	richtig	richtig	richtig
B	richtig	richtig	falsch
C	richtig	falsch	–
D	falsch	richtig	–
E	falsch	falsch	–

■3.1 C   ■3.2 A   ■3.3 B   ■3.4 B   ■3.5 E   ■3.6 E

3.7 Welche Aussage trifft **nicht** für eine zweite Schwangerschaft nach einer komplikationslosen Schnittentbindung zu?

(A) Die Schwangerschaft kann komplikationslos verlaufen.
(B) Die Geburt kann unter exakter Überwachung auf normalem Wege erfolgen.
(C) Eine stille Uterusruptur sollte durch eine manuelle Austastung des Uterus nach der Geburt ausgeschlossen werden.
(D) Wegen des hohen Risikos einer Uterusruptur (> 20%) hat die Geburt erneut auf abdominalem Wege zu erfolgen.
(E) Eine Periduralanaesthesie ist u. U. vertretbar.

3.8 Welche Aussage zur Befruchtung und Implantation trifft zu?

(A) Die Befruchtung des Eies erfolgt im Normalfall in der Ampulle, und das befruchtete Ei implantiert sich etwa 3 Tage später im Cavum uteri.
(B) Das Ei wandert zum Cavum uteri, wird hier befruchtet und bettet sich an gleicher Stelle ein.
(C) Das Ei wird in der Ampulle befruchtet, wandert zum Uterus und implantiert sich dort etwa am 6. Tag post ovulationem.
(D) Während seiner Wanderung zum Implantationsort ist das Ei absolut unabhängig von allen Außeneinflüssen. Seine Alterierbarkeit beginnt mit der Vaskularisierung des Implantates am 12.–14. Tag post conceptionem.
(E) Keine der Aussagen trifft zu.

3.9 Das voll differenzierte Spermatozoon muß auf seinem Weg durch den weiblichen Genitaltrakt noch die Fähigkeit zur Durchdringung der Corona radiata und der Zona pellucida der Eizelle erwerben.

Dieser Vorgang wird bezeichnet als:

(A) Implantation
(B) Nidation
(C) Kapazitation
(D) Befruchtung
(E) Migration

3.10 Sichere und objektive Zeichen einer eingetretenen Schwangerschaft sind

(1) das Ausbleiben der Periodenblutung
(2) die bei der gynäkologischen Untersuchung feststellbare Vergrößerung des Uterus
(3) die morgendliche Übelkeit mit Erbrechen
(4) die Angaben der Mutter, Kindsbewegungen zu verspüren
(5) die bei Inspektion sichtbare Lividität des Introitus und der Vaginalhaut

(A) Keine der Aussagen (1) bis (5) trifft zu.
(B) nur 1 und 5 sind richtig
(C) nur 2 und 4 sind richtig
(D) nur 2, 4 und 5 sind richtig
(E) 1–5 = alle sind richtig

3.11 Durch welche der genannten Untersuchungen läßt sich bei regelmäßigen Zyklusintervallen von 28 Tagen 8 Wochen nach Ausbleiben einer Periodenblutung *sicher* eine Gestation nachweisen?

(A) Ultraschall
(B) fetales Elektrokardiogramm
(C) Palpation des Uterus (Piskaćek'sches Schwangerschaftszeichen)
(D) Inspektion der Vagina (deutliche Lividität)
(E) Bestimmung der HCG-Konzentration im Serum

3.12 Eine Schwangere gibt als 1. Tag der letzten normalen Regelblutung den 17. Februar 1987 an, die Zyklusdauer wird mit 29 Tagen angegeben.

Nach der Naegeleschen Regel errechnet sich als voraussichtlicher Geburtstermin

(A) der 10. November 1987
(B) der 25. November 1987
(C) der 31. November 1987
(D) der 9. Dezember 1987
(E) keiner der in (A)–(D) genannten

■3.7 D   ■3.8 C   ■3.9 C   ■3.10 A   ■3.11 A   ■3.12 B

[F 85]
3.13 Bei einer Frau mit einem 22tägigen Zyklus begann die letzte Menstruation am 3. März.

Welcher Geburtstermin errechnet sich bei Anwendung der Naegeleschen-Regel?

(A) 10.01.
(B) 10.12.
(C) 16.12.
(D) 04.01.
(E) 04.12.

[F 84]
3.14 Die Plazenta produziert

(1) Östron
(2) Östradiol
(3) Östriol

(A) nur 1 ist richtig
(B) nur 2 ist richtig
(C) nur 3 ist richtig
(D) nur 2 und 3 sind richtig
(E) 1–3 = alle sind richtig

[F 86]
3.15 Die Plazenta wird zur Produktion von Steroidhormonen mit Präkursoren versorgt,

weil

die Plazenta nicht zur De-novo-Synthese von Steroidhormonen in größerem Umfange fähig ist.

[H 84]
3.16 Welche der folgenden Angaben über die Nabelschnur trifft **nicht** zu?

(A) Die Länge der normalen Nabelschnur beträgt 50–60 cm.
(B) Das Grundgewebe der Nabelschnur besteht aus der sogenannten Whartonschen Sulze.
(C) Die Nabelschnur beinhaltet normalerweise 1 Vene und 2 Arterien.
(D) In der Nabelschnurvene strömt das Blut vom Fetus zur Plazenta.
(E) Bei etwa 20% aller Geburten wird eine Nabelschnurumschlingung beobachtet.

[F 85]
3.17 W Der Nabelschnurquerschnitt einer reifen Plazenta weist folgende Gefäße auf:

(A) 3 Venen + 1 Arterie
(B) 2 Venen + 2 Arterien
(C) 2 Venen + 1 Arterie
(D) 1 Vene + 2 Arterien
(E) 1 Vene + 1 Arterie

3.18 Prüfen Sie bitte, welche der nachfolgenden Aussagen über die Plazentahormone zutreffen.

(1) Gonadotrope Hormone werden von der graviden Frau bereits in den ersten Schwangerschaftsmonaten im Urin ausgeschieden.
(2) Die Progesteronbildung in der Plazenta endet im 4. Schwangerschaftsmonat.
(3) Die Östrogenbildung in der Plazenta erreicht ihren Höhepunkt am Ende des 3. Schwangerschaftsmonats.
(4) Die Plazentahormone wirken in erster Linie auf den fetalen Organismus, da sie die Plazentaschranke – ausgenommen die Gonadotropine – nicht passieren können.

(A) nur 1 ist richtig
(B) nur 2 und 3 sind richtig
(C) nur 2 und 4 sind richtig
(D) nur 1, 2 und 4 sind richtig
(E) 1–4 = alle sind richtig

[H 85]
3.19 Die häufigste Ursache für eine Schwangerschaftsanämie mit Hämoglobinwerten unter 110–120 g/l ist ein/eine

(A) mütterlicher Eisenmangel
(B) Vitamin-B_{12}-Mangel
(C) Verdünnung des Blutes durch Hydrämie während der Gravidität
(D) erhöhter Folsäurebedarf des Fetus
(E) erniedrigte Kupferkonzentration im Serum

Antwort	Aussage 1	Aussage 2	Verknüpfung
A	richtig	richtig	richtig
B	richtig	richtig	falsch
C	richtig	falsch	–
D	falsch	richtig	–
E	falsch	falsch	–

■3.13 E   ■3.14 E   ■3.15 A   ■3.16 D   ■3.17 D   ■3.18 A   ■3.19 A

3.20 Für welchen Hormonspiegel der normalen Schwangerschaft ist der Kurvenverlauf typisch?

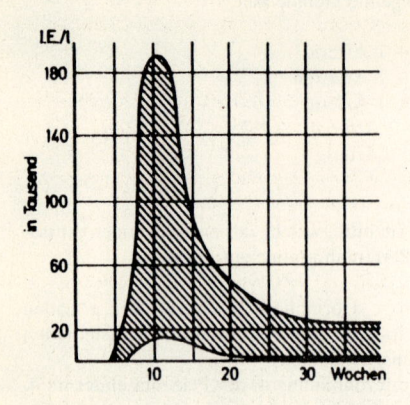

(A) die HPL-Ausscheidung im Urin
(B) die Östriolausscheidung im Urin
(C) den Serum-Progesteron-Spiegel
(D) die HCG-Ausscheidung
(E) die Ausscheidung der Gesamtöstrogene

H 88
3.21 W Der Gipfel des HCG-Serumspiegels wird bei einer normalen Schwangerschaft erreicht:

(A) 10–20 Tage post menstruationem
(B) 30–40 Tage post menstruationem
(C) 10–12 Wochen post menstruationem
(D) 120–140 Tage post menstruationem
(E) am Ende der Schwangerschaft

F 86
3.22 W Zum Ausschluß oder zum Nachweis einer chronischen Plazentainsuffizienz sind welche der folgenden Untersuchungen geeignet?

(1) HPL-Konzentration im mütterlichen Serum
(2) Östriol im mütterlichen 24-Stunden-Sammelurin oder im Serum
(3) Fetalblutuntersuchung
(4) kardiotokographische Untersuchung
(5) Plazentaszintigraphie

(A) nur 3 und 4 sind richtig
(B) nur 1, 2 und 4 sind richtig
(C) nur 1, 3 und 5 sind richtig
(D) nur 2, 3, 4 und 5 sind richtig
(E) 1–5 = alle sind richtig

3.23 W Zur Diagnose einer Plazentainsuffizienz sind folgende Untersuchungen möglich:

(1) HPL-Konzentration im mütterlichen Serum
(2) Östriol im mütterlichen 24-Stunden-Urin oder Serum
(3) Dehydroepiandrosteronsulfat-Belastungstest
(4) kardiotokographische Kontrolle
(5) Plazentadurchströmung mit Indium

(A) nur 1 ist richtig
(B) nur 2 ist richtig
(C) nur 3 und 5 sind richtig
(D) nur 1, 2 und 4 sind richtig
(E) 1–5 = alle sind richtig

Welcher Schwangerschaftswoche p. m. (Liste 1) entspricht die Scheitel-Fersen-Länge des Feten (Liste 2) zu?

Liste 1

3.24 16. Woche

3.25 20. Woche

Liste 2

(A) 9 cm
(B) 16 cm
(C) 22 cm
(D) 25 cm
(E) 28 cm

F 88
3.26 Welche der nachfolgenden Befunde können bei einer Blasenmole erhoben werden?

(1) Der Uterus-Palpationsbefund entspricht nicht der Amenorrhoedauer.
(2) Häufig sind tastbare Ovarialzysten.
(3) Der HCG-Titer entspricht nicht der Schwangerschaftsdauer.
(4) Sonographisch finden sich diffuse Echostrukturen.
(5) Im Abradat werden hydropische Chorionzotten nachgewiesen.

(A) nur 1 und 3 sind richtig
(B) nur 2 und 4 sind richtig
(C) nur 1, 2 und 3 sind richtig
(D) nur 1, 2, 3 und 4 sind richtig
(E) 1–5 = alle sind richtig

■3.20 D   ■3.21 C   ■3.22 B   ■3.23 E   ■3.24 B   ■3.25 D   ■3.26 E

3.27 Für die Blasenmole (Mola hydatidosa) ist histologisch charakteristisch

(1) reichliche Vaskularisation
(2) hydropische Schwellung des Zottenstromas
(3) Proliferationstendenz der Trophoblastenzellen
(4) Proliferation des Zottenstromas

(A) nur 1 und 2 sind richtig
(B) nur 2 und 3 sind richtig
(C) nur 1, 3 und 4 sind richtig
(D) nur 2, 3 und 4 sind richtig
(E) 1–4 = alle sind richtig

[H 86]
3.28 W Die Ultraschalluntersuchung ermöglicht in der 9. Schwangerschaftswoche die Unterscheidung zwischen einer normal angelegten Schwangerschaft und einem Abortivei,

weil

durch die Ultraschalluntersuchung bereits in der 9. Schwangerschaftswoche Herzaktionen und Kindsbewegungen nachgewiesen werden können.

[F 87]
3.29 Mit welcher Untersuchung kann man in der 9. Schwangerschaftswoche am sichersten die Intaktheit einer Frühgravidität nachweisen?

(A) quantitative HCG-Bestimmung
(B) Sonographie
(C) gynäkologische Untersuchung
(D) Östriolbestimmung im Blut
(E) HPL-Bestimmung im Blut

[H 88]
3.30 Welches Vorgehen ist in der Klinik primär richtig, wenn bei einer 22jährigen Schwangeren mit bis dahin unauffälligem Schwangerschaftsverlauf in der 13. Schwangerschaftswoche anhand der Ultraschalluntersuchung (Nachweis des sog. Schneegestöbers) eine Blasenmole diagnostiziert wurde?

(A) Abwarten der Spontanausstoßung
(B) Induktion der Wehentätigkeit mit Prostaglandinen i.v.
(C) Uterusentleerung mit einer scharfen Kürette
(D) abdominale Hysterektomie
(E) Hysterotomia vaginalis anterior

[F 84]
3.31 Bei einer 36jährigen Drittschwangeren, deren klinische Untersuchung eine Diskrepanz zwischen Uterusgröße und Amenorrhoedauer ergibt, wird eine Blasenmole diagnostiziert.

Welche der nachfolgenden Maßnahmen ist zur Sicherung der Diagnose von ausschlaggebender Bedeutung?

(A) exakte Erhebung der Schwangerschaftsanamnese
(B) klinischer Schwangerschaftsbefund
(C) negativer Schwangerschaftsbefund
(D) Ultraschalluntersuchung
(E) röntgenologische Abdomenübersichtsaufnahme

[H 86]
3.32 Bei einer schmerzlosen, in der 8. Schwangerschaftswoche auftretenden genitalen Blutung und geschlossenem Zervikalkanal denken Sie differentialdiagnostisch an:

(1) Abortus imminens
(2) Portioektopie
(3) Tubarabort
(4) intrazervikales Karzinom

(A) nur 3 ist richtig
(B) nur 1 und 4 sind richtig
(C) nur 2 und 3 sind richtig
(D) nur 1, 2 und 4 sind richtig
(E) 1–4 = alle sind richtig

[F 84]
3.33 Bei einer 25jährigen Erstgravida mit einer 9wöchigen Amenorrhoe tritt eine leichte, schmerzlose Blutung auf. Rektaltemperatur 37,1°C. HCG-Titer 80000 IE/l. Der Uterus ist mannsfaustgroß und der Zervikalkanal geschlossen.

Welche Diagnose ist zu stellen?

(A) Extrauteringravidität
(B) Blasenmole
(C) Abortus incipiens
(D) Abortus incompletus
(E) Keine der Diagnosen (A) bis (D) trifft zu.

Antwort	Aussage 1	Aussage 2	Verknüpfung
A	richtig	richtig	richtig
B	richtig	richtig	falsch
C	richtig	falsch	–
D	falsch	richtig	–
E	falsch	falsch	–

■ 3.27 B ■ 3.28 A ■ 3.29 B ■ 3.30 B ■ 3.31 D ■ 3.32 E ■ 3.33 E

[F 87]
3.34 Welche Aussage zum Chorionkarzinom trifft **nicht** zu?

(A) es entsteht in etwa der Hälfte der Fälle aus einer Blasenmole.
(B) Es besteht aus anaplastischen Synzytio- und Zytotrophoblasten der Plazenta.
(C) Es führt zur hämatogenen Metastasierung im mütterlichen Organismus, z.B. Lunge und Gehirn.
(D) In der Vagina erscheinen Metastasen in Form von blau-roten Knoten.
(E) Die Therapie der Wahl ist die Uterusexstirpation mit Entfernung beider Adnexe.

[F 85]
3.35 Die Therapie der Wahl bei dem Nachweis eines Chorionepithelioms (Chorionkarzinoms) ist die Totalexstirpation des Uterus mit den Adnexen,

weil

die Throphoblastwucherungen beim Chorionepitheliom oft mit einer Veränderung und Vergrößerung der Ovarien einhergehen.

3.36 Das Chorionkarzinom

(1) entsteht in vielen Fällen aus einer Blasenmole
(2) besteht aus anaplastischen Trophoblastenzellen
(3) neigt zu Blutungen
(4) kann zur ausgedehnten hämatogenen Metastasierung im mütterlichen Organismus führen
(5) führt häufig zu Metastasierung im fetalen Organismus

(A) nur 1 und 3 sind richtig
(B) nur 2 und 4 sind richtig
(C) nur 1, 2, 3 und 4 sind richtig
(D) nur 2, 3, 4 und 5 sind richtig
(E) 1–5 = alle sind richtig

[H 87]
3.37 Bei einer 23jährigen Erstgebärenden, die vor Beginn und während der Schwangerschaft immer gesund war, erheben Sie in der 34. Schwangerschaftswoche folgende Befunde: Gewichtszunahme von 2 kg in einer Woche. Blutdruck 165/110 mmHg. Proteinurie, Kopfschmerzen, Augenflimmern und prätibiale Ödeme.

Welche der nachfolgenden Diagnosen ist richtig?

(A) Eclampsia convulsis
(B) schwere Form der Präeklampsie
(C) polysymptomatische EPH-Gestose
(D) Aufpropfgestose
(E) Propfgestose mit zerebraler Hyperaktivität

[H 87]
3.38 Die Behandlung der Wahl beim Chorionkarzinom ohne nachweisbare Metastasen ist die

(A) Uterusexstirpation
(B) Uterusexstirpation und Nachbestrahlung
(C) Gabe von Zytostatika
(D) intrauterine Radiumapplikation
(E) perkutane Bestrahlung des kleinen Beckens und Gabe von Zytostatika

[H 87]
3.39 W Bei einer 35jährigen Patientin stellen Sie die Verdachtsdiagnose Tubargravidität (Schmierblutungen ex utero, Leib gespannt, Schmerzen und Abwehrspannung im rechten Unterbauch, Schwangerschaftstest positiv).

Welche der genannten Maßnahmen ist zur Sicherung Ihrer Diagnose am sinnvollsten?

(A) Kolposkopie
(B) Douglaspunktion
(C) Laparotomie
(D) vaginale Untersuchung
(E) Diaphanoskopie

[F 86]
3.40 Welche der nachfolgend genannten Krankheiten tritt relativ häufig in der Kombination mit Luteinzysten der Ovarien auf?

(A) hydatiforme Mole (Blasenmole)
(B) Stein-Leventhal-Syndrom
(C) glandulär zystische Endometriumhyperplasie
(D) Sheehan-Syndrom
(E) Endometriose

[H 84]
3.41 Lebermetastasen eines Chorionkarzinoms werden mit Zytostatika behandelt,

weil

die Chemotherapie bei einem metastasierenden Chorionkarzinom Heilungserfolge verspricht.

■3.34 E   ■3.35 D   ■3.36 C   ■3.37 B   ■3.38 C   ■3.39 B   ■3.40 A   ■3.41 A

[H 88]
3.42 Wie erklärt sich die vaginale (uterine) Blutung bei einer Tubargravidität?

Es kommt infolge

(A) des Untergangs der Plazenta zu einer Hormonentzugsblutung aus dem Endometrium
(B) Entwicklungsstörung der Fruchtanlage zur Plazentaablösung und zu einem Tubarabort, wobei das Blut über das Fimbrienende in die Bauchhöhle und in das Uteruskavum abfließt
(C) des inneren Fruchtkapselaufbruchs immer zu einer tubaren Gefäßarrosion, wobei das Blut zumeist via Uterus abfließt
(D) einer Uteruswandläsion sehr häufig zu Blutungen in das Uteruskavum
(E) des äußeren Fruchtkapselaufbruchs zu einer Blutung via Tubenlumen in das Uteruskavum

[F 85]
3.43 Es handelt sich um eine 23jährige Patientin mit bisher unauffälliger Zyklusanamnese; letzte Menstruation vor 8 Wochen, Schmierblutungen seit 10 Tagen, plötzlich eintretende rechtsseitige Unterbauchschmerzen mit Kollapsneigung. Ihr Untersuchungsbefund ergibt: Portiobewegungsschmerz, Douglasozele, peritoneale Abwehrreaktion.

Welches ist die wahrscheinlichste Diagnose?

(A) Tubargravidität
(B) glandulär-zystische Hyperplasie
(C) Ureterstein rechts mit Hämaturie
(D) Abortus imminens
(E) Appendizitis

[F 84]
3.44 Eine Extrauterinschwangerschaft

(1) kann sich auch im Ovar oder auf dem Peritoneum entwickeln
(2) tritt vornehmlich in der 6.–8. Woche p. m. in Erscheinung
(3) ist bevorzugt in der 9.–11. Woche p. m. zu diagnostizieren
(4) ist zum Zeitpunkt einsetzender Blutung zumeist mit einem negativen Schwangerschaftstest verbunden
(5) kann sowohl mit positivem als auch mit negativem Schwangerschaftstest einhergehen

(A) nur 2 ist richtig
(B) nur 3 und 5 sind richtig
(C) nur 1, 2 und 5 sind richtig
(D) nur 1, 3 und 4 sind richtig
(E) 1, 3 und 5 sind richtig

[F 87]
3.45 Eine Extrauteringravidität ist ausgeschlossen bei

(A) einem negativen Schwangerschaftstest
(B) einer negativen Douglaspunktion (punctio sicca)
(C) fehlenden peritonealen Zeichen
(D) Fehlen einer Blutung
(E) keinem der unter (A)–(D) genannten Befunde bzw. Untersuchungsergebnisse

[F 88]
3.46 Eine 22jährige Nullipara klagt nach 7wöchiger Amenorrhoe über linksseitige Unterleibsschmerzen und Schmierblutungen. Klinisch und sonographisch besteht der Verdacht einer Extrauteringravidität.

Welche Diagnose ist am wahrscheinlichsten?

(A) primäre Abdominalgravidität
(B) ampulläre Tubargravidität
(C) interstitielle Tubargravidität
(D) sekundäre Abdominalgravidität
(E) isthmische Tubargravidität

[H 86]
3.47 W Bei einer Tubargravidität findet sich oft eine Schmierblutung ex utero,

weil

das bei der Tubargravidität im Eileiter angestaute Blut oft über das Cavum uteri entleert wird.

3.48 Eine Patientin hat schon zweimal eine Fehlgeburt in der 16.–18. Schwangerschaftswoche gehabt.

Welche der nachfolgenden Ursachen ist die wahrscheinlichste?

(A) Insuffizienz des Gelbkörpers
(B) Uterushypoplasie
(C) Blasenmole
(D) Zervixinsuffizienz
(E) subseröses Myom

Antwort	Aussage 1	Aussage 2	Verknüpfung
A	richtig	richtig	richtig
B	richtig	richtig	falsch
C	richtig	falsch	–
D	falsch	richtig	–
E	falsch	falsch	–

■3.42 A   ■3.43 A   ■3.44 C   ■3.45 E   ■3.46 B   ■3.47 C   ■3.48 D

3.49 Welche der genannten Störungen ist die häufigste Ursache für den frühen Spontanabort?

(A) Progesterondefizit
(B) mangelhafte HCG-Produktion
(C) Chromosomenaberrationen
(D) Infektionen
(E) immunologische Inkompatibilität

3.50 W Der Uterus subseptus kann Ursache habitueller Aborte sein.

Welche Behandlungsmöglichkeit besteht zur Behebung der Infertilität?

(A) Entfernung des Uterusseptum durch Kürettage.
(B) Östrogen/Gestagen-Behandlung, um dem Uterus Wachstumsimpulse zuzuführen.
(C) operative Korrektur durch Straßmann-Operation (Metroplastik).
(D) Einlegen einer Intrauterinspirale, um das Uteruswachstum anzuregen.
(E) Keine der Aussagen (A) bis (D) trifft zu.

Ordnen Sie den in Liste 1 angeführten Krankheitsbildern die jeweils wichtigsten therapeutischen Maßnahmen der Liste 2 zu.

Liste 1

3.51 Abortus imminens

3.52 Septischer Abort

3.53 Missed abortion

Liste 2

(A) Ruhigstellung und evtl. Gestagenbehandlung
(B) Dilatation des Zervikalkanals und Kürettage des Uterus
(C) Uterusexstirpation
(D) Antipyretica
(E) Antibiotika und Heparin

3.54 Eine 25jährige Frau kommt wegen Blutungen (letzte Periode vor 10 Wochen) in Ihre Sprechstunde. Sie vermuten einen Abortus imminens.

Welche der folgenden Untersuchungen ist/sind vorzunehmen, um die Intaktheit der Schwangerschaft festzustellen?

(1) gynäkologische Untersuchung
(2) Kardiotokogramm
(3) Schwangerschaftstest
(4) Ultraschalluntersuchung
(5) Bestimmung von Östriol im Plasma

(A) nur 3 ist richtig
(B) nur 2 und 5 sind richtig
(C) nur 1, 3 und 4 sind richtig
(D) nur 1, 2, 4 und 5 sind richtig
(E) 1–5 = alle sind richtig

Die folgenden Angaben beziehen sich auf die Aufgaben Nr. 3.55 und 3.56.

Eine 35jährige Patientin bekommt ca. 9 Wochen nach der letzten Menstruation eine leichte Blutung. Es bestehen weder Schmerzen noch Fieber. Der Muttermund ist geschlossen und der Uterus deutlich vergrößert.

3.55 Welche Diagnose ist am wahrscheinlichsten?

(A) Uterus myomatosus
(B) Tubargravidität
(C) Abortus incompletus
(D) Abortus imminens
(E) glandulär-zystische Hyperplasie

3.56 Was veranlassen Sie zunächst?

(A) Gabe von Secalepräparaten
(B) Gabe von Gestagenen
(C) immunologischer Schwangerschaftstest
(D) Kürettage
(E) Abrasio, zytologische Diagnostik

■3.49 C   ■3.50 C   ■3.51 A   ■3.52 E   ■3.53 B   ■3.54 C   ■3.55 D   ■3.56 C

3.57 Welche Maßnahme ist bei einem septischen Abort (mäßige Blutung, Zervikalkanal geschlossen) zunächst **nicht** indiziert?

(A) Kürettage
(B) i.v.-Gabe von Antibiotika in hoher Dosierung
(C) Anlegen einer Infusion
(D) Heparingabe
(E) Bestimmung des Blutbildes und der Gerinnungsfaktoren

3.58 Als „komplizierten Abort" bezeichnet man eine Fehlgeburt, wenn sie

(A) mit Fieber einhergeht
(B) stark blutet
(C) inkomplett abläuft, bei der also Teile des Schwangerschaftsproduktes zurückbleiben
(D) mit einer Salpingitis und einer Pelveoperitonitis einhergeht
(E) nicht spontan ausgestoßen wird, sondern komplett ausgeräumt werden muß

3.59 Bei einer 26jährigen Frau sind während der Gravidität bräunliche Flecke im Gesicht nahe dem Mund (siehe Abbildung Nr. 1 des Bildanhangs) aufgetreten.

Welche Aussage trifft **nicht** zu?

(A) Es kann sich um ein Chloasma uterinum handeln.
(B) Solche Veränderungen können durch Kosmetika und Körperpflegemittel (Parfümbestandteile) bedingt sein.
(C) Zum Ausschluß einer Lentigo maligna (Melanosis circumscripta praeblastomatosa) ist bei der Patientin eine Probeexzision aus den Flecken dringend indiziert.
(D) Ovulationshemmer können ähnlich aussehende Erscheinungen hervorrufen.
(E) Derartige Veränderungen können durch Exposition mit Sonnenlicht intensiviert werden.

3.60 Die wichtigsten therapeutischen Maßnahmen bei der schweren Hyperemesis gravidarum sind:

(A) strenge Bettruhe und β-Blocker
(B) Glukose- und Elektrolyt-Infusionen
(C) Psychotherapie und Benzodiazepine
(D) Gestagengabe und Tokolytika
(E) Eine Therapie ist nicht möglich.

3.61 Eine Hyperemesis gravidarum kann zur metabolischen Alkalose führen,

weil

es bei einer Hyperemesis gravidarum zu erheblichen Chloridverlusten kommen kann,

3.62 Bei einseitigen kolikartigen Flankenschmerzen, die während der Frühschwangerschaft auftreten, steht von den genannten als erste diagnostische Maßnahme im Vordergrund:

(A) Urographie
(B) Sonographie
(C) statische Nierenszintigraphie
(D) Ureterenkatheterismus
(E) Computertomographie

3.63 Welche Aussage trifft für die Pyelonephritis gravidarum zu?

(1) Sie tritt überwiegend bei Primiparae auf.
(2) Sie tritt fast ausschließlich im 1. Trimenon auf.
(3) Sie tritt bevorzugt auf der rechten Seite auf.
(4) Die Erreger sind meistens Kolibakterien.
(5) Es besteht die Gefahr einer Pfropfgestose.

(A) nur 1 und 5 sind richtig
(B) nur 2 und 4 sind richtig
(C) nur 1, 3 und 4 sind richtig
(D) nur 3, 4 und 5 sind richtig
(E) nur 1, 2, 3 und 5 sind richtig

Antwort	Aussage 1	Aussage 2	Verknüpfung
A	richtig	richtig	richtig
B	richtig	richtig	falsch
C	richtig	falsch	–
D	falsch	richtig	–
E	falsch	falsch	–

F 87
3.64 Im 7. Schwangerschaftsmonat klagt eine Patientin über Rückenschmerzen, Obstipation und Dysurie. Die bakteriologische Harnuntersuchung erbringt den Nachweis von 10^5 Keimen pro ml Urin, deren mikrobiologische Identifizierung noch aussteht.

Welche Diagnose ist am wahrscheinlichsten?

(A) Pyelonephritis
(B) Beschwerden infolge schwangerschaftsbedingter Auflockerungserscheinungen im Bereich der Sakroiliakalgelenke sowie der Symphyse.
(C) vorzeitige Wehentätigkeit
(D) obstipationsbedingte Beschwerden infolge Gestagenwirkung auf die glatte Muskulatur
(E) druckmechanische Auswirkungen des graviden Uterus auf Enddarm und Harnblase

H 88
3.65 Welche Aussage trifft **nicht** zu?

Die Anti-D-Prophylaxe sollte bei einer rh-negativen Patientin ohne nachgewiesene Anti-D-Antikörper durchgeführt werden nach

(A) einer fraktionierten Abrasio
(B) der Geburt eines Rh-positiven Kindes
(C) einer Fehlgeburt
(D) einer Amniozentese
(E) einer Interruptio

F 84
3.66 Eine asymptomatische Bakteriurie (Keimzahl > 100000/ml) in der Schwangerschaft

(A) sollte besser nicht behandelt werden, da die Gefahr einer medikamentösen Schädigung des Kindes besteht
(B) muß grundsätzlich behandelt werden, da eine EPH-Gestose mit allen Folgen bzw. ein postpartaler Spätschaden droht
(C) kommt kaum vor
(D) hat, wenn sie vorkommt, keine klinische Bedeutung
(E) ist harmlos, da sie lediglich Folge der vom Kind ausgehenden Druckwirkungen auf die Blase ist

F 85
3.67 Eine hochfieberhafte Infektion bei einer Schwangeren im 2. oder 3. Trimenon muß auch bei nur geringer subjektiver Belastung konsequent bekämpft werden,

weil

hohes Fieber Wehen auslösen und Frühgeburten provozieren kann.

3.68 W Welche Aussagen zur Pyelonephritis in gravidate treffen zu?

(1) überwiegend einseitige Manifestation
(2) begünstigt durch latente Bakteriurie
(3) begünstigt durch tonogene Dilatation der Ureteren
(4) überwiegend durch Escherichia coli verursacht
(5) häufig afebril verlaufend

(A) nur 1 und 2 sind richtig
(B) nur 1, 4 und 5 sind richtig
(C) nur 2, 3 und 4 sind richtig
(D) nur 1, 2, 3 und 4 sind richtig
(E) 1–5 = alle sind richtig

H 87
3.69 Bei einer Patientin mit einer Pyelonephritis gravidarum ist welche Untersuchung vor Behandlungsbeginn (z. B. Ampicillin) sinnvoll und empfehlenswert?

(A) Ultraschalluntersuchung zur Bestimmung des Schwangerschaftsalters
(B) bakteriologische Harnuntersuchung mit Keimresistenzbestimmung
(C) Nephrosonogramm zum Ausschluß einer Nierenanomalie
(D) i. v. Urogramm
(E) Nierenszintigramm

H 87
3.70 Auf welche Untersuchung können Sie bei einer rh-negativen Pluripara (Vater des Kindes ebenfalls rh-negativ) in Übereinstimmung mit den Mutterschaftsrichtlinien bei der Schwangerenvorsorge verzichten?

(A) TPHA-Test
(B) indirekter Coombstest
(C) Serofarbtest nach Sabin-Feldmann
(D) Hämoglobinbestimmung
(E) Urinsediment

■3.64 A   ■3.65 A   ■3.66 B   ■3.67 A   ■3.68 E   ■3.69 B   ■3.70 C

3.71 Wie wird eine frische syphilitische Infektion während der Schwangerschaft behandelt?

(A) Behandlung mit insgesamt 20 Mega Penicillin
(B) nur bei positivem Serumbefund Behandlung nötig
(C) mehrere einschleichende Kuren mit niedriger Penicillindosis (unter 5 Mega insgesamt)
(D) Abbruch der Schwangerschaft, da mit einem infizierten Kind zu rechnen ist
(E) keine Behandlung während der Schwangerschaft, um den Feten nicht durch Arzneimittel zu schädigen

3.72 Bei einer Schwangeren wird im Sabin-Feldmann-Test ein Titer von 1:1000 bestimmt. Anamnese und klinischer Befund sind unauffällig.

Was ist ratsam?

(A) Unterbrechung der Schwangerschaft wegen der Gefahr der Fruchtschädigung
(B) Therapie mit Pyrimethamin (Daraprim®)
(C) vorzeitige Entbindung in der 37. Woche, um die zunehmende Manifestierung der Krankheit zu vermeiden
(D) abwarten, nur Kontrolle des Titers
(E) Injektion von Gammaglobulin

F 85
3.73 Welche der nachfolgenden Pharmaka sind wegen der Gefahr fetaler Schädigung in der Schwangerschaft zu vermeiden?

(1) synthetische Gestagene
(2) Anabolika
(3) Penicillin-G
(4) Tetracyclin
(5) Cumarin-Derivate

(A) nur 4 und 5 sind richtig
(B) nur 1, 2 und 5 sind richtig
(C) nur 1, 3 und 4 sind richtig
(D) nur 1, 2, 4 und 5 sind richtig
(E) nur 2, 3, 4 und 5 sind richtig

H 85
3.74 Eine 20jährige Erstgravida im 3. Schwangerschaftsmonat, die angibt, die Röteln gehabt zu haben, und nicht gegen Röteln geimpft ist, hat gestern Kontakt mit einem frisch an Röteln erkrankten Kind gehabt.

Welches Vorgehen ist am zweckmäßigsten?

(A) sofortige aktive Impfung gegen Röteln
(B) sofortige Blutentnahme zur Röteln-Antikörperbestimmung und Gabe von Röteln-Immunglobulin
(C) sofortige Gabe von normalem Gammaglobulin, Antikörperbestimmung (IgM) in 2–3 Wochen
(D) abwarten und Antikörperbestimmung (IgM) in 2–3 Wochen
(E) Rat zur Interruptio

3.75 Die Röteln-Embryopathie beruht auf einer Infektion des Embryo in den ersten 12 Wochen der Gravidität,

weil

das Röteln-Virus die Plazentaschranke nur in den ersten 12 Wochen überwinden kann.

3.76 Die Therapie eines soorbedingten Fluors im letzten Schwangerschaftsdrittel ist grundsätzlich nicht erforderlich,

weil

in der Schwangerschaft ohnehin, auch ohne spezielle infektiöse Ursache, eine vermehrte vaginale Absonderung typisch ist.

H 86
3.77 Die EPH-Gestose ist bei Mehrlingsgravidität häufiger als bei Einlingsschwangerschaft,

weil

die bei einer Mehrlingsgravidität auftretende erniedrigte Uteruswandspannung ein prädisponierender Faktor für die Entstehung einer EPH-Gestose ist.

Antwort	Aussage 1	Aussage 2	Verknüpfung
A	richtig	richtig	richtig
B	richtig	richtig	falsch
C	richtig	falsch	—
D	falsch	richtig	—
E	falsch	falsch	—

■3.71 A   ■3.72 D   ■3.73 D   ■3.74 B   ■3.75 C   ■3.76 D   ■3.77 C

3.78 Bei einer Schwangeren in der 34. Schwangerschaftswoche wird eine Hypertonie mit Werten von 160/110 mmHg nachgewiesen. Sie klagt über Kopfschmerzen.

Welche Maßnahmen sind anzuordnen?

(A) Antihypertensiva, Saluretika, baldige Schnittentbindung
(B) stationäre intensive Überwachung mit Bettruhe, Antihypertensiva, Sedativa
(C) Saluretika, salzarme Diät, Antibiotika
(D) Antihypertensiva, Saluretika, Digitalis
(E) Anithypertensiva und baldige Einleitung der Geburt durch Blasensprengung und Oxytocin-Infusion

3.79 Welche sind typische Symptome der drohenden Eklampsie (schwere Präeklampsie)?

(1) Kopfschmerzen
(2) Sehstörungen
(3) epigastrische Schmerzen mit Übelkeit
(4) Atemnot
(5) Nierenkoliken

(A) nur 1 und 2 sind richtig
(B) nur 1, 2 und 3 sind richtig
(C) nur 1, 3 und 4 sind richtig
(D) nur 2, 4 und 5 sind richtig
(E) 1–5 = alle sind richtig

3.80 Diuretika sind zur Therapie einer EPH-Gestose Medikamente der Wahl,

weil

die durch Diuretika bedingte Ödemausschwemmung, Blutdrucksenkung und Hämatokriterhöhung die Plazentaperfusion verbessern.

3.81 Eine Schwangerschaft ist nach einseitiger Nephrektomie

(A) grundsätzlich zu verbieten
(B) für die Mutter ohne erhöhtes Risiko
(C) bei intakter Funktion der verbleibenden Niere durchaus medizinisch vertretbar
(D) wünschenswert, weil sie zu einer Verbesserung der Nierendurchblutung in der gesunden Niere führt
(E) durch Abruptio zu beenden

3.82 Die wahrscheinlichste Konstellation der folgenden elterlichen Blutgruppen, die zu einer AB0-Inkompatibilität führen kann, ist

(A) Mutter B, Vater A
(B) Mutter 0, Vater A
(C) Mutter AB, Vater 0
(D) Mutter A, Vater 0
(E) Mutter A, Vater B

3.83 Welche Aussage trifft **nicht** zu?

Im Vergleich zu Einlingsschwangerschaften werden bei Mehrlingsschwangerschaften und -geburten häufiger beschrieben:

(A) Wehendystokie
(B) Gestosen
(C) Oligohydramnie
(D) fetofetales Transfusionssyndrom
(E) Placenta praevia

3.84 Eine rh-negative Wöchnerin erhält innerhalb der ersten 72 Stunden nach der Entbindung eine Anti-D-Prophylaxe, wenn

(A) das Neugeborene rh-negativ ist und die Mutter einen Rhesus-Antikörpertiter von 1:64 aufweist
(B) während der Schwangerschaft bei ihr ein Antikörpertiter von 1:32 nachgewiesen wurde und das Neugeborene Rh-positiv ist
(C) bei ihr im Verlauf der Schwangerschaft und nach der Geburt kein Antikörpertiter nachgewiesen wurde und das Kind Rh-positiv ist
(D) ein Abort vorausgegangen ist, der Rhesus-Antikörpertiter im Verlauf der Schwangerschaft zwischen 1:8 und 1:16 schwankte und das Neugeborene rh-negativ ist
(E) das Neugeborene alle Zeichen eines Morbus haemolyticus neonatorum aufweist, um bei nachfolgenden Schwangerschaften gleiche Risiken zu vermeiden

---

■ 3.78 B   ■ 3.79 B   ■ 3.80 E   ■ 3.81 C   ■ 3.82 B   ■ 3.83 C   ■ 3.84 C

3.85 Die drei Kardinalsymptome des schweren Morbus haemolyticus neonatorum sind

(1) Hydrocephalus
(2) Anämie
(3) Phokomelie
(4) Icterus gravis
(5) Hydrops universalis
(6) Makrosomie

(A) nur 1, 2 und 4 sind richtig
(B) nur 2, 3 und 4 sind richtig
(C) nur 2, 4 und 5 sind richtig
(D) nur 2, 4 und 6 sind richtig
(E) nur 4, 5 und 6 sind richtig

H 86
3.86 Bei erstmaligem Auftreten eines Anti-D-Antikörpertiters von 1:32 im mütterlichen Serum in der 26. Schwangerschaftswoche (Vater Rh-positiv) sollte zunächst durchgeführt werden:

(A) Kontrolle des Anti-D-Titers in 14 Tagen
(B) Kontrolle des Anti-D-Titers in 4 Wochen
(C) Amniozentese
(D) intrauterine Transfusion
(E) Spektrophotometrie in 4 Wochen

H 88
3.87 Eine schwangere Frau (mens VII) entwickelt plötzlich septische Temperaturen mit Schüttelfrost und heftigem linksseitigem Flankenschmerz. Leukozyten $16 \cdot 10^9/l$ und Thrombozyten $67 \cdot 10^9/l$.

Welche Verdachtsdiagnose steht für Sie an erster Stelle?

(A) vorzeitiger Blasensprung
(B) Präeklampsie
(C) Urosepsis
(D) Lungenembolie
(E) akute Cholezystitis

F 84
3.88 Bei einem Ehepaar besteht folgende Blutgruppenkonstellation: die Frau ist rh-negativ, der Mann Rh-positiv.

Wie groß ist die Gefährdung der Kinder durch den Morbus haemolyticus neonatorum infolge einer Rh-Inkompatibilität, wenn alle Möglichkeiten der modernen Medizin eingesetzt werden?

(A) Das erste Kind ist vermutlich gesund, die späteren sind in der Regel gefährdet.
(B) Das erste Kind ist vermutlich gesund, alle späteren sind gefährdet, wenn der Ehemann homozygot Rh-positiv ist.
(C) Wenn der Mann heterozygot Rh-positiv ist, besteht grundsätzlich keine Gefahr für das Kind, da Rhesuspositivität rezessiv vererbt wird.
(D) Eine Gefährdung kann heute durch prophylaktische Maßnahmen weitgehend ausgeschlossen werden.
(E) Die Kinder sind nur dann gefährdet, wenn die Mutter zugleich die Blutgruppe 0 hat und die Kinder A Rh-positiv oder B Rh-positiv sind.

H 84
3.89 Welche Aussage(n) über die Gabe von IgG-Anti-D trifft/treffen zu?

(1) Der rh-negativen Entbundenen muß IgG-Anti-D gegeben werden, wenn sie ein Rhesus-positives Kind geboren hat.
(2) Zur Erhöhung der Sicherheit sollten jedem rh-negativen Kind IgG-Anti-D gegeben werden.
(3) Eine IgG-Anti-D-Gabe sollte am besten schon bei jungen Mädchen vor ihrer 1. Schwangerschaft erfolgen.
(4) Eine Gabe von IgG-Anti-D ist wegen des Rückgangs der Rhesus-Sensibilisierung heute nur noch selten notwendig.

(A) Keine der Aussagen (1) bis (4) trifft zu.
(B) nur 1 ist richtig
(C) nur 4 ist richtig
(D) nur 2 und 3 sind richtig
(E) nur 1, 3 und 4 sind richtig

F 87
3.90 Welche der folgenden Methoden ist bei einer Rh-Inkompatibilität am besten geeignet, den Zustand bzw. Schädigungsgrad des Fetus zu beurteilen?

(A) Amnioskopie
(B) pH-Messung des Fruchtwassers
(C) Bilirubinbestimmung im mütterlichen Plasma
(D) spektrophotometrische Untersuchung des Fruchtwassers
(E) Mikroblutanalyse des Fetus

■3.85 C   ■3.86 C   ■3.87 C   ■3.88 D   ■3.89 B   ■3.90 D

|H 87|
3.91 Bei einer 32jährigen Zweitgebärenden mit der Blutgruppe A rh-negativ findet sich in der 34. SSW ein Rhesus-Antikörpertiter von 1: 64.

Welche diagnostische bzw. therapeutische Maßnahme ist primär zu ergreifen?

(A) sofortige Schnittentbindung
(B) Gabe von Betamimetika
(C) Anti-D-Gammaglobulin i. v.
(D) Geburtseinleitung mit Prostaglandinen
(E) Amniozentese

|F 88|
3.92 Wie wird eine frische syphilitische Infektion während der 29. Schwangerschaftswoche behandelt?

(A) Eine Therapie ist nur bei positivem Treponema-Immobilisations-Test nötig.
(B) Es werden mehrere einschleichende Kuren mit je 250000 IE Penicillin pro Kur durchgeführt.
(C) Die Schwangerschaft ist abzubrechen.
(D) Um den Feten nicht durch Arzneimittel zu schädigen, wird auf eine Therapie verzichtet.
(E) Keine der Aussagen (A)–(E) trifft zu.

|H 86|
3.93 Eine werdende Mutter mit Phenylketonurie muß während der Schwangerschaft eine phenylalaninarme Diät strikt einhalten,

weil

mütterliche Phenylalaninblutspiegel von 20 mg/dl und darüber beim Ungeborenen unter anderem zu Wachstumshemmung und Mikrozephalie führen.

3.94 W Diabetes mellitus bei einer schwangeren Frau ist überzufällig oft Ursache von

(1) erhöhter Säuglingssterblichkeit
(2) erhöhter Mißbildungsrate beim Neugeborenen
(3) abnorm hohem Kindsgewicht
(4) chronischer Plazentainsuffizienz
(5) Übertragungen

(A) nur 1, 3 und 5 sind richtig
(B) nur 1, 2 und 4 sind richtig
(C) nur 2, 3 und 5 sind richtig
(D) nur 1, 2, 3 und 4 sind richtig
(E) 1–5 = alle sind richtig

|H 88|
3.95 Bei Neugeborenen diabetischer Mütter kommt (kommen) im Vergleich zu gesunden Neugeborenen außer einem Atemnotsyndrom häufiger vor:

(1) Herzfehler
(2) Hypokalzämie
(3) Hypoglykämie

(A) nur 1 ist richtig
(B) nur 3 ist richtig
(C) nur 1 und 2 sind richtig
(D) nur 1 und 3 sind richtig
(E) 1–3 = alle sind richtig

|F 88|
3.96 Nach der 32. Schwangerschaftswoche (SSW) kann der gestörte mütterliche Kohlenhydratstoffwechsel durch fetales Insulin normalisiert werden,

weil

fetales Insulin nach der 32. SSW zur Kompensation des gestörten mütterlichen Kohlenhydratstoffwechsels in ausreichender Menge die Plazenta passieren kann.

|H 84|
3.97 Welche Aussage über Diabetes mellitus und Schwangerschaft trifft **nicht** zu?

(A) Bei einer schwangeren Diabetikerin sollte durch Insulingaben möglichst der Zustand der Normoglykämie angestrebt werden.
(B) Bei der Diabeteseinstellung einer Schwangeren sind orale Antidiabetika als Mittel der Wahl anzusehen.
(C) Die Diabeteseinstellung der Schwangeren wird durch engmaschige Blutzuckertagesprofile, quantitative Bestimmung der Glukoseausscheidung im Urin sowie durch Bestimmung des HbA1c überprüft.
(D) Bei gut eingestelltem Diabetes mellitus ist eine vorzeitige Schwangerschaftsbeendigung vor der 37. Schwangerschaftswoche nicht indiziert.
(E) Die sonographische Überwachung ist bei einer diabetischen Schwangeren u. a. wegen folgender Gefahren indiziert: Makrosomie des Fetus und Ausbildung eines Hydramnions.

■3.91 E   ■3.92 E   ■3.93 A   ■3.94 D   ■3.95 E   ■3.96 E   ■3.97 B

3.98 Komplikationen des Schwangerschaftsdiabetes sind:

(1) postnatales Atemnotsyndrom
(2) erhöhte Mißbildungsrate
(3) Plazentainsuffizienz
(4) Übertragung

(A) nur 1 und 3 sind richtig
(B) nur 2 und 4 sind richtig
(C) nur 1, 2 und 3 sind richtig
(D) nur 2, 3 und 4 sind richtig
(E) 1–4 = alle sind richtig

3.99 Bei schwangeren Typ I-Diabetikerinnen treten im Vergleich zu stoffwechselgesunden Schwangeren neben Stoffwechselentgleisungen gehäuft auf:

(1) Harnwegsinfekte
(2) fetale Makrosomie
(3) EPH-Gestose
(4) erhöhte perinatale Mortalität

(A) nur 1 und 2 sind richtig
(B) nur 2 und 3 sind richtig
(C) nur 3 und 4 sind richtig
(D) nur 2, 3 und 4 sind richtig
(E) 1–4 = alle sind richtig

3.100 Bei schwangeren Diabetikerinnen verbessert sich zumeist im Laufe der Gravidität die Stoffwechsellage,

weil

fetales Insulin in physiologisch wirksamer Konzentration die Plazenta passiert.

3.101 Bei Feststellen des intrauterinen Fruchttodes am Ende der Tragzeit sollte 2 Wochen später folgendermaßen vorgegangen werden:

(A) Abwarten bis die Frucht spontan ausgestoßen wird
(B) Oxytocin-Infusionen oder Prostaglandin-Gabe zur Geburtseinleitung
(C) Zangenentbindung, um die Geburtsdauer zu verkürzen
(D) Vakuumextraktion, sobald der Muttermund vollständig eröffnet ist
(E) Verkleinerung des kindlichen Kopfes mit einem Kranioklast und Extraktion

3.102 Schwangere mit Epilepsie sollen ihre antikonvulsive Therapie auch in der Schwangerschaft fortsetzen,

weil

bisher Schädigungen der Kinder von epileptischen Müttern durch Antikonvulsiva nicht bekannt sind.

3.103 Blutungen im letzten Trimenon der Gravidität sind ein Zeichen ohne ernste prognostische Bedeutung,

weil

sich die bevorstehende Geburt häufig durch „Zeichnungsblutung" ankündigt.

3.104 Eine 32jährige II.-Para klagt in der 24. Schwangerschaftswoche über akute abdominelle Schmerzzustände.

An welche der genannten Komplikationen sollten Sie denken?

(A) Plazentainfarkt
(B) vorzeitige Plazentalösung
(C) vorzeitigen Blasensprung
(D) Tubarruptur
(E) fetomaternale Transfusion

3.105 W Bei einer Drittgebärenden (Zustand nach Sektio, jetziger Schwangerschaftsverlauf unauffällig) mit ausgeprägter Varikosis an beiden Beinen wird in der 39. Schwangerschaftswoche wegen vermeintlich beginnender Wehentätigkeit ein Kardiotokogramm in Rückenlage registriert. 5 Minuten nach Beginn der CTG-Aufzeichnung klagt sie über Benommenheit, Herzklopfen und Schwindelgefühl. Ihr Puls beträgt 120/min., der Blutdruck 90/70 mmHg. Die kindliche Herzfrequenz zeigt eine Bradykardie von 3 Minuten Dauer.

Welche Diagnose ist am wahrscheinlichsten?

(A) Uterusruptur
(B) Lungenembolie
(C) Vena-cava-Kompressionssyndrom
(D) Abruptio placentae
(E) Eclampsia imminens

■3.98 C   ■3.99 E   ■3.100 E   ■3.101 B   ■3.102 C   ■3.103 D   ■3.104 B   ■3.105 C

3.106 Welche Aussage trifft **nicht** zu?

Zeichen einer vorzeitigen Lösung der normal sitzenden Plazenta (schwere abruptio placentae) sind:

(A) Schockzeichen bei der Mutter
(B) sehr leise oder nicht mehr hörbare kindliche Herztöne
(C) äußerst druckempfindlicher Uterus
(D) harter Uterus („Holzuterus") auch ohne Wehen
(E) stets massive schmerzlose Blutung nach außen

3.107 Koagulopathien treten als gefährliche Komplikationen auf bei

(1) vorzeitiger Lösung der Plazenta
(2) Fruchtwasserembolie
(3) postpartaler Atonie
(4) septischem Abort
(5) missed abortion

(A) nur 1 und 3 sind richtig
(B) nur 2 und 4 sind richtig
(C) nur 1, 2 und 3 sind richtig
(D) nur 1, 3 und 5 sind richtig
(E) 1–5 = alle sind richtig

3.108 Bei der vorzeitigen Lösung der normal sitzenden Plazenta muß die Blutgerinnungsfähigkeit kontrolliert werden,

weil

durch die Abgabe von kindlichem Plasminogen über die gelöste Plazenta zeitweise die Gerinnbarkeit des mütterlichen Blutes herabgesetzt sein kann.

3.109 Bei einer Drittgebärenden, bei der die Schwangerschaft bisher normal verlaufen ist, wird in der 32. Schwangerschaftswoche bei einer poliklinischen ambulanten Untersuchung sonographisch eine Placenta praevia totalis nachgewiesen.

Sie informieren die Patientin und treffen welche der nachfolgenden Maßnahmen möglichst unmittelbar?

(A) sofortige Schnittentbindung
(B) stationäre Aufnahme zum Versuch der Geburtsinduktion
(C) klinische Beobachtung, Schnittentbindung möglichst nahe am Geburtstermin
(D) sofortige amnioskopische Objektivierung des Ultraschallbefundes
(E) engmaschige ambulante Kontrollen unter Einschluß des Zervixbefundes

3.110 Welche Aussage trifft **nicht** zu?

Bei vaginalen Blutungen im 3. Trimenon einer Schwangerschaft vor Geburtsbeginn kommen differentialdiagnostisch in Betracht:

(A) Plazenta praevia
(B) Varizen der Vulva
(C) Insertio velamentosa
(D) Vorzeitige Lösung der normal sitzenden Plazenta
(E) Zervixkarzinom

3.111 Angeborene Fehlbildungen des Uterus können folgende Komplikationen bedingen:

(1) Spätgestosen
(2) Lageanomalien der Feten
(3) Phokomelien
(4) Frühgeburten

(A) nur 1 und 3 sind richtig
(B) nur 2 und 4 sind richtig
(C) nur 1, 2 und 3 sind richtig
(D) nur 2, 3 und 4 sind richtig
(E) 1–4 = alle sind richtig

■3.106 E ■3.107 E ■3.108 C ■3.109 C ■3.110 C ■3.111 B

4 Ärztliche Betreuung in der Schwangerschaft

F 88

4.1 W Häufigste Ursache für eine hohe Perinatalsterblichkeit (WHO) ist:

(A) operative Entbindung
(B) Frühgeburtlichkeit
(C) Blutgruppenunverträglichkeit, insbesondere Rh-Unverträglichkeit
(D) angeborene Stoffwechselstörung
(E) Hausentbindung

F 88

4.2 W Unter der perinatalen Mortalität versteht man laut WHO-Richtlinien

(A) alle vor, während und bis zum 7. Lebenstag nach der Geburt gestorbenen Feten bzw. Kinder, deren Scheitel-Fersen-Länge weniger als 35 cm beträgt
(B) alle fetalen bzw. kindlichen Todesfälle ab einem Geburtsgewicht von 1000 g bis zum 7. Lebenstag nach der Geburt
(C) alle Totgeburten mit einem Geburtsgewicht von 1000 g und mehr von Beginn der 28. SSW an
(D) alle 24 Stunden vor, während und nach der Geburt verstorbenen Kinder mit einem Geburtsgewicht von über 1000 g
(E) alle vor, während und nach der Geburt aufgetretenen fetalen Todesfälle von Beginn der 28. SSW bis zum 7. Lebenstag, bei denen die Scheitel-Fersen-Länge kleiner als 35 cm ist

H 86

4.3 Die perinatale Mortalität geht am häufigsten zu Lasten von

(A) fetaler Asphyxie sub partu
(B) einer Übertragung
(C) fetaler Mangelversorgung
(D) angeborenen Mißbildungen
(E) Keine der Aussagen (A)–(D) trifft zu.

4.4 Disponierende materne Faktoren für eine Frühgeburt sind

(1) Nierenkrankheit und Hypertonie
(2) beruflicher Streß
(3) Lebensalter über 35 Jahre
(4) Descensus vaginalis
(5) Ovarialinsuffizienz

(A) Keiner der genannten Faktoren erhöht das Frühgeburtenrisiko.
(B) nur 1 ist richtig
(C) nur 2 und 5 sind richtig
(D) nur 1, 2, 3 und 5 sind richtig
(E) nur 1, 3, 4 und 5 sind richtig

H 84

4.5 Welche Aussagen über die perinatale Mortalität treffen zu?

(1) Die perinatale Mortalität umfaßt alle Todesfälle vor und während der Geburt, sowie die bis zum 7. Lebenstag verstorbenen Neugeborenenen mit einem Geburtsgewicht von mehr als 1000 Gramm.
(2) Die perinatale Mortalität wird durch die Frühgeborenenfrequenz wesentlich beeinflußt.
(3) Die perinatale Mortalität ist definiert als die Sterblichkeit aller Lebendgeborenen über 1000 Gramm Geburtsgewicht und 35 cm Körperlänge innerhalb der ersten 24 Stunden nach der Geburt.
(4) Bei perinatalen Todesfällen sind Hypoxie und Azidose die häufigsten Todesursachen.
(5) Die perinatale Mortalität umfaßt die Säuglingssterblichkeit und die fetoinfantile Sterblichkeit und wird statistisch auf 1000 Lebend- und Totgeborene bezogen.

(A) nur 3 und 5 sind richtig
(B) nur 1, 2 und 4 sind richtig
(C) nur 1, 4 und 5 sind richtig
(D) nur 2, 3 und 4 sind richtig
(E) 1–5 = alle sind richtig

Antwort	Aussage 1	Aussage 2	Verknüpfung
A	richtig	richtig	richtig
B	richtig	richtig	falsch
C	richtig	falsch	–
D	falsch	richtig	–
E	falsch	falsch	–

■ 4.1 B   ■ 4.2 B   ■ 4.3 E   ■ 4.4 D   ■ 4.5 B

[F 84]
4.6 Die perinatale Mortalität geht in erster Linie zu Lasten der

(A) Geburtskomplikationen
(B) Früh- und Mangelgeburten
(C) fetalen Mißbildungen
(D) EPH-Gestosen
(E) artefiziellen Aborte

[F 85]
4.7 Die perinatale Mortalität wird durch die Frühgeborenenfrequenz nur unwesentlich beeinflußt,

weil

der Anteil der Frühgeborenen an der perinatalen Sterblichkeit nur etwa 15% beträgt.

[H 85]
4.8 Die perinatale Mortalität wird durch die Frühgeborenenfrequenz nur unwesentlich beeinflußt,

weil

die perinatale Mortalität auf Empfehlung der WHO alle vor, während und bis zum 7. Lebenstag nach der Geburt gestorbenen Kinder umfaßt, die zur Zeit der Geburt mehr als 1000 g gewogen haben.

4.9 W Die gesetzliche Schutzfrist für werdende Mütter beginnt

(A) 2 Wochen vor dem vermutlichen Geburtstermin
(B) 4 Wochen vor dem vermutlichen Geburtstermin
(C) 6 Wochen vor dem vermutlichen Geburtstermin
(D) 8 Wochen vor dem vermutlichen Geburtstermin
(E) 12 Wochen vor dem vermutlichen Geburtstermin

[H 87]
4.10 Welche Aussagen zum Mutterschutz treffen zu?

Werdende Mütter dürfen

(1) nach Ablauf des dritten Schwangerschaftsmonats auf Beförderungsmitteln nicht beschäftigt werden
(2) nicht im Akkord arbeiten
(3) nicht im Strahlenschutzbereich beschäftigt werden
(4) mit keiner körperlichen Arbeit belastet werden, die mit gelegentlichem Heben von Lasten schwerer als 10 kg verbunden ist

(A) nur 1 und 2 sind richtig
(B) nur 1 und 4 sind richtig
(C) nur 1, 2 und 3 sind richtig
(D) nur 2, 3 und 4 sind richtig
(E) 1–4 = alle sind richtig

[F 88]
4.11 W Das Mutterschutzgesetz legt ein Beschäftigungsverbot für welchen (welche) Zeitraum (-räume) nach der Entbindung fest?

(1) 6 Wochen nach normaler Entbindung
(2) 8 Wochen nach normaler Entbindung
(3) 12 Wochen nach normaler Entbindung von unreifen Zwillingen
(4) 6 Monate nach normaler Entbindung

(A) Keine der Aussagen (1) bis (4) trifft zu.
(B) nur 1 ist richtig
(C) nur 2 ist richtig
(D) nur 4 ist richtig
(E) nur 2 und 3 sind richtig

[F 85]
4.12 Welche Aussage trifft **nicht** zu?

(A) Während des Mutterschaftsurlaubs darf die Mutter keine Erwerbstätigkeit leisten.
(B) Wöchnerinnen dürfen bis zum Ablauf von 8 Wochen nach der Entbindung nicht beschäftigt werden.
(C) Das Beschäftigungsverbot für Mütter verlängert sich bei Frühgeburten auf 12 Wochen.
(D) Das Beschäftigungsverbot für Mütter verlängert sich bei Frühgeburten und Mehrlingsgeburten auf 16 Wochen.
(E) Das Beschäftigungsverbot verlängert sich bei Müttern aus Gründen des Stillens grundsätzlich nicht.

[H 87]
4.13 Wann wird der Schwangerschaftstest im Serum mit Hilfe des Radioimmunassay (HCG) bei einer Frau mit 28tägigem Zyklusintervall nach einer Konzeption frühestens positiv?

(A) 5 Tage vor der Implantation
(B) 1 Woche nach Ausbleiben der Menstruation
(C) 8–14 Tage nach der Ovulation
(D) 28 Tage nach der Nidation
(E) 3–5 Wochen nach der Konzeption

■4.6 B   ■4.7 E   ■4.8 D   ■4.9 C   ■4.10 E   ■4.11 E   ■4.12 D   ■4.13 C

4.14 Wann wird der Schwangerschaftstest im Urin (immunchemische Bestimmung) bei einer Frau mit 28tägigem Zyklusintervall nach einer Konzeption erstmals positiv?

(A) mit Beginn der Implantation, d. h. des festen Kontaktes zwischen Schwangerschaftsprodukt und mütterlichem Organismus
(B) 5 Tage nach der Implantation
(C) zum Zeitpunkt der erwarteten, aber ausbleibenden Regel
(D) etwa 3–5 Wochen nach der Konzeption
(E) 28 Tage nach Ausbleiben der Menstruation

F 87
4.15 W Wie oft bzw. in welchen Abständen soll die Schwangere auch ohne Beschwerden und Krankheitserscheinungen gemäß den Mutterschaftsrichtlinien untersucht werden?

(A) 10–12mal
(B) 5–6mal
(C) regelmäßig alle drei Monate
(D) insgesamt 4mal
(E) regelmäßig alle 2 Monate

F 88
4.16 Welche der nachfolgenden Untersuchungen ist nach den Mutterschaftsrichtlinien in der Fassung vom 10. Dezember 1985 **nicht** angezeigt?

(A) Bestimmung des Körpergewichts
(B) Antikörper-Suchtest
(C) Röteln-Hämagglutinations-Hemmungstest
(D) Treponema-pallidum-Hämagglutinationstest
(E) Guthrie-Test

F 86
4.17 Laut Mutterschaftsrichtlinien werden in der Schwangerschaft im Normalfall neben der Blutdruckmessung und der Hämoglobinbestimmung empfohlen:

(1) vaginale Untersuchung
(2) indirekter Coombstest
(3) Lues-Suchreaktion
(4) äußere Beckenmessung

(A) nur 1 und 3 sind richtig
(B) nur 2 und 4 sind richtig
(C) nur 1, 2 und 3 sind richtig
(D) nur 2, 3 und 4 sind richtig
(E) 1–4 = alle sind richtig

F 88
4.18 Graviditätsdeziduazellen sind

(1) mütterliche Zellen
(2) kindliche Zellen
(3) teils mütterliche, teils kindliche Zellen
(4) umgewandelte Korpusschleimhautepithelien
(5) umgewandelte Stromazellen

(A) nur 5 ist richtig
(B) nur 1 und 5 sind richtig
(C) nur 2 und 5 sind richtig
(D) nur 3 und 4 sind richtig
(E) nur 3 und 5 sind richtig

H 86
4.19 Welche Aussagen über die Schwangerenvorsorge sind richtig?

(1) Bei unauffälliger Schwangerschaft wird bis M VIII in 4-wöchigen Intervallen kontrolliert.
(2) Ein Antikörpersuchtest ist nur erforderlich, wenn die Schwangere rh-negativ ist und es sich nicht um die 1. Gravidität handelt.
(3) Für die Bemessung der 6-Wochen-Schutzfrist ist der errechnete Entbindungstermin entscheidend.
(4) Die Patientin hat nur Anspruch auf finanzielle Zuwendungen (Mutterschaftsgeld), wenn sie mindestens 8 Kontrolluntersuchungen hat vornehmen lassen.

(A) nur 1 und 3 sind richtig
(B) nur 2 und 4 sind richtig
(C) nur 1, 2 und 3 sind richtig
(D) nur 1, 3 und 4 sind richtig
(E) nur 2, 3 und 4 sind richtig

Antwort	Aussage 1	Aussage 2	Verknüpfung
A	richtig	richtig	richtig
B	richtig	richtig	falsch
C	richtig	falsch	–
D	falsch	richtig	–
E	falsch	falsch	–

■4.14 D   ■4.15 A   ■4.16 E   ■4.17 C   ■4.18 B   ■4.19 A

Fallbeschreibung

25jährige III.-Gravida, II.-Para, Zyklus 28/4–5, letzte Periode 15.3.74. Die Schwangere kommt am 10.1.75 zur Aufnahme und gibt an, kaum noch Kindesbewegungen zu verspüren.

Befund: Fundus uteri erreicht Rippenbogen, Nabel verstrichen, kindliche Herztöne 148/min., regelmäßig, Leib leicht druckempfindlich, Uterus wehenbereit. Portio erhalten, Muttermund nimmt Fingerkuppe auf, zentriert, Kopf steht im Beckeneingang und ist abschiebbar. Fruchtblase erhalten. Amnioskopie: kaum Fruchtwasser, keine Vernixflocken, keine Verfärbungen.

4.20 Welcher ist der errechnete Geburtstermin?

(A) 18.12.74
(B) 20.12.74
(C) 22.12.74
(D) 25.12.74
(E) 15. 1.75.

4.21 Welche Diagnose ist am wahrscheinlichsten?

(A) drohender intrauteriner Fruchttod
(B) Übertragung
(C) Mehrlingsschwangerschaft
(D) normaler Befund 1 Woche vor Geburtstermin
(E) keine der genannten Diagnosen

F 87
4.22 Wodurch ist der Fetus bei einer verlängerten Schwangerschaftsdauer (Übertragung) gefährdet?

(A) kindliche Übergröße (Risiko geburtstraumatischer Läsionen)
(B) Intoxikation infolge pathologischer Stoffwechselprodukte
(C) Plazentadysfunktion
(D) Polyhydramnie
(E) Platzmangel in utero (Mißbildungen)

4.23 Bei einer Frau mit einem 22tägigen Zyklus war die letzte Menstruation am 3. März.

Welcher Geburtstermin errechnet sich bei Anwendung der Nägele-Regel?

(A) 10.01.
(B) 10.12.
(C) 16.12.
(D) 04.01.
(E) 04.12.

F 86
4.24 Die vaginale Beurteilung der Zervix gehört zu den obligatorischen Schwangerschaftsuntersuchungen,

weil

durch die vaginale Untersuchung Frühgeburtsbestrebungen rechtzeitig erkannt und der symptomatischen Behandlung zugeführt werden können.

H 87
4.25 In Ihrer Praxis ist die digitale vaginale Untersuchung einer Schwangeren im letzten Trimenon kontraindiziert bei

(A) einer Mehrgebärenden, bei der der kindliche Kopf beweglich über dem Beckeneingang steht
(B) Verdacht auf Beckenendlage des Kindes
(C) plötzlich auftretenden Blutungen
(D) starkem Fluor
(E) einer Querlage des Kindes nach der 36. Schwangerschaftswoche

F 86
4.26 Eine 22jährige Erstschwangere, mit früher 28tägigem Zyklusintervallen ist seit 27 Wochen amenorrhoisch. Der Fundus uteri steht 1–2 cm unterhalb des Rippenbogens. Zur weitergehenden Diagnostik wird eine Ultraschalluntersuchung durchgeführt. Die Abbildung (siehe Abb. Nr. 2 des Bildanhangs) zeigt einen Unterbauchquerschnitt.

Welche Diagnose stellen Sie?

(A) normale Schwangerschaft, aber entsprechend der 38. Schwangerschaftswoche entwickelter Fetus
(B) Zwillingsgravidität mit getrennten Fruchthöhlen
(C) makrosome Kindsentwicklung in der 27. Schwangerschaftswoche
(D) ausgeprägtes Hydramnion bei intrauterinem Fruchttod
(E) fortgeschrittene Blasenmole

4.27 Welcher der folgenden Werte ist der Grenzwert für die Gewichtszunahme ab der 32. Schwangerschaftswoche, der nicht überschritten werden sollte?

(A) 100 g/Woche
(B) 300 g/Woche
(C) 500 g/Woche
(D) 700 g/Woche
(E) 900 g/Woche

■4.20 C   ■4.21 B   ■4.22 C   ■4.23 E   ■4.24 A   ■4.25 C   ■4.26 B   ■4.27 C

4.28 Wenn bei einer errechneten Schwangerschaftsdauer von 14 Wochen der Uterus wesentlich kleiner ist, als man es erwartet, muß es sich um einen Terminirrtum handeln,

weil

die Größe des Uterus in der Regel eine enge Beziehung zur Schwangerschaftsdauer aufweist und auf diese rückschließen läßt.

F 86
4.29 W Der Fundusstand des Uterus bei einer Einlingsschwangerschaft in Höhe des Nabels entspricht am ehesten welcher Schwangerschaftswoche?

(A) 16.
(B) 20.
(C) 24.
(D) 28.
(E) 30.

H 84
4.30 Zum errechneten Geburtszeitpunkt wird ein Fundusstand 2 Querfinger unterhalb des Rippenbogens ermittelt.

Welche der nachfolgenden Aussagen ist (sind) richtig?

(1) Es handelt sich um einen normalen Befund.
(2) Dieser Tiefstand ist typisch für eine schwere Plazentainsuffizienz.
(3) Es kann sich um die Auswirkung einer Querlage handeln.
(4) Zu dieser Zeit hat sich der Uterus zumeist schon gesenkt.
(5) Bei der Bewertung des Fundusstandes muß die Größe der Eltern, besonders die der Mutter, berücksichtigt werden.
(6) Bei diesem Befund ist ein Terminirrtum infolge eines Berechnungsfehlers anzunehmen, sofern es sich um eine Längslage handelt.

(A) nur 1 ist richtig
(B) nur 6 ist richtig
(C) nur 1 und 4 sind richtig
(D) nur 2 und 3 sind richtig
(E) nur 5 und 6 sind richtig

F 84
4.31 Bei einer Gravidität in der 36. Woche wird ein Fundusstand „am Rippenbogen" ermittelt.

Welche der folgenden Aussagen ist richtig?

(A) Bei dieser Uterusgröße ist an Gemini zu denken.
(B) Dieser Hochstand deutet auf eine Verengung im Beckeneingang.
(C) Dieser Befund ist zu der genannten Zeit typisch für einen „hohen Gradstand".
(D) Man muß hier an ein Hydramnion oder ein Riesenkind denken.
(E) Es handelt sich um einen dem Gestationsalter entsprechenden Befund.

F 86
4.32 Die Prüfung der Übereinstimmung von Schwangerschaftsdauer und Wachstum des intrauterinen Fetus erfolgt in der 2. Schwangerschaftshälfte mit Hilfe welcher der nachfolgenden aufgeführten Untersuchungsmethoden?

(1) Erster Leopold-Handgriff
(2) Östriolbestimmung im Serum und 24-Stunden-Sammelurin
(3) Kardiotokographie
(4) Ultraschallfetometrie
(5) HPL-Bestimmung im Plasma

(A) nur 1 und 4 sind richtig
(B) nur 2 und 5 sind richtig
(C) nur 1, 2 und 3 sind richtig
(D) nur 2, 3 und 4 sind richtig
(E) nur 3, 4 und 5 sind richtig

Antwort	Aussage 1	Aussage 2	Verknüpfung
A	richtig	richtig	richtig
B	richtig	richtig	falsch
C	richtig	falsch	–
D	falsch	richtig	–
E	falsch	falsch	–

■4.28 D   ■4.29 C   ■4.30 C   ■4.31 E   ■4.32 A

4.33 Zum errechneten Geburtszeitpunkt wird ein Fundusstand 2 Querfinger unterhalb des Rippenbogens ermittelt.

Welche der nachfolgenden Aussagen ist (sind) richtig?

(1) Es handelt sich um einen normalen Befund.
(2) Dieser Tiefstand ist typisch für eine schwere Plazentainsuffizienz.
(3) Dieser Befund spricht für eine Querlage.
(4) Dieser Befund entspricht etwa dem Fundusstand in der 32. SSW (Schwangerschaftswoche).
(5) Bei der Bewertung des Fundusstandes muß die Größe der Eltern, besonders die der Mutter, berücksichtigt werden.
(6) Bei diesem Befund ist ein Terminirrtum infolge eines Berechnungsfehlers anzunehmen, sofern es sich um eine Längslage handelt.

(A) nur 5 ist richtig
(B) nur 6 ist richtig
(C) nur 1 und 4 sind richtig
(D) nur 2 und 6 sind richtig
(E) nur 3, 4 und 5 sind richtig

4.34 Der 3. Leopold-Handgriff dient vornehmlich der/dem

(A) Feststellung der Lage des Rückens des Kindes
(B) Lokalisierung des Höhenstandes des vorangehenden Kindsteils
(C) Ermittlung des vorangehenden Teils
(D) Ausschluß eines Mißverhältnisses zwischen Kopf und Becken
(E) Beurteilung der Größe des vorangehenden Kindsteils

Aufgaben:

Ordnen Sie den verschiedenen Leopoldschen Handgriffen (Liste 1) die jeweils zutreffende geburtshilflich-klinische Aussage (Liste 2) zu!

Liste 1

4.35 erster Leopoldscher Handgriff

4.36 zweiter Leopoldscher Handgriff

4.37 dritter Leopoldscher Handgriff

Liste 2

(A) Prüfung der Stellung des kindlichen Rückens bzw. der Extremitäten
(B) Feststellung der Art des vorangehenden Kindsteils
(C) Feststellung des Höhenstands des Fundus uteri
(D) Prüfung der Einstellung des vorangehenden Kindsteils im Geburtskanal
(E) Prüfung der Haltung des vorangehenden Kindsteils im Geburtskanal

4.38 Der 4. Leopold-Handgriff dient zur Feststellung der/des

(A) Beziehung des führenden Kindesteiles zum Beckeneingang
(B) anatomischen Beckenmaße
(C) Haltung des kindlichen Kopfes
(D) vorangehenden Teils
(E) keine der Aussagen (A)–(D) trifft zu.

4.39 Was verstehen Sie unter dem Begriff Chloasma uterinum?

(A) perlmuttglänzende narbenähnliche Gebilde in der Haut des Abdomens
(B) eine blaurote Verdünnung der Epidermis im Vulvabereich
(C) schwangerschaftsbedingte Pigmentflecken im Gesicht
(D) streifenförmige Hautatrophien entlang der Linea alba
(E) keine der Aussagen (A)–(D) trifft zu.

4.40 Eine Patientin in der 28. Schwangerschaftswoche leidet an einem Pruritus gravidarum, der auf eine cholestatische Hepatose zurückzuführen ist.

Welche der angegebenen therapeutischen Maßnahmen ist am sinnvollsten?

(A) Antihistaminika
(B) Sedativa
(C) Ionenaustauscher (z. B. Cholestyramin)
(D) Psychopharmaka
(E) möglichst baldige Beendigung der Schwangerschaft (Saugglocke)

■4.33 C   ■4.34 C   ■4.35 C   ■4.36 A   ■4.37 B   ■4.38 A   ■4.39 C   ■4.40 C

4.41 Welche der nachfolgenden Störungen zählt **nicht** zu den typischen Komplikationen einer Mehrlingsgravidität?

(A) erhöhte Abortrate
(B) erhöhte Rate an Früh- und Spätgestosen
(C) Plazentainsuffizienz
(D) Übertragung
(E) Hydramnion

4.42 Typische Symptome einer Thalidomid-Schädigung sind

(1) Fazialisparese
(2) Ohrmuschelmißbildung
(3) Gehörgangatresie
(4) Mißbildung der oberen Extremitäten

(A) nur 1 und 2 sind richtig
(B) nur 1 und 3 sind richtig
(C) nur 2 und 4 sind richtig
(D) nur 2, 3 und 4 sind richtig
(E) 1–4 = alle sind richtig

H 85
4.43 Während der Schwangerschaft gegebene Tetrazykline haben keine nachteiligen Effekte auf die Frucht,

weil

Tetrazykline die Plazenta nicht passieren.

H 85
4.44 Welche der aufgeführten Arzneimittel sind bei graviden Patientinnen aufgrund embryotoxischer bzw. fetotoxischer Eigenschaften zu vermeiden?

(1) Heparin
(2) Isoniazid
(3) Streptomycin
(4) Cumarin

(A) nur 1 und 2 sind richtig
(B) nur 2 und 3 sind richtig
(C) nur 3 und 4 sind richtig
(D) nur 1, 2 und 3 sind richtig
(E) nur 1, 3 und 4 sind richtig

F 88
4.45 Eine Schädigung des Embryo oder Fetus ist am wenigsten wahrscheinlich bei der Gabe von

(A) Acetylsalicylsäure
(B) Glibenclamid
(C) Erythromycin
(D) Phenytoin
(E) Lithium

Welche Auswirkungen auf die Frucht (Liste 1) werden von der Pharmaka (Liste 2) verursacht, bei Verordnung in der Schwangerschaft?

Liste 1

4.46 Innenohrschädigung

4.47 Adenosen und Vaginalkarzinome im Adoleszentenalter

Liste 2

(A) Tetrazykline
(B) synthetische Gestagene
(C) Stilbene
(D) Streptomycin
(E) Opiate

F 85
4.48 Welche der nachfolgenden Infektionskrankheiten führt häufig zur Embryopathie?

(A) Masern
(B) Hepatitis
(C) Scharlach
(D) Röteln
(E) Toxoplasmose

H 86
4.49 Welche der nachfolgend aufgeführten aktiven Impfungen sind in der Schwangerschaft kontraindiziert?

(1) Masernimpfung
(2) Tetanusimpfung
(3) Rötelnimpfung
(4) Polioimpfung

(A) nur 1 und 3 sind richtig
(B) nur 2 und 4 sind richtig
(C) nur 1, 2 und 3 sind richtig
(D) nur 1, 3 und 4 sind richtig
(E) 1–4 = alle sind richtig

[H 88]
4.50 Welche aktiven Impfungen sind bei einer Gravidität M II–III ohne Einschränkung zulässig und unbedenklich?

Impfung gegen

(1) Tetanus
(2) Poliomyelitis
(3) Masern
(4) Tuberkulose

(A) nur 1 und 2 sind richtig
(B) nur 1 und 4 sind richtig
(C) nur 2 und 3 sind richtig
(D) nur 2 und 4 sind richtig
(E) nur 1, 3 und 4 sind richtig

[H 86]
4.51 Wann ist bei einer Rötelnvirämie der Mutter das Mißbildungsrisiko beim Embryo bzw. Feten am größten?

(A) kurz vor der Implantation
(B) zwischen der 5.–12. Schwangerschaftswoche
(C) im 4. und 5. Schwangerschaftsmonat
(D) unmittelbar vor der Entbindung
(E) im letzten Trimenon

[H 86]
4.52 Eine Oligohydramnie kommt vor bei

(A) Diabetes mellitus der Mutter
(B) Rh-Inkompatibilität
(C) fetaler Nierenmißbildung oder Nierenaplasie (z. B. Potter-Syndrom)
(D) Mißbildungen im fetalen Magen-Darm-Kanal (z. B. Ösophagusatresie, Duodenalstenose)
(E) fetaler Lues bei Lues II der Mutter

[H 85]
4.53 Fehlbildungen innerer Organe, insbesondere des Herzens, sind bei Neugeborenen mit Lues connata häufig,

weil

der Erreger der Lues, das Treponema pallidum, bereits im 5. Schwangerschaftsmonat die Plazenta zu durchwandern vermag.

[H 88]
4.54 Die Lues connata ist charakterisiert durch

(1) Gelbfärbung der Zähne
(2) Keratitis parenchymatosa
(3) Tonnenform der Zähne

(A) nur 1 ist richtig
(B) nur 2 ist richtig
(C) nur 1 und 2 sind richtig
(D) nur 2 und 3 sind richtig
(E) 1–3 = alle sind richtig

4.55 Eine Pluripara, rhesus-negativ, Ehemann ebenfalls rhesus-negativ, wird bei Schwangerschaft kontrolliert.

Auf welche Untersuchung dürfen Sie in Übereinstimmung mit den Mutterschaftsrichtlinien verzichten?

(A) TPHA-Test
(B) Antikörpersuchtest
(C) Serofarbtest nach Sabin-Feldmann
(D) Hämoglobinbestimmung
(E) Urinsediment

[F 84]
4.56 Welche Aussagen zum Down-Syndrom treffen zu?

(1) Dem Syndrom kann eine Störung während der 2. meiotischen Teilung zugrundeliegen.
(2) Dem Syndrom können verschiedene Chromosomen-Aberrationen zugrundeliegen.
(3) Jede Trisomie führt zum Down-Syndrom.
(4) Kennzeichen des Syndroms sind u. a.: Debilität, Makroglossie und häufig Herzvitien.
(5) Bei diesem Syndrom ist eine Abruptio zulässig.

(A) nur 1, 3 und 5 sind richtig
(B) nur 2, 3 und 4 sind richtig
(C) nur 3, 4 und 5 sind richtig
(D) nur 1, 2, 4 und 5 sind richtig
(E) 1–5 = alle sind richtig

[H 85]
4.57 Die Wahrscheinlichkeit, daß eine Frau im Alter von 40 bis 44 Jahren ein Kind mit einer Trisomie 21 gebären wird, liegt in der Größenordnung von

(A) > 1:10
(B) 1:20 bis 1:100
(C) 1:200 bis 1:500
(D) 1:500 bis 1:1000
(E) < 1:1000

■ 4.50 A   ■ 4.51 B   ■ 4.52 C   ■ 4.53 D   ■ 4.54 D   ■ 4.55 C   ■ 4.56 D   ■ 4.57 B

H 86
4.58 Zum Nachweis bzw. Ausschluß von Neuralrohrdefekten am Fetus eignet sich die Bestimmung von Alpha-Fetoprotein (AFP) im Fruchtwasser besonders gut,

weil

von gesunden Feten kein Alpha-Fetoprotein ins Fruchtwasser abgesondert wird.

4.59 Eine Amniozentese bei einer 39jährigen rh-negativen Erstschwangeren

(A) ist nur bei einem Anti-D-Titer von 1:64 indiziert
(B) erübrigt sich bei engmaschigen Kontrollen des Antikörper-Titers
(C) ist nur bei nachweisbarer Rhesussensibilisierung vor allem in der 16. bis 20. SSW indiziert
(D) ist nur bei positivem Anti-D-Titer in der 2. Schwangerschaftshälfte indiziert
(E) ist in der 16. bis 20. SSW anzuraten

F 87
4.60 Welche Aussage trifft **nicht** zu?

Die Amniozentese und nachfolgende Untersuchung kultivierter Amnionzellen wird zur Erkennung folgender Schädigungen beim Kind durchgeführt:

(A) Down-Syndrom
(B) Pfaundler-Hurlersche Krankheit (Mukopolysaccharidose Typ I – H)
(C) Phenylketonurie
(D) Galaktosämie
(E) Ullrich-Turner-Syndrom

Ordnen Sie den Fruchtwasseruntersuchungen in Liste 1 die jeweils zugehörige Erkrankung (Liste 2) zu!

Liste 1

F 87
4.61 Δ-E_{4SO}-Wert

F 87
4.62 L/S-Ratio-Wert

F 87
4.63 Alpha-Fetoprotein-Wert

Liste 2

(A) Neutralrohrdefekt
(B) H-Gestose
(C) fetale Lungenreifestörung
(D) hämolytische Fetalerkrankung
(E) E-Gestose

4.64 Das Fruchtwasser wird gegen Schwangerschaftsende weitgehend erneuert innerhalb von

(A) wenigen Minuten
(B) 1–3 Stunden
(C) 12–24 Stunden
(D) 2–3 Tagen
(E) etwa einer Woche

F 86
4.65 Der Lezithin-Spingomyelin-Quotient im Fruchtwasser

(A) ist u. a. ein Maß für die Schwere einer utero-plazentaren Insuffizienz
(B) ist ein wichtiger Parameter der pränatalen Diagnostik angeborener Mißbildungen des ZNS
(C) hat bei fetaler Lungenreife einen Normalwert von 1
(D) ist ein Parameter der fetalen Lungenfunktion
(E) Keine der Aussagen (A)–(D) trifft zu.

H 84
4.66 Bei dem Verdacht auf eine Placenta praevia sollte der die Patientin betreuende niedergelassene Arzt seine Verdachtsdiagnose durch eine vaginale Untersuchung weiter abklären,

weil

bei erwiesener Placenta praevia Vorsichtsmaßnahmen u. U. auch die sofortige Einweisung in ein Krankenhaus, angezeigt sind.

4.67 Welche Hormonuntersuchungen bei Schwangeren können angewendet werden, um eine Störung der fetoplazentaren Einheit anzuzeigen?

(1) Cortisol
(2) HCG
(3) Pregnandiol
(4) Östriol im Serum
(5) Harn-Östrogene
(6) Progesteron im Serum

(A) nur 2 und 3 sind richtig
(B) nur 4 und 5 sind richtig
(C) nur 4 und 6 sind richtig
(D) nur 1, 3 und 5 sind richtig
(E) 1–6 = alle sind richtig

■4.58 C   ■4.59 E   ■4.60 C   ■4.61 D   ■4.62 C   ■4.63 A   ■4.64 B   ■4.65 E   ■4.66 D   ■4.67 B

H 86
4.68 Das plazentare Laktogen (HPL oder HCS) wirkt im mütterlichen Organismus, indem es

(A) zu einer Hypoglykämie führt
(B) die Darmperistaltik hemmt
(C) den Spiegel an freien Fettsäuren im mütterlichen Plasma erhöht
(D) die Lipolyse hemmt
(E) den Eisenabbau in den Erythrozyten steigert

4.69 Bei einer Schwangeren (20. Schwangerschaftswoche) wird im Sabin-Feldmann-Test ein Titer von 1:1000 bestimmt. Anamnese und klinischer Befund sind unauffällig.

Welches Vorgehen ist angezeigt?

(A) Unterbrechung der Schwangerschaft wegen der Gefahr der Fruchtschädigung
(B) Therapie mit Pyrimethamin (Daraprim®)
(C) Planung einer vorzeitigen Entbindung in der 36. Woche, um die zunehmende Manifestierung der Krankheit zu vermeiden
(D) abwarten, nur Kontrolle des Titers
(E) Injektion von Gammaglobulin

4.70 Bei einem Herzfehler des Schweregrades II ist, auch bei bestehendem Kinderwunsch, der Schwangerschaftsabbruch vorzuschlagen,

weil

für die Schwangere mit einem Herzfehler II. Schweregrades beim Austragen der Schwangerschaft eine für Leben und Gesundheit gefährliche Dekompensation zu befürchten ist.

F 85
4.71 Ein Schwangerschaftsabbruch ist in Fällen einer Notlagenindikation gemäß § 218 StGB möglich bis zum Ende der

(A) 10. Woche post conceptionem
(B) 12. Woche post conceptionem
(C) 12. Woche post menstruationem
(D) 16. Woche post conceptionem
(E) 18. Woche post conceptionem

H 86
4.72 Wenn bei Verwendung eines Intrauterinpessars zur Antikonzeption eine Schwangerschaft eintritt, muß diese Schwangerschaft bis zur 22. Woche p. conc. abgebrochen werden,

weil

durch die „Spirale" kindliche Mißbildungen verstärkt induziert werden und somit eine medizinische Indikation zum Schwangerschaftsabbruch gegeben ist.

H 88
4.73 W Welche der nachfolgenden Aussagen trifft **nicht** zu?

Der Schwangerschaftsabbruch ist

(A) bei eugenischer Indikation bis zur 22. Woche post conceptionem erlaubt
(B) bei einer medizinischen Indikation immer zulässig
(C) bei einer Notlagenindikation bis zur 24. Woche post menstruationem zulässig
(D) bei kriminologischer Indikation bis zur 12. Woche post conceptionem erlaubt
(E) generell nur dann zulässig, wenn die Schwangere vorher ärztlicherseits über die Risiken des Schwangerschaftsabbruches aufgeklärt wurde

H 84
4.74 Ein Schwangerschaftsabbruch in der 17. Woche ist ungefährlich,

weil

man für einen Schwangerschaftsabbruch in der 17. Woche heute zumeist die schonende Absaugmethode (Saugkürettage) einsetzt.

■4.68 C   ■4.69 D   ■4.70 E   ■4.71 B   ■4.72 E   ■4.73 C   ■4.74 E

[F 84]
4.75 Eine Indikation zum Schwangerschaftsabbruch in der 12. Woche p. conc. ist heute wegen der Möglichkeit der Saugküretttage großzügiger als früher zu stellen,

weil

die Saugküretttage, verglichen mit der konventionellen Kürettage, als schonender anzusehen ist.

[H 85]
4.76 Beim instrumentellen Schwangerschaftsabbruch in der 11.–13. Woche post menstruationem sind folgende Komplikationen möglich und müssen bei der Aufklärung der Patienten berücksichtigt werden.

(1) Uterusverletzung mit Blutungen
(2) Infektion, evtl. Aszension in die Tuben
(3) Darmverletzung mit peritonealer Infektion
(4) Sterilität
(5) Störungen im psychisch-sexuellen Bereich
(6) spätere Abort- und Frühgeburtenneigung

(A) nur 1, 3 und 4 sind richtig
(B) nur 1, 4 und 5 sind richtig
(C) nur 2, 3, 5 und 6 sind richtig
(D) nur 1, 2, 4, 5 und 6 sind richtig
(E) 1–6 = alle sind richtig

Ordnen Sie bitte den Indikationen für einen Schwangerschaftsabbruch (Liste 1) die zutreffendste Stellungnahme bzw. Frist in Liste 2 zu!

Liste 1

[H 87]
4.77 Konzeption infolge Vergewaltigung

[H 87]
4.78 Rötelninfektion in der vierten Schwangerschaftswoche

Liste 2

(A) bis zur 12. Woche nach der Empfängnis
(B) Abbruch nicht zulässig
(C) keine Fristbegrenzung
(D) bis zur 22. Woche nach der Empfängnis
(E) bis zur 14. Woche nach der Empfängnis

Ordnen Sie den Indikationen für einen Schwangerschaftsabbruch in Liste 1 die zutreffende Angabe aus Liste 2 zu!

Liste 1

[F 88]
4.79 W Schwere Niereninsuffizienz mit Retinopathie

[F 88]
4.80 W Notlage, die das Austragen der Schwangerschaft unzumutbar macht

Liste 2

(A) bis zur 12. Woche nach Empfängnis
(B) Abbruch nicht zulässig
(C) keine Fristbegrenzung
(D) bis zur 24. Woche post menstruationem
(E) bis zur 22. Woche nach der Empfängnis

[H 85]
4.81 Welches der folgenden Verfahren ist für den Schwangerschaftsabbruch in der 16. Woche am besten geeignet?

(A) ambulant durchgeführt Saugküretttage
(B) Uterusexstirpation
(C) konventionelle Ausräumung mit Abortzange nach einzeitiger Dilatation
(D) Prostaglandinapplikation und Kürettage nach der Ausstoßung
(E) medikamentöse Abortinduktion mittels Secalepräparation

Antwort	Aussage 1	Aussage 2	Verknüpfung
A	richtig	richtig	richtig
B	richtig	richtig	falsch
C	richtig	falsch	–
D	falsch	richtig	–
E	falsch	falsch	–

■4.75 D   ■4.76 E   ■4.77 A   ■4.78 D   ■4.79 C   ■4.80 A   ■4.81 D

4.82 Welches der folgenden Verfahren wird für den Schwangerschaftsabbruch wegen nachgewiesener fetaler erheblicher Fehlbildung des Kindes in der 20. Schwangerschaftswoche angewandt?

(A) Saugkürettage
(B) abdominale Uterusexstirpation
(C) instrumentelle, einzeitige Uterusentleerung
(D) Abortinduktion durch Prostaglandin-Verabreichung und evtl. Kürettage nach Abortausstoßung
(E) Abortinduktion durch Oxytocin-Verabreichung und Kürettage nach Abortausstoßung

4.83 Bei Schwangerschaftsabbruch aus eugenischer Indikation in der 20. Schwangerschaftswoche werden heute primär Prostaglandin E_2 oder entsprechende Derivate eingesetzt,

weil

Prostaglandin E_2 oder entsprechende Derivate zu Zervixreifung und Wehenauslösung führen.

4.84 Wie hoch ist etwa die Komplikationsrate beim klinisch durchgeführten Schwangerschaftsabbruch in der 11. Woche nach der Empfängnis (Sofort-, Früh- und Spätkomplikationen; Spätfolgen)?

(A) keine Komplikationen zu erwarten bei optimalem Vorgehen
(B) 0,7–1%
(C) 1,5–2%
(D) 8–20%
(E) 35–40%

5 Geburt und Risikogeburt

5.1 Wie ist die Interspinalebene definiert?

Ebene

(A) in Höhe der Spinae iliacae
(B) in Höhe der Spinae iliacae und dem 2. Kreuzbeinwirbel
(C) parallel zur Beckeneingangsebene durch die Spinae ischiadicae
(D) in Höhe der Spinae iliacae parallel zur Beckenausgangsebene
(E) zwischen den Spinae ischiadicae entsprechend der Beckenmitte

5.2 Bei der hinteren Hinterhauptslage

(1) handelt es sich um einen regelrechten Geburtsmodus
(2) handelt es sich um eine Einstellungsanomalie
(3) handelt es sich um eine Streckungshaltung
(4) handelt es sich um eine Deflexionslage
(5) kommt es zu einer verzögerten Austreibungsperiode

(A) nur 1 ist richtig
(B) nur 2 und 4 sind richtig
(C) nur 2 und 5 sind richtig
(D) nur 2, 3 und 4 sind richtig
(E) nur 3, 4 und 5 sind richtig

5.3 Die Geburt aus vorderer Hinterhauptslage ist als die typische normale Geburt anzusehen,

weil

sich der kindliche Kopf in Deflexionshaltung den Maßen des Geburtskanals im Beckenausgang am besten anpaßt.

■ 4.82 D   ■ 4.83 A   ■ 4.84 D   ■ 5.1 C   ■ 5.2 C   ■ 5.3 C

5.4 Als „Einstellung" bezeichnet man bei der geburtshilflichen Untersuchung

(A) die Beuge- bzw. Streckhaltung des kindlichen Kopfes
(B) die Lage der Frucht in Beziehung zur Längsachse des Uterus
(C) das größere Ansprechbarwerden der Uterusmuskulatur für Oxytocin
(D) die psychische Verfassung der Frau vor der Geburt
(E) die Beziehung des vorangehenden kindlichen Teils zum Geburtskanal

5.5 Zur Wehenhemmung verabreicht man

(A) Alphasympathikomimetika
(B) Vagotonika
(C) Sympathikolytika
(D) Spasmolytika
(E) Betasympathikomimetika

5.6 Welches der nachfolgenden Pharmaka wird zur Einleitung einer Geburt verwendet?

(A) Vasopressin
(B) Ergotamin
(C) Ergometrin
(D) Oxytozin
(E) Fenoterol

F 84
5.7 Bei einer Pluripara kann man bei einer Beckenendlage durchaus eine Hausgeburt akzeptieren,

weil

die Entwicklung einer Beckenendlage bei einer Pluripara nicht mit Risiken verbunden ist.

F 84
5.8 Die zur Prophylaxe des postpartalen kindlichen Atemnotsyndroms geeigneten Glukokortikoide (z. B. Betamethason) werden durch intraamniale Instillation zugeführt,

weil

auf dem Blutweg verabreichte Glukokortikoide die Plazentaschranke nicht passieren können.

F 84
5.9 Welche der nachfolgenden Aussagen treffen für die sog. Deflexionslagen zu?

(1) verschiedene Grade der Streckhaltung des kindlichen Kopfes
(2) in der Regel dorsoposteriore Einstellung
(3) in der Regel dorsoanteriore Einstellung
(4) protrahierte Austreibungsperiode
(5) ausnahmslos geburtsunmögliche Lagen

(A) nur 1 und 2 sind richtig
(B) nur 1 und 3 sind richtig
(C) nur 1 und 5 sind richtig
(D) nur 3 und 4 sind richtig
(E) nur 1, 2 und 4 sind richtig

H 84
5.10 Eine mentoanteriore Gesichtslage ist eine gebärunfähige Lage,

weil

sich bei der mentoanterioren Gesichtslage der kindliche Kopf in starker Deflexionshaltung befindet.

F 87
5.11 Welche Aussage trifft bei einem I. tiefen Querstand **nicht** zu?

(A) Es handelt sich bei dieser Regelwidrigkeit um eine Einstellungsanomalie.
(B) Beide Fontanellen stehen gleich hoch.
(C) Der tiefste Punkt des Kopfes steht in der Interspinalebene.
(D) Die Geburtsleitung hat mit dem Versuch der Haltungskorrektur zu beginnen.
(E) Für die Entstehung kann eine Wehenschwäche bedeutsam sein.

Antwort	Aussage 1	Aussage 2	Verknüpfung
A	richtig	richtig	richtig
B	richtig	richtig	falsch
C	richtig	falsch	–
D	falsch	richtig	–
E	falsch	falsch	–

■5.4 E   ■5.5 E   ■5.6 D   ■5.7 E   ■5.8 E   ■5.9 E   ■5.10 D   ■5.11 C

F 85
5.12 Wenn bei Mehrgebärenden zu Beginn der termingerecht einsetzenden Geburt der kindliche Kopf noch hoch steht und beweglich ist, so ist mit Komplikationen zu rechnen,

weil

normalerweise bei Mehrgebärenden der kindliche Kopf 4 Wochen vor dem errechneten Termin in das Becken eintritt und unbeweglich wird.

5.13 W Bei einer zu Hause kreißenden Erstgebärenden steht der kindliche Kopf bei guter Wehentätigkeit über dem Beckeneingang und überragt die Symphyse. Der Muttermund ist 9 cm weit, die Herztöne sind verlangsamt.

Was veranlassen Sie als hinzugezogener praktischer Arzt?

(1) Wehenmittelgabe
(2) Wehenhemmer
(3) sofortige Einweisung ins Krankenhaus
(4) Muttermundinzision und Vakuumextraktion
(5) Gabe eines blutdrucksteigernden Mittels
(6) Beckenhochlagerung

(A) nur 4 ist richtig
(B) nur 1 und 4 sind richtig
(C) nur 2 und 6 sind richtig
(D) nur 1, 5 und 6 sind richtig
(E) nur 2, 3 und 6 sind richtig

H 87
5.14 Eine Erstgebärende kommt nach normalem Schwangerschaftsverlauf am errechneten Geburtstermin mit regelmäßiger Wehentätigkeit zur klinischen Aufnahme.

Welche Maßnahmen sollten zunächst ergriffen werden?

(1) CTG in Seitenlage
(2) innere Untersuchung
(3) Ultraschalluntersuchung
(4) Amniotomie
(5) äußere Untersuchung

(A) nur 1 und 3 sind richtig
(B) nur 1, 2 und 5 sind richtig
(C) nur 2, 3 und 4 sind richtig
(D) nur 1, 2, 3 und 4 sind richtig
(E) 1–5 = alle sind richtig

H 84
5.15 Zur Erleichterung der Eröffnungsperiode kann man folgende Verfahren anwenden:

(1) Allgemeinnarkose
(2) Parazervikalblockade
(3) Pudendusblockade
(4) Damminfiltration mit einem Lokalanästhetikum
(5) Periduralanästhesie

(A) nur 1 und 2 sind richtig
(B) nur 2 und 3 sind richtig
(C) nur 2 und 5 sind richtig
(D) nur 4 und 5 sind richtig
(E) 1–5 = alle sind richtig

F 88
5.16 Unter der Geburt beginnt die Austreibungsperiode definitionsgemäß

(A) nach „Einschneiden" des kindlichen Kopfes
(B) mit dem Einsetzen von „Preßdrang"
(C) nach vollständiger Eröffnung des äußeren Muttermundes
(D) mit der Eröffnung des Zervikalkanals
(E) nach dem rechtzeitigen Blasensprung

H 87
5.17 Welche fetalen Herzfrequenzveränderungen unter der Geburt weisen im CTG (Kardiotokogramm) auf eine mögliche hypoxische Gefährdung des Feten hin?

(1) anhaltende Tachykardie
(2) Akzelerationen bei Kindsbewegungen
(3) verzögert einsetzende Dezelerationen
(4) trotz Geburtsbelastungen konstantes basales Frequenzniveau um 120–140 Schläge/Minute
(5) Oszillationsamplitude < 5 Schläge/Minute
(6) Oszillationsfrequenz > 6 Schläge/Minute

(A) nur 4 und 6 sind richtig
(B) nur 1, 3 und 5 sind richtig
(C) nur 2, 3 und 6 sind richtig
(D) nur 1, 2, 4 und 6 sind richtig
(E) nur 2, 3, 4 und 5 sind richtig

■5.12 E   ■5.13 E   ■5.14 B   ■5.15 C   ■5.16 C   ■5.17 B

F 85
5.18 Wann wird von einem frühzeitigen Blasensprung gesprochen?

Die Fruchtblase springt

(A) vor dem letzten Drittel der Gravidität
(B) nach Wehenbeginn vor vollständiger Eröffnung des Muttermundes
(C) unmittelbar vor dem Geburtstermin
(D) bei vollständig eröffnetem Muttermund
(E) vor Wehenbeginn in der Austreibungsphase

F 85
5.19 W Auf Wunsch der Kreißenden sollte man generell auch ohne ärztliche Indikation eine Schnittentbindung vornehmen,

weil

eine Schnittentbindung für das Kind die generell beste und schonendste Geburtsmethode ist.

F 86
5.20 Die Pudendusanästhesie wird in der Eröffnungsperiode zur Verminderung des Wehenschmerzes angewandt,

weil

das Ausbreitungsgebiet des Nervus pudendus sich u. a. auf das untere Drittel der Vagina und die Vulva erstreckt.

F 85
5.21 Welche Symptome und/oder Befunde geben Anlaß, eine Frühgeburt zu vermuten?

(1) rhythmische Uteruskontraktionen vor der 37. Schwangerschaftswoche
(2) Abgang von grünlichem Fruchtwasser in der 38. Schwangerschaftswoche
(3) verstrichene Zervix und fingerdurchgängiger Muttermund bei einer Erstgebärenden in der 34. Schwangerschaftswoche
(4) silenter Oszillationstyp im Kardiotokogramm in der 37. Schwangerschaftswoche
(5) positive Lackmusprobe im 8. Schwangerschaftsmonat

(A) Keine der Aussagen (1) bis (5) trifft zu.
(B) nur 1, 2 und 3 sind richtig
(C) nur 1, 3 und 5 sind richtig
(D) nur 3, 4 und 5 sind richtig
(E) 1–5 = alle sind richtig

F 85
5.22 Bei einer I-Para besteht seit 8 Stunden eine gute Wehentätigkeit, der Muttermund ist 4 cm weit geöffnet. Das Kardiotokogramm zeigt einen silenten Oszillationstyp und nach jeder Wehe Dezeleration der kindlichen Herztöne auf 60 Schläge/min gefolgt von einem langsamen Anstieg auf 130 Schläge/min. Die fetale Blutgasanalyse ergibt einen pH von 7,19.

Welche Maßnahmen würden Sie ergreifen?

(1) wehenhemmende Pharmaka (intrauterine Reanimation)
(2) Sectio caesarea
(3) Lagerung je nach Verlauf der Pfeilnaht
(4) Dehnung des Muttermundes und Vakuumextraktion

(A) nur 1 und 2 sind richtig
(B) nur 1 und 3 sind richtig
(C) nur 1 und 4 sind richtig
(D) nur 2 und 3 sind richtig
(E) nur 1, 3 und 4 sind richtig

F 84
5.23 Bei einer 17jährigen Erstgebärenden treten in der Eröffnungsperiode im Kardiotokogramm tiefe, lang anhaltende Spätdezelerationen (Dip II) auf. Die Muttermundweite beträgt 7 cm, der vorangehende kindliche Kopf steht mit gerader Pfeilnaht fest im Beckeneingang.

Welche geburtshilfliche Maßnahme ist durchzuführen?

(A) Die Dezelerationen im CTG entstehen durch die Druckbelastung des vorangehenden kindlichen Kopfes und weisen auf einen raschen Fortschritt der Geburt hin. Unter Fortsetzung der CTG-Kontrolle wird die Spontangeburt abgewartet.
(B) Durch Lagewechsel der Patientin wird versucht, die Einstellungsanomalie zu beheben, damit die Geburt rascher vonstatten geht.
(C) Es wird abgewartet, bis der kindliche Kopf die Beckenmitte erreicht hat, dann wird durch kräftiges Kristellern die Geburt beendet.
(D) sofortige Vakuumextraktion
(E) sofortige abdominale Schnittentbindung

H 87
5.24 Bei untergewichtigen Feten in Beckenendlage (BEL) ist die Indikation zur Sektio großzügig zu stellen,

weil

die vaginale Geburt eines Fetus aus Beckenendlage ein erhöhtes Risiko für das Kind darstellt.

■5.18 B   ■5.19 E   ■5.20 D   ■5.21 C   ■5.22 A   ■5.23 E   ■5.24 A

|H 85|
5.25 Bei Leitung einer Geburt aus Beckenendlage hat die Manualhilfe einzusetzen, sobald der kindliche Steiß in der Vulva sichtbar wird (Einschneiden des Steißes),

weil

bei Einschneiden des kindlichen Steißes der nachfolgende Kopf die Nabelschnur komprimiert und eine akute Hypoxie auslöst.

5.26 Die Methode nach Bracht ist ein(e)

(A) Methode der Zangenentbindung
(B) Methode zur Kindesentwicklung aus Beckenendlage
(C) Operation zur Behebung der Streßinkontinenz
(D) Operation zur Antefixation des Uterus
(E) Handgriff zur Vermeidung einer atonischen Nachblutung

|F 84|
5.27 Die zufällige Injektion von Lokalanästhetika in mütterliche Gefäße bei der parazervikalen Anästhesie kann dosisabhängig zu fetaler Bradykardie führen,

weil

Lokalanästhetika (z.B. Procain) bei zufälliger intravasaler Injektion am Herzen chinindinartige Wirkungen entfalten können.

|F 87|
5.28 Worin besteht der Nachteil einer medianen Episiotomie gegenüber einer lateralen?

(A) schwierigere Nahttechnik
(B) schlechtere Heilungstendenz
(C) stärkere Schmerzhaftigkeit bei der Geburt
(D) Gefahr der Verlängerung zum Dammriß III. Grades
(E) Gefahr eines Zervixrisses

|F 88|
5.29 Bei einer Erstgebärenden – geschätztes Geburtsgewicht des Kindes 4 kg – mit einem sogenannten hohen Damm ist eine Episiotomie unnötig,

weil

der sog. hohe Damm eine gute Dehnbarkeit des Introitus vaginae bei der Geburt gewährleistet und die Entstehung eines Dammrisses praktisch ausschließt.

|F 86|
5.30 Als Ursachen einer protrahiert ablaufenden Geburt kommen in Frage:

(1) hypertone Wehentätigkeit
(2) eine Zervixdystokie
(3) ein Mißverhältnis zwischen Geburtsobjekt und Geburtsweg
(4) Einstellungsanomalien
(5) eine chronische uteroplazentare Insuffizienz

(A) nur 3 und 4 sind richtig
(B) nur 1, 2 und 5 sind richtig
(C) nur 3, 4 und 5 sind richtig
(D) nur 1, 2, 3 und 4 sind richtig
(E) nur 2, 3, 4 und 5 sind richtig

5.31 Was versteht man in der Geburtshilfe unter einem relativen Mißverhältnis?

(A) Mißverhältnis zwischen Weichteilwiderstand und Wehenqualität
(B) die Größe des Kindes entspricht nicht der Dauer der Amenorrhoe
(C) Mißverhältnis zwischen Leistungsfähigkeit der Plazenta und dem Substratbedarf
(D) Schmerzäußerungen, die über das Normale und Erwartete hinausgehen
(E) Geburtsschwierigkeiten bei engem Becken, großem Kind oder Einstellungsanomalie

5.32 Mit dem Zangemeister-Handgriff prüft man das Vorhandensein eines (einer)

(A) tiefen Querstandes
(B) hohen Gradstandes
(C) rigiden Zervix
(D) deformierten Michaelis-Raute
(E) Mißverhältnisses zwischen Beckeneingang und kindlichem Kopf

Ordnen Sie den verschiedenen Leopoldschen Handgriffen (Liste 1) die jeweils zutreffende geburtshilflich-klinische Aussage (Liste 2) zu:

Liste 1

5.33 1. Leopold-Handgriff

5.34 2. Leopold-Handgriff

5.35 3. Leopold-Handgriff

■5.25 E   ■5.26 B   ■5.27 A   ■5.28 D   ■5.29 E   ■5.30 D   ■5.31 E   ■5.32 E   ■5.33 C   ■5.34 A   ■5.35 B

Liste 2

(A) Prüfung der Stellung des kindlichen Rückens bzw. der Extremitäten
(B) Feststellung der Art des vorangehenden Kindsteils
(C) Prüfung des Höhenstands des Fundus uteri
(D) Prüfung der Einstellung des vorangehenden Kindsteils im Geburtskanal
(E) Prüfung der Haltung des vorangehenden Kindsteils im Geburtskanal

5.36 Bei einer unter Wehen stehenden Frau am errechneten Termin mit nachgewiesener Querlage tasten Sie bei noch stehender Fruchtblase und handtellerweit geöffnetem Muttermund das Vorliegen eines kindlichen Armes.

Welche der folgenden Maßnahmen ist absolut kontraindiziert?

(A) Sectio caesarea
(B) Versuch der äußeren Wendung
(C) Blasensprengung
(D) wehenhemmende Maßnahmen
(E) Beckenhochlagerung

5.37 Bei einer Querlage mit gesprungener Fruchtblase und starker Wehentätigkeit sollte die äußere Wendung versucht werden

(A) wenn der Blasensprung nicht länger als 2 Stunden zurückliegt
(B) wenn eine Placenta praevia ausgeschlossen ist
(C) wenn es sich um eine Mehrgebärende mit schlaffen Bauchdecken handelt
(D) wenn die kindlichen Herztöne schlecht werden
(E) auf keinen Fall

H 88
5.38 W Bei einer verschleppten Querlage ist der Versuch einer inneren Wendung kontraindiziert,

weil

bei einer verschleppten Querlage schon der Versuch einer inneren Wendung des Kindes zur Uterusruptur führen kann.

H 86
5.39 Beckenendlagen sind bei Frühgeburten häufiger als bei Geburten am Termin,

weil

sich Feten häufig zunächst in Beckenendlage befinden und erst im Laufe des letzten Trimenon die Schädellage einnehmen.

H 88
5.40 Welches Vorgehen gehört bei dichorioten Zwillingen nach Spontangeburt des ersten Zwillings zur korrekten Geburtsleitung des zweiten Zwillings?

(A) Lösung der Plazenta des ersten Zwillings abwarten
(B) bei Längslage Anregung der Wehentätigkeit durch eine Oxytocin-Infusion
(C) bei Beckenendlage abwarten bis sich die Schädellage eingestellt hat
(D) bei Beckenendlage innere Wendung in die Schädellage
(E) bei Querlage kein Versuch einer Wendung

H 88
5.41 Zur Vermeidung eines Dammrisses unter der Geburt empfiehlt sich:

(A) der Kristeller-Handgriff
(B) eine vorsichtige Vakuumextraktion
(C) eine rechtzeitige Episiotomie
(D) eine manuelle Dehnung des Dammes
(E) eine Infiltration des Dammes mit einem Lokalanästhetikum

5.42 Ein vorzeitiger Blasensprung ist grundsätzlich Indikation zur Geburtseinleitung innerhalb von 24 Stunden,

weil

bei vorzeitigem Blasensprung die Gefahr einer Chorioamnionitis besteht.

Antwort	Aussage 1	Aussage 2	Verknüpfung
A	richtig	richtig	richtig
B	richtig	richtig	falsch
C	richtig	falsch	–
D	falsch	richtig	–
E	falsch	falsch	–

■5.36 C   ■5.37 E   ■5.38 A   ■5.39 A   ■5.40 B   ■5.41 C   ■5.42 D

5.43 W Welche Aussage trifft **nicht** zu?

Die Fruchtwasserembolie ist

(A) bedingt durch eine Einschwemmung von Fruchtwasser in das mütterliche Venensystem
(B) nur möglich nach Verletzungen des mütterlichen Genitaltraktes oder nach vorzeitiger Plazentalösung
(C) Folge einer disseminierten intravasalen Gerinnungsstörung
(D) charakterisiert durch Atemnot und kardiogenen Schock
(E) mit schweren Komplikationen und hoher Müttersterblichkeit belastet

5.44 Bei einem Dammriß 2. Grades besteht die Gefahr der bleibenden Incontinentia alvi,

weil

beim Dammriß 2. Grades sowohl der Musculus bulbospongiosus als auch der Musculus sphincter ani externus verletzt sind.

5.45 W Als adäquate Therapie bei der postpartalen atonischen Nachblutung (Plazenta vollständig) kommt welche Maßnahme primär in Frage?

(A) Kürettage
(B) Nachtastung
(C) Kontraktionsmittelgabe
(D) Hysterektomie
(E) Handgriff nach Credé

5.46 Bei Blutungen infolge einer Placenta praevia stammt das Blut

(A) stets nur von der Mutter
(B) hauptsächlich von der Mutter, in geringerem Maße aber auch vom Kind
(C) abhängig vom Sitz der Placenta praevia entweder von der Mutter oder vom Kind
(D) nur vom Kind
(E) hauptsächlich vom Kind, in geringerem Maße von der Mutter

5.47 Bei Placenta praevia ist die mütterliche Mortalität größer als die kindliche,

weil

das Blut bei Blutungen infolge Placenta praevia hauptsächlich von der Mutter stammt.

5.48 Welche der genannten Maßnahmen kommt zur Behandlung einer schweren atonischen postpartalen Blutung primär in Frage?

(A) Kürettage
(B) Tamponade
(C) Prostaglandingabe
(D) Bluttransfusion
(E) Hysterektomie

5.49 Bei welchen Ereignissen muß man mit einer verstärkten Plazentalösungsblutung oder Nachblutung rechnen?

(1) Placenta accreta
(2) nach Zwillingsgeburten
(3) bei plazentarer Insuffizienz
(4) bei Übertragungen
(5) nach mehrfachen Schwangerschaftsabbrüchen

(A) nur 1, 2 und 5 sind richtig
(B) nur 1, 3 und 5 sind richtig
(C) nur 2, 4 und 5 sind richtig
(D) nur 2, 3, 4 und 5 sind richtig
(E) 1–5 = alle sind richtig

5.50 Zur Symptomatik der Placenta praevia gehören

(1) vorzeitige Wehentätigkeit
(2) Schmerzen
(3) Blutung
(4) Nicht-Erreichbarkeit des vorangehenden Teils
(5) vorzeitiger Blasensprung mit blutigem Fruchtwasser

(A) nur 3 und 4 sind richtig
(B) nur 1, 3 und 5 sind richtig
(C) nur 1, 4 und 5 sind richtig
(D) nur 2, 3 und 4 sind richtig
(E) 1–5 = alle sind richtig

■5.43 C ■5.44 E ■5.45 C ■5.46 B ■5.47 D ■5.48 C ■5.49 A ■5.50 A

F 86
5.51 Nach normaler Geburt eines überschweren Kindes (4400 Gramm) tritt während der Nahtversorgung einer medialen Episiotomie eine starke vaginale Blutung auf.

Welche Ursache(n) kommt (kommen) in Betracht?

(1) Zervixriß
(2) Koagulopathie
(3) atonische Nachblutung
(4) Scheidenriß

(A) nur 4 ist richtig
(B) nur 1 und 3 sind richtig
(C) nur 2 und 3 sind richtig
(D) nur 1, 2 und 4 sind richtig
(E) 1–4 = alle sind richtig

F 87
5.52 Nach Spontangeburt von Zwillingen und Lösung einer vollständigen Plazenta tritt eine starke Blutung auf.

Welche Diagnose muß ursächlich **nicht** in Erwägung gezogen werden?

(A) Plazentaretention
(B) Insertio velamentosa
(C) Uterusatonie
(D) Geburtsverletzungen
(E) Koagulopathie

F 87
5.53 Eine beim Blasensprung auftretende Blutung weist hin auf eine/einen

(A) tiefsitzende Plazenta
(B) Einriß eines fetalen Gefäßes
(C) Einriß eines mütterlichen Plazentagefäßes
(D) raschen Geburtsfortschritt (Zeichnen)
(E) vorzeitige Plazentalösung

5.54 Eine Schwangere in der 35. Schwangerschaftswoche bemerkt einen plötzlichen Schmerz im Abdomen, dem eine zunehmende Verschlechterung des Befindens mit Schwindelerscheinungen folgt. Es ist kein Trauma vorausgegangen. Die Patientin wird wegen EPH-Gestose behandelt. Bei der Untersuchung ist ein erheblicher diffuser Unterleibsdruckschmerz festzustellen.

Welche Diagnose ist am wahrscheinlichsten?

(A) Uterusruptur
(B) Harnleiterstein-Kolik
(C) vorzeitige Plazentalösung
(D) Vena-cava-Syndrom
(E) präeklamptische Symptomatik

H 88
5.55 Bei Verdacht auf vorzeitige Lösung der normal sitzenden Plazenta treffen Sie in Ihrer Praxis welche der folgenden Maßnahmen?

(A) Entbindung abwarten
(B) Krankenhauseinweisung
(C) Gabe von blutdrucksteigernden Mitteln zur Schockprophylaxe
(D) Applikation von Schmerzmitteln und Bettruhe
(E) vaginale Untersuchung

H 86
5.56 Bei einer vorzeitigen Lösung der normal sitzenden Plazenta muß die Blutgerinnungsfähigkeit kontrolliert werden,

weil

durch die „Resorption" von kindlichen Plasminogen aus dem retroplazentaren Hämatom bei einer vorzeitigen Plazentalösung die Gerinnbarkeit des mütterlichen Blutes herabgesetzt wird.

5.57 W Zu den Vorzeichen des eklamptischen Anfalls zählen

(1) pectanginöse Beschwerden
(2) kolikartige Schmerzen im Nierenbereich
(3) Oberbauchbeschwerden mit Übelkeit
(4) Kopfschmerz
(5) Sehstörungen

(A) nur 3 und 5 sind richtig
(B) nur 2, 3 und 4 sind richtig
(C) nur 2, 4 und 5 sind richtig
(D) nur 3, 4 und 5 sind richtig
(E) 1–5 = alle sind richtig

■5.51 E   ■5.52 B   ■5.53 B   ■5.54 C   ■5.55 B   ■5.56 C   ■5.57 D

5.58 Welche Aussage trifft **nicht** zu?

Im Verlaufe eines eklamptischen Anfalls in der 36. SSW sind indiziert:

(A) Sectio caesarea
(B) Gummikeil zwischen die Zähne
(C) i.v. Injektion von Magnesiumsulfat
(D) Legen eines Blasenkatheters
(E) Gabe von Diazepam i.v.

5.59 Eine Hochschwangere legt sich zur geburtshilflichen Untersuchung auf das Untersuchungs-Sofa. Nach 1–2 Minuten verspürt sie Beklommenheit, Herzklopfen und Schwindelgefühl. Der Puls ist beschleunigt. Die kindlichen Herztöne zeigen ein auffälliges Verhalten.

Was liegt vermutlich vor?

(A) Lungenembolie
(B) Uterusruptur
(C) orthostatische Regulationsstörung
(D) vorzeitige Plazentalösung
(E) Vena-cava-Syndrom

5.60 Ein kindlicher Gefahrenzustand unter der Geburt wird am ehesten angezeigt durch

(A) einen Mekoniumabgang bei Beckenendlagegeburt in der Austreibungsperiode
(B) vereinzelte wehensynchrone fetale Herzfrequenzabfälle und undulatorische Oszillationen
(C) verzögert einsetzende Dezelerationen
(D) einen kurzfristigen Anstieg der fetalen Herzfrequenz auf 140–150 pro Minute
(E) eine zunehmende Kopfgeschwulst (Caput succedaneum) nach vorzeitigem Blasensprung

5.61 Welche Aussage trifft **nicht** zu?

Die folgenden Symptome sind typisch für eine drohende Uterusruptur unter der Geburt:

(A) Wehensturm
(B) druckschmerzhaftes unteres Uterinsegment
(C) innere Unruhe der Kreißenden
(D) Hochsteigen der Bandlschen Furche
(E) plötzliches Sistieren der Wehentätigkeit

5.62 Eine 30jährige Drittgebärende (Schwangerschaftsverlauf und Ultraschallbefund unauffällig) zeigt nach vorzeitigem Blasensprung mit Abgang von grünem Fruchtwasser unter der Geburt eine regelmäßige Wehentätigkeit mit normaler fetaler Herzfrequenz im Kardiotokogramm (CTG).

Was ist zu tun?

(A) sofortige Schnittentbindung
(B) Gabe von Betamimetika
(C) Gabe von Wehenmitteln
(D) Gabe von Sauerstoff an die Mutter
(E) Abwarten unter fortlaufender CTG-Kontrolle

5.63 Als diagnostische Parameter zur Überwachung des Kindes sub partu sind neben der Herztonkontrolle geeignet:

(1) Fetalblutanalyse
(2) Östriolbestimmung im mütterlichen Urin
(3) fetale Elektrokardiographie
(4) Beurteilung der Fruchtwasserfarbe

(A) nur 1 und 3 sind richtig
(B) nur 2 und 4 sind richtig
(C) nur 1, 2 und 3 sind richtig
(D) nur 1, 3 und 4 sind richtig
(E) 1–4 = alle sind richtig

5.64 Wie beurteilen Sie das Kardiotokogramm (siehe Abbildung Nr. 3 des Bildanhangs), welches bei einer Drittgebärenden antepartal in der 37. SSW registriert wurde (Papiervorschub 1 cm/min, Ableittechnik Phonokardiographie)?

(1) Herzfrequenz im Normbereich, undulatorischer Oszillationstyp, vereinzelte Uteruskontraktionen
(2) normales Kardiogramm mit einzelnen Uteruskontraktionen (Senkwehen)
(3) fetale Herzfrequenz im Normbereich, silenter Oszillationstyp, keine Uteruskontraktion
(4) normale fetale Herzfrequenz, saltatorischer Oszillationstyp, variable Dezelerationen, einzelne Uteruskontraktionen
(5) fetale Tachykardie, eingeengt undulatorischer Oszillationstyp, Spätdezelerationen nach einzelnen Uteruskontraktionen

(A) nur 3 ist richtig
(B) nur 4 ist richtig
(C) nur 5 ist richtig
(D) nur 1 und 2 sind richtig
(E) nur 2 und 4 sind richtig

■5.58 A   ■5.59 E   ■5.60 C   ■5.61 E   ■5.62 E   ■5.63 D   ■5.64 D

5.65 Wie beurteilen Sie das vorliegende Kardiotokogramm (siehe Abb. Nr. 4 des Bildanhangs), das bei einer 35jährigen Viertgebärenden am Geburtsende registriert wurde?

(A) basale fetale Herzfrequenz im Normalbereich, Oszillationstyp undulatorisch, Frühdezelerationen bei Normosystolie
(B) fetale Bradykardie, Oszillationstyp undulatorisch, variable Dezelerationen bei Polysystolie
(C) normale Schwankung von fetaler Herzfrequenz und -rhythmus zwischen 90 und 125/min, Normosystolie
(D) fetale Herzfrequenz im Normbereich, Oszillationstyp saltatorisch, Polysystolie
(E) fetale Bradykardie bei inkomplettem AV-Block, Normosystolie

F 88
5.66 Wenn bei einer 27jährigen Erstgebärenden, die am Termin mit unregelmäßigen Wehen und einer Muttermundsweite von 3–4 cm bei Stand des kindlichen Kopfes im Beckeneingang aufgenommen wird, das abgebildete Kardiotokogramm und ein fetaler Blut-pH-Wert von 7,15 registriert werden, so ist welche Therapie am ehesten einzuschlagen?

(A) Tokolyse und abdominale Schnittentbindung
(B) Vakuumextraktion
(C) Geburtsbeschleunigung durch Oxytocin-Infusion
(D) Zangenentbindung
(E) keine der in (A)–(D) genannten Maßnahmen

H 86
5.67 Die bei einer Mehrgebärenden am Ende der Eröffnungs- und während der Austreibungsperiode registrierten variablen Dezelerationen lassen zumeist auf folgende Ursachen schließen:

(1) Plazentadysfunktion infolge Tragzeitüberschreitung
(2) Überleitungsstörung im fetalen Reizleitungssystem
(3) echte Nabelschnurknoten
(4) Nabelschnurumschlingung
(5) vorzeitige Plazentalösung

(A) nur 1 und 2 sind richtig
(B) nur 3 und 4 sind richtig
(C) nur 1, 2 und 4 sind richtig
(D) nur 2, 3 und 5 sind richtig
(E) 1–5 = alle sind richtig

H 85
5.68 W Zur Erkennung einer akuten Gefahrensituation des Fetus unter der Geburt dienen folgende Untersuchungen:

(1) Östriolausscheidung im Urin
(2) Kardiotokographische Untersuchung
(3) HPL-Konzentration im Blut
(4) Lezithin/Sphingomyelin-Quotient im Fruchtwasser
(5) Fetalblutanalyse

(A) nur 1 und 3 sind richtig
(B) nur 2 und 5 sind richtig
(C) nur 1, 4 und 5 sind richtig
(D) nur 2, 3 und 5 sind richtig
(E) 1–5 = alle sind richtig

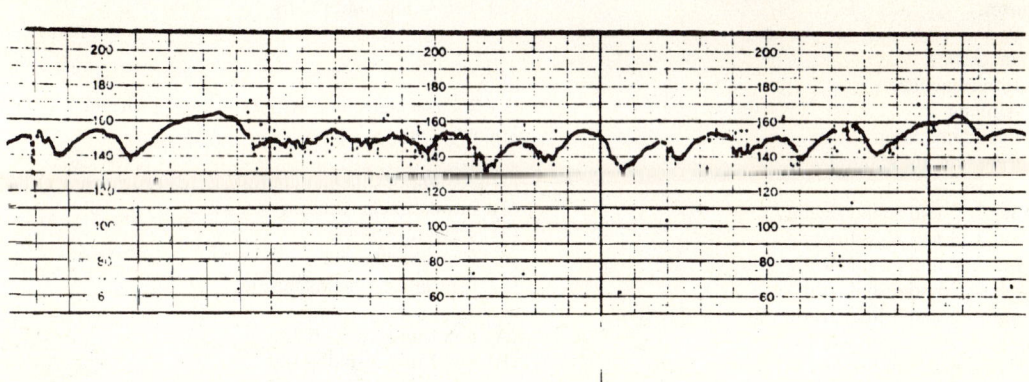

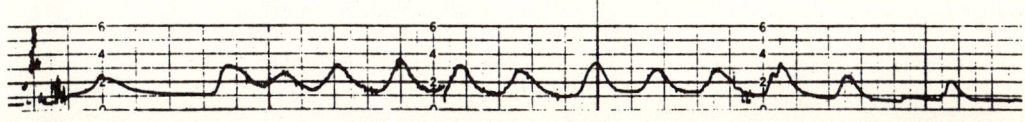

■ 5.65 A   ■ 5.66 A   ■ 5.67 B   ■ 5.68 B

5.69 Welche der folgenden Maßnahmen ist perinatal zum Schutz des Kindes am besten geeignet bei einer HB$_S$Ag-positiven Mutter?

(A) Schnittentbindung
(B) Stillverbot
(C) sofortige Trennung des Kindes von seiner Mutter für 4 Wochen
(D) Gabe von Anti-HB$_c$-Hyperimmunglobulin an das Kind sofort nach der Geburt und Wiederholungen im Abstand von mehreren Wochen
(E) sofortige Verabreichung großer Mengen von Gammaglobulin an das Kind, Wiederholungen nach mehreren Wochen

5.70 In der Nachgeburtsperiode muß man mit einer verstärkten Blutung oder Nachblutung rechnen

(1) bei einer Placenta accreta
(2) nach Zwillingsgeburten
(3) bei einer Plazentainsuffizienz
(4) bei Übertragungen

(A) nur 1 und 2 sind richtig
(B) nur 1 und 3 sind richtig
(C) nur 2 und 3 sind richtig
(D) nur 2 und 4 sind richtig
(E) nur 2, 3 und 4 sind richtig

5.71 Bei der Beurteilung des klinischen Zustandes eines Neugeborenen werden nach Apgar folgende Funktionen bewertet:

(1) Saugreflex
(2) Herzfrequenz
(3) Atmung
(4) Pupillenreaktion
(5) Reaktion auf Hautreize

(A) nur 1, 2 und 5 sind richtig
(B) nur 1, 3 und 4 sind richtig
(C) nur 1, 4 und 5 sind richtig
(D) nur 2, 3 und 4 sind richtig
(E) nur 2, 3 und 5 sind richtig

Ordnen Sie den Apgar-Werten (ermittelt nach einer Minute) der Liste 1 die zugehörigen Zustände des Neugeborenen (Liste 2) zu.

Liste 1

5.72 Apgar 2

5.73 Apgar 10

Liste 2

(A) totes Kind
(B) schwerster Depressionszustand = schwere Asphyxie
(C) leichter Depressionszustand = leichte Asphyxie
(D) noch lebensfrisch
(E) optimal lebensfrisch

5.74 Prüfen Sie bitte folgende Aussagen über die ABO-Erythroblastose:

(1) häufigste Blutgruppen-Konstellation: Kind 0, Mutter A
(2) Serumbilirubinwert erhöht
(3) meist nur leichte Anämie
(4) direkter Coombstest stark positiv
(5) Intrauteriner Fruchttod ist ungewöhnlich.

(A) nur 2 und 4 sind richtig
(B) nur 1, 2 und 3 sind richtig
(C) nur 1, 4 und 5 sind richtig
(D) nur 2, 3 und 5 sind richtig
(E) 1–5 = alle sind richtig

5.75 Ursachen einer Asphyxie kurz nach der Geburt können sein:

(1) Aspirationspneumonie (infiziertes Fruchtwasser)
(2) intrakranielle Blutung
(3) schwere Anämie
(4) Zwerchfellhernie
(5) beidseitige Choanalatresie

(A) nur 1 und 5 sind richtig
(B) nur 2 und 4 sind richtig
(C) nur 1, 3 und 5 sind richtig
(D) nur 2, 3 und 4 sind richtig
(E) 1–5 = alle sind richtig

■ 5.69 D   ■ 5.70 A   ■ 5.71 E   ■ 5.72 B   ■ 5.73 E   ■ 5.74 D   ■ 5.75 E

5.76 Die Indikation zur Austauschtransfusion bei einem Neugeborenen infolge Rhesus-Inkompatibilität ist abhängig vom

(A) Serum-Bilirubin-Wert des Neugeborenen
(B) ΔE_{450}-Wert bei der Spektrophotometrie
(C) Ergebnis des direkten Coombs-Testes im Nabelschnurblut
(D) Serum-Bilirubin-Wert der Mutter
(E) Ergebnis des indirekten Coombs-Testes

5.77 Die Indikation zur Austauschtransfusion bei einem Neugeborenen infolge Rhesus-Inkompatibilität ist abhängig vom

(A) Serumbilirubinwert des Neugeborenen
(B) Serumbilirubinwert der Mutter
(C) Ergebnis des direkten Coombs-Test im Nabelschnurblut
(D) P_{O_2}-, P_{CO_2}- und pH-Wert in der Nabelschnurvene
(E) Ergebnis des indirekten Coombs-Testes

5.78 Welche der folgenden Aussagen trifft für den Icterus neonatorum simplex zu?

(A) Maximum am 1. bis 2. Lebenstag
(B) Maximum in der 2. Woche post partum
(C) Maximum zwischen 4. und 6. Lebenstag
(D) Serumbilirubin in den ersten 24 Stunden post partum über 120 µmol/l (7 mg%), dann rasch abfallend
(E) Icterus in der ersten Lebenswoche ist immer Symptom einer Neugeborenenerkrankung.

5.79 Bereits 10 Stunden nach der termingerechten Geburt entwickelt sich beim Neugeborenen ein Ikterus (12 mg/dl). Die Mutter (I-Gravida, I-Para) hat die Blutgruppe 0 rh-neg., der Vater die Blutgruppe A Rh.-pos. Der direkte Coombs Test des Nabelschnurvenenblutes ist negativ, und bei der Mutter waren keine Rhesus-Antikörper vorhanden.

Die wahrscheinlichste Diagnose lautet:

(A) physiologischer Neugeborenenikterus
(B) Ikterus infolge Rhesus-Erythroblastose
(C) Ikterus infolge Inkompatibilität im ABO-System
(D) Stauungsikterus infolge kongenitaler Gallengangsatresie
(E) Hepatitis

5.80 Welche Aussage trifft **nicht** zu?

Die Diagnose einer Erb-Lähmung stützt sich auf

(A) die Geburtsanamnese (Beckenendlage, Zangengeburt)
(B) den Ausfall der Ellenbogenstrecker und der Hand- und Fingermotilität
(C) fehlende Spontanbewegung des schlaff herabhängenden Armes im Schultergelenk
(D) Ausschluß einer Fraktur oder Epiphysenlösung am Oberarmkopf
(E) die innenrotierte Dauerhaltung des Armes

5.81 Ein Caput succedaneum des Neugeborenen ist charakterisiert durch folgende Symptome:

(1) streng einseitige Lokalisation
(2) Hämatom und Ödem der Haut
(3) Fluktuation
(4) spontane Rückbildung in wenigen Tagen

(A) nur 1 und 3 sind richtig
(B) nur 2 und 4 sind richtig
(C) nur 1, 2 und 3 sind richtig
(D) nur 2, 3 und 4 sind richtig
(E) 1–4 = alle sind richtig

5.82 Eine mit den Grenzen eines Schädeldachknochens übereinstimmende Schwellung des Neugeborenenschädels ist meist ohne wesentliche klinische Bedeutung,

weil

ein als Geburtsgeschwulst bezeichnetes Ödem nach einigen Stunden wieder verschwindet.

Antwort	Aussage 1	Aussage 2	Verknüpfung
A	richtig	richtig	richtig
B	richtig	richtig	falsch
C	richtig	falsch	—
D	falsch	richtig	—
E	falsch	falsch	—

■5.76 A   ■5.77 A   ■5.78 C   ■5.79 C   ■5.80 B   ■5.81 B   ■5.82 B

5.83 Das toxische Erythem eines Neugeborenen muß mit Breitbandantibiotika behandelt werden,

weil

das Erythema toxicum neonatorum als Beginn einer Neugeborenensepsis anzusehen ist.

5.84 Prüfen Sie bitte folgende Aussagen über die angeborene primäre Hypothyreose:

(1) Früherfassung erfolgt durch „Neugeborenen-Screening"
(2) Häufigkeit ca. 1:20000
(3) Therapiebeginn in den ersten Lebenswochen erforderlich
(4) häufigste Ursache: angeborener TSH-Mangel
(5) ohne Behandlung entstehen Minderwuchs und geistige Behinderung

(A) nur 1, 2 und 3 sind richtig
(B) nur 1, 3 und 5 sind richtig
(C) nur 1, 4 und 5 sind richtig
(D) nur 2, 3 und 4 sind richtig
(E) 1–5 = alle sind richtig

Ordnen Sie den Diagnosen der Liste 1 jeweils die am ehesten passende Aussage der Liste 2 zu:

Liste 1

5.85 Lues connata

5.86 konnatale Toxoplasmose

Liste 2

(A) Parrotsche Pseudoparalyse
(B) intrazerebrale Verkalkungen
(C) Dermatitis exfoliativa
(D) Katarakt
(E) abszedierende Pneumonie

6 Wochenbett

6.1 Die sorgfältige Prüfung der geborenen Plazenta auf Vollständigkeit soll die Retention von Plazentaresten aufdecken.

Durch die instrumentelle Entfernung retinierter Plazentaanteile wird/werden vermieden:

(1) die aszendierende Puerperalsepsis
(2) schwere Nachblutungen infolge retinierter Nebenplazenta
(3) die Uterusruptur
(4) die molige Degeneration von retinierten Plazentaresten
(5) Spätwochenbettsblutungen infolge eines sogenannten Plazentapolypen

(A) nur 4 ist richtig
(B) nur 1, 2 und 3 sind richtig
(C) nur 1, 2 und 5 sind richtig
(D) nur 1, 3 und 4 sind richtig
(E) 1–5 = alle sind richtig

6.2 Als Ursache/n einer starken Blutung nach der Ausstoßung eines schon länger abgestorbenen Kindes ist/sind am wenigsten in Betracht zu ziehen:

(A) Zervixriß
(B) Afibrinogenämie
(C) atonische Nachblutung
(D) große Ektopie der Portio uteri
(E) Plazentareste in utero

6.3 Welche Aussage(n) über Plazentainfarkte trifft (treffen) zu?

(1) Mikroskopisch findet man intervillöse Fibrinabscheidungen und Thromben.
(2) Meist sind sie ohne klinische Bedeutung.
(3) Sie können das morphologische Substrat einer Plazentainsuffizienz sein.
(4) Ursache ist eine Rhesusfaktorinkompatibilität zwischen Mutter und Kind.

(A) nur 2 ist richtig
(B) nur 1 und 3 sind richtig
(C) nur 1, 2 und 3 sind richtig
(D) nur 1, 3 und 4 sind richtig
(E) 1–4 = alle sind richtig

■5.83 E   ■5.84 B   ■5.85 A   ■5.86 B   ■6.1 C   ■6.2 D   ■6.3 C

6.4 Die puerperale Uterusinvolution kann **nicht** verzögert sein infolge

(A) frühzeitigen Abstillens
(B) einer Thrombosierung uteriner Gefäße
(C) einer Endometritis
(D) einer Adenomyosis uteri
(E) eines Plazentapolypen

[H 87]
6.5 Welcher Befund muß am 8. Wochenbettstag bei einer Erstgebärenden nach normaler Geburt als pathologisch gewertet werden?

(A) Lochia fusca
(B) Fundus uteri etwa 2 Querfinger oberhalb der Symphyse
(C) innerer Muttermund für 2 Finger passierbar
(D) Cavum uteri keimbesiedelt
(E) Schamspalte klafft

[H 84]
6.6 Bei einer 25jährigen Wöchnerin treten 5 Tage nach der normalen Entbindung septische Temperaturen auf. Das Abdomen ist weich. Im Bereich der rechten Uteruskante werden Druckschmerzen angegeben; der Fundus uteri steht 4 cm unterhalb des Nabels, der Zervikalkanal ist bequem fingerdurchgängig, die Lochien sind gering und bräunlich.

Welche Diagnose ist am wahrscheinlichsten?

(A) akute Pyelonephritis
(B) akute Appendizitis
(C) Sheehan-Syndrom
(D) Endomyometritis puerperalis
(E) infizierter Plazentarpolyp

Die folgenden Angaben beziehen sich auf die Aufgaben Nr. 6.7 und 6.8.

Bei einer Wöchnerin findet man am 5. Wochenbettstag nach einer normalen Entbindung den Fundus uteri 2 QF unterhalb des Nabels, die Lochien sind reichlich und blutig.

Der Temperaturverlauf ist unauffällig.

[F 84]
6.7 Die Verdachtsdiagnose ist:

(A) Lochialstauung
(B) unkomplizierte Subinvolutio uteri
(C) Endometritis puerperalis
(D) Glandulär-zystische Endometriumhyperplasie
(E) normaler Befund am 5. Wochenbettag

[F 84]
6.8 Welche Therapie ist angezeigt?

(A) Antibiotikagabe
(B) Gabe von Kontraktionsmitteln (Sekalepräparate, Methylergometrin)
(C) Kürettage
(D) Gestagengabe
(E) Keine Therapie ist notwendig.

[F 85]
6.9 Eine Wöchnerin – Verlauf von Schwangerschaft, Geburt und Wochenbett bisher unauffällig, in der Anamnese keine epileptischen Anfälle – klagt in der 2. Woche post partum über heftige Kopfschmerzen und hat dann einen generalisierten Krampfanfall. Blutdruck und Körpertemperatur sind normal.

Welche der folgenden Erkrankungen liegt am wahrscheinlichsten vor?

(A) Eklampsie
(B) Migräne
(C) Pfropfgestose
(D) Hirnabszeß
(E) zerebrale venöse Thrombose

[F 86]
6.10 Zur Behandlung einer hochfieberhaften Pyelonephritis bei einer stillenden Wöchnerin darf kein Ampicillin benutzt werden,

weil

Ampicillin durch die Muttermilch das Neugeborene gefährdet bzw. schädigt.

Antwort	Aussage 1	Aussage 2	Verknüpfung
A	richtig	richtig	richtig
B	richtig	richtig	falsch
C	richtig	falsch	–
D	falsch	richtig	–
E	falsch	falsch	–

■6.4 B   ■6.5 C   ■6.6 D   ■6.7 B   ■6.8 B   ■6.9 E   ■6.10 E

6.11 Welche Aussage zur Pflege der Frischentbundenen trifft **nicht** zu?

(A) Die Frischentbundene muß bis 2 Stunden nach der Entbindung von der Hebamme überwacht werden.
(B) Die Körpertemperatur ist nach der Entbindung erhöht; Temperaturen bis 37,5°C rektal sind ohne Krankheitswert.
(C) Der Blasenentleerung muß besondere Sorgfalt gewidmet werden.
(D) Der erste Stuhlgang sollte spätestens 24 Stunden nach der Entbindung stattfinden.
(E) Die Frischentbundene soll noch innerhalb der ersten 24 Stunden nach der Entbindung umhergehen.

H 85
6.12 Im Rahmen eines komplizierten Geburtsverlaufs kann es bei der Mutter zu einer Hypophysenvorderlappennekrose kommen.

Dies hat zur Folge

(A) einen Morbus Addison
(B) einen Diabetes insipidus
(C) eine persistierende Amenorrhoe und eine schleichend einsetzende Hypothyreose
(D) eine massive Elektrolytstörung durch Aldosteronmangel
(E) eine akut tödliche Vorderlappeninsuffizienz

F 87
6.13 Eine Lochiometra nach Spontanentbindung wird behandelt mit

(1) Sekalealkaloiden und Oxytocin
(2) einer Kürettage
(3) einer Drainage des Zervikalkanals

(A) nur 1 ist richtig
(B) nur 2 ist richtig
(C) nur 3 ist richtig
(D) nur 1 und 3 sind richtig
(E) nur 2 und 3 sind richtig

H 88
6.14 Welches Hormon ist für die Aufrechterhaltung der Galaktopoese von entscheidender Bedeutung?

(A) FSH
(B) LH
(C) 17β-Östradiol
(D) Progesteron
(E) Prolaktin

H 88
6.15 Muttermilch ist für Säuglinge besser verdaulich als auf Kuhmilchbasis hergestellte Milchnahrungen,

weil

Muttermilch mehr Casein enthält als Kuhmilch.

6.16 Welche der folgenden Störungen des Stillens kann therapeutisch **nicht** beeinflußt werden?

(A) primäre Hypogalaktie
(B) sekundäre Hypogalaktie
(C) schmerzhafter Milcheinschuß
(D) initiale passagere Hypogalaktie
(E) Flach- oder Hohlwarzen

F 87
6.17 Welche Aussagen können als positive Argumente für das Stillen gegenüber der „künstlichen Ernährung" benannt werden?

Frauenmilch

(1) hat einen höheren Energiegehalt
(2) hat einen höheren Gehalt an sekretorischem IgA
(3) ermöglicht bessere Ausnutzung des angebotenen Fetts
(4) hat einen höheren Gehalt an Lysozym und Makrophagen
(5) enthält weniger Schadstoffe.

(A) nur 1 und 2 sind richtig
(B) nur 2 und 5 sind richtig
(C) nur 1, 3 und 5 sind richtig
(D) nur 2, 3 und 4 sind richtig
(E) nur 2, 3, 4 und 5 sind richtig

H 86
6.18 Die Hemmung der Laktation wird zuverlässig durch die Gabe von Dopaminagonisten erreicht,

weil

die Dopaminagonisten die Ausschüttung von Ocytocin verhindern.

■6.11 D   ■6.12 C   ■6.13 A   ■6.14 E   ■6.15 C   ■6.16 A   ■6.17 D   ■6.18 C

6.19 Welche Aussage trifft **nicht** zu?

Im Wochenbett

(A) bildet sich der Uterus bis auf 1/15–1/20 seines in der Gravidität erreichten Gewichtes zurück
(B) ist der äußere Muttermund am 8. Tag postpartal noch für Fingerkuppe einlegbar
(C) sind blutige Lochien in der 2. Woche meist ohne Krankheitswert
(D) bleibt das Cavum uteri üblicherweise keimfrei
(E) ist um den 10. Wochenbettstag der innere Muttermund in der Regel nicht mehr für einen Finger passierbar

6.20 Welche der genannten Substanzen lassen sich zum sekundären Abstillen am sinnvollsten einsetzen?

(A) Dopaminagonisten
(B) Dopaminantagonisten
(C) Östrogene
(D) Androgene
(E) Gestagene

6.21 Am 14. Wochenbettstag treten bei einer Wöchnerin starke Blutungen und langsam ansteigendes Fieber auf. Der Fundus uteri steht zwischen Nabel und Symphyse und im klaffenden Zervikalkanal ist ein weiches Gebilde zu tasten.

Welche Diagnose ist am wahrscheinlichsten?

(A) Chorionkarzinom
(B) Plazentapolyp
(C) Zervixpolyp
(D) Ausstoßung eines Fetus papyraceus
(E) Inversio uteri

6.22 Die Laktation und die spätere Stilleistung werden außer durch baldiges Anlegen des Kindes nach der Geburt gefördert durch

(1) Verabreichung von Methylergobasin
(2) Anlegen des Säuglings bei Bedarf
(3) Substitution von Östrogenen im frühen Puerperium
(4) Gabe von Oxytozin-Nasenspray

(A) nur 1 und 3 sind richtig
(B) nur 2 und 4 sind richtig
(C) nur 1, 2 und 3 sind richtig
(D) nur 2, 3 und 4 sind richtig
(E) 1–4 = alle sind richtig

6.23 Welche Aussage trifft **nicht** zu?

Der „Milcheinschuß"

(A) steht mit einem Anstieg des Prolaktins in Zusammenhang
(B) erfolgt am 3./4. Wochenbettstag
(C) wird durch den Anstieg des Oxytozins während der Wehentätigkeit induziert
(D) findet auch in versprengten Teilen des Brustdrüsenkörpers statt
(E) geht mit einer Hyperämie der Brust einher

6.24 Eine Wöchnerin mit 6 Tage altem Neugeborenen und Hypergalaktie verspürt während des Stillens Leibschmerzen.

Welches ist die wahrscheinlichste Ursache?

(A) zu hoher Prolaktinspiegel
(B) postpartaler Östrogenmangel
(C) Oxytocineffekt am Myometrium
(D) Spasmus der Bauchdeckenmuskulatur
(E) typische Tenesmen beim Saugakt

6.25 W Eine Mastitis puerperalis wird durch Milchstauung verursacht,

weil

sich die Entzündung der Brustdrüse vorwiegend innerhalb der Milchgänge ausbreitet.

Antwort	Aussage 1	Aussage 2	Verknüpfung
A	richtig	richtig	richtig
B	richtig	richtig	falsch
C	richtig	falsch	–
D	falsch	richtig	–
E	falsch	falsch	–

■6.19 D   ■6.20 A   ■6.21 B   ■6.22 B   ■6.23 C   ■6.24 C   ■6.25 E

6.26 Welche Aussage trifft für die Mastitis puerperalis **nicht** zu?

(A) Der häufigste Erreger ist Staphylococcus aureus haemolyticus.
(B) Die Erreger dringen meistens über die Milchgänge (kanalikulär) in die Brustdrüse ein.
(C) Infektionsquellen sind der Nasen-Rachen-Raum von Mutter, Kind oder Pflegepersonal.
(D) Die Entzündung ist zumeist einseitig.
(E) Die Erkrankung beginnt mit hohem Fieber und Schüttelfrost.

6.27 Häufigste(r) Erreger der Mastitis puerperalis sind (ist):

(A) Streptokokken der Gruppe A
(B) Staphylococcus aureus
(C) Escherichia coli
(D) Pseudomonas aeruginosa
(E) keine(r) der unter (A)–(D) genannten Erreger

6.28 Welcher Erreger verursacht am häufigsten eine puerperale Mastitis?

(A) Staphylococcus aureus
(B) Kolibakterien
(C) Anaerobier
(D) Betahämolysierende Streptokokken
(E) Mykoplasmen

6.29 Nach Entlassung aus der Klinik ist bei einer stillenden Wöchnerin vor 1 Woche eine schmerzhafte Schwellung und Rötung einer Brust aufgetreten. Aktueller Untersuchungsbefund: Temperatur 38–39°C, flammende Rötung über dem schmerzhaften Gebiet, das bei Palpation eine zentrale Fluktuation aufweist.

Was ist zu tun?

(A) Infusionen mit hohen Dosen eines Breitbandantibiotikums
(B) Gabe von Penicillin per os und lokale Therapie mittels Eisblase, ausgehend von der Erfahrung, daß die Mastitis durch Staphylococcus aureus hervorgerufen worden ist
(C) Inzision, gegebenenfalls nach vorheriger Wärmeapplikation
(D) schnelles Abstillen; Gabe von Antiphlogistika und abwarten
(E) sogenannte Entzündungsreizbestrahlung mit 0,5–1,6 Gy

6.30 Eine 28jährige Wöchnerin bekommt 4 Wochen nach der Geburt plötzlich Fieber bis 40°C und Schmerzen in der rechten Brust, die flächenhaft gerötet ist.

Welche Soforttherapie ist sinnvoll?

(1) Ruhigstellung der Brust
(2) Gabe von Gyrasehemmern
(3) Gabe eines Östrogen-Gestagen-Präparates oral
(4) Gabe von Dopaminagonisten

(A) nur 1 und 2 sind richtig
(B) nur 1 und 3 sind richtig
(C) nur 1 und 4 sind richtig
(D) nur 2 und 3 sind richtig
(E) nur 2 und 4 sind richtig

6.31 Bei einer schon verschleppten Mastitis (hochrotbläuliche Hautverfärbung und Fluktuation) wird zunächst hochdosiert antibiotisch behandelt,

weil

die puerperale Mastitis in der Regel Folge einer Infektion mit Staphylokokken ist.

■ 6.26 B   ■ 6.27 B   ■ 6.28 A   ■ 6.29 C   ■ 6.30 C   ■ 6.31 D

6.32 Bei einer Rötung oder Verdickung der Mamma kommt differentialdiagnostisch nur ein entzündlicher Prozeß in Betracht,

weil

bösartige Veränderungen an der Mamma stets ohne entzündliche Erscheinungen auftreten.

6.33 Vorteil(e) des Stillens gegenüber der Verabreichung adaptierter Kuhmilchpräparationen für den jungen Säugling ist (sind):

(1) Lipase in der Frauenmilch verbessert die Fettverdauung
(2) geringere Gefahr der bakteriellen Milchverunreinigung
(3) Muttermilch vermittelt bessere Infektresistenz durch spezifische Antikörper in der Muttermilch

(A) nur 2 ist richtig
(B) nur 3 ist richtig
(C) nur 1 und 2 sind richtig
(D) nur 2 und 3 sind richtig
(E) 1–3 = alle sind richtig

6.34 Solange eine Frau im Wochenbett ihr Kind stillt, kann sie nicht konzipieren,

weil

u. a. die bei einer stillenden Wöchnerin gesteigerte Prolaktinsekretion die generative Ovarialfunktion beeinträchtigen kann.

7 Entzündungen der weiblichen Fortpflanzungsorgane

7.1 Welche Behandlung ist nach Ausschluß eines Korpuskarzinoms bei einer 60jährigen mit einem hartnäckigen vaginalen Fluor, der mit einer Kolpitis verbunden ist, zweckmäßig?

(A) Scheidenspülungen und Hemmung der Transsudation durch Adstringentien
(B) Elektrokoagulation der Portiooberfläche oder Konisation
(C) antibiotische Therapie und adjuvante lokale Östrogengaben
(D) Langzeittherapie mit einem oralen Breitbandantibiotikum
(E) lokale Therapie mit Fungiziden und Scheidenspülungen

7.2 Reichlich glasklarer und nahezu zellfreier Zervixschleim bei der Spekulumuntersuchung findet sich bei einer 35jährigen Frau, die zwei Kinder geboren hat,

(A) bei unspezifischer Zervizitis
(B) bei längerdauernder hormoneller Kontrazeption mit einem niedrig dosierten Kombinationspräparat
(C) bei akuter unterer Gonorrhoe
(D) unmittelbar prämenstruell
(E) präovulatorisch

Antwort	Aussage 1	Aussage 2	Verknüpfung
A	richtig	richtig	richtig
B	richtig	richtig	falsch
C	richtig	falsch	–
D	falsch	richtig	–
E	falsch	falsch	–

■6.32 E   ■6.33 E   ■6.34 D   ■7.1 C   ■7.2 E

[H 85]
7.3 Ursachen für einen zervikalen Fluor sind:

(1) ein Ektropium
(2) Zervixpolypen
(3) ein Zervixkarzinom
(4) psychische Konflikte

(A) nur 1 und 2 sind richtig
(B) nur 2 und 3 sind richtig
(C) nur 1, 2 und 3 sind richtig
(D) nur 2, 3 und 4 sind richtig
(E) 1–4 = alle sind richtig

[F 86]
7.4 Welche Aussage trifft **nicht** zu?

Bei starkem (evtl. auch nur zeitweilig auftretendem) Fluor genitalis muß man u. a. an folgende Ursachen denken:

(A) gonorrhoische Infektion
(B) Salpingitis isthmica nodosa
(C) Trichomonadeninfektion
(D) psychische Genese
(E) Hydrops tubae profluens

[H 88]
7.5 Bei einer Vulvitis ohne Vaginalbeteiligung mit Rötung, Schwellung und Pruritus kommt welche Ursache bzw. welcher begünstigende Faktor **am wenigsten** in Betracht?

(A) Oxyuren
(B) Herpes simplex-Viren
(C) Chlamydien
(D) mechanische Reizung
(E) chemische Reize

[F 85]
7.6 Bei Fluor vaginalis mit Pruritus kann ohne bakteriologische Untersuchung ein Penizillinpräparat verordnet werden,

weil

es sich bei Fluor vaginalis vornehmlich um eine Infektion mit penizillinempfindlichen Keimen handelt.

[F 84]
7.7 Bei einer Vulvitis sind nicht nur Sitzbäder, sondern auch Scheidenspülungen angezeigt,

weil

bei der Vulvitis die auslösende Ursache oft kranial des Introitus sitzt, also in Vagina oder Zervix.

[H 86]
7.8 Ein Pruritus vulvae mit weißlich und salbenartigem Fluor wird bei einer jüngeren Frau am ehesten verursacht durch eine

(A) gonorrhoische Infektion
(B) Trichomonaden-Kolpitis
(C) Candidainfektion der Vagina
(D) Scheidenbesiedlung durch Kokken
(E) Mykoplasmen-Infektion

[F 84]
7.9 Welche Aussage(n) zur Bartholinitis trifft/treffen zu?

(1) Die Bartholinitis kommt häufig im Klimakterium vor.
(2) Häufigste Erreger der Bartholinitis sind Streptokokken.
(3) Vor Behandlungsbeginn muß ein Vulvakarzinom ausgeschlossen werden.
(4) Die Therapie der Wahl ist die Behandlung mit Antibiotika und nach Abklingen der entzündlichen Erscheinungen die Ausschälung des Prozesses.
(5) Rezidive sind außerordentlich selten.

(A) Keine der Aussagen (1) bis (5) trifft zu.
(B) nur 2 ist richtig
(C) nur 1 und 4 sind richtig
(D) nur 2, 3 und 4 sind richtig
(E) 1–5 = alle sind richtig

[H 84]
7.10 Eine Bartholini-Zyste wird in der Regel in toto exstirpiert,

weil

bei der Bartholini-Zyste die Gefahr einer malignen Entartung droht.

7.11 Welche Aussage trifft zu?

Condylomata acuminata werden verursacht durch

(A) Infektion mit Herpes-II-Viren
(B) Chlamydien-Infektion
(C) Gonokokken-Infektion
(D) Infektion mit Arbo-Viren
(E) keine der von (A)–(D) genannten Infektionen

7.12 Eine akute Bartholinitis

(1) kann Hinweis auf eine Gonorrhoe sein
(2) tritt sehr häufig im Gefolge von Adnexitiden auf
(3) wird gewöhnlich durch Chlamydien hervorgerufen
(4) läßt sich u.a. anhand der Rötung im Bereich der kleinen Labie leicht diagnostizieren
(5) beruht auf einer Eiteransammlung im Ausführungsgang der Bartholin-Drüse

(A) nur 2 ist richtig
(B) nur 1 und 3 sind richtig
(C) nur 2 und 4 sind richtig
(D) nur 1, 4 und 5 sind richtig
(E) 1–5 = alle sind richtig

7.13 Eine 20jährige Frau klagt über Stranguria und Pollakisurie. Bei der Inspektion des äußeren Genitale finden Sie Condyloma acuminata, ein gerötetes Orificium externum urethrae und stärkeren gelb-grünlichen Fluor.

Welche der nachfolgenden diagnostischen Maßnahmen führt am ehesten zur Diagnose?

(A) i.v. Urogramm
(B) Probeexzision von den Condyloma acuminata und histologische Untersuchung
(C) bakteriologischer Abstrich aus Urethra und Zervix
(D) bakteriologische Untersuchung des Mittelstrahlharns
(E) Zystoskopie

7.14 Welche Aussage trifft **nicht** zu?

Condylomata acuminata

(A) sind häufig multipel auftretende epitheliale Wucherungen in Vulva und perianalem Bereich
(B) werden durch Viren induziert
(C) scheinen eine vermehrte Durchfeuchtung des betroffenen Gebietes zur Voraussetzung zu haben (Fluor)
(D) sind gonorrhoespezifisch
(E) lassen eine maligne Entartung nicht erwarten.

7.15 Sogenannte spitze Kondylome sind

(A) Folgen einer Folliculitis vulvae
(B) infektiöse Akanthome (Viruspapillome)
(C) regelmäßige Begleiterscheinung der unteren Gonorrhoe
(D) Keratome bei chronischer Candidainfektion
(E) Manifestation einer Lues III

7.16 Eine 29jährige Frau klagt über Schmerzen bei der Miktion und über häufigen Harndrang. Bei der Inspektion sieht man Condylomata acuminata im Vulvabereich, ein gerötetes Orificium urethrae externum und einen stark grünlichen Fluor vaginalis.

Welche Untersuchung sichert am ehesten Ihre Diagnose?

(A) Anfertigen eines Nativpräparates aus dem Fluor vaginalis zur mikroskopischen Untersuchung
(B) Abstrich aus Urethra und Zervikalkanal zur bakteriologischen Untersuchung
(C) Probeexzision der Condylomata acuminata
(D) Dunkelfelduntersuchung
(E) keine der von (A)–(D) genannten Untersuchungen

Antwort	Aussage 1	Aussage 2	Verknüpfung
A	richtig	richtig	richtig
B	richtig	richtig	falsch
C	richtig	falsch	–
D	falsch	richtig	–
E	falsch	falsch	–

■7.11 E   ■7.12 D   ■7.13 C   ■7.14 D   ■7.15 B   ■7.16 B

7.17 Welche Aussage über den Herpes genitalis trifft **nicht** zu?

(A) Nach Erstinfektion besteht meist lebenslange Immunität, die ein erneutes Auftreten verhindert.
(B) Er ist durch sexuellen Kontakt übertragbar.
(C) Eine Infektion des Fetus findet vornehmlich sub partu statt.
(D) Die Erkrankung ist bis heute nicht heilbar.
(E) Serumantikörper weisen auf eine durchgemachte Infektion hin.

7.18 Welcher Erreger hat praktisch keine Bedeutung für die Auslösung einer primären Kolpitis im geschlechtsreifen Alter der Frau?

(A) Gonococcus
(B) Haemophilus
(C) Staphylococcus
(D) E. coli
(E) Herpes-Virus

7.19 Wie wird eine Trichomonadeninfektion der Vagina zumeist diagnostisch gesichert?

(A) Nativpräparat, Phasenkontrastmikroskopie
(B) kultureller Nachweis
(C) serologischer Nachweis (Komplementbindungsreaktion)
(D) zytologischer Abstrich (Färbung nach Papanicolaou)
(E) Tierversuch

7.20 Welche der folgenden Methoden bietet die größte diagnostische Sicherheit, um bei einem einseitigen Adnextumor eine Tubargravidität von einer Adnexitis zu unterscheiden?

(A) Laparoskopie
(B) Temperaturmessung, Entzündungsreaktionen
(C) Untersuchung des Blutbildes
(D) Pregnosticontest
(E) Erheben einer differenzierten Zyklusanamnese und eines genauen gynäkologischen Tastbefundes

7.21 Bei der Therapie einer akuten Salpingitis muß mit der Gabe eines Antibiotikums abgewartet werden bis das Ergebnis der kulturellen Untersuchung einschließlich Resistenzbestimmung vorliegt,

weil

die Salpingitis von sehr unterschiedlichen Erregern hervorgerufen werden kann.

7.22 Warum wird bei einer akuten Salpingitis vor der Antibiotikatherapie die Entnahme eines bakteriologischen Abstriches aus dem Zervikalkanal gefordert?

(A) um die Notwendigkeit einer Antibiotikatherapie zu prüfen
(B) um eine Tuberkulose nachweisen zu können, die dann spezifisch behandelt werden müßte
(C) um retrospektiv eine Gonorrhoe nachweisen zu können
(D) um die Diagnose „Infektion" zu sichern
(E) zum Nachweis von Staphylokokken als den häufigsten Erregern der Salpingitis

7.23 Eine 30jährige Frau wird wegen akuter beidseitiger Unterbauchschmerzen aufgenommen. Bei der Palpation sind beide Adnexe verdickt.

Welcher der folgenden Befunde ist am ehesten zu erwarten?

(A) hoher Antikörpertiter im Toxoplasmose-Immunfluoreszenztest
(B) positive Widal-Reaktion auf Bang-Bakterien
(C) hoher Titer im Treponema-pallidum-Hämagglutinationstest
(D) Nachweis von Gonokokken mit positiver Oxydasereaktion
(E) Nachweis von säurefesten Stäbchen im Menstruationsblut

■7.17 A ■7.18 A ■7.19 A ■7.20 A ■7.21 D ■7.22 C ■7.23 D

[F 86]
7.24 Durch welche Symptomatik ist die Endometritis bei jungen Frauen zumeist gekennzeichnet?

(1) hohes Fieber
(2) starke Schmerzen
(3) Menorrhagien
(4) Metrorrhagien

(A) nur 1 und 2 sind richtig
(B) nur 2 und 3 sind richtig
(C) nur 3 und 4 sind richtig
(D) nur 1, 2 und 4 sind richtig
(E) 1–4 = alle sind richtig

[F 86]
7.25 Bei welcher der nachfolgenden Krankheiten der Vagina ist wahrscheinlich **nicht** mit einer Schwellung der Leistenlymphknoten zu rechnen?

Bei einem/einer

(A) Endometriumkarzinom mit suburethraler Metastase
(B) bakteriellen Kolpitis
(C) Ulcus vulvae chronicum
(D) Ulcus molle
(E) Ulcus durum

[F 87]
7.26 Eine Trichomonadeninfektion der Vagina wird üblicherweise nachgewiesen anhand

(A) einer Giemsa-Färbung
(B) der bakteriologisch-kulturellen Untersuchung eines Abstrichs
(C) seines geruchlosen, weißlichen Fluors
(D) einer Gram-Färbung
(E) eines frischen Abstriches

[H 88]
7.27 Bei einer 25jährigen Frau werden anläßlich einer Sterilitätsuntersuchung beidseits indolente, derbe Adnextumoren festgestellt. BSG 18/32 mmHg. Die gynäkologische Anamnese ist bis auf spät eingetretene Menarche und Sterilität unauffällig. Die allgemeine Anamnese ergibt: vor Jahren Appendektomie und Pleuritis serosa.

Welche Diagnose ist am wahrscheinlichsten?

(A) Rezidiv einer aszendierenden gonorrhoischen Infektion
(B) Ovarialkarzinom
(C) Salpingitis tuberculosa
(D) Endometriose
(E) doppelseitige Retentionszysten bzw. polyzystische Ovarien bei permanent monophasischem Zyklus

Ordnen Sie die für eine rasche Orientierung am besten geeigneten Methoden (Liste 2) den einzelnen entzündlichen Erkrankungen des Genitale (Liste 1) zu.

Liste 1

7.28 W Trichomonadenkolpitis

7.29 W Gonorrhoe

7.30 Lues (Primäraffekt)

Liste 2

(A) Menstrualblutuntersuchung kulturell
(B) Nativpräparat
(C) Methylenblau- oder Gramfärbung
(D) Dunkelfeld
(E) Kalilauge-Aufschwemmung

7.31 Welche Aussage trifft zu?

Condylomata acuminata werden verursacht durch eine

(A) Infektion mit Herpes-II-Viren
(B) Chlamydien-Infektion
(C) luetische Infektion
(D) Infektion mit Arbo-Viren
(E) Keine der Aussagen trifft zu.

■7.24 C   ■7.25 B   ■7.26 E   ■7.27 C   ■7.28 B   ■7.29 C   ■7.30 D   ■7.31 E

F 88
7.32 Eine 25jährige Patientin klagt über juckende und brennende Schmerzen im Bereich des äußeren Genitale; die Vulva ist gerötet und zeigt leichtes Nässen.

Welche Differentialdiagnose kommt typischerweise **nicht** in Frage?

(A) Gonorrhoe
(B) Soor
(C) Oxyuriasis
(D) Allergie
(E) Diabetes mellitus

7.33 W Begünstigende Faktoren einer Kolpitis und Vulvitis candidomycotica sind

(1) Descensus vaginae
(2) Diabetes mellitus
(3) Gravidität
(4) antibiotische Therapie
(5) atrophische Genitalveränderungen

(A) nur 5 ist richtig
(B) nur 2 und 4 sind richtig
(C) nur 1, 2 und 3 sind richtig
(D) nur 2, 3 und 4 sind richtig
(E) 1–5 = alle sind richtig

H 88
7.34 Für das Ulcus molle gilt:

(A) Die Inkubationszeit beträgt im allgemeinen etwa vier Wochen.
(B) Die Ulzera bereiten regelmäßig keine Schmerzen.
(C) Nach durchgemachter Erkrankung besteht lebenslang eine Immunität, aufgrund deren eine Neuinfektion ausgeschlossen ist.
(D) Als Ausdruck einer regionären Lymphknotenreaktion kann es zur Buboentwicklung kommen.
(E) Therapeutisch ist hochdosiertes Penicillin das Mittel der ersten Wahl.

F 87
7.35 Typische Erreger einer Colpitis senilis ist

(A) Gardnerella vaginalis
(B) Escherichia coli
(C) Trichomonae vaginalis
(D) Candida albicans
(E) keiner der unter (A)–(D) genannten Erreger

F 87
7.36 Welche Aussage zur Gonorrhoe der Frau trifft **nicht** zu?

(A) Bei der geschlechtsreifen Frau verursacht sie häufig eine Kolpitis.
(B) Eine Infektion unterhalb des Muttermundes verläuft symptomarm.
(C) Die Diagnose ist nur durch den Nachweis des Erregers endgültig zu stellen.
(D) Die Standardtherapie ist immer noch die Gabe von Penicillin.
(E) Die Cervix uteri wird häufiger befallen als die Bartholin-Drüsen.

H 88
7.37 Prädilektionsorte der gonorrhoischen Infektion (sog. untere Gonorrhoe) bei der erwachsenen Frau sind:

(1) Cervix uteri
(2) Urethra
(3) Endometrium
(4) Scheidenepithel
(5) Bartholin-Drüse

(A) Es gibt keine Prädilektionsorte bei der gonorrhoischen Infektion des weiblichen Genitale.
(B) nur 1 und 5 sind richtig
(C) nur 2 und 3 sind richtig
(D) nur 1, 2 und 5 sind richtig
(E) nur 1, 2, 3 und 4 sind richtig

F 87
7.38 Bei der 31jährigen Patientin besteht seit einer Woche perianale und perigenitale Papeln und Knoten (siehe Abbildung Nr. 5 des Bildanhangs). Es bestehen weder Juckreiz noch Schmerzen. An Handtellern und Fußsohlen finden sich diskrete, makulöse Exantheme.

Die wahrscheinlichste Diagnose ist:

(A) Syphilis im Primärstadium
(B) Syphilis im Sekundärstadium
(C) Syphilis im beginnenden Tertiärstadium
(D) Condylomata acuminata
(E) keine der Diagnosen (A)–(D) hat große Wahrscheinlichkeit.

■7.32 A   ■7.33 E   ■7.34 D   ■7.35 E   ■7.36 A   ■7.37 D   ■7.38 B

|F 87|

7.39 Bei einer 25jährigen Patientin ist bei Auftreten eines eitrigen, zervikalen Fluors vornehmlich zu suchen nach einer/einem

(A) aszendierenden Streptokokken-Infektion
(B) Gonorrhoe
(C) Mykoplasmen-Infektion
(D) Herpes-Infektion
(E) Psychosexuellen Konflikt

|F 86|

7.40 Wo lassen sich bei einer Gonorrhoe der Frau typischerweise **keine** Gonokokken nachweisen?

(A) Vagina
(B) Endozervix
(C) Skene-Gänge
(D) Bartholin-Drüsen
(E) Rektum

|H 85|

7.41 Welche Entzündung gehört typischerweise **nicht** zur unteren oder oberen Gonorrhoe im geschlechtsreifen Alter?

(A) Urethritis
(B) Proktitis
(C) Kolpitis
(D) Zervizitis
(E) Bartholonitis

|F 87|

7.42 W Die Genitaltuberkulose findet sich am häufigsten im bzw. in den

(A) Myometrium
(B) Zervikalkanal
(C) Ovarien
(D) Endometrium
(E) Tuben

7.43 Die Genitaltuberkulose manifestiert sich zu etwa 80–90% im Bereich der

(A) Cervix uteri
(B) Eileiter
(C) Vagina
(D) Ovarien
(E) Vulva

|F 85|

7.44 Welcher Infektionsmodus trifft für die tuberkulöse Salpingitis vorrangig zu?

(A) Aszension bei Tuberkulose des Partners
(B) Aszension bei mangelhafter Menstruationshygiene
(C) lymphogen bei Knochentuberkulose
(D) endogen-hämatogen bei Lungentuberkulose
(E) iatrogen bei mangelnder Asepsis

|F 84|

7.45 Welche der folgenden Maßnahmen ist (sind) zur Abklärung der Verdachtsdiagnose Genitaltuberkulose geeignet?

(1) Erregernachweis im Menstrualblut
(2) zytologische Untersuchung eines Zervixabstriches
(3) bakteriologische Untersuchung eines Zervixabstriches
(4) diagnostische Abrasio
(5) Laparoskopie

(A) nur 4 ist richtig
(B) nur 3 und 5 sind richtig
(C) nur 1, 4 und 5 sind richtig
(D) nur 1, 2, 3 und 4 sind richtig
(E) 1–5 = alle sind richtig

|H 86|

7.46 Bei einer jungen Patientin, die wegen primärer Sterilität zur Behandlung kommt und bei der man doppelseitige, indolente Adnextumoren tastet, muß man vornehmlich an eine Genitaltuberkulose denken,

weil

für die tuberkulöse Adnexentzündung ein Mißverhältnis zwischen der Befundgröße und dem Fehlen oder der Geringfügigkeit von Symptomen charakteristisch ist.

Antwort	Aussage 1	Aussage 2	Verknüpfung
A	richtig	richtig	richtig
B	richtig	richtig	falsch
C	richtig	falsch	–
D	falsch	richtig	–
E	falsch	falsch	–

■7.39 B   ■7.40 A   ■7.41 C   ■7.42 E   ■7.43 B   ■7.44 D   ■7.45 C   ■7.46 A

[H 84]
7.47 Die Genitaltuberkulose wird häufig spät erkannt,

weil

die Genitaltuberkulose vorwiegend hämatogen durch Streuung von einem Primärkomplex aus entsteht.

[H 84]
7.48 W Komplikationen und/oder Spätfolgen der chronischen Adnexitis können sein

(1) Sterilität
(2) Hydrosalpinx
(3) Douglasabszeß
(4) Extrauteringravidität

(A) nur 1 und 4 sind richtig
(B) nur 2 und 3 sind richtig
(C) nur 1, 2 und 3 sind richtig
(D) nur 1, 3 und 4 sind richtig
(E) 1–4 = alle sind richtig

[F 85]
7.49 W Spätfolgen einer oberen Gonorrhoe können sein:

(1) Kohabitationsbeschwerden
(2) rezidivierende Unterbauchschmerzen
(3) Sterilität
(4) Tubargravidität
(5) sekundäre Amenorrhoe

(A) nur 1, 2 und 4 sind richtig
(B) nur 2, 3 und 5 sind richtig
(C) nur 2, 4 und 5 sind richtig
(D) nur 1, 2, 3 und 4 sind richtig
(E) 1–5 = alle sind richtig

[F 88]
7.50 Als Ursachen einer Sterilität bei Frauen kommen in Betracht:

(1) doppelseitige Saktosalpinx
(2) Asherman-Syndrom
(3) Hyperprolaktinämie
(4) polyzystische Ovarien

(A) nur 3 und 4 sind richtig
(B) nur 1, 2 und 3 sind richtig
(C) nur 1, 2 und 4 sind richtig
(D) nur 1, 3 und 4 sind richtig
(E) 1–4 = alle sind richtig

7.51 Bei einer akut-exsudativen Adnexentzündung sollte man die verdickten Tuben möglichst punktieren,

weil

nur eine schnelle und wirksame Therapie der akut-exsudativen Adnexentzündung die Gefahr späterer Sterilität verhindern oder vermindern kann.

7.52 Eine 27jährige Patientin wird nachmittags unter folgendem Krankheitsbild aufgenommen:

Temperatur 37,5°C rektal, Schmerzlokalisation im Unterbauch, Abwehrspannung, letzte Menstruation vor 3 1/2 Wochen.

Welche der nachfolgenden Diagnosen ist am wahrscheinlichsten?

(A) Extrauteringravidität
(B) akute Salpingitis
(C) Ovarialtumor mittlerer Größe
(D) Uterus myomatosus mit submuköser Myomentwicklung
(E) akuter Harnwegsinfekt

[H 87]
7.53 W Mit welchen Spätfolgen muß nach entzündlichen Adnexerkrankungen gerechnet werden?

(1) Kohabitationsbeschwerden
(2) Retroflexio uteri fixata
(3) Klimakterium praecox
(4) Sterilität
(5) Extrauteringraviditäten

(A) nur 1 und 4 sind richtig
(B) nur 2, 3 und 5 sind richtig
(C) nur 1, 2, 4 und 5 sind richtig
(D) nur 2, 3, 4 und 5 sind richtig
(E) 1–5 = alle sind richtig

■7.47 B   ■7.48 E   ■7.49 D   ■7.50 E   ■7.51 D   ■7.52 B   ■7.53 C

H 86
7.54 Als Folge(n) nach akuter Adnexitis kommt (kommen) vor ein (eine):

(1) Tuboovarialabszeß
(2) Tubargravidität
(3) sekundäre Sterilität
(4) Tubenkarzinom
(5) Beckenvenenthrombose

(A) nur 3 ist richtig
(B) nur 2 und 4 sind richtig
(C) nur 1, 2 und 3 sind richtig
(D) nur 1, 3 und 4 sind richtig
(E) 1–5 = alle sind richtig

F 88
7.55 Zu den typischen Spätfolgen einer Adnexitis gehört/gehören **nicht**

(A) Tubargravidität
(B) Sterilität
(C) Tubenkarzinom
(D) Chronisch rezidivierende Schmerzen
(E) Dyspareunie

7.56 Welche Aussagen über die bakterielle unspezifische Adnexitis treffen zu?

(1) Disposition zur Tubargravidität
(2) überwiegend durch Keimaszension entstanden
(3) Besondere Verlaufsformen stellen u.a. die Ausbildung eines Douglas-Abszesses und eine diffuse Peritonitis dar.
(4) Bei sicher gonorrhoischer Genese einer Adnexitis wird auch bei peritonealen Symptomen zunächst konservativ behandelt.
(5) gynäkologischer Untersuchungsbefund: u.a. „Bewegungsschmerz" bei der Uteruspalpation

(A) nur 1, 2 und 4 sind richtig
(B) nur 2, 3 und 5 sind richtig
(C) nur 1, 2, 3 und 5 sind richtig
(D) nur 1, 3, 4 und 5 sind richtig
(E) 1–5 = alle sind richtig

F 88
7.57 Welche Aussage(n) zur Bartholinitis trifft (treffen) zu?

(1) Die Bartholinitis kommt häufig im Klimakterium vor.
(2) Häufige Erreger der Bartholinitis sind Streptokokken.
(3) Vor Behandlungsbeginn muß ein Vulva-Karzinom ausgeschlossen werden.
(4) Die Therapie der Wahl ist die Behandlung mit Antibiotika und nach Abklingen der entzündlichen Erscheinungen die Ausschälung des Tumors.
(5) Rezidive sind außerordentlich selten.

(A) Keine der Aussagen 1–5 trifft zu.
(B) nur 2 ist richtig
(C) nur 1 und 4 sind richtig
(D) nur 2, 3 und 4 sind richtig
(E) 1–5 = alle sind richtig

7.58 W Die Hämatosalpinx kann vorkommen bei

(1) Tubenendometriose
(2) Tubargravidität
(3) Adnexitis
(4) Zervixatresie

(A) nur 1 ist richtig
(B) nur 2 und 4 sind richtig
(C) nur 1, 2 und 3 sind richtig
(D) nur 1, 3 und 4 sind richtig
(E) 1–4 = alle sind richtig

H 87
7.59 Einer 60jährigen Patientin, die über starken Fluor vaginalis klagt und die eine Allergie gegen Antibiotika hat, empfiehlt man Scheidenspülungen mit Desinfektionsmittel (z.B. Kamillosan®),

weil

Scheidenspülungen mit Desinfektionsmitteln das Mittel der Wahl bei einer Kolpitis senilis sind.

Antwort	Aussage 1	Aussage 2	Verknüpfung
A	richtig	richtig	richtig
B	richtig	richtig	falsch
C	richtig	falsch	–
D	falsch	richtig	–
E	falsch	falsch	–

■7.54 C   ■7.55 C   ■7.56 E   ■7.57 A   ■7.58 E   ■7.59 E

8 Geschwülste der weiblichen Fortpflanzungsorgane

8.1 Beim Pruritus vulvae einer 70jährigen Patientin wird primär ein Antimykotikum rezeptiert,

weil

der starke Pruritus vulvae ein typisches Symptom einer Candidainfektion im Bereich der Vulva ist.

8.2 Zu den Präkanzerosen des Vulvabereiches zählen

(1) Morbus Bowen
(2) Erythroplasie
(3) Morbus Paget
(4) Vulvitis aphtosa
(5) Vitiligo

(A) nur 1 ist richtig
(B) nur 2 ist richtig
(C) nur 1, 2 und 3 sind richtig
(D) nur 3, 4 und 5 sind richtig
(E) 1–5 = alle sind richtig

8.3 Der Morbus Bowen ist

(A) eine nicht ekzematös wirkende Veränderung der Mamille bzw. Areole, die mit einem Milchgangskarzinom in Verbindung steht
(B) eine charakteristische Mißbildungskombination
(C) eine dem Carcinoma in situ klinisch gleichzusetzende Veränderung der Vulva
(D) eine hyperkeratotische Umwandlung des Portioepithels
(E) eine Schädigung des Becken-Bindegewebes nach mehreren Geburten

8.4 Die Behandlung eines Vulvakarzinoms Stadium II bei einer 65jährigen (ansonsten gesunden) Frau erfolgt vornehmlich radiologisch (Betatron),

weil

es sich beim Vulvakarzinom um einen strahlensensiblen Tumor handelt und die moderne Betatron-Bestrahlung gesunde Haut nicht schädigt.

8.5 Welche der nachfolgenden Erkrankungen stellt bei genitalen Blutungen im Senium eine Präkanzerose dar?

(A) glandulär-zystische Hyperplasie des Endometriums
(B) adenomatöse Hyperplasie des Endometriums
(C) Polyp des Corpus uteri, sogenannter Matronenpolyp
(D) Hämatometra
(E) Adenomyosis

8.6 Im Vulvabereich einer 70jährigen ist, bei schon länger bestehendem Pruritus, eine fleckenförmige, schmerzlose und scharf abgegrenzte, angedeutet ulzeröse Veränderung aufgetreten.

Welche ist die vordringlichste Maßnahme?

(A) bakteriologische Untersuchung zur Erkennung einer möglichen Infektion
(B) zytologische Abstriche zum Ausschluß eines Karzinoms
(C) Gewebeentnahme zur histologischen Untersuchung nur im Falle eines verdächtigen zytologischen Abstriches
(D) Gewebeentnahme zur histologischen Untersuchung
(E) nach der Kolposkopie gezielter Abstrich vom Ulkusgrund

8.7 Vulvakarzinome sind meist histologisch charakterisiert als

(A) Melanozytoblastome
(B) hochdifferenzierte Plattenepithelkarzinome
(C) Adenokarzinome
(D) papilläre Karzinome
(E) unreife, nicht verhornende Plattenepithelkarzinome

8.8 Welche der folgenden Aussagen gilt für das Vulvakarzinom **nicht**?

(A) Es wird häufig von der Patientin verschleppt und vom Arzt nicht erkannt.
(B) Das Durchschnittsalter der Patientinnen beträgt ca. 70 Jahre.
(C) Es entsteht auch multizentrisch.
(D) Bei seiner Entstehung scheint bestimmten Papillomaviren eine Bedeutung zuzukommen.
(E) Die Therapie der Wahl besteht in Bestrahlung und konsekutiver Chemotherapie.

■8.1 D   ■8.2 C   ■8.3 C   ■8.4 E   ■8.5 B   ■8.6 D   ■8.7 B   ■8.8 E

8.9 Welche Aussage zur Prognose des Vulvakarzinoms trifft zu?

Sie ist

(A) schlecht, da das Karzinom trotz langsamen Wachstums häufig spät erkannt wird
(B) schlecht, da das Karzinom meist schnell wächst und spät erkannt wird
(C) schlecht, da das Karzinom frühzeitig zu Fernmetastasen führt und die Früherkennung deshalb meist zu spät kommt
(D) gut, da das Karzinom zwar rasch wächst, aber frühzeitig erkannt wird
(E) gut, da das Karzinom infolge langsamen Wachstums früh sichtbar und erkannt wird.

8.10 Welches der folgenden Ausbreitungsmuster bevorzugt das Vulva-Karzinom?

(A) lokal tief infiltrierend, früh Leistenlymphknotenmetastasen, selten hämatogene Metastasen
(B) lokal tief infiltrierend, früh Lungenmetastasen, spät Lymphknotenbeteiligung
(C) streng lokalisiert, selten mehr als 1 Herd, früh Leistenlymphknoten- und Knochenmetastasierung
(D) große lokale Tumore, früh pelvine Metastasierung, häufig Lebermetastasen
(E) multizentrisch, Leistenlymphknoten oft ausgespart bei früher iliakaler und paraaortaler Lymphknotenmetastasierung

8.11 Bei einer 28jährigen Patientin, die keine Kinder geboren hat und seit 14 Jahren hormonelle Kontrazeption betreibt, finden sich verdächtige Zellabstriche (Papanicolaou IVb).

Welche Maßnahme(n) ist (sind) zunächst angezeigt?

(A) Ätzung der Portio mit Silbernitrat und weitere Kontrollen
(B) vierteljährliche zytologische Kontrollen
(C) Konisation mit fraktionierter Kürettage
(D) erweiterte vaginale Uterusexstirpation
(E) kombinierte Radium-Telekobalt-Bestrahlung

8.12 Aufgrund der erwiesenen Unsicherheit zytologischer Untersuchungen von der Zervix uteri kann man die zytologischen Abstriche durch eine kolposkopische Untersuchung ersetzen,

weil

präkanzeröse Veränderung der Zervix nur im sichtbaren Bereich der Zervix lokalisiert sind.

8.13 Wie wird ein zytologischer Abstrich zur Papanicolaou-Färbung fixiert?

(A) in einer Mischung von Äther und Alkohol 1:1
(B) in 70%igem Alkohol
(C) in 7%igem Formol
(D) durch Lufttrocknung
(E) durch Trocknen mit Hilfe einer Kerzenflamme

8.14 Bei einer 40jährigen Patientin wird im Laufe eines Jahres bei gynäkologischen Vorsorgeuntersuchungen wiederholt ein in die Gruppe III$_D$ nach Papanicolaou einzuordnender zytologischer Befund erhoben.

Der Befund besagt:

(A) leichte bis mittelschwere Dysplasie
(B) schwere Dysplasie
(C) Carcinoma in situ
(D) Mikrokarzinom
(E) invasives Karzinom

Antwort	Aussage 1	Aussage 2	Verknüpfung
A	richtig	richtig	richtig
B	richtig	richtig	falsch
C	richtig	falsch	—
D	falsch	richtig	—
E	falsch	falsch	—

■8.9 A   ■8.10 A   ■8.11 C   ■8.12 E   ■8.13 A   ■8.14 A

8.15 Die zytologische Beurteilung eines Zervixabstriches erfolgt nach der erweiterten Papanicolaou-Klassifikation in fünf Gruppen.

Welche Bedeutung hat die Gruppe III_D?

(A) Der Abstrich ist unverdächtig (negativ), er zeigt aber entzündliche Veränderungen.
(B) Der Abstrich ist verdächtig auf eine präkanzeröse Dysplasie. Eine operative Behandlung ist erforderlich.
(C) Der Abstrich spricht für eine leichte bis mäßige Epitheldysplasie. Eine Kontrolle sollte in etwa 3 Monaten erfolgen.
(D) Der Abstrich ist positiv und spricht für ein invasives Karzinom der Zervix.
(E) Keine der Aussagen trifft zu.

8.16 Bei der Papanicolaou-Färbung ist die Östrogenwirkung im Scheidenabstrich zu erkennen an den/der

(A) zyanophilen Zellen
(B) starken Zellfaltung
(C) eosinophilen Superfizialzellen
(D) Leukozyten
(E) Parabasalzellen

8.17 Unter einer Plattenepitheldysplasie der Portio versteht man

(A) eine harmlose Differenzierungsstörung des Portioepithels
(B) in ausgeprägten Fällen eine dem Carcinoma in situ vergleichbare Präkanzerose
(C) eine fehlerhafte Epitheldifferenzierung infolge einer Hypofollikulinie
(D) eine physiologische Epithelumwandlung
(E) eine altersbedingte Epithelrückbildung

8.18 Die Erosio vera der Portio ist ein/eine

(A) typisches Oberflächenepithel
(B) atypische Umwandlungszone
(C) umschriebener Epitheldefekt
(D) atrophisches Oberflächenepithel
(E) epidermisierter Ektopiebezirk

8.19 Was ist der Zweck einer fraktionierten Abrasio?

(A) möglichst schonende Entfernung der Uterusschleimhaut
(B) Tumorlokalisierung im Falle eines bösartigen Prozesses
(C) funktionelle Endometriumdiagnostik
(D) getrennte Ausschabung von Functionalis und Basalis
(E) histologische Zyklusdiagnostik

8.20 Bei einem zytologischen Befund Gruppe III_D (Abstrich von der Portio) ist einer 25jährigen Schwangeren in der 32. SSW dringend zur Konisation zu raten,

weil

ein Portioabstrich der Gruppe III_D (CIN II^0) die histologische Abklärung erforderlich macht, und die Konisation in der Schwangerschaft ein risikoarmer Eingriff ist.

8.21 Welche der genannten Vorgehensweisen sollte bei der Zervixkrebs-Vorsorgeuntersuchung eingehalten werden?

(A) Spiegeleinstellung, Abstriche aus dem Fornix vaginae und aus dem Zervikalkanal und Kolposkopie
(B) Spiegeleinstellung, Abstriche von der Portiooberfläche und aus dem Zervikalkanal und Kolposkopie
(C) zuerst sorgfältige Tastuntersuchung, danach Spiegeleinstellung und Kolposkopie
(D) sorgfältig durchgeführter zytologischer Abstrich aus der Vagina und Marker-Bestimmung
(E) sorgfältige Desinfektion der Scheide, Kolposkopie und Portio-Abstrich

8.22 Welche Aussage zum Portiokarzinom trifft zu?

(A) Die meisten Patienten sterben an den Folgen einer frühzeitigen hämatogenen Metastasierung.
(B) Nullipara haben ein besonderes hohes Erkrankungsrisiko.
(C) Als Stadium II bezeichnet man ein infiltrierend wachsendes Portiokarzinom, bei dem die Infiltration die Beckenwand erreicht hat.
(D) Das in der Infiltration auf die Cervix uteri begrenzte Entwicklungsstadium wird als Carcinoma in situ bezeichnet.
(E) Im Stadium I sind häufig noch keine Lymphknotenmetastasen nachweisbar.

■8.15 C ■8.16 C ■8.17 B ■8.18 C ■8.19 B ■8.20 E ■8.21 B ■8.22 E

8.23 W Das Carcinoma in situ der Zervix

(1) wird durch zytologischen Abstrich und Kolposkopie gesichert
(2) wird nach Gewebeentnahme histologisch diagnostiziert
(3) kann nur durch eine Radikaloperation behandelt werden
(4) muß der Telekobalt-Bestrahlung zugeführt werden
(5) sollte bei bestehender Gravidität zum Schwangerschaftsabbruch mit Hysterektomie Anlaß geben

(A) nur 1 ist richtig
(B) nur 2 ist richtig
(C) nur 1 und 3 sind richtig
(D) nur 2 und 4 sind richtig
(E) nur 2, 3 und 5 sind richtig

8.24 Die Entstehung eines Kollumkarzinoms wird vermutlich begünstigt durch

(A) Kinderlosigkeit
(B) sexuelle Abstinenz
(C) frühzeitige sexuelle Aktivität und Promiskuität
(D) Diabetes mellitus
(E) frühzeitige Pilleneinnahme

8.25 Die Konisation einer Portio kann bei folgenden histologischen Kriterien als therapeutischer Eingriff angesehen werden:

(1) Carcinoma in situ, Konisation im Gesunden erfolgt
(2) netzartige Infiltration des Bindegewebes
(3) Carcinoma in situ, erreicht den Exzisionsrand, nicht sicher im Gesunden exzidiert
(4) Adenokarzinom der Portio

(A) nur 1 ist richtig
(B) nur 4 ist richtig
(C) nur 1 und 4 sind richtig
(D) nur 2 und 3 sind richtig
(E) nur 2 und 4 sind richtig

8.26 Bei einer 36jährigen Patientin in gutem Allgemeinzustand wird welche adäquate Behandlung eines Zervixkarzinoms im Stadium I b bevorzugt?

(A) Konisation
(B) alleinige perkutane Radiokobaltbestrahlung
(C) erweiterte Radikaloperation nach Wertheim-Meigs
(D) ausschließlich zytostatische Therapie
(E) supravaginale Uterusamputation mit Entfernung beider Adnexe

8.27 Bei jungen Frauen mit einem Zervixkarzinom im Stadium I b ist die operative Behandlung der Strahlentherapie vorzuziehen,

weil

bei jungen Frauen mit einem Zervixkarzinom im Stadium I b durch die Operation ein objektives staging (und daraus evtl. zu ziehende Konsequenzen) möglich ist und die Ovarialfunktion erhalten bleiben kann.

8.28 Welche Behandlung ist beim Kollumkarzinom im Stadium III am erfolgreichsten

(A) die Radikaloperation nach Wertheim-Meigs
(B) die alleinige intrakavitäre Strahlenbehandlung mit ^{226}Ra
(C) die lokale und perkutane Strahlenbehandlung
(D) die präoperative Strahlenbehandlung und radikale Operation
(E) die operative (nicht radikale) Tumorentfernung und ergänzende Strahlenbehandlung

Antwort	Aussage 1	Aussage 2	Verknüpfung
A	richtig	richtig	richtig
B	richtig	richtig	falsch
C	richtig	falsch	–
D	falsch	richtig	–
E	falsch	falsch	–

■8.23 B   ■8.24 C   ■8.25 A   ■8.26 C   ■8.27 A   ■8.28 C

8.29 Welche der nachfolgenden Aussagen zur Karzinomdiagnostik bei der Zervix trifft (treffen) zu:

(1) Das Carcinoma in situ ist histologisch durch atypische Zellen mit zyanophilem Zytoplasma, unscharfen Zellgrenzen und grobscholliger Hyperchromasie des Zellkerns gekennzeichnet.
(2) Unter einem Mikrokarzinom wird in der Regel ein Karzinom mit einer Oberflächenausdehnung bis zu 1 cm Durchmesser bei einer Infiltrationstiefe bis 0,5 cm verstanden.
(3) Die „frühe Stromainvasion" ist das erste Stadium eines echten Zervixkarzinoms, welches in der Prognose und Behandlung aber einem Carcinoma in situ entspricht.
(4) Ein positiver zytologischer Abstrich (zytologische Gruppe V nach Papanicolaou) geht zumindest mit einem beginnenden Krebswachstum einher.

(A) Keine der Aussagen trifft zu.
(B) nur 2 ist richtig
(C) nur 1, 2 und 4 sind richtig
(D) nur 2, 3 und 4 sind richtig
(E) 1–4 = alle sind richtig

H 84
8.30 Das Stadium III eines histologisch gesicherten Kollumkarzinoms wird festgestellt durch die

(A) fraktionierte Abrasio von Cervix und Corpus uteri
(B) Arteriographie
(C) Lymphographie
(D) i.v.-Pyelographie
(E) gynäkologische Untersuchung

F 85
8.31 Bei welchem der folgenden Karzinome ist am ehesten mit einer frühzeitigen Metastasierung in das Skelettsystem zu rechnen?

(A) Vulvakarzinom
(B) Zervixkarzinom Stadium III
(C) Korpuskarzinom mittlerer Reife (G2)
(D) Ovarialkarzinom Stadium IIc
(E) Mammakarzinom, Östrogenrezeptor-negativ

H 84
8.32 Welchem klinischen Stadium ist folgender Fall eines Zervixkarzinoms zuzurechnen (FIGO-Klassifikation)?

Ulzeröser Tumor der Portio, der auf die Scheidenwand bis ins untere Scheidendrittel übergreift; die Parametrien erscheinen palpatorisch frei.

Zytoskopie und Rektoskopie zeigen einen regelrechten Befund.

(A) Stadium Ib
(B) Stadium II
(C) Stadium III
(D) Stadium IV
(E) ohne lymphographischen Befund unklassifizierbar

H 84
8.33 Bei Patientinnen mit einem Plattenepithelkarzinom der Cervix uteri (Stadium III FIGO) sind folgende therapeutische Möglichkeiten allein oder in Kombination angezeigt.

(1) Konisation
(2) radikale Operation (z.B. Wertheim)
(3) intrakavitäre Radiumbehandlung
(4) perkutane Hochvolt-Strahlenbehandlung

(A) nur 2 ist richtig
(B) nur 3 ist richtig
(C) nur 1 und 3 sind richtig
(D) nur 2 und 4 sind richtig
(E) nur 3 und 4 sind richtig

F 88
8.34 W Als Symptome bei fortschreitender parametraner Ausbreitung eines Zervixkarzinoms werden beschrieben:

(1) Schwellung der Beine
(2) Ileussymptome
(3) Harnwegsstauung
(4) Neuralgien in den unteren Extremitäten
(5) Harninkontinenz

(A) nur 2 und 4 sind richtig
(B) nur 1, 3 und 5 sind richtig
(C) nur 2, 3 und 4 sind richtig
(D) nur 1, 2, 4 und 5 sind richtig
(E) 1–5 = alle sind richtig

■8.29 E   ■8.30 E   ■8.31 E   ■8.32 C   ■8.33 E   ■8.34 E

Ordnen Sie den verschiedenen Stadien des Zervixkarzinoms (Liste 1) die jeweils adäquate Behandlungsmaßnahme (Liste 2) zu.

Liste 1

8.35 Stadium I b

8.36 Stadium III

Liste 2

(A) Konisation
(B) kombinierte intrakavitäre und perkutane Strahlentherapie
(C) erweiterte Radikaloperation (z.B. nach Wertheim-Meigs)
(D) ausschließlich zytostatische Therapie
(E) supravaginale Uterusamputation mit Entfernung beider Adnexe

8.37 Eine 30jährige Patientin kommt mit einem Zervixkarzinom des Stadium III zur Behandlung.

Welches ist die richtige Therapie?

(A) zytostatische Behandlung
(B) Radium- und Telekobaltbestrahlung
(C) vaginale Uterusexstirpation
(D) alleinige Radiumtherapie
(E) erweiterte Radikaloperation nach Wertheim

F 86

8.38 Welche Aussage(n) zur Strahlentherapie des Zervixkarzinoms trifft/treffen zu?

(1) Bei über 50jährigen Patientinnen ist die Strahlentherapie des Zervixkarzinoms im Stadium I eine Alternative zur Operation.
(2) Die Strahlentherapie beim Zervixkarzinom hat immer nur palliativen Charakter.
(3) Die Strahlentherapie des Zervixkarzinoms besteht im typischen Falle aus einer intrakavitären Kontaktbestrahlung und einer perkutanen Hochvoltbestrahlung.
(4) Die perkutane Hochvoltbestrahlung hat in den letzten Jahren die intrakavitäre Kontaktbestrahlung mit Radium mehr und mehr verdrängt.
(5) Die Bestrahlung des Zervixkarzinoms nach der Afterloading-Methode beginnt neuerdings, die perkutane Hochvoltbestrahlung zu verdrängen.

(A) nur 2 ist richtig
(B) nur 5 ist richtig
(C) nur 1 und 3 sind richtig
(D) nur 1, 2 und 3 sind richtig
(E) nur 1, 2 und 4 sind richtig

H 85

8.39 Die Ausdehnung bzw. Metastasierung des Zervixkarzinoms erfolgt typischerweise in die

(1) iliakalen Lymphknoten
(2) Leber
(3) Vagina
(4) Ovarien
(5) Parametrien

(A) nur 1 und 4 sind richtig
(B) nur 2 und 5 sind richtig
(C) nur 1, 3 und 5 sind richtig
(D) nur 2, 3 und 4 sind richtig
(E) nur 1, 2, 3 und 4 sind richtig

F 84

8.40 Welche Aussage(n) zum frühinvasiven Zervixkarzinom trifft/treffen zu?

(1) Frühinvasive Zervixkarzinome werden häufig bei Frauen im 6. und 7. Lebensjahrzehnt beobachtet.
(2) Die Diagnose „frühinvasives Zervixkarzinom" darf nur nach sorgfältiger Stufenbearbeitung eines Konus oder der ganzen Portio gestellt werden.
(3) Bei einem frühinvasiven Zervixkarzinom kommen Lymphknotenmetastasen nicht vor.
(4) Bei einem frühinvasiven Zervixkarzinom ist unter Umständen eingeschränkte operative Behandlung (Konisation oder einfache Hysterektomie) möglich.
(5) Die Diagnose „frühinvasives Zervixkarzinom" bedarf einer engmaschigen, gynäkologischen Kontrolle, jedoch keiner weiteren Behandlung.

(A) Keine der Aussagen trifft zu.
(B) nur 5 ist richtig
(C) nur 2 und 4 sind richtig
(D) nur 1, 2 und 3 sind richtig
(E) nur 1, 2, 3 und 4 sind richtig

■ 8.35 C   ■ 8.36 B   ■ 8.37 B   ■ 8.38 C   ■ 8.39 C   ■ 8.40 C

8.41 Eine 48jährige Patientin hat bei einem regelmäßigen Zyklus Zwischenblutungen. Der zytologische Abstrich ergibt einen in die Gruppe II nach Papanicolaou einzuordnenden Befund. Spekulumbefund und sonstiger gynäkologischer Untersuchungsbefund o.B.; Blutdruck 160/90 mmHg.

Was machen Sie?

(A) nichts, falls die Patientin sich nicht belästigt fühlt, weil die zytologische Untersuchung ein Gebärmutter-Karzinom ausschließen läßt
(B) Überweisung zum Internisten ohne weitere urologische Maßnahmen, um den Blutdruck zu senken, da bei den offenbar unauffälligen gynäkologischen Befunden hier die Ursache liegen dürfte
(C) Abrasio, da trotz des negativen zytologischen Abstriches ein Uterus-Karzinom vorliegen kann
(D) Gabe eines Östrogen-Gestagen-Kombinationspräparates, da die Symptome vermutlich Folge einer altersbedingten Ovarialinsuffizienz sind
(E) weitere Kontrollen des zytologischen Abstriches, da ein einmaliger Abstrich nicht zum Ausschluß eines Karzinoms ausreicht

8.42 W Welche der nachfolgenden Erkrankungen ist prädisponierend für die Entstehung eines Endometriumkarzinoms?

(A) sekretorische Hypertrophie des Endometriums
(B) adenomatöse Endometriumhyperplasie
(C) Adenomyosis uteri interna
(D) Polyposis cervicis
(E) Uterushypoplasie

F 86
8.43 Eine nach der Menopause auftretende rasche Vergrößerung des Uterus ist auf sarkomatöse Veränderungen verdächtig und verlangt umgehend operative Maßnahmen,

weil

das Wachstum von Myomen mit der Menopause zu sistieren pflegt und danach eine Rückbildung zu erwarten ist.

F 85
8.44 Welche Aussage(n) zur Fixierung eines Zervixabstriches bei der zytologischen Untersuchung trifft/treffen zu?

(1) Der Objektträger mit dem frischen ausgestrichenen Sekret wird luftgetrocknet.
(2) Er wird zur Fixation durch die Flamme gezogen.
(3) Die Fixation erfolgt sofort in 7% Formalin.
(4) Die Fixation erfolgt in einer Mischung von Äther: Alkohol 1:1.
(5) Die Fixation erfolgt mit einem Spezial-Spray.

(A) nur 1 ist richtig
(B) nur 2 ist richtig
(C) nur 3 ist richtig
(D) nur 3 und 5 sind richtig
(E) nur 4 und 5 sind richtig

H 86
8.45 Eine ängstliche 54 Jahre alte Patientin, die bis vor kurzem noch regelmäßig menstruierte, hat nach einem Intervall von 7–8 Wochen eine Schmierblutung bekommen, die sich länger hinzog und schließlich zu einer starken Blutung wurde.

Bei der gynäkologischen Untersuchung stellen Sie fest, daß die Blutung noch andauert; weiterhin tasten Sie einen vergrößerten Uterus.

Welches Vorgehen ist zunächst indiziert?

(A) Verordnung eines Secale-Präparates
(B) Verordnung eines Oxytocin-Präparates
(C) fraktionierte Abrasio
(D) Gabe eines Östrogenpräparates
(E) Hysteroskopie

F 87
8.46 Eine 60jährige Patientin kommt wegen postmenopausaler uteriner Blutung zur Untersuchung in Ihre Praxis. Bei der Untersuchung finden Sie einen erbsgroßen Knoten im Bereich des Urethralwulstes.

Es handelt sich mit hoher Wahrscheinlichkeit um ein/eine

(A) Vaginalkarzinom
(B) Karzinom des Endometriums
(C) Zervixkarzinom mit Scheidenmetastase
(D) Scheidenzyste bei einem Matronenpolyp im Corpus uteri
(E) kleines Myom in der Vagina bei Blutung aus einem Uterus myomatosus

■8.41 C   ■8.42 B   ■8.43 A   ■8.44 E   ■8.45 C   ■8.46 B

8.47 Welche Aussage trifft **nicht** zu?

Das Adenokarzinom des Corpus uteri wird gehäuft gefunden bei Frauen mit

(A) Endometriose
(B) gehobenem sozioökonomischen Status
(C) Adipositas
(D) Kinderlosigkeit
(E) Uterus myomatosus

8.48 Welche Erscheinungen sind, ohne spezifisch zu sein, auf ein Uteruskarzinom verdächtig?

(1) Regeltempostörung
(2) farbloser Fluor mit Juckreiz
(3) azyklische, zusätzliche Blutungen
(4) blutiger Fluor nach der Menopause
(5) zunehmende Vergrößerung des Uterus bei einer Frau zwischen 35 und 45 Jahren

(A) nur 1 und 3 sind richtig
(B) nur 2 und 4 sind richtig
(C) nur 3 und 4 sind richtig
(D) nur 1, 3 und 4 sind richtig
(E) 1–5 = alle sind richtig

8.49 Welche Aussage trifft **nicht** zu?

Auf ein Endometriumkarzinom verdächtig sind:

(A) Kontaktblutungen
(B) eitriger Fluor nach der Menopause
(C) azyklische Blutungen
(D) blutiger Fluor
(E) zunehmende Vergrößerung des Uterus bei einer Frau zwischen 35 und 45 Jahren

8.50 Die lymphogene Aussaat eines Adenokarzinoms des Corpus uteri befällt zunächst

(A) Lymphknoten im Bereich der Fossa obturatoria
(B) Lymphknoten im Bereich der Vasae iliacae externae
(C) paraaortale Lymphknoten
(D) Lymphknoten im Bereich der Vasae hypogastricae
(E) inguinale Lymphknoten

8.51 Für das Carcinoma corporis uteri trifft/treffen zu:

(1) Bei Adipositas, Diabetes mellitus und Hypertonie besteht ein erhöhtes Erkrankungsrisiko.
(2) Stimulation des Endometriums durch Östrogen begünstigt seine Entstehung.
(3) Es entsteht am häufigsten nach dem 50. Lebensjahr.
(4) Es kann auf dem Boden einer adenomatösen Hyperplasie entstehen.
(5) Es metastasiert erst relativ spät in die regionären Lymphknoten.

(A) nur 2 und 3 sind richtig
(B) nur 4 und 5 sind richtig
(C) nur 1, 2 und 3 sind richtig
(D) nur 1, 2 und 4 sind richtig
(E) 1–5 = alle sind richtig

8.52 Welche Aussage trifft zu?

Was bedeutet beim Endometriumkarzinom die Stadien- und Gradeinteilung Stadium IV Grad G 3?

(A) mittelgradig differenziertes Adenokarzinom mit Infiltration des Uterus und des kleinen Beckens
(B) undifferenziertes Adenokarzinom mit Übergreifen auf die Zervix
(C) hochdifferenziertes Adenokarzinom mit Beschränkung auf den Uteruskörper und den Isthmus
(D) undifferenziertes Adenokarzinom mit Infiltration des Uterus, des kleinen Beckens, des angrenzenden Gewebes und/oder Einbruch in Harnblase und/oder Rektum
(E) keine der Aussagen (A)–(D) trifft zu.

8.53 Einer Patientin mit einem Endometriumkarzinom muß man zur Operation raten,

weil

die Strahlentherapie eines Endometriumkarzinoms weit weniger effektiv und mit schlechteren Heilungsaussichten verbunden ist als die operative Therapie.

Antwort	Aussage 1	Aussage 2	Verknüpfung
A	richtig	richtig	richtig
B	richtig	richtig	falsch
C	richtig	falsch	–
D	falsch	richtig	–
E	falsch	falsch	–

■8.47 A ■8.48 C ■8.49 A ■8.50 C ■8.51 E ■8.52 D ■8.53 A

F 88
8.54 Die beim Karzinom des Corpus uteri im Stadium II anzustrebende primäre Behandlung ist die

(A) hochdosierte Progesterongabe
(B) kombinierte (intrakavitär und perkutan) Strahlentherapie
(C) supravaginale Hysterektomie
(D) vaginale Operation nach Wertheim
(E) abdominale Exstirpation von Uterus, Adnexe, parametranem Bindegewebe und pelvinen Lymphknoten

F 84
8.55 Bei einer 65jährigen Patientin, die keine Kinder geboren hat, wird eine geringe Blutung aus dem geschlossenen Zervikalkanal bei originärem Portioepithel festgestellt.

Welche der nachfolgenden Diagnosen ist am wahrscheinlichsten?

(A) Zervixhöhlenkarzinom
(B) Tubenkarzinom
(C) Endometriumtuberkulose
(D) Korpuskarzinom
(E) glandulär-zystische Hyperplasie

H 85
8.56 Die Therapie der Wahl beim Korpuskarzinom des Uterus ist die Strahlentherapie,

weil

die Strahlentherapie beim Korpuskarzinom des Uterus die besten Ergebnisse liefert und die geringsten Nebenwirkungen hat.

H 84
8.57 Bevorzugte Metastasenlokalisation(en) des Endometriumkarzinoms ist/sind:

(1) Vagina
(2) Parametrium
(3) Tube und Ovar
(4) Leber
(5) Knochen

(A) nur 3 ist richtig
(B) nur 1 und 2 sind richtig
(C) nur 1 und 3 sind richtig
(D) nur 1, 2 und 4 sind richtig
(E) 1–5 = alle sind richtig

F 84
8.58 W Eine günstige Beeinflussung des Tumorwachstums bzw. seiner Metastasen durch hohe Gestagendosen ist am wahrscheinlichsten beim

(A) Leiomyosarkom
(B) Karzinom des Collum uteri
(C) Vulvakarzinom
(D) Endometriumkarzinom
(E) Chorionepitheliom

8.59 Welche Aussage trifft **nicht** zu?

Häufige Geschwülste der Ovarien sind

(A) Dermoidzysten
(B) Dysgerminome
(C) Muzinkystome
(D) seröse Ovarialkystome
(E) Karzinome

H 87
8.60 Das Seminom des Mannes entspricht welchem der folgenden Ovarialtumoren?

(A) Sertoli-Leydigzell-Tumor
(B) Gynandroblastom
(C) Arrhenoblastom
(D) Dysgerminom
(E) Thekazelltumor

8.61 Unter Dysgerminom des Ovars versteht man

(A) eine maligne Entartung einer Dermoidzyste des Ovars
(B) einen gutartigen, androgenbildenden Tumor
(C) einen bösartigen, östrogenbildenden Tumor
(D) eine dem Seminom des Mannes ähnliche strahlensensible Ovarialgeschwulst
(E) eine dem malignen Teratom (Teratokarzinom) des Hodens ähnliche strahlenunempfindliche Ovarialgeschwulst

■8.54 E   ■8.55 D   ■8.56 E   ■8.57 C   ■8.58 D   ■8.59 B   ■8.60 D   ■8.61 D

8.62 Bei der makroskopischen Untersuchung eines Ovarialtumors findet sich eine zottig gestaltete Oberfläche. Bei der histologischen Untersuchung sieht man zahlreiche papilläre Tumorverbände mit Epithelatypien, infiltrierendem Wachstum und reichlich Verkalkungen in Form von Psammom-Körpern im Zottenstroma.

Für welchen Ovarialtumor ist dieser Befund charakteristisch?

(A) Granulosazelltumor
(B) papilläres Ovarialkarzinom
(C) papilläres seröses Ovarialkarzinom
(D) endometriales Karzinom
(E) Teratom

H 88
8.63 Primäre Tumoren des Ovars, die Hormone bilden können, sind:

(1) Thekom
(2) Dysgerminom
(3) Granulosazelltumor
(4) endodermaler Sinustumor
(5) Chorionkarzinom

(A) nur 2 ist richtig
(B) nur 1, 2 und 5 sind richtig
(C) nur 1, 3 und 5 sind richtig
(D) nur 3, 4 und 5 sind richtig
(E) nur 1, 2, 3 und 5 sind richtig

F 88
8.64 Bei einer azyklischen Blutung bei bekanntem Uterus myomatosus mit vermutlich submukösen Myomen ist eine abklärende Abrasio unnötig,

weil

bei einem Uterus myomatosus mit submukösen Myomen zu jeder Zeit im menstruellen Zyklus Blutungen auftreten können.

H 85
8.65 Pathologische Blutungen sind ein mögliches Symptom bei

(1) Chorionepitheliom
(2) Tubenkarzinom
(3) Ovarialkarzinom

(A) nur 1 ist richtig
(B) nur 2 ist richtig
(C) nur 3 ist richtig
(D) nur 1 und 2 sind richtig
(E) 1–3 = alle sind richtig

H 85
8.66 Untersuchungsbefund bei einer 65jährigen Patientin: aufgetriebenes Abdomen, das schmerzfrei gespannt ist, Aszites, knollige Tumormassen im Abdomen und im Douglasschen Raum zu tasten. Ihre Verdachtsdiagnose: fortgeschrittenes Ovarialkarzinom

Was empfehlen Sie als erste Maßnahme?

(A) keine aktiven Maßnahmen, nur symptomatische Therapie
(B) zytostatische Therapie, z.B. Cisplatin und Cyclophosphamid
(C) Laparotomie
(D) Instillation von Radiogold oder Radioyttrium
(E) perkutane Strahlentherapie kombiniert mit Zytostatika

H 84
8.67 Der häufigste Typ des Ovarialkarzinoms ist das

(A) muzinöse Zystadenokarzinom
(B) endometroide Adenokarzinom
(C) seröse Zystadenokarzinom
(D) Granulosazellkarzinom
(E) Teratokarzinom

Antwort	Aussage 1	Aussage 2	Verknüpfung
A	richtig	richtig	richtig
B	richtig	richtig	falsch
C	richtig	falsch	–
D	falsch	richtig	–
E	falsch	falsch	–

■8.62 B   ■8.63 C   ■8.64 D   ■8.65 E   ■8.66 C   ■8.67 C

8.68 Eine Peritonealkarzinose findet sich gehäuft beim

(A) Kollumkarziom
(B) Nierenkarzinom
(C) Ösophaguskarzinom
(D) Ovarialkarzinom
(E) follikulären Schilddrüsenkarzinom

8.69 Eine 38jährige Patientin, die die „Minipille" einnimmt, klagt über eine störende, virile Behaarung, die vor etwa 1–1 1/2 Jahren aufgetreten ist und stetig zunimmt. Mitunter klagt die Patientin auch über plötzlich auftretende, starke, aber dann bald wieder abklingende Schmerzen im rechten Unterbauch.

Welche Verdachtsdiagnose stellen Sie?

(A) Nebenwirkung der „Minipille"
(B) angeborenes adrenogenitales Syndrom
(C) Krankheitsbild der polyzystischen Ovarien
(D) hormonaktiver Ovarialtumor
(E) Hypernephrom

8.70 W Der gynäkologische Untersuchungsbefund ergibt bei einer 20jährigen Patientin rechts neben dem Uterus einen beweglichen zystischen Ovarialtumor von ca. 5 cm Größe. Der Ultraschallbefund erscheint unverdächtig.

Welches diagnostische und/oder therapeutische Vorgehen ist angezeigt?

(A) 1–2 Menstruationsblutungen abwarten, danach erneute gynäkologische Untersuchung
(B) Punktion von der Vagina aus und zytologische Untersuchung des Punktates
(C) Laparoskopie, Punktion, zytologische Analyse, dann weitere Entscheidung
(D) sofort Laparotomie und einseitige Adnexstirpation
(E) Laparotomie, Adnexstirpation bds. und Hysterektomie

8.71 Bei einer 25jährigen Patientin mit regelmäßigen Entzugsblutungen unter gestagenbetonter hormoneller Kontrazeption tasten Sie im rechten Adnexbereich eine indolente, glatte und gut bewegliche Resistenz von etwa 10 cm Durchmesser. Im Ultraschall findet sich eine multilokuläre Zyste.

Welche Maßnahme wird veranlaßt?

(A) Laparotomie
(B) zytostatische Behandlung
(C) zytologischer Zervix-Abstrich und diagnostische Abrasio bei nicht suspektem Abstrichergebnis
(D) jährliche Ultraschallkontrollen zur Objektivierung des Befundes
(E) keine Zusatzuntersuchungen und keine Behandlung, sondern nur Kontrolle in jährlichen Abständen

8.72 Bei einer 25jährigen Frau tastet man im rechten Unterbauch eine Vergrößerung des glatten und beweglichen Ovars (Durchmesser ca. 5 cm). Die Patientin hat gelegentlich Zyklusunregelmäßigkeiten. Sie nimmt keine Ovulationshemmer.

Was ist ärztlicherseits geboten?

(A) sofortige Laparotomie, da es sich um ein Karzinom handeln könnte
(B) Befundkontrolle in 4–8 Wochen, sofern der Ultraschall eine einkammerige Zystenstruktur anzeigt
(C) da die Ultraschalluntersuchung unzuverlässig ist, wird umgehend laparaskopiert und der Tumor inzidiert, damit er sich entleert und kollabiert
(D) Punktion der Zyste von der Scheide aus, um durch Untersuchung des Punktates den sicheren Ausschluß eines Karzinoms zu ermöglichen
(E) gar keine Maßnahmen, da solche Größenschwankungen bei jungen Frauen für das normale zyklische Geschehen charakteristisch, also normal sind

■ 8.68 D   ■ 8.69 D   ■ 8.70 A   ■ 8.71 A   ■ 8.72 B

8.73 Ein bei einer 58jährigen Patientin tastbarer Ovarialtumor von ca. 5 cm Durchmesser macht zunächst nur weitere Kontrollen des Palpationsbefundes erforderlich,

weil

es sich bei einem Ovarialtumor mit einem Durchmesser von 5 cm um eine funktionelle Zyste handeln kann, die sich in einigen Wochen zurückbilden und damit eine Operation überflüssig machen kann.

8.74 Welche der nachfolgenden Ovarialtumoren sind typische Geschwülste mit endokriner Aktivität (hormonbildende Tumoren)?

(1) reines Dysgerminon
(2) Arrhenoblastom
(3) Brenner-Tumor
(4) Krukenberg-Tumor
(5) Thekazelltumor

(A) nur 1 und 4 sind richtig
(B) nur 2 und 5 sind richtig
(C) nur 1, 2 und 3 sind richtig
(D) nur 1, 3 und 5 sind richtig
(E) nur 2, 3 und 4 sind richtig

8.75 Welche der nachfolgenden Kriterien gelten für die Keimzelltumoren der Ovarien?

(1) Vorkommen in jugendlichem Alter
(2) meist einseitig
(3) gutes Ansprechen auf bestimmte Zytostatikakombinationen
(4) AFP (Alpha-Fetoprotein), HCG und LDH als Marker
(5) organerhaltende Operation möglich
(6) sehr hohe Malignität

(A) nur 3, 4 und 6 sind richtig
(B) nur 1, 2, 4 und 5 sind richtig
(C) nur 1, 3, 4 und 5 sind richtig
(D) nur 1, 2, 3, 5 und 6 sind richtig
(E) 1–6 = alle sind richtig

8.76 Für das muzinöse Zystadenom des Ovars trifft zu:

(A) Es handelt sich um einen meist mehrkammrigen Tumor.
(B) Es gilt als eine von Keimzellen ausgehende Ovarialgeschwulst.
(C) Es entsteht am häufigsten nach der Menopause.
(D) Es besteht starke Proliferationstendenz mit einem hohen Risiko zur malignen Entartung.
(E) Es entsteht überwiegend bilateral

8.77 Beim sog. Krukenbergtumor des Ovars ist der Primärtumor am häufigsten ein

(A) Mammakarzinom
(B) Bronchialkarzinom
(C) Karzinom des Magen-Darm-Traktes
(D) Endometriumkarzinom
(E) Adenokarzinom des Zervix

8.78 Ursache(n) eines Pseudomyxoma peritonei ist/sind:

(1) rupturiertes muzinöses Zystadenom des Ovars
(2) rupturiertes verschleimendes Dickdarmkarzinom
(3) rupturiertes verschleimendes Magenkarzinom
(4) rupturierte Mukozele der Appendix
(5) rupturierter Darm bei Mukoviszidose

(A) nur 4 ist richtig
(B) nur 1 und 4 sind richtig
(C) nur 2 und 3 sind richtig
(D) nur 4 und 5 sind richtig
(E) nur 2, 3 und 4 sind richtig

Antwort	Aussage 1	Aussage 2	Verknüpfung
A	richtig	richtig	richtig
B	richtig	richtig	falsch
C	richtig	falsch	–
D	falsch	richtig	–
E	falsch	falsch	–

■8.73 D   ■8.74 B   ■8.75 D   ■8.76 A   ■8.77 C   ■8.78 B

8.79 Für Ovarialzysten treffen zu:

(1) Follikelpersistenz begünstigt die Entstehung der Endometriumhyperplasie und des Korpuskarzinoms.
(2) Polyzystische Ovarien besitzen eine verdickte Tunica albuginea.
(3) Polyzystische Ovarien zeigen ein hohes Risiko zur malignen Entartung.
(4) Theka-Lutein-Zysten begünstigen die Entstehung einer Blasenmole.
(5) Torsion eines durch multiple Theka-Luteinzysten stark vergrößerten Ovars kann eine hämorrhagische Infarzierung zur Folge haben.

(A) nur 1 und 2 sind richtig
(B) nur 3 und 4 sind richtig
(C) nur 1, 2 und 5 sind richtig
(D) nur 1, 2, 4 und 5 sind richtig
(E) 1–5 = alle sind richtig

8.80 Ursache von Follikelzysten des Ovars sind häufig Hypophysenadenome,

weil

Hypophysenadenome häufig FSH bilden.

8.81 Bei einer 30jährigen Patientin, bei der keine vergrößerten axillären Lymphknoten nachweisbar sind, wird im oberen äußeren Quadranten der linken Mamma klinisch, sonographisch und mammographisch eine Zyste von 2 cm Durchmesser festgestellt.

Es handelt sich wahrscheinlich um

(A) Milchgangspapillom
(B) schleimbildendes Adenokarzinom
(C) adenoidzystisches Mammakarzinom
(D) sog. Schweißdrüsenkarzinom
(E) keine der unter (A)–(D) genannten Veränderungen

8.82 W Die häufigste Lokalisation des Brustkrebs ist der (die)

(A) untere innere Quadrant
(B) obere äußere Quadrant
(C) Brustwarze
(D) obere innere Quadrant
(E) untere äußere Quadrant

8.83 Welche Aussage trifft **nicht** zu?

Auf ein Mammakarzinom weisen hin:

(A) Knoten in der Brustdrüse
(B) invertierte Mamille („Hohlwarze")
(C) vorgewölbte und innerhalb des Warzenhofes retrahierte Mamille („eingezogene Mamille")
(D) Apfelsinenhaut („Peau d'orange")
(E) ekzematös ulzeröse Verhärtung der Mamille

8.84 Unter einer Mastopathie versteht man eine

(A) obligate Präkanzerose des Mammakarzinoms
(B) ungewöhnliche Schmerzempfindlichkeit beim Stillen
(C) durch hormonelle Dysfunktion ausgelöste Veränderung des Brustdrüsengewebes
(D) extrapuerperale Mastitis
(E) zu orthostatischen Beschwerden führende Makromastie

8.85 Welche der genannten Veränderungen bzw. Befunde im Bereich der Brustdrüse sind verdächtig auf das Vorliegen eines Mammakarzinoms?

(1) einseitige Einziehung der Haut im Bereich des unteren äußeren Quadranten
(2) nässende Mamillensekretion
(3) Galaktorrhoe
(4) Apfelsinenhaut („Peau d'organe)

(A) nur 1 und 2 sind richtig
(B) nur 1 und 3 sind richtig
(C) nur 1 und 4 sind richtig
(D) nur 3 und 4 sind richtig
(E) nur 1, 2 und 4 sind richtig

■8.79 C   ■8.80 E   ■8.81 E   ■8.82 B   ■8.83 B   ■8.84 C   ■8.85 E

[F 85]
8.86 Eine Patientin klagt über blutige Sekretabsonderung aus einer Brust. Der Tastbefund ist unauffällig.

Welche diagnostische Maßnahme veranlassen Sie?

(A) Sonographie
(B) Galaktographie (Duktographie), dann gezielte Gewebeentnahme
(C) Röntgendiagnostik der Sella, Prolaktinbestimmung und andere endokrinologische Untersuchungen
(D) Thermographie
(E) zytologische Untersuchung des Sekretes; bei unauffälligem Befund keine weiteren Maßnahmen

[H 86]
8.87 Bei einer 40jährigen Frau wird eine Probeexzision aus der Mamma entnommen. Makroskopisch war das Gewebe zäh-fest und unverdächtig. Der histologische Befund ist in der Abbildung Nr. 6 des Bildanhangs dargestellt.

Es handelt sich um ein(e)

(A) fibröse Mastopathie Grad I
(B) szirrhöses Karzinom
(C) Milchgangsadenom
(D) Paget-Karzinom
(E) Carcinoma lobulare in situ

[F 85]
8.88 Welche Aussage über das Mammakarzinom trifft **nicht** zu?

(A) Mammakarzinome können multizentrisch in verschiedenen Quadranten derselben Brust auftreten.
(B) Mammakarzinome können gleichzeitig in beiden Mammae vorkommen.
(C) Ein T_2-Tumor mit einem Durchmesser von 4,5 cm ist prognostisch ungünstiger zu bewerten als ein Tumor mit einem Durchmesser von 1 cm und Infiltration der Haut.
(D) Die Entscheidung für oder gegen eine hormonelle Therapie wird unter anderem durch das Ergebnis der Untersuchung auf Steroidrezeptoren im Tumorgewebe beeinflußt.
(E) Hämatogene Metastasen siedeln sich häufig im Skelettsystem an.

[H 88]
8.89 Bei einem palpatorisch verdächtigen Knoten in der Mamma kann man bei unauffälliger Mammographie von einer Gewebsentnahme absehen,

weil

die Mammographie eine Methode ist, durch die noch nicht tastbare Karzinomknoten aufgedeckt werden können.

[H 84]
8.90 Die Erwartungswahrscheinlichkeit eines Mammakarzinoms steigt bei Frauen,

(1) wenn eine proliferierende Mastopathie nachgewiesen wurde
(2) die eine gestagenbetonte hormonelle Kontrazeption betreiben
(3) wenn in der Familie Brustkrebs vorkommt
(4) die stärkere Raucherinnen sind
(5) die nicht geboren haben

(A) nur 4 ist richtig
(B) nur 1, 2 und 5 sind richtig
(C) nur 1, 3 und 5 sind richtig
(D) nur 2, 3 und 4 sind richtig
(E) 1–5 = alle sind richtig

[F 88]
8.91 Welches Vorgehen empfiehlt sich im allgemeinen bei einer Mastopathie Grad II?

(A) sorgfältige klinische Kontrollen
(B) Ultraschalluntersuchungen alle 6 Monate
(C) großzügige Exzision der tumorösen Bezirke (Tylektomie)
(D) subkutane Mastektomie
(E) Ablatio mammae

[F 84]
8.92 Welche Aussage trifft **nicht** zu?

Den aufgeführten Faktoren kommt für die Prognose und 5-Jahres-Überlebensrate des Mammakarzinoms definitive Bedeutung zu

(A) Frequenz axillärer Lymphknotenmetastasen
(B) Ausmaß des invasiven Wachstums
(C) Zustand nach Mastopathia cystica fibrosa
(D) hystologische Tumordifferenzierung
(E) Hormonrezeptorbefund

■8.86 B   ■8.87 E   ■8.88 C   ■8.89 D   ■8.90 C   ■8.91 A   ■8.92 C

F 86
8.93 Das Carcinoma lobulare in situ ist ein

(A) in akzessorischem Mammagewebe entstandenes Karzinom
(B) segmental begrenztes Karzinom der Mamma
(C) peripher unscharf konturiertes (gelapptes) Karzinom
(D) von den Drüsenläppchen der Mamma ausgehendes Karzinom
(E) im Gegensatz zum szirrhösen Karzinom unilateral auftretendes Karzinom

H 88
8.94 Folgende Hautveränderungen der Mamma sprechen bei einem tastbaren Tumor für eine Malignität:

(1) Einziehung der Haut über dem Tumor
(2) Apfelsinenhaut („Peau d'Orange")
(3) schmerzhafte Haut mit flächenhafter erysipeloider Rötung (unscharfe Randkonturen)
(4) Unverschieblichkeit des Knotens gegen die Haut

(A) nur 1 und 4 sind richtig
(B) nur 1, 2 und 3 sind richtig
(C) nur 1, 3 und 4 sind richtig
(D) nur 2, 3 und 4 sind richtig
(E) 1–4 = alle sind richtig

8.95 Eine Mammographie ist indiziert bei

(1) blutender Mamma
(2) sezernierender Mamma
(3) tastbarem Knoten in der Mamma
(4) tastbarem Knoten in der Axilla

(A) nur 3 ist richtig
(B) nur 3 und 4 sind richtig
(C) nur 1, 3 und 4 sind richtig
(D) nur 2, 3 und 4 sind richtig
(E) 1–4 = alle sind richtig

F 88
8.96 W In welcher der folgenden Lokalisationen sind Metastasen des Mammakarzinoms **am wenigsten** häufig?

(A) im Pankreas
(B) in der Pleura
(C) in der Leber
(D) in der Lunge
(E) im Skelettsystem

F 88
8.97 Beim Morbus Paget der Mamille handelt es sich um ein primär von der Epidermis ausgehendes Karzinom,

weil

beim Morbus Paget die Epidermis von großen, PAS-positiven Tumorzellen durchsetzt wird.

8.98 Welcher histologische Befund ist für das sog. „Komedo-Karzinom" der Mamma charakteristisch?

(A) intraduktales Wachstum mit zentraler Nekrose
(B) Schleimbildung in den Tumorzellen
(C) Plattenepithelmetaplasie
(D) Ausfüllung der Azini mit Tumorzellen
(E) dichte lymphozytäre Infiltrate

F 85
8.99 Welche Form des Mammakarzinoms ist auf dem makroskopischen Bild aus der Brustdrüse und dem histologischen Präparat dargestellt (siehe Abb. Nr. 7 und 8 des Bildanhangs)?

(A) invasives Mammakarzinom
(B) intraduktales Mammakarzinom
(C) Komedokarzinom der Brustdrüse
(D) papilläres Karzinom
(E) Gallertkarzinom

F 87
8.100 Bei einer 59jährigen Patientin wurde in der Mamma ein Knoten tastbar. Unter Berücksichtigung der Mammographie lautet die wahrscheinlichste Diagnose (siehe Abbildung Nr. 9 des Bildanhangs):

(A) Fibroadenom
(B) Involution
(C) Lipom
(D) Abszeß
(E) Karzinom

H 87
8.101 Die routinemäßigen tumorspezifischen Nachsorgekontrollen sollten beim Mammakarzinom nach 10 Jahren eingestellt werden,

weil

nach einer 10jährigen Rezidivfreiheit beim Mammakarzinom nicht mehr mit einem Rezidiv gerechnet werden muß.

■8.93 D   ■8.94 E   ■8.95 E   ■8.96 A   ■8.97 D   ■8.98 A   ■8.99 A   ■8.100 C   ■8.101 E

8.102 Bei Patientinnen mit erhöhtem Brustkrebsrisiko sind Thermographie und Ultraschalldiagnostik als Screeningmethode der Mammographie vorzuziehen,

weil

die mechanische Gewebebelastung bei der Ultraschalluntersuchung und der Thermographie vergleichsweise geringer ist als bei der Mammographie.

8.103 W Eine einseitige blutige Absonderung aus der Mamille ist verdächtig auf

(1) Milchgangspapillom
(2) Milchgangskarzinom
(3) extrapuerperale Mastitis
(4) hämorrhagische Diathese

(A) nur 2 ist richtig
(B) nur 1 und 2 sind richtig
(C) nur 2 und 3 sind richtig
(D) nur 2 und 4 sind richtig
(E) nur 1, 2 und 4 sind richtig

8.104 Eine 45jährige Patientin stellt sich mit blutig seröser Sekretion aus der rechten Mamma vor.

Welche zwei der genannten Untersuchungen sind aus differentialdiagnostischer Sicht zur Abklärung des Krankheitsbildes am aussagefähigsten?

(1) Mammographie
(2) Thermographie
(3) Sonographie
(4) Galaktographie

(A) nur 1 und 2 sind richtig
(B) nur 1 und 3 sind richtig
(C) nur 1 und 4 sind richtig
(D) nur 2 und 3 sind richtig
(E) nur 2 und 4 sind richtig

8.105 Die radikale Mastektomie nach Rotter-Halsted beinhaltet **nicht** die

(A) Entfernung der Brustdrüse
(B) Entfernung des Musculus pectoralis major
(C) Entfernung des Musculus pectoralis minor
(D) Entfernung des axillären Lymphgewebes
(E) Resektion des Nervus thoracicus longus

8.106 Eine einseitige blutige Absonderung aus der Mamille **ohne** tastbares Korrelat ist am ehesten verdächtig auf eine(n)

(A) fortgeschrittenes Mammakarzinom
(B) Milchgangspapillom
(C) extrapuerperale Mastitis
(D) hämorrhagische Diathese
(E) Carcinoma lobulare in situ

8.107 Welche der aufgeführten Maßnahmen ist beim histologisch gesicherten Morbus Paget der Mamille im Stadium I (T1, N1a) angemessen?

(A) sorgfältige Kontrollen durch Palpation und Mammographie
(B) Gestagentherapie
(C) Mastektomie mit axillärer Lymphonodektomie
(D) Exzision der Mamille
(E) primäre Telekobaltbestrahlung

8.108 Welche der unten aufgeführten Untersuchungen gehört entsprechend den 1983 geänderten RVO-Richtlinien zur gynäkologischen Vorsorgeuntersuchung ab dem 20. Lebensjahr?

(A) Zervixabstrich
(B) Kolposkopie
(C) Mammographie
(D) Rektoskopie
(E) Ultraschalluntersuchung

8.109 In welchen Abständen müssen Genitalkrebskranke im 1. Jahr nach der Therapie kontrolliert werden?

(A) alle 2–3 Wochen
(B) monatlich
(C) alle 2–3 Monate
(D) nach Jahresfrist
(E) nur bei Beschwerden

Antwort	Aussage 1	Aussage 2	Verknüpfung
A	richtig	richtig	richtig
B	richtig	richtig	falsch
C	richtig	falsch	–
D	falsch	richtig	–
E	falsch	falsch	–

■ 8.102 D ■ 8.103 B ■ 8.104 C ■ 8.105 E ■ 8.106 B ■ 8.107 C ■ 8.108 A ■ 8.109 C

8.110 Einer weiteren Abklärung bedürfen folgende durch kolposkopische Untersuchung der Portio erhobenen Befunde:

(1) Leukoplakie
(2) Ektopie
(3) Ovula Nabothi
(4) Felderungsbezirke
(5) Umwandlungszone
(6) Grund („Punktierung")

(A) nur 1 und 3 sind richtig
(B) nur 2 und 5 sind richtig
(C) nur 1, 4 und 6 sind richtig
(D) nur 2, 3 und 4 sind richtig
(E) nur 2, 4 und 5 sind richtig

8.111 Die häufigste, durch Biopsie gestellte Diagnose eines auffälligen Mammabefundes bei einer 45jährigen Frau ist ein(e)

(A) Fibroadenom
(B) Mastopathie
(C) Lipom
(D) Karzinom
(E) chronische Mastitis

8.112 Sie tasten bei einer 25jährigen absolut zyklusstabilen Patientin eine unempfindliche, rundliche, glatte und bewegliche Resistenz im Adnexbereich von etwa 4–5 cm Größe.

Was veranlassen Sie?

(A) Kurzwellen und Moorpackungen, verbunden mit antibiotischer Behandlung
(B) zytologische Untersuchung und Abrasio
(C) Kontrolle in 8 Wochen oder gleich Laparoskopie oder Laparotomie
(D) nichts, da keine Beschwerden bestehen
(E) Kontrolluntersuchung nach einem Intervall von nur 6 Monaten

F 87
8.113 Eine 42jährige Patientin klagt über zeitweilige Unterbauchschmerzen, die stets 5–7 Tage anhalten und dann wieder verschwinden. Bei der Untersuchung tastet man einen 4–6 cm großen Adnextumor von geringer Beweglichkeit. Weiterhin ist auffällig, daß sowohl die Größe als auch vor allem die Druckempfindlichkeit bei weiteren Kontrolluntersuchungen variieren.

Welche Diagnose ist am wahrscheinlichsten?

(A) entzündlicher Konglomerattumor, Tuboovarialzyste
(B) Follikelzyste
(C) Blastom
(D) Endometriose
(E) Sigmoiditis, Divertikulitis

F 87
8.114 Welche Aussagen über Zervixpolypen treffen zu?

Sie

(1) treten häufiger als Korpuspolypen auf
(2) sind meist gutartig
(3) werden therapeutisch abgedreht oder abgetragen
(4) können klinisch symptomlos bleiben

(A) nur 1 und 2 sind richtig
(B) nur 2 und 3 sind richtig
(C) nur 1, 2 und 3 sind richtig
(D) nur 1, 3 und 4 sind richtig
(E) 1–4 = alle sind richtig

8.115 Die Menorrhagie, d. h. die verstärkte und verlängerte Regelblutung findet sich häufig bei

(A) Korpuskarzinom
(B) intramuralen Myomen
(C) Ovarialendometriose
(D) prämenstruellem Syndrom
(E) subserösen Myomen

■8.110 C   ■8.111 B   ■8.112 C   ■8.113 D   ■8.114 E   ■8.115 B

[F 87]
8.116 Eine 42jährige Patientin klagt über verstärkte und verlängerte Blutungen, die in regelmäßigen Abständen von 30 Tagen auftreten und zu einer sekundären Anämie (Hb 83 g/l) geführt haben.

Welche Diagnose ist am wahrscheinlichsten?

(A) Endometritis
(B) Ovarialinsuffizienz
(C) submuköses Myom
(D) subseröses Myom
(E) Zervixkarzinom

[H 87]
8.117 Auf der Abbildung Nr. 10 des Bildanhangs sehen Sie die Schnittfläche eines total exstirpierten Uterus einer 45jährigen Frau. Der erkennbare Tumor hat eine sehr derbe Konsistenz.

Welche Aussage(n) trifft (treffen) zu?

(1) Es handelt sich um ein Karzinom des Corpus uteri.
(2) Es handelt sich um ein Leiomyom.
(3) Es handelt sich um ein Karzinom der Cervix uteri.
(4) Derartige Tumoren neigen zu regressiven Veränderungen.
(5) Man muß davon ausgehen, daß dieser Tumor zum Zeitpunkt der Operation bereits metastasiert hat.

(A) Keine der Aussagen 1 – 5 ist richtig.
(B) nur 2 ist richtig
(C) nur 1 und 5 sind richtig
(D) nur 2 und 4 sind richtig
(E) nur 3 und 5 sind richtig

8.118 Welche Aussage über Uterusmyome trifft **nicht** zu?

(A) Myome treten selten solitär in einem Uterus auf.
(B) Die submuköse Lokalisation von Myomknoten wird am häufigsten beobachtet.
(C) Nach dem 30. Lebensjahr finden sich bei etwa 20% aller Frauen Uterusmyome.
(D) Das Myomwachstum kann durch Antiöstrogene und durch Progestagene gehemmt werden.
(E) Bei der Adenomyosis uteri handelt es sich um eine Endometriosis uteri interna.

[F 85]
8.119 Bei einem Uterus myomatosus muß unabhängig von Größe, Sitz und Symptomatik operativ vorgegangen werden,

weil

Myome maligne entarten können und dies durch eine Abrasio nur zum Teil und nicht frühzeitig erkannt wird.

[H 86]
8.120 W Myome können in der Gravidität folgende Komplikationen verursachen:

(1) fetale Mißbildungen
(2) Fehl- und Frühgeburten
(3) Hydramnion
(4) Zeichen eines akuten Abdomen durch Nekrose und Erweichung
(5) Verzögerung der postpartalen Uterusinvolution

(A) nur 1, 3 und 5 sind richtig
(B) nur 2, 3 und 4 sind richtig
(C) nur 2, 4 und 5 sind richtig
(D) nur 1, 2, 3 und 4 sind richtig
(E) 1–5 = alle sind richtig

[H 88]
8.121 Was ist das „Meigs-Syndrom"?

(A) Hormonaktive Ovarialzyste mit Aszites
(B) Ovarialkarzinom mit Peritonealkarzinose
(C) isolierte prätibiale Ödeme in der Schwangerschaft
(D) Ovarialfibrom mit Aszites und Hydrothorax
(E) Ovarialkarzinom mit Hirnmetastasen

8.122 Welche der folgenden Ovarialtumore zählen zu den Retentionszysten?

(1) muzinöses Zystadenom
(2) seröses Zystadenom
(3) Corpus-luteum-Zyste
(4) endometroide Zyste
(5) Cystoma serosum papillare

(A) nur 3 ist richtig
(B) nur 3 und 4 sind richtig
(C) nur 1, 2 und 3 sind richtig
(D) nur 3, 4 und 5 sind richtig
(E) 1–5 = alle sind richtig

■8.116 C   ■8.117 D   ■8.118 B   ■8.119 D   ■8.120 C   ■8.121 D   ■8.122 B

8.123 W Bei einer 35jährigen Patientin tastet man im Bereich der rechten Adnexe dem Uterus anliegend eine etwa 7,5 cm Durchmesser große Resistenz, die auch sonographisch mit teils zystischen, teils soliden Anteilen nachweisbar ist. Die letzte gynäkologische Kontrolle der Patientin, die Ovulationshemmer in mittlerer Dosishöhe nimmt und sonst keine Beschwerden angibt, war vor einem Jahr o. B.

Wie sollte vorgegangen werden?

(A) Abwarten und Kontrolle in 3 Monaten
(B) Umsetzen der Medikation auf hochdosierte Ovulationshemmer, um eine Flüssigkeitsretention im Ovar zur Rückbildung zu bringen; dann Kontrolle in 2 Monaten
(C) transvaginale Punktion des Befundes
(D) Laparotomie
(E) Keine der genannten Maßnahmen trifft zu.

8.124 Welche der nachfolgend genannten Krankheiten ist relativ häufig mit Luteinzysten der Ovarien kombiniert?

(A) Endometriose
(B) Stein-Leventhal-Syndrom
(C) glandulär-zystische Endometriumhyperplasie
(D) Mehrlingsschwangerschaft
(E) Hydatiforme Mole (Blasenmole)

H 88
8.125 Welche Aussage trifft **nicht** zu?

Eine schwangerschaftsunabhängige Galaktorrhoe oder pathologische Sekretion der Mamille kann verursacht sein durch

(A) ein Hypophysenadenom
(B) Einnahme von Dopaminagonisten (z.B. Lisurid)
(C) Milchgangspapillome
(D) die Einnahme von Psychopharmaka (z.B. Sulpirid)
(E) einen Morbus Paget der Mamille

8.126 Welche Aussagen über die Mastopathie treffen zu?

(1) Beim Grad I der Mastopathie findet man eine teilweise Involution der Brustdrüsengänge
(2) Im histologischen Bild finden sich beim Grad I Areale kleiner und größerer Gangdurchmesser homogen zwischen den vermehrten Stützgewebsanteilen
(3) Die Mastopathie II. Grades ist durch eine intraduktuläre Epithelproliferation mit mäßiggraden Zell- und Kernatypien gekennzeichnet
(4) Die Mastopathie III. Grades zeigt im histologischen Bild Übergänge zum lobulären Ca in situ

(A) nur 1 ist richtig
(B) nur 1 und 2 sind richtig
(C) nur 1 und 3 sind richtig
(D) nur 1, 2 und 4 sind richtig
(E) 1–4 = alle sind richtig

H 86
8.127 Eine Mastopathia chronica cystica II. Grades

(1) ist gekennzeichnet durch proliferative Veränderungen des Ductusepithels ohne Zellatypie
(2) ist gekennzeichnet durch Epithelproliferation mit vermehrten Zellatypien
(3) wird mit östrogenbetonten Ovulationshemmern behandelt
(4) ist als Präkanzerose zu werten

(A) nur 1 ist richtig
(B) nur 2 ist richtig
(C) nur 1 und 3 sind richtig
(D) nur 2 und 3 sind richtig
(E) nur 2 und 4 sind richtig

H 86
8.128 Bei azyklischen Blutungen (Zusatzblutungen) einer 46jährigen Patientin ist welche Ursache differentialdiagnostisch **nicht** in Erwägung zu ziehen?

(A) Korpuskarzinom
(B) Endometriosis extragenitalis
(C) Zervixkarzinom
(D) Ektopie
(E) Zervixpolyp

8.129 Unter einer Endometriose versteht man:

(A) eine Geschwulst des Endometrium
(B) eine Entzündung des Endometrium
(C) degenerative Veränderungen des Endometrium
(D) eine Heterotopie des Endometrium
(E) eine Hyperplasie des Endometrium

■8.123 B   ■8.124 E   ■8.125 B   ■8.126 A   ■8.127 A   ■8.128 B   ■8.129 D

8.130 W Unter Endometriose versteht man eine

(A) Spätfolge der langjährigen Einnahme von Ovulationshemmern am Endometrium
(B) Hyperplasie der Uterusschleimhaut
(C) chronische Entzündung der Uterusschleimhaut
(D) degenerative Veränderung des Endometriums nach Traumatisierung
(E) ektope Lokalisation von Uterusschleimhaut

H 86
8.131 Welche Aussage zur Endometriose trifft **nicht** zu?

(A) Die Endometriose kommt ausschließlich im geschlechtsreifen Lebensalter der Frau vor.
(B) Die Endometriose des Ovars ist durch eine hohe Tendenz zur malignen Entartung gekennzeichnet.
(C) Endometriosis genitalis interna und Endometriosis genitalis externa sind etwa gleich häufig.
(D) Als Therapie stehen hormonelle und operative Methoden zur Wahl.
(E) Gestagene sind zur Erstbehandlung großer Endometriose-Teerzysten im Ovar nicht indiziert.

H 84
8.132 Eine Endometriosis genitalis interna wird aufgefaßt als

(A) eine Heterotopie des Endometriums im Bereich des weiblichen Genitale
(B) eine Entzündung des Endometriums
(C) Polypen des Endometriums
(D) Ausdruck einer übermäßigen Gestagenwirkung am Endometrium
(E) Präkanzerose

H 88
8.133 Welche Aussage zur Endometriose ist richtig?

(A) Der Begriff der Endometriosis extragenitalis umfaßt alle versprengten Endometriuminseln im kleinen Becken außerhalb des Uterus, z. B. Ovarialendometriose und Endometriosis retrocervicalis.
(B) Unter Endometriosis genitalis interna versteht man polypöses Endometrium um Cavum uteri.
(C) In den Tuben ist sie hauptsächlich im Isthmus tubae lokalisiert.
(D) Sie spielt als Sterilitätsursache keine Rolle.
(E) Die medikamentöse Therapie beruht in erster Linie auf der zyklischen Anwendung von östrogenbetonten Kontrazeptiva.

8.134 Welche Aussage trifft **nicht** zu?

Die Endometriosis externa

(A) entsteht am häufigsten im Ovar
(B) kann in der Excavatio recto-uterina nachweisbar sein
(C) kann die Ursache einer Ovarialzyste sein, die braunes, schokoladenfarbenes Blut enthält
(D) ist ein autonomer, aber gutartiger Tumor, der sich nur innerhalb des Beckens ausbreitet
(E) enthält in ihrem Stroma häufig hämosiderinspeichernde Makrophagen

H 87
8.135 Leitsymptom der Ovarialendometriose ist die

(A) Hypermenorrhoe
(B) sekundäre Dysmenorrhoe
(C) Menorrhagie
(D) Metorrhagie
(E) sekundäre Amenorrhoe

8.136 Die beste Therapie der Endometriose ist

(A) Abrasio
(B) sofortige Laparotomie
(C) Antibiotikabehandlung
(D) Behandlung mit Gestagenen
(E) sofortige Absetzung von Ovulationshemmern für mindestens 9 Monate

8.137 Unter Algopareunie versteht man

(A) rasche Geburtenfolge
(B) habituelle Fehlgeburten
(C) schmerzhafte Mißempfindung bei der Kohabitation
(D) postpartalen Libidomangel
(E) psychosomatisch bedingte Zyklus-Tempoanomalien

Antwort	Aussage 1	Aussage 2	Verknüpfung
A	richtig	richtig	richtig
B	richtig	richtig	falsch
C	richtig	falsch	—
D	falsch	richtig	—
E	falsch	falsch	—

■ 8.130 E ■ 8.131 B ■ 8.132 A ■ 8.133 C ■ 8.134 D ■ 8.135 B ■ 8.136 D ■ 8.137 C

8.138 Schäden an den ableitenden Harnwegen als Folgen der Strahlenbehandlung des weiblichen Genitalkarzinoms können sein:

(1) Blasen-Scheiden-Fistel
(2) Harnleiter-Scheiden-Fistel
(3) Harnleiterstenosierung
(4) Blasenendometriose

(A) nur 1 und 2 sind richtig
(B) nur 1 und 3 sind richtig
(C) nur 2 und 3 sind richtig
(D) nur 1, 2 und 3 sind richtig
(E) nur 1, 2 und 4 sind richtig

8.139 Die postoperative Ureter-Scheiden-Fistel sollte nicht operativ versorgt werden,

weil

sich die postoperative Harnleiter-Scheiden-Fistel regelmäßig spontan und komplikationslos verschließt.

9 Lage- und Halteveränderungen der Organe des kleinen Beckens

9.1 Die Belastbarkeit des Beckenbodens wird vornehmlich gewährleistet durch die/den

(A) Ligamenta rotunda
(B) Parametrien
(C) Musculus levator ani
(D) Musculus bulbospongiosus
(E) Musculus obturatorius internus

9.2 W Was ist unter einer Streßinkontinenz 2. Grades zu verstehen?

Unwillkürlicher Harnabgang

(A) bei Husten, Lachen und schwerer körperlicher Arbeit
(B) bei nur geringer Blasenfüllung
(C) im Liegen (nachts)
(D) bei Kälteexposition
(E) beim Laufen, Treppensteigen oder leichter körperlicher Belastung

9.3 Bei einem unwillkürlichen Harnabgang alter Frauen ist stets eine Senkungsoperation als Methode der Wahl anzusehen,

weil

eine Harninkontinenz eine typische Begleiterscheinung des Descensus vaginae ist.

9.4 Eine 50jährige Frau verstirbt am 10. Tag nach einer gynäkologischen Operation am plötzlichem Herz-Kreislauf-Versagen. Bei der Obduktion ergeben sich unter anderem auffällige Lungenveränderungen. In Abbildung Nr. 11 des Bildanhangs sind zwei frische Lungenschnittflächen dargestellt.

Welche Diagnose trifft zu?

(A) rote Hepatisation einer Lobärpneumonie
(B) Grippepneumonie
(C) hämorrhagische Lungeninfarkte
(D) Pneumomalacia acida
(E) Goodpasture-Syndrom

9.5 Eine häufige Beschwerde beim Descensus vaginae ist die Streßinkontinenz,

weil

die vordere Scheidenwand mit der Blasenwand fest verbunden ist und es beim Descensus vaginae deshalb häufig zu einer Zystozele kommt.

9.6 W Eine Patientin stellt sich wegen Harninkontinenz vor. Die neurologische Untersuchung ergibt keinen pathologischen Befund.
Bei der urodynamischen Abklärung zeigt sich folgendes: Bei intraabdomineller Druckerhöhung durch Husten und Pressen steigt – mit der Folge des Urinverlustes – der Blasendruck über den Harnröhrendruck an, ohne daß jedoch in Zusammenhang mit diesem Urinverlust Detrusorkontraktionen auftreten.

Die wahrscheinlichste Diagnose lautet:

(A) Ureterozele
(B) Reflex-Inkontinenz
(C) Streß-Inkontinenz
(D) motorische Urge(Drang)-Inkontinenz
(E) extraurethrale Inkontinenz

■8.138 D   ■8.139 E   ■9.1 C   ■9.2 E   ■9.3 D   ■9.4 C   ■9.5 A   ■9.6 C

9.7 Ursachen der Harninkontinenz der Frau können sein:

(1) verminderter Schließmuskeltonus
(2) Beckenbodenschwäche
(3) Detrusorhyperreflexie
(4) Urogenitalfistel

(A) nur 2 und 3 sind richtig
(B) nur 1, 2 und 3 sind richtig
(C) nur 1, 2 und 4 sind richtig
(D) nur 1, 3 und 4 sind richtig
(E) 1–4 = alle sind richtig

9.8 Bei einer Harninkontinenz einer Frau in der Prämenopause muß zwischen Urge(Drang-) und Streßinkontinenz vor Durchführung einer vaginalen Hysterektomie mit Kolporrhaphie differenziert werden,

weil

der Erfolg einer Operation zur Behebung der Harninkontinenz einer Frau nur bei Vorliegen eines Deszensus mit Urge-Inkontinenz gegeben ist.

9.9 Welche Faktoren haben für die Entstehung eines Descensus uteri Bedeutung?

(1) Muskelplatte des Levator ani
(2) intraabdominaler Druck
(3) Lage des Uterus
(4) Konstitution

(A) nur 1 und 3 sind richtig
(B) nur 2 und 4 sind richtig
(C) nur 1, 2 und 3 sind richtig
(D) nur 2, 3 und 4 sind richtig
(E) 1–4 = alle sind richtig

9.10 Eine geburtsbedingte Schädigung des Musculus levator ani hat am ehesten zur Folge einen/eine

(A) Analprolaps
(B) Hämorrhoidalprolaps
(C) Rektozele
(D) Dranginkontinenz
(E) Incontinentia ani

9.11 In Zusammenhang mit einem ausgeprägten Descensus uteri et vaginae trifft welche Aussage **nicht** zu?

(A) Ulzera können im Bereich des Scheidenepithels und der Portio auftreten.
(B) Die Aufrichtung oder gar dorsale Abknickung der Gebärmutter kann einen Descensus uteri verhindern.
(C) Eine Douglasozele kann vorhanden sein.
(D) Eine Überlaufblase ist – wenn sie auftritt – ein typisches Symptom.
(E) Die Harninkontinenz kann mit einer vaginalen Hysterektomie mit vorderer und hinterer Kolporrhaphie behoben werden.

9.12 W Ein Descensus vaginae et uteri mit Harninkontinenz bei einer 50jährigen Frau wird auf die Dauer behandelt mit

(A) Pessareinlage
(B) Kürzung der Ligamenta rotunda
(C) vaginaler Uterusexstirpation mit vorderer und hinterer Scheidenplastik
(D) abdomineller Uterusexstirpation mit Suspension der Blase
(E) Kolpokleisis

9.13 Welche der nachfolgend genannten Untersuchungen unterscheidet am zuverlässigsten eine Ureter-Scheiden-Fistel von einer Blasen-Scheiden-Fistel?

(A) Spiegeleinstellung
(B) Tastuntersuchung
(C) Zystoskopie
(D) Blauproben (Gabe i.v. und intravesikal)
(E) Urethrographie

Antwort	Aussage 1	Aussage 2	Verknüpfung
A	richtig	richtig	richtig
B	richtig	richtig	falsch
C	richtig	falsch	–
D	falsch	richtig	–
E	falsch	falsch	–

■9.7 E   ■9.8 C   ■9.9 E   ■9.10 E   ■9.11 B   ■9.12 C   ■9.13 D

9.14 Welche Aussage trifft **nicht** zu?

Eine Retroflexio uteri mobilis

(A) kann Ursache einer Sterilität sein
(B) kann Kreuzschmerzen auslösen
(C) ist mitunter mit einer Dysmenorrhoe vergesellschaftet
(D) bedarf bei eingetretener Schwangerschaft besonderer Aufmerksamkeit
(E) sollte operativ beseitigt werden

9.15 Welche Aussage zur Retroflexio uteri mobilis trifft zu?

(A) häufige Ursache von Kreuzschmerzen
(B) häufige Ursache der Sterilität
(C) häufige Ursache einer Dysmenorrhoe
(D) häufige Ursache einer Dyspareunie
(E) meist bedeutungslos

9.16 Man spricht von einer Retroflexio uteri, wenn

(A) die Achse des Corpus uteri gegenüber der Zervix nach hinten abgeknickt ist
(B) die gestreckte Uterusachse nach hinten zeigt
(C) die Achse der Cervix uteri nach hinten, das Corpus uteri jedoch nach vorne gekippt ist
(D) die gestreckte Uterusachse nach hinten gegen die Vagina gekippt ist
(E) die Zervix nach vorne gekippt ist und das Corpus uteri gestreckt in die Kreuzbeinhöhle ragt

9.17 Welche Behandlung ist bei einer Retroflexio uteri mobilis angezeigt?

(A) in jedem Fall eine Antefixations-Operation
(B) Antefixations-Operation nur in der Schwangerschaft
(C) routinemäßiges Einlegen eines Hodge-Pessars
(D) Hysterektomie
(E) keine der in (A)–(D) genannten Maßnahmen

9.18 Die Arteria ovarica dextra entspringt aus der

(A) Arteria iliaca communis
(B) Arteria iliaca interna
(C) Arteria sacralis
(D) Aorta
(E) Arteria uterina

9.19 Beim Dammriß 2. Grades besteht die Gefahr der bleibenden Inkontinenz,

weil

beim Dammriß 2. Grades sowohl der Musculus bulbocavernosus als auch der Musculus sphincter ani externus verletzt wird.

■9.14 E   ■9.15 E   ■9.16 A   ■9.17 E   ■9.18 D   ■9.19 E

Kommentare und Lerntexte

1 Die geschlechtsspezifische Entwicklung der Frau und ihre Störungen

Intersexualität

Zu ihr zählen Menschen, bei denen Merkmale beider Geschlechter vorhanden sind. Im weiteren Sinne gehören auch Krankheitsbilder mit Aberrationen der Chromosomen dazu (XO: Turner; XXY: Klinefelter). Folgende Formen werden unterschieden:
(1) **Gonadenagenesie**
Gonaden fehlen, weiblicher Phänotyp, extrem selten
(2) **Gonadendysgenesie**
Gonaden vorhanden, aber Keimzellen fehlen
- *Turner-Syndrom*: Chromosomensatz 45/XO häufigste Form, Merkmale sind Kleinwuchs, infantile Sexualmerkmale, Pterygium coli, primäre Amenorrhöe; Scheiden- und Uterushypoplasie
- *Reine Gonadendysgenesie:* Chromosomensatz 46/XX oder 46/XY, ein Sexchromosom ist aber inert, sehr selten
- *Atypisches Turner-Syndrom:* Chromosomenmosaike, z.B. XO/XY, weniger stark ausgeprägte Merkmale als beim Turner-Syndrom, selten

Bei allen unter (2) aufgeführten Störungen werden therapeutisch Östrogene gegeben.
(3) Weibliche Scheinzwitter mit äußerer Vermännlichung (Pseudohermaphroditismus fem. int.): **Adrenogenitales Syndrom.** Häufigkeit 1:5000, chromosomal weiblich, Ovarien vorhanden, gesteigerte Abgabe von Androgenen durch die NNR, es gibt eine angeborene und eine erworbene Form, Therapie: Cortisol-Substitution.
(4) Männliche Scheinzwitter mit äußerer Verweiblichung
(Testikuläre Feminisierung)
Chromosomal männlich, Hoden vorhanden (oft in Ovarstellung), Androgenrezeptordefekt an den Zellen, so daß Androgene zwar produziert werden, nicht aber in die Zelle aufgenommen und dort in das wirksame Dihydrosteron umgewandelt werden können; äußerlich normal weiblich, bis auf fehlende Axillar- und Schambehaarung; Vaginalaplasie oder -hypoplasie und Uterusaplasie
(5) Echter Zwitter **(Hermaphroditus verus):** äußerst selten, Hoden und Ovarien kommen gleichzeitig vor.

Frage 1.1: Lösung B

Kurz zur Wiederholung: Die Keimzellen durchlaufen zwei besondere Teilungen, die Reifeteilungen (Meiose), durch die die Chromosomenzahl auf die Hälfte reduziert wird zum haploiden Chromosomensatz von 23.

Die 1. Reifeteilung
Beginnt beim weiblichen Geschlecht im Embryonal- bzw. Fetalalter, beim männlichen erst in der Pubertät. In der sog. Synapsis wird durch crossing over genetisches Material zwischen väterlichen und mütterlichen Chromosomen ausgetauscht.

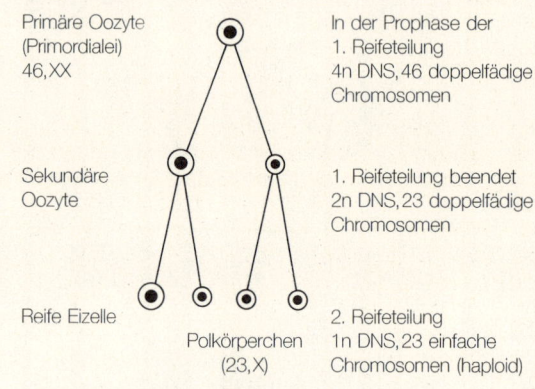

Primäre Oozyte (Primordialei) 46,XX	In der Prophase der 1. Reifeteilung 4n DNS, 46 doppelfädige Chromosomen
Sekundäre Oozyte	1. Reifeteilung beendet 2n DNS, 23 doppelfädige Chromosomen
Reife Eizelle / Polkörperchen (23,X)	2. Reifeteilung 1n DNS, 23 einfache Chromosomen (haploid)

Abb. 1. Schema zur Meiose

Die 2. Reifeteilung
Erfolgt bei Frauen erst in der befruchteten Eizelle, beim Mann direkt im Anschluß an die 1. Reifeteilung. Jetzt wird jede Keimzelle mit dem haploiden Chromosomensatz und der halben DNS-Menge einer normalen Körperzelle versehen.

Wie aus dem Schema ersichtlich, bringt eine primäre Oozyte (= Primordialei, primordial bedeutet „von Anfang an") nur **eine** reife Eizelle hervor (Aussage 2 der Frage ist also falsch).
Zu (4)
Der Rückkoppelungsmechanismus von FSH und LH hat mit der Meiose absolut nichts zu tun. Regelgrößen sind Östrogen- und Gestagenspiegel.
Zu (5)
Der Spezialbegriff „Kapazitierung" faßt all die Vorgänge im Genitaltrakt der Frau zusammen, die die Befruchtungsfähigkeit der Samenzellen herstellen (z.B. bestimmte Enzyme in der Gebärmutterschleimhaut). Sie hat auch nichts mit der Meiose zu tun.

Frage 1.2: Lösung D
Frage 1.3: Lösung D

Gemeinsamer Kommentar

Das Ullrich-Turner-Syndrom ist die häufigste Form der Gonadenanlagestörung. Ihm liegt die Chromosomenaberration 45/XO zugrunde. Die Patientinnen sind phänotypisch *weiblich*, Uterus und Vagina sind jedoch hypoplastisch. Es besteht eine primäre Amenorrhöe und Infertilität. Außerdem findet man eine Vielzahl extragenitaler Mißbildungen wie Minderwuchs, Flügelfell, tiefen Nackenhaaransatz, Winkelstellung der Ellenbogen (Cubitus valgus), Schildthorax und Östrogenmangel mit allen Folgeerscheinungen (fehlende Brustentwicklung, mangelnde Sekundärbehaarung, frühzeitige Osteoporose).
Erst die Chromosomenuntersuchung gibt eindeutig Aufschluß über das Vorliegen eines Ullrich-Turner-Syndroms. Bei der gynäkologischen Untersuchung (A) und bei einer Hysterosalpingographie (Kontrastmitteldarstellung von Gebärmutter und Eileitern) würde man die Hypoplasie von Uterus und Vagina feststellen und bei der Bestimmung der hypophysären Gonadotropine (E) eine Erhöhung finden, doch erst die Chromosomenuntersuchung erhärtet die Diagnose.

Zu (B)
Pregnandiol, ein Progesteronabbauprodukt, wird beim AGS erhöht gefunden.

[H 85]
Frage 1.4: Lösung E

Menschen mit testikulärer Feminisierung sind genotypisch Männer (XY)! Es liegt ein Mangel eines zytoplasmatischen Androgenrezeptors vor, so daß Testosteron nicht in die Zellen aufgenommen werden kann, um nach Reduktion zu Dihydrosteron dort wirksam zu werden.
Die Hoden bilden während der Pubertät neben Testosteron auch Östrogene, deshalb kommt es zur mehr oder weniger ausgeprägten Ausbildung weiblicher Geschlechtsorgane, auch der Brüste. Eine Vagina wird häufig angelegt, ein Uterus fehlt aber fast immer, deshalb kann man auch keine regelmäßigen Blutungen erzeugen.

[H 85]
Frage 1.5: Lösung D

Zur testikulären Feminisierung gehören:
– Typisch weibliches Äußeres
– Männliche Geschlechtschromosomen
– Behaarungsdefekt („hairless woman")
– Uterusaplasie, Scheidenhypoplasie (oder -aplasie)
Die Brustentwicklung ist normal.

[F 88]
Frage 1.6: Lösung B

Bei der testikulären Feminisierung, Genotyp XY, also männlich, liegt keine Chromosomenaberration vor, die Chromosomen sind vollständig und auch unbeschädigt (E). Es liegt ein vermutlich erblicher kongenitaler Mangel eines zytoplasmatischen Androgenrezeptors in den Zellen vor, so daß die Androgenproduktion der NNR normal ist (D), aber die Zellen Testosteron nicht aufnehmen und in das wirksame Dihydrosteron umwandeln können. Der genotypisch männliche Mensch hat ein weibliches Aussehen: **Pseudohermaphroditismus masculinus (B).**

Zu (A)
Pubertas praecox – Sexuelle Frühreife – Auftreten von Thelarche, Pubarche oder Menarche vor dem 8. Lebensjahr.

Frage 1.7: Lösung A

Zu (B)
Individuen mit Testes und Ovarien sind echte Hermaphroditien.
Zu (C)
47/XXY und kleine Testes werden beim Klinefelter-Syndrom gefunden.
Zu (D)
Gonadendysgenesie mit extragenitalen Mißbildungen ist kennzeichnend für das Ullrich-Turner-Syndrom

[F 87]
Frage 1.8: Lösung D

Beim Syndrom der testikulären Feminisierung sprechen die Leydig-Zwischenzellen nicht auf das Testosteron an, der Genotyp ist aber männlich. Der Phänotyp ist weiblich (A), bis hin zum äußeren Genitale (C), allerdings fehlen die Achsel- und Schambehaarung (B) sowie die weiblichen Geschlechtsorgane, Uterus und Ovarien (E). Die Hoden bleiben auf ihrem Weg durch den Leistenkanal stehen, so daß auch ein Skrotum fehlt **(D).**

[F 88]
Frage 1.9: Lösung C

Bei der testikulären Feminisierung, ein genotypisch männliches Individuum (XY) mit weiblichem Äußerem, liegt ein angeborener Mangel eines zytoplasmatischen Androgenrezeptors vor, d.h. die Androgene sind vorhanden, können jedoch nicht in die Zellen der Erfolgsorgane aufgenommen werden, um dort in die wirksame Form „Dihydrosteron" überführt zu werden.

Frage 1.10 W: Lösung D

Dem angeborenen adrenogenitalen Syndrom liegt ein Enzymdefekt der Kortisolsynthese in der Nebennierenrinde zugrunde. Die Nebennierenrinde kann nur wenig oder gar kein Kortisol produzieren, deshalb fehlt die Rückkopplungshemmung auf das Hypothalamus-Hypophysen-System. Die Hypophyse schüttet **vermehrt** ACTH aus, was aber nur eine Hyperplasie der Nebennierenrinde und eine vermehrte Ausschüttung von Kortisolvorstufen (Pregnandriol) und Androgenen bewirkt, d. h. **Kortisol** ist vermindert.
Die Androgene (Progesteron z. B.) bewirken die Virilisierung der Mädchen. Es kommt zu: Klitorishypertrophie bis hin zur Ausbildung von Penis und Skrotrum, männlichem Körperbau und Behaarungstyp nach der Pubertät.
(1) „hairless woman" gehört zur testikulären Feminisierung.
(2) Striae, Stammfettsucht usw. gehören zum Morbus Cushing.
Therapie: Nur durch **Kortisol** wird der Nebennierenrinden-Hypophysen-Regelkreis beeinflußt, die anderen von der Nebennierenrinde produzierten Steroide bleiben in dieser Beziehung wirkungslos.

F 87
Frage 1.11: Lösung D

Es gibt einen **Pseudohermaphroditismus masculinus** und einen **Pseudohermaphroditismus femininus;** die Bezeichnung masculinus bzw. femininus richtet sich nach dem jeweiligen Kerngeschlecht. Ein Mädchen kann also per definitionem nur einen P. femininus aufweisen, was beim unkomplizierten AGS durch die vorgeburtliche Wirkung androgener Hormone tatsächlich so ist.

Frage 1.12: Lösung D

Die Scheide ist von **drüsenlosem** Plattenepithel ausgekleidet, kann also nicht als Schleimhaut bezeichnet werden. Das Scheiden„sekret" ist ein **Transsudat** der Kapillaren in der muskulösen Scheidenwand.

F 85
Frage 1.13: Lösung B
F 85
Frage 1.14: Lösung C

Gemeinsamer Kommentar

Die ursprüngliche Milchleiste zieht beiderseits vom Axillarbereich bis herunter zur Leiste. Manchmal bildet sich im Verlauf dieser Milchleiste eine vollständige, wenn auch meist kleinere Brust aus, das wird als **Polymastie (B)** bezeichnet. Manchmal findet man auch nur eine oder mehrere überschüssige Brustwarzen entlang der Milchleiste; das heißt dann **Polythelie (C).** Beide Fehlbildungen haben hauptsächlich kosmetische Bedeutung.

Anatomie und Topographie der Fortpflanzungsorgane

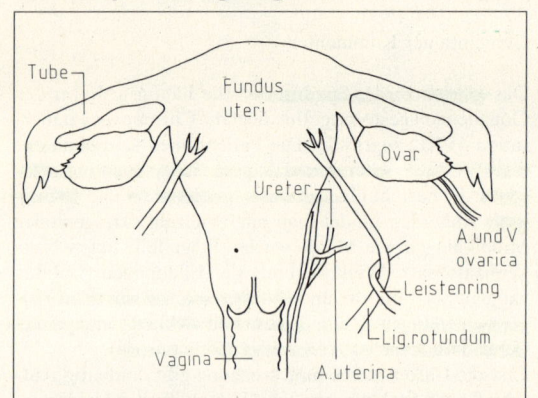

Abb. 2. Schematische Übersicht über die inneren weiblichen Geschlechtsorgane

Beckenboden
Muskel-Bindegewebs-System mit Stützfunktion bestehend aus 3 Schichten:
(1) *Diaphragma pelvis*, gebildet vom M. levator ani. Er ist der wichtigste Muskel zur Garantie der Belastbarkeit des Beckenbodens.
(2) *Diaphragma urogenitale*, eine Bindegewebsplatte.
(3) Schließmuskelschicht, die in Achtertouren um Anus und Scheidenöffnung läuft.

Uterus
Er liegt im Zentrum des kleinen Beckens. Die oberen zwei Drittel werden als Corpus uteri, das untere Drittel als Cervix uteri bezeichnet. Das Corpus uteri ist von Peritoneum überzogen (Perimetrium), das vorn auf die Harnblase umschlägt, hinten auf das Rektum. Die Gebärmutterwand besteht aus glatter Muskulatur (Myometrium), *direkt* auf dieser liegt das Stroma (**Endometrium**). Dieses ist gegliedert in die
- Pars functionalis, die den zyklischen Veränderungen unterworfen ist, und die
- Pars basalis, den Regenerationsboden, der auch bei der Menstruation erhalten bleibt, als **Stroma** bezeichnet.

Tuben
Sie sind ausgekleidet von Epithel mit sezernierenden Zellen und Flimmerzellen mit uteruswärts gerichtetem Strom. Wechselnde Ring- und Längsmuskulatur sorgt dafür, daß das Ei durch Schub und Sog in die Gebärmutter transportiert wird.

Ovarien
Sie enthalten zum Zeitpunkt der Geburt etwa eine Million Primärfollikel, die bis zur Menopause zu etwa 99% verbraucht werden. Das Ovarialparenchym (Granulosa- und Thekazellen) bildet die Sexualsteroide Östrogene, Progesterone und Androgene. Die Biosynthese erfolgt über Cholesterin zu Gestagenen, androgenen Hormonen und dann zu Östron und Östradiol.

Fehlbildungen der Fortpflanzungsorgane

Gynatresien
- *Hymenalatresie*
  Menarche bleibt aus wegen fehlender Hymenalöffnung, das Blut staut sich im Genitaltrakt zurück (unter Umständen bis in die Eileiter), „Molimina menstrualia" (Schmerzen zur Zeit der monatlichen Blutung); Therapie: Inzision unter Antibiotikaschutz.
- *Aplasia uteri et vaginae* (Rokitanski-Küster-Syndrom)
  Introitus vaginae (Scheideneingang) fehlt, rudimentärer Uterus, häufig vergesellschaftet mit Nierenfehlbildungen.

Doppelbildungen der Genitalorgane
Beruhen auf unvollständiger Verschmelzung der Müller-Gänge, aus denen sich normalerweise Tuben, Uterus und die oberen zwei Drittel der Vagina bilden. Unterschieden werden die verschiedensten Grade der Septierung von den Formen einer angedeuteten Persistenz beider Uterushälften (Uterus arcuatus) bis zur vollständigen Trennung (Uterus duplex).

Frage 1.15: Lösung C

Zu (C)
Beim Ullrich-Turner-Syndrom findet sich infolge Östrogenmangels eine spärliche Sekundärbehaarung. Ein Hirsutismus kennzeichnet das adrenogenitale Syndrom.
Zu (A) und (B)
An kongenitalen Mißbildungen finden sich: Cubitus valgus (Winkelstellung der Ellenbogen), Flügelfell, Schildthorax sowie gehäuft Herzfehler (insbesondere Aortenisthmusstenosen).
Zu (D)
Meist sind anstelle der Ovarien nur bindegewebige Stränge (sog. gonadal streaks) vorhanden.
Zu (E)
Es besteht ein hypergonadotroper Hypogonadismus (überschießende hypophysäre LH/FSH-Ausschüttung als Versuch, die funktionsuntüchtigen Ovarien zu stimulieren).

Frage 1.16: Lösung B

Das Vaginalepithel lagert bei der geschlechtsreifen Frau Glykogen ein. Das in den abgestoßenen Oberflächenzellen enthaltene Glykogen wird von den Döderlein-Bakterien der Vagina zu Milchsäure abgebaut. Dadurch verändert sich das vor der Pubertät alkalische Milieu zum pH-Wert von 3,6–5.

Frage 1.17: Lösung A

Entscheidend sind allein Östrogene und überwiegende Besiedlung der Scheide mit Döderlein-Bakterien, die Milchsäure bilden (saures Milieu mit einem pH-Wert von 3–5).

Frage 1.18: Lösung B

Eine kleine Lektion Embryologie: Zunächst sind bei beiden Geschlechtern sowohl der Urnierengang (Wolff-Gang) als auch der neugebildete, parallel zum Urnierengang verlaufende Müller-Gang vorhanden. Beim weiblichen Embryo bilden sich die Urnierengänge zurück, aus den Resten bilden sich die rudimentären Gartner-Gänge. Die Müller-Gänge verschmelzen miteinander und bilden Lumina, aus denen sich die Gebärmutter, die Zervix und die oberen 2/3 der Scheide bilden. Zur Septierung von Uterus oder Scheide kann es kommen, wenn dieser Prozeß nicht zu Ende geführt werden kann, also zwar die Müller-Gänge verschmelzen, nicht aber ihre Lumina (A).
Bei der Aplasie eines Müller-Ganges entwickelt sich ein Eileiter und eine Hälfte der Gebärmutter nicht, d.h. sie bleibt „einhörnig" – **Uterus unicornis (B).**

Zu (C)
Hier war eine häufige Fehlerquelle! Unter Gonadendysgenesie versteht man das Fehlen der Keimzellen wie z.B. beim Turner-Syndrom. Die Ovarien als Träger der Keimzellen entwickeln sich aus den primären Keimzellen, also einer Struktur, die gewissermaßen von der Entwicklung der Müller-Gänge unabhängig ist.

Frage 1.19: Lösung A

Die Hymenalatresie (fehlende Öffnung im Jungfernhäutchen) beruht auf dem Fehlen des normalen Durchbruchs am Müller-Hügel. Die betroffenen Mädchen haben eine primäre Amenorrhöe und zunehmend stärkere Schmerzen in monatlichen Intervallen. Wird rechtzeitig operiert (Querinzision des Hymens unter Antibiotikaschutz), kann verhindert werden, daß sich das zurückgehaltene Menstruationsblut in der Scheide (Hämatokolpos), der Gebärmutter (Hämatometra) und sogar in den Eileitern (Hämatosalpinx) zurückstaut und evtl. eine spätere Sterilität zur Folge hat.

Frage 1.20: Lösung E

Zu (A)
Bei Gonadendysgenesie (z. B. Turner-Syndrom) sind Scheide und Gebärmutter häufig aplastisch oder hypoplastisch. Eine primäre Amenorrhöe ist typisch.
Zu (B)
Beim kongenitalen AGS kommt es, falls keine Langzeittherapie mit Kortison erfolgt, zur Hemmung der Gonadotropine durch die pathologisch gesteigerte Androgensynthese und damit zur Amenorrhöe.
Zu (C)
Rokitansky-Küster-Syndrom: Aplasie von Uterus und Vagina
Zu (D)
Bei der testikulären Feminisierung liegt der Genotyp XY vor, es handelt sich also um Männer.
Zu (E)
Beim Stein-Leventhal-Syndrom (polyzystische Ovarien) werden in den Ovarien aus noch nicht genau geklärter Ursache vermehrt Androgene gebildet. Symptome können sein: Adipositas, Hirsutismus (häufig, aber nicht immer), Sterilität, primäre oder sekundäre Amenorrhöe oder Oligomenorrhöe.

Frage 1.21: Lösung D

Korpuspolypen entstehen zumeist im Klimakterium und zwar dann, wenn sich eine vorher bestehende glandulär-zystische Hyperplasie zurückbildet. Sie verursachen zwar Blutungsstörungen unterschiedlicher Art, jedoch machen sie die zyklischen Veränderungen nicht mit und rufen auch keine zyklischen Blutungen hervor.

Frage 1.22: Lösung C

Bei den auffälligen Befunden an der Portio kommt es leicht zur Begriffsverwirrung!

Zu (B)
Erythroplakie ist der Oberbegriff für einige auffällige Befunde an der Portio. Erythroplakie bedeutet nur „roter Fleck", dahinter kann sich sowohl eine harmlose Ektopie als auch ein Karzinom verbergen.
Zu (C)
Die Ektopie entsteht bei geschlechtsreifen Frauen häufig durch die Verlagerung von Zylinderepithel aus dem Zervikalkanal auf die von Plattenepithel bedeckte Portiooberfläche (Ektozervix).
Zu (A)
Bei der Erosio vera liegt dagegen ein echter Epitheldefekt mit frei zutageliegendem Bindegewebe vor. Ursache: traumatisch, entzündlich oder beginnendes Karzinom!

Zu (D)
Die Umwandlungszone entsteht durch den „Grenzkampf" zwischen Zylinderepithel und Plattenepithel am Rande einer Ektopie. Von ihr nimmt das Zervixkarzinom häufig seinen Ausgang.
Zu (E)
Matrixbezirk ist der Oberbegriff für verschiedene prämaligne Veränderungen an der Portio (Leukoplakie, Leukoplakiegrund, Felderung), weil sie den Boden (Matrix) für ein Karzinom darstellen können.

Frage 1.23: Lösung B

In seltenen Fällen können Uterusfehlbildungen wie z.B. Uterusseptum den Fetus in eine bestimmte Lage zwingen (z. B. Beckenendlage).
Frühgeburten können u. U. bei mangelnder Plazentainsertionsfläche begünstigt werden.
Zu (1)
Spätgestosen = EPH-Gestosen sind anatomieunabhängig.
Zu (3)
Zu Phokomelie (Robbengliedrigkeit) kommt es bei Schädigungen in der frühen Embryonalzeit (z. B. Thalidomidembryopathie).

Frage 1.24: Lösung C

Unter Portioektopie versteht man das Vorkommen von Zylinderepithel aus dem Zervikalkanal auf der normalerweise von Plattenepithel bedeckten Portiooberfläche. Sie ist bei einem Drittel aller geschlechtsreifen Frauen zu finden und kein pathologischer Befund oder Defektzustand. Mit zunehmendem Lebensalter verschiebt sich die Grenze zwischen den beiden Epithelien wieder nach oben in den Zervikalkanal.
Wenn die Ektopie sehr ausgedehnt ist und die Frau über starken Fluor (Ausfluß) klagt, kann eine Thermokoagulation oder Vereisung vorgenommen werden.

Frage 1.25: Lösung A

„In aller Regel" stellt keine der genannten Lageabweichungen (Dextropositio uteri, Elevatio uteri, Descensus uteri, Retroflexio uteri, spitzwinklige Anteflexio des Uterus) ein Konzeptionshindernis dar. Wenn aber bei einem Paar, das wegen Sterilität untersucht wird, nach der gesamten Diagnostik der einzige Befund eine der oben genannten Lageabweichungen der Gebärmutter ist, muß angenommen werden, daß sie doch die Spermienwanderung behindert; evtl. kann eine korrigierende Operation helfen.

Frage 1.26: Lösung E

Zu (E)
Der Uterus unicornis beruht auf dem einseitigen Fehlen eines Müller-Ganges. Der Uterus ist nur halb so groß wie normal und auf einer Seite fehlen Eileiter und Eierstock (Adnexe). Eine sehr seltene Mißbildung!
Zu (A)
Ischämische Nekrosen einer Uterushälfte kommen nicht vor.
Zu (B)
Aplasien eines Wolff-Ganges führen beim Mann zu Fehlbildungen von Samenblasen und Ductus deferens.
Zu (C)
Bei der Salpingitis isthmica nodosa handelt es sich um eine knotige Veränderung der Eileiter.
Zu (D)
Gonadendysgenesie bezeichnet das Fehlen der Keimzellen, beim Uterus unicornis fehlt jedoch eine Gebärmutterhälfte.

Frage 1.27: Lösung E

Die Ursachen für eine **Pubertas praecox** sind vielfältig, am häufigsten ist wie immer die idiopathische Form mit über 80%. Andere Gründe können sein: Erkrankungen im Zwischenhirnbereich, exogene Hormonzufuhr, hormonproduzierende Ovarialtumoren, Funktionsstörungen der Nebennierenrinde, Hypothyreosen (diese verursachen bei Kindern eine erhöhte Gonadotropinfreisetzung) und in den seltensten Fällen Lebererkrankungen.

Vorbereitung der Fortpflanzungsfunktion von der Geburt bis zur Pubertät

Das neugeborene Mädchen zeigt an Vaginalepithel, Endometrium und Brüsten eine Stimulierung des Wachstums, da es ja intrauterin dem hohen Hormonspiegel der Mutter ausgesetzt war. Bis zum 1. Lebensjahr bilden sich die ersten Wachstumszeichen völlig zurück. Es folgt das **Ruhestadium der Geschlechtsentwicklung** (1.–8. Lebensjahr). Etwa im 8. Lebensjahr beginnt mit der Östrogenproduktion die **Präpubertät**. Dies hat unter anderem die Knospung der Brüste (**Thelarche**) zur Folge. Die Östrogenproduktion steigt nun auf die Werte der erwachsenen Frau. In der **Pubertät** (12.–15. Lebensjahr) erfolgt dann das Wachsen der Schamhaare (Pubarche) und – wenig später – der Achselhaare. Durchschnittlich mit 12,5–13 Jahren setzt die erste Regelblutung (Menarche) ein.

Störungen der Entwicklung

Hier sind vor allem (Pseudo)pubertas praecox (vorzeitige Pubertät) und Pubertas tarda (verzögerte Pubertät) zu nennen.

Pubertas praecox
Ursache: im Hypothalamus oder Zwischenhirn, ohne faßbare Ursache (idiopathisch) in etwa 80–90%; gelegentlich nach Enzephalitis.
Symptome: alle Zeichen einer normalen Pubertät, Gonadotropine nachweisbar, Eisprung und Gelbkörperentwicklung können sogar eine Empfängnis möglich machen.
Therapie: bis heute nicht möglich; Versuche, den vorzeitigen Epiphysenschluß zu verhindern, wurden unternommen.

Pseudopubertas praecox
Ursache: steroidproduzierender Tumor der Nebennierenrinde oder des Ovars. Störungen der Nebennierenrindenfunktion (z. B. AGS), Hypothyreose, exogene Östrogenzufuhr.
Symptome: vorzeitige Reifungsvorgänge der sekundären weiblichen Geschlechtsmerkmale, keine Beteiligung der Ovarien!! keine Fertilität! Bei androgenproduzierenden Tumoren auch heterosexuelle Reifezeichen möglich.
Therapie: je nach Grundursache.

Pubertas tarda
Ursachen: zentrale Form (Hypothalamus); „ovarielle" Form (Gonadendysgenesie, Intersexualität).
Symptome. Brustentwicklung und Behaarung erst zwischen 14. und 16. Lebensjahr, Menarche erst nach dem 15. Lebensjahr.
Therapie: meistens kann man abwarten, da es sich um eine harmlose Verzögerung handelt.

Frage 1.28: Lösung D

Zu (D)
Fremdkörper in der Vagina sind zwischen dem 4. und 10. Lebensjahr recht häufig und können neben Blutungen auch Ausfluß verursachen.
Zu (A), (B) und (C)
Blutende Portioerosionen, Zervixschleimhautpolypen, endometriale Blutungen sind eher Probleme der geschlechtsreifen Frau und beim Kind unwahrscheinlich.
Zu (E)
An eine **Trichomonadenkolpitis** muß gedacht werden, sie ist aber weniger häufig. Die Mutter mituntersuchen!!

Frage 1.29: Lösung A

Zu (A)
Die beschriebenen Beschwerden sind bei einem Mädchen in der Pubertät ganz typisch für eine **Hymenalatresie** (undurchlässiges Hymen). Dabei staut sich das Menstruationsblut zurück und führt zur Bildung von Blutansammlungen in der Scheide (Hämatokolpos), in der Gebärmutter (Hämatometra) und evtl. in den Eileitern (Hämatosalpinx).

Zu (B)
Ovarialendometriose: stark, zyklische Beschwerden, keine Amenorrhöe

Zu (C)
Stieldrehung einer Ovarialzyste: meistens akute Symptomatik, Peritonismus, Schock

Zu (D)
Stein-Leventhal-Syndrom (polyzystische Ovarien): Amenorrhöe oder Oligomenorrhöe, Sterilität (nicht immer), Adipositas, Hirsutismus

Zu (E)
Dysmenorrhoea membranacea: schmerzhafter Abgang von Gebärmutterschleimhaut als zusammenhängende Haut oder in größeren Fetzen während der Menstruation

Hormonelle Regelung der Fortpflanzungsfunktion in der Geschlechtsreife

Die Ovarialhormone Östrogen und Progesteron sind **Steroidhormone.** Das gemeinsame Grundgerüst aller Androgene, Östrogene, Gestagene und Kortikosteroide heißt **Steran**.

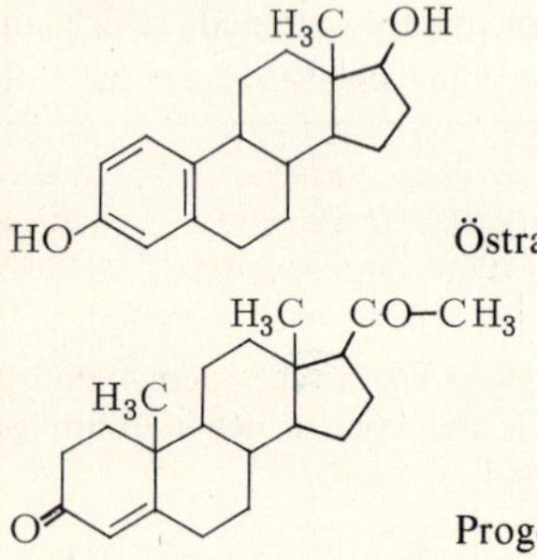

Östradiol

Progesteron

Abb. 3. Strukturformeln von Östradiol und Progesteron

(1) Die wichtigsten natürlichen **Östrogene** sind
  ● Östradiol
  ● Östron
  ● Östriol
  Synthese
  In der Theca interna und Zona granulosa des Ovar.
  Spezielle Wirkungen
  ● Am **Endometrium** bewirken sie Regeneration und Proliferation.
  ● An der **Zervix** steigern sie die Sekretion und machen das Sekret dünnflüssig.
  ● In der **Vagina** sorgen sie für die Proliferation des Epithels.
  Ansonsten sind sie wichtig zur Ausbildung der typisch weiblichen Behaarung und Pigmentierung, haben Einfluß auf Blutgerinnung, Gefäßintegrität und Durchblutung, fördern den Epiphysenfugenschluß und die Knochenmineralisierung.

(2) Biologisch am wichtigsten sind das vom Corpus luteum gebildete **Progesteron** und sein Stoffwechselprodukt **Pregnandiol.**
  Progesteron wird hauptsächlich im Corpus luteum während der 2. Zyklushälfte (Lutealphase) gebildet, aber auch in geringen Mengen im Follikel und besonders in der Plazenta. Es ist außerdem ein Stoffwechselprodukt aller steroidbildender Organe, also auch der Nebennierenrinde.
  Spezielle Wirkungen
  ● Am **Endometrium** bewirken sie die sekretorische Transformation,
  ● an der **Zervix** Sekretverminderung und Erhöhung der Viskosität,
  ● sie setzen den Tonus der glatten Muskulatur herab (auch der Gebärmuttermuskulatur) und
  ● erhöhen die Körpertemperatur.

(3) **Releasing-Hormone**
  Im Hypothalamus registrieren bestimmte Kerngebiete die Höhe der Steroidkonzentration. Daraufhin werden die Releasing-Hormone (RH)
  ● **FSH-RH** (follikelstimulierendes Hormon-RH)
  ● **LH-RH** (luteinisierendes Hormon-RH)
  ● **PIH** (Prolactin Inhibiting Hormone)
  freigesetzt und auf neurovaskulärem Weg in den Hypophysenvorderlappen transportiert. Sie bewirken hier die Neusynthese und Sekretion von FSH und LH, bzw. eine Hemmung der Prolaktinsekretion (PIH).

(4) **Gonadotropine**
  Sie werden auf Befehl der Releasing-Hormone vom Hypophysenvorderlappen sezerniert.
  ● **FSH** fördert die Reifung der nicht sprungreifen Sekundär- und Tertiärfollikel im Ovar.
  ● **LH** stimuliert die Follikeldifferenzierung zum Gelbkörper, löst zusammen mit FSH die Ovulation aus.
  ● **Prolaktin** stimuliert die Milchsekretion.

Frage 1.30 W: Lösung B

Thelarche (mit 10 bis 11 Jahren) – Beginn der Brustentwicklung mit Vergrößerung des Drüsenkörpers und des Warzenvorhofes
Pubarche (mit 11 Jahren) – Erste Schambehaarung auf den großen Labien
Wachstumsschub (mit 11 bis 12 Jahren) – Zeit des stärksten Längenwachstums bei Mädchen in der Pubertät
Menarche (mit 13 Jahren) – Erste Menstruationsblutung, danach unregelmäßige, vorerst meist anovulatorische Zyklen
Natürlich sind die Altersangaben nur Durchschnittswerte, Abweichungen kommen vor und sind in entsprechenden Grenzen als normal zu betrachten.

Frage 1.31: Lösung E

Die erste Regel tritt im Alter von etwa 12 bis 13 Jahren ein und damit zu Beginn der Pubertät, der Zeit, die als Übergang zwischen dem Kindsein und dem Erwachsensein bezeichnet wird. Der Menarche folgen einige Jahre, in denen die Regelblutungen häufig unregelmäßig sind und die Zyklen anovulatorisch verlaufen (jedenfalls in der Mehrzahl). In den nächsten 2 bis 4 Jahren werden die Zyklen zunehmend regelmäßig und ovulatorisch.

Frage 1.32: Lösung B

Der Ausdruck „Sekretion" beinhaltet das Vorhandensein von **Drüsen**, die eine Flüssigkeit abgeben. Die Scheidenschleimhaut selbst enthält aber keine Drüsenzellen, sondern die Flüssigkeit wird über die Zelloberfläche abgegeben, sozusagen „ausgeschwitzt" (= Transsudat von sudare = schwitzen). In der normalen Flüssigkeit sind abgeschilferte Zellen und Produkte bakterieller Zytolyse vorhanden, bei einer Kolpitis kommen dann die Erreger, Leukozyten, evtl. Erythrozyten in der Absonderung mit vor.

Zu (C)
Die Zervixschleimhaut enthält Drüsenzellen, die Menge und Beschaffenheit des Sekretes ist hormonabhängig.

Frage 1.33: Lösung C

Zu (C)
Mit juveniler Blutung ist wohl eine Blutungsstörung bei jungen Mädchen gemeint. Für diese sind häufig nicht gesprungene Follikel, die weiter Östrogene produzieren, verantwortlich. Das Endometrium reagiert auf die Überstimulation mit einer Abbruchblutung.
Zu (A)
Eine hypergonadotrope Ovarialinsuffizienz liegt z.B. beim Ullrich-Turner-Syndrom vor. Die hypoplastischen Keimleisten können nicht auf die verstärkte LH/FSH-Stimulation reagieren.
Zu (B)
Dermoidzysten gehen aus embryonalem Restgewebe hervor, entarten selten und produzieren keine Geschlechtshormone. Im Restovar meist ausreichende Hormonproduktion.
Zu (D)
Eine Endometriose (versprengtes Endometrium) kann bei intramuralem Sitz Blutungsstörungen verursachen, ist aber seltener als eine Follikelpersistenz.

Frage 1.34: Lösung D

Die Funktionalisschicht des Endometriums dient dazu, ggf. das befruchtete Ei aufzunehmen und für seine Ernährung zu sorgen. Im Falle der Befruchtung bleibt der Gelbkörper als Rest des gesprungenen Follikels bestehen und sezerniert Gelbkörperhormon = Progesteron. Progesteron war ja schon seit der Ovulation vom Follikel freigesetzt worden und hatte für die sekretorische Umwandlung des Endometriums gesorgt. Tritt nun aber keine Befruchtung ein, dann bildet sich auch kein Gelbkörper aus und es kommt zur Progesteron-Entzugsblutung: Menstruation, Zerfall der Funktionalis. Blutverlust bei einer Monatsblutung ca. 60 ml. Während der Menstruation werden in der Funktionalisschicht einige Gerinnungsfaktoren abgebaut und gleichzeitig die Aktivität der gewebsgebundenen Fibrinolyse gesteigert.

Frage 1.35 W: Lösung A

Die Beschaffenheit der abgeschilferten Zellen des Vaginalepithels läßt Rückschlüsse auf die Stärke des Östrogenzuflusses zu, mehr nicht. Bei Östrogenmangel und überwiegendem Gestageneinfluß sind die Zellen vermehrt und stärker verklumpt. Genauere, quantitative Ergebnisse, wie sie für eine Differentialdiagnose der Amenorrhöe (Möglichkeit 3 und 4) nötig wären, kann die Zytodiagnostik nicht liefern.

Ovarieller Zyklus

Der Zyklus umfaßt die Zeitspanne vom Beginn einer Menses bis zum Beginn der nächsten. Der ovarielle Zyklus der Erwachsenen wird als **biphasisch** bezeichnet, wobei zwischen Proliferationsphase und Sekretionsphase unterschieden wird.

Proliferationsphase
Vom 4. bis 14. Tag, also bis zur Ovulation.
Der Östrogenspiegel steigt ab etwa Mitte der 1. Zyklushälfte an und erreicht seinen höchsten Gipfel in der Mitte des ovulatorischen Zyklus, d. h. kurz vor dem Eisprung.

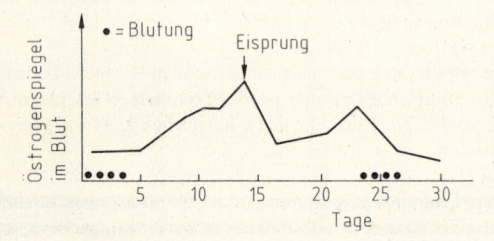

Abb. 4. Zyklusabhängiger Verlauf des Östrogenspiegels im Blut

In der Proliferationsphase erfolgen unter **Östrogeneinfluß**:
1. (Erneuter) Aufbau des Endometriums mit Einlagerung von Glykogen.
2. Verflüssigung des Zervixsekrets.
3. Zytologisch überwiegen in der Vagina große, reife Superfizialzellen, die im Ausstrich flach und isoliert ausgebreitet sind.

Ovulation
Zum Eisprung, dem Befruchtungsoptimum, hin verändert sich der Zervixschleim so, daß er den Spermien gute Überlebens- und Fortbewegungsbedingungen bietet: die *Sekretmenge nimmt zu*, er wird *dünnflüssig* und *spinnbar* und enthält *mehr Glukose*. Der Farnkrauttest wird zum Eisprung hin positiv und klingt in der 2. Zyklushälfte ab.
Der Zervikalkanal öffnet sich etwas.

Sekretionsphase
Vom 15. bis 28. Tag, also bis zur nächsten Blutung.
In der Sekretionsphase dominiert das **Progesteron**, das der Gelbkörper des gerade gesprungenen Follikels bildet:
1. Weitere Einlagerung von Glykogen, außerdem Wachstum und Differenzierung der Drüsenschläuche.
2. Menge, Transparenz und Spinnbarkeit des Zervikalsekretes nehmen ab.
3. Vaginalzytologie: Superfizial- und Intermediärzellen im Haufen, im Ausstrich gefaltet und eingerollt. Die Körpertemperatur steigt um 0,4–0,7 °C, sie sinkt mit Beginn des Menses wieder ab.

Menstruation
Mit dem Absinken von Östrogen und Gestagen am Ende der Sekretionsphase kommt es zur Menses, die als Progesteronentzugsblutung anzusehen ist. Sie dauert 4–5 Tage und ist am zweiten Tag oft am stärksten.
Das Blut enthält wegen der proteolytischen Aktivität des Endometriums kein Fibrinogen und ist deshalb ungerinnbar (intrakavale Fibrinolyse).

Verschiebung der Menstruation

Wenn es unbedingt sein muß, z. B. bei Operationen oder sportlichen Wettkämpfen, kann die Blutung durch Hormongaben hinausgezögert oder vorverlegt werden:
Vorverlegen: es wird ein verkürzter, anovulatorischer Zyklus erzeugt durch eine Östrogen-Gestagen-Kombinationstherapie, beginnend am 3.–6. Zyklustag für 8–12 Tage, 3 Tage nach Absetzen setzt die Entzugsblutung ein.
Hinausschieben: auch ohne Ovulationshemmer möglich, Östrogen-Gestagen-Kombinationspräparat 6 Tage vor der erwarteten Regelblutung beginnend, 3 Tage vor der gewünschten absetzen.

Störung der Menstruation

Dysmenorrhöe (schmerzhafte Regelblutung): meist aufgrund psychosomatischer Ursachen.

Organische Ursachen der **primären** Dysmenorrhöe:
- Uterusfehlbildungen
- Lageanomalien (Retroflexio)

Organische Ursachen der **sekundären** (erworbenen) Dysmenorrhöe:
- Endometriose
- Myome und Polypen
- Erworbene Lageanomalien (z. B. durch entzündliche Verwachsungen nach Adnextitiden)

Prämenstruelles Syndrom
Gefühl körperlicher und seelischer Spannung in der letzten Woche vor der Regelblutung, das durch verstärkte Wasserretention zustande kommen soll.
Symptome können sein:
- Ödemneigung, Völlegefühl, Kopfschmerzen
- Spannungsgefühl in den Brüsten (Mastodynie)
- Nervöse Reizbarkeit, Angstzustände, Depressionen

Blutungsanomalien

Begriffserklärung:
Hypermenorrhöe: verstärkte Regelblutung
Hypomenorrhöe: verminderte Regelblutung
Menorrhagie: verlängerte Blutung >7d
Metrorrhagie: völlig unregelmäßige Blutung ohne Zykluszusammenhang
Oligomenorrhöe: Abstand zwischen Blutungen größer als 35 Tage
Polymenorrhöe: Blutungen kommen häufiger als alle 25 Tage
Kryptomenorrhöe: trotz Ovulation und Fertilität kommt es nicht zur Abstoßung der Schleimhaut, sondern lediglich zur Regression.

Besonders bei Hypermenorrhöe, Menorrhagien, Metrorrhagien ist eine genaue Klärung der Ursache nötig (Karzinom, Polypen, Endometriose?).

Die juvenile Blutung
Nach der Menarche ist die Rhythmik und der Verlauf der Monatsblutungen häufig noch nicht regelmäßig, das sollte als fast normal betrachtet werden. Es kann aber in dieser Phase zu Störungen wie Oligo – oder Amenorrhöe oder zu Hypermenorrhöen mit sekundärer Anämie („juvenile Blutungen") kommen, die dann der Abklärung und Behandlung bedürfen.

[H 88]
Frage 1.36: Lösung D

Das prämenstruelle Syndrom beginnt oft etwa eine Woche vor Einsetzen der Regelblutung und geht bei vielen Frauen mit einer mehr oder weniger ausgeprägten Wassereinlagerung einher. Diese beruht aber nicht auf einer Nierenschädigung (Proteinurie; hier sollte wohl eine Verwechslung mit der Präklampsie bewirkt werden?), sondern auf einer vermehrten Neigung des Gewebes, Flüssigkeit einzulagern. Die letztendliche Ursache ist ungeklärt. Weitere Symptome: Kopfschmerzen, Reizbarkeit, Depressionen, orthostatische Dysregulation, Spannungsgefühl in den Brüsten (= Mastodynie), Völlegefühl.

[F 84]
Frage 1.37: Lösung B

Zu (E)
Östrogene führen zur Ausbildung der sekundären Geschlechtsmerkmale, Brustentwicklung, Uterusgröße.
Zu (A) und (D)
Im Zyklus bauen sie nach der Menstruation die Schleimhaut wieder auf und erleichtern durch ihre Wirkung auf das Zervikalsekret die Wanderung der Spermien in die Gebärmutter.
Zu (B)
Die sekretorische Schleimhautumwandlung in der zweiten Zyklushälfte wird durch Progesteron bewirkt.

[F 85]
Frage 1.38: Lösung A

Hypophysenhinterlappen: Oxytozin (1), antidiuretisches Hormon (4).
Hypophysenvorderlappen: FSH, LH, Prolaktin, TSH, STH, MSH, ACTH.

Frage 1.39 W: Lösung C

Die fertile Phase berechnet sich folgendermaßen:
Erster fertiler Tag: vom *kürzesten* Zyklus werden 18 Tage abgezogen.
Letzter fertiler Tag: vom *längsten* Zyklus 11 Tage abziehen!
Bei dem so oft vorausgesetzten regelmäßigen 28-Tage-Zyklus (den kaum eine Frau hat) hieße das:
28 minus 18 = 10; 28 minus 11 = 17
Zwischen dem 10. und 17. Tag ist also Enthaltsamkeit angesagt oder auch nicht – je nachdem.

Frage 1.40: Lösung B

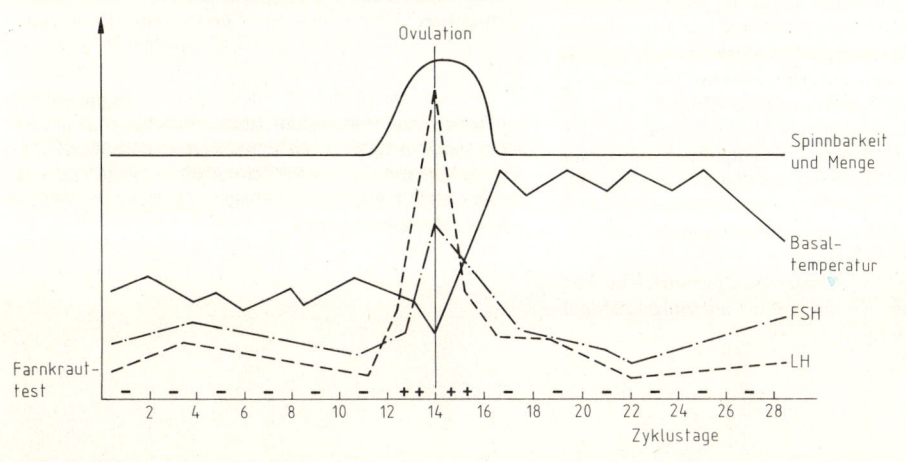

Abb. 5. FSH und LH im Zyklusverlauf

Frage 1.41: Lösung A

Zu (A)
In der 1. Zyklushälfte läßt sich Progesteron im Serum nur in geringen Mengen nachweisen. Nach der Ovulation beginnt das Corpus luteum Progesteron zu bilden und der Serumspiegel steigt auf über 20 µg/ml.
Zu (B)
Der Maus-Uterus-Test ist angeblich veraltet.
Zu (C)
Der höchste Östrogengipfel liegt um die Zeit des Eisprungs (etwa 30 pg/ml). Die Östrogenbestimmung als Nachweis für den Eisprung ist ungeeignet.
Zu (D)
Ein FSH-Anstieg ist kein Nachweis für einen Eisprung; es steigt auch an, wenn die Östrogenhemmung auf die Hyophyse aus irgendwelchen Gründen entfällt (z. B. Klimakterium).
Zu (E)
Regelmäßige uterine Blutungen sind kein Beweis für einen ovulatorischen Zyklus; wenn nämlich durch die Östrogenwirkung das Endometrium proliferiert und es kommt nicht zum Eisprung, dann reicht irgendwann die Östrogenmenge nicht mehr aus, um das Endometrium zu erhalten und es kommt zur Östrogenentzugsblutung.

Frage 1.42: Lösung A

Eine erhöhte Basaltemperaturkurve und die sekretorische Umwandlung des Endometriums sind schon Zeichen für eine stattgefundene Ovulation, beweisend sind sie allerdings nicht; die Basaltemperatur kann auch aus anderen Gründen ansteigen (wenig Schlaf, Infekt). Das Endometrium wandelt sich auch durch exogene Hormongaben um (1,3). Ein leichter Progesteronanstieg tritt bereits zwei bis drei Tage vor der Ovulation auf, der Gipfel des Progesteronspiegels liegt etwa sieben Tage nach der Ovulation.

Frage 1.43 W: Lösung C

Durch den Gestageneinfluß steigt die Basaltemperatur nach der Ovulation um etwa 0,5°C an, und zwar *sprunghaft*, ein kletterförmiger Anstieg spricht gegen eine erfolgte Ovulation. Die Temperatur bleibt normalerweise mindestens 10–11 Tage erhöht, solange nämlich, wie vom Gelbkörper Gestagen gebildet wird. Wenn keine Schwangerschaft eintritt, atrophiert der Gelbkörper, die Gestagenproduktion geht zurück und es kommt zur Menstruationsblutung. Ist die Phase kürzer als mindestens 10–11 Tage, spricht man von einer Gelbkörperinsuffizienz.
Zur Technik des Messens:
Rektal oder oral vor dem Aufstehen, da schon leichte körperliche Tätigkeiten die Temperatur um einige Zehntelgrade ansteigen lassen.

Frage 1.44: Lösung C

Tatsächlich ist das Zervikalsekret um den Zeitpunkt der Ovulation herum dünnflüssiger, alkalischer und von der Molekularstruktur her so verändert, daß es den Spermien optimale Bedingungen zur Vorwärtsbewegung bietet. Diese Veränderungen sind aber nicht auf den LH-Gipfel zur Eisprungszeit zurückzuführen, sondern werden als direkte Östrogenwirkung beschrieben.

Frage 1.45: Lösung B

In der Mitte des ovulatorischen Zyklus bieten Muttermund und Zervixschleim den Spermien optimale Bedingungen:
● Hoher Glukosegehalt zur Ernährung der Spermien
● Reichlich Schleim von geringer Viskosität (Motilität)
● Alkalischer Schleim (Motilität)
● Farnkrautphänomen als Zeichen der im Schleim enthaltenen Proteine und Salze wird sichtbar
● Der Muttermund öffnet sich bis zu 5 mm
Eine Trübung des Zervikalsekretes erfolgt unter Gestageneinfluß in der 2. Zyklushälfte durch vermehrte Epithelabschilferung.

Frage 1.46: Lösung A
Frage 1.47: Lösung B

Gemeinsamer Kommentar

Hier wurden doch viele Fehler gemacht, das Thema juvenile Blutung ist recht neu in den Fragen.
In den ersten Jahren nach der Menarche sind die Zyklen häufig anovulatorisch, was Blutungsstörungen jeder Art verursachen kann. (Da in der Pubertät solche Blutungsunregelmäßigkeiten fast normal sind, ist das Wort „Störung" in diesem Zusammenhang kritisch zu betrachten). Zum Teil treten durch den unausgeglichenen Östrogeneinfluß glandulär-zystische Hyperplasien auf wie in der Prämenopause. Allerdings ist ein Zervix – oder Endometriumkarzinom in diesem Alter höchst unwahrscheinlich, so daß zunächst auf eine Abrasio sowie auf eine Endometriumsbiopsie verzichtet werden kann. Therapeutisch kommt es hier darauf an, die starke Blutung zu beheben, da sie das Mädchen schwächt und anämisch machen kann; also erfolgt die Gabe von Östrogenen und Gestagenen, damit sich die hormonale Situation zunächst stabilisiert und die Blutung sistiert.

Polyposis uteri	– Polypenbildung in der Gebärmutter; typischerweise eher häufiges bis ständiges Tröpfeln kleiner Mengen Blut („spotting").
Extrauteringravidität	– Der negative Schwangerschaftstest allein schließt eine EU nicht aus, aber die ganze Geschichte, einschließlich der so langen, starken Blutung ohne Unterleibsschmerzen ist völlig untypisch. Typisch für eine EU wäre: Auftreten 6 bis 8 Wochen nach der letzten Regel, Blutung ex utero oder auch nicht, Unterleibsschmerzen, Schocksymptome.
Septum uteri	– fällt nicht typischerweise durch diese Art der Blutungsstörung auf, sondern durch Dysmenorrhöe, Sterilität, habituelle Aborte oder zufällig. Hier könnte eine Hysterographie, die Darstellung der Gebärmutter mittels Kontrastmittel, zur Diagnostik dienen.

Frage 1.48: Lösung E

Die normale Menstruationsblutung ist eine **Progesteronentzugsblutung,** d. h. das Endometrium, das in der 2. Zyklushälfte unter dem Einfluß von Progesteron erhalten und auf das eventuelle Einnisten eines befruchteten Eies vorbereitet wurde, wird abgestoßen, wenn die Befruchtung ausbleibt. Eine lokale Hyperfibrinolyse in der Funktionalisschicht der Gebärmutterschleimhaut sorgt dafür, daß das Blut ungerinnbar bleibt und ungehindert abfließen kann.
Unter **Durchbruchsblutungen** versteht man Blutungen, die bei anovulatorischen Zyklen unter permanentem Östrogeneinfluß vorkommen (z. B. bei der glandulärzystischen Hyperplasie oder unter Einnahme von Ovulationshemmern). Das Endometrium proliferiert dann immer mehr, bis es schließlich zu einer Diskrepanz zwischen steigendem Östrogenbedarf und tatsächlichem Angebot kommt. Daraufhin entstehen herdförmige Blutungen und das Endometrium wird teilweise abgestoßen (im Gegensatz zur Entzugsblutung, wo das Endometrium mehr oder weniger als Ganzes abgestoßen wird).

Frage 1.49: Lösung D

Zu (D)
Die Patientin möchte also ihre Blutung vom 25. auf den 35. Tag verlegen. Sie muß dafür 12 Tage lang Hormone schlucken. Etwa 3 Tage nach der letzten Einnahme eines Östrogen-Gestagen-Präparates kommt es meistens zu einer Abbruchblutung.
Zu (B) und (E)
Würde sie schon vor dem 22. Tag die Hormoneinnahme beginnen, hätte sie nur eine höhere Hormonbelastung aber keinen zusätzlichen Effekt erreicht. Würde sie nur Östrogen einnehmen, käme es überhaupt nicht zu einer Abbruchblutung.
Zu (A)
Depot-Clinovir ist ein reines Gestagenpräparat („Drei-Monats-Spritze"). Es ist zwar möglich, die Menstruation per Hormondepotinjektion hinauszuschieben, doch nimmt man dazu Östrogen-Gestagen-Kombinationspräparate. Die „Zykluskontrolle" durch orale Medikation ist aber zuverlässiger.
Zu (C)
Alleinige Gestagen-Einnahme wird als nicht ganz so wirksam angesehen.

Frage 1.50: Lösung B

Bei Frauen, die sowieso Östrogen-Gestagen-Präparate zur Empfängnisverhütung einnehmen, ist es ziemlich einfach, die Regelblutung früher oder später zu legen. Die Ovulationshemmer müssen nur 3 Tage vor dem „gewünschten Blutungstermin" abgesetzt werden, in diesem Fall also am 19. Tag, damit die Frau am 22. Tag ihre Blutung bekommt.

F 85
Frage 1.51: Lösung D

Bromocriptin (4) ist ein Dopamin-Agonist und damit ein Prolaktin-Antagonist, es wird zur Therapie der Hyperprolaktinämie eingesetzt. Zur Erhöhung der Prolaktinsekretion können führen:
Psychopharmaka (Haloperidol [1]), Tranquilizer, Phenothiazine, Östrogene und Stoffe, die bei Motilitätsstörungen des Magen-Darm-Traktes angewendet werden wie Metoclopramid (2) und Domperidon (3).

H 85
Frage 1.52: Lösung A

Einfach: ja. Dopamin ist übrigens ein PIF.

Frage 1.53: Lösung C

Die **Hypermenorrhö** ist definiert als *verstärkte*, nicht als verlängerte Regelblutung. Es besteht eine Diskrepanz zwischen fibrinolytischer Aktivität des Endometriums und der Blutmenge, dadurch bilden sich Koagel.

Zu (A)
Eine Dysmenorrhö kann z. B. auf eine Endometriose hinweisen.
Zu (B)
Übelkeit und Kopfschmerzen kommen u. a. beim prämenstruellen Syndrom vor, stellen jedoch ein völlig unspezifisches Symptom dar.
Zu (D) und (E)
Eine über 7 Tage hinaus verlängerte Regelblutung heißt Menorrhagie. Ihr liegen meist die gleichen Ursachen zugrunde wie der Hypermenorrhö (Myome, Endometriose, Endometritis, Polypen).

Frage 1.54: Lösung C

Ursachen der **primären Dysmenorrhö** (Dysmenorrhö besteht seit der Menarche): Störung der Prostaglandinsynthese, Fehlbildungen oder Hypoplasie der Gebärmutter, selten Gebärmutterlageanomalien (2,3).
Ursachen der **sekundären Dysmenorrhö** (später aufgetretene, „erworbene" Dysmenorrhö). Endometriose (1), IUP, Verwachsungen, Myome, Gebärmutterfehlbildungen, Ovarialzysten. Psychosomatische Faktoren können sowohl bei der primären als auch bei der sekundären Dysmenorrhö eine nicht zu unterschätzende Rolle spielen.

Frage 1.55: Lösung E

Es wird zwischen *primärer* (seit der Menarche bestehender) und *sekundärer* (erworbener) **Dysmenorrhö** unterschieden. Beide sind meist psychosomatische Reaktionen aus ganz verschiedenen Gründen.
Zu den organischen Ursachen gehören bei der **primären Dysmenorrhö**:
- Uterusfehlbildungen
- Lageanomalien (Retroflexio)

Bei der **sekundären Dysmenorrhö**:
- Myome und Polypen
- Erworbene Lageanomalien (z. B. durch entzündliche Verwachsungen nach Adnexitiden)
- Endometriose

Frage 1.56: Lösung D

Als **prämenstruelles Syndrom** wird ein Gefühl körperlicher und seelischer Spannung in den letzten 10 Tagen vor der Regelblutung bezeichnet, das durch verstärkte Wasserretention zustande kommen soll. Die genaue Ursache ist unbekannt, auch hier, wie bei der Dysmenorrhö, wird in den Lehrbüchern häufig auf psychosomatische Zusammenhänge verwiesen. In mehr oder weniger ausgeprägter Form kennen über die Hälfte aller Frauen die Symptome, die zum „prämenstruellen Syndrom" gehören:
- Nervöse Reizbarkeit, Angstzustände, Depressionen
- Spannungsgefühl in den Brüsten (Mastodynie)
- Ödemneigung, Völlegefühl, Kopfschmerzen

Zu (3)
Die Ödemneigung beruht auf der Wasserretention wegen vermehrter Gefäßdurchlässigkeit, hat also mit einer Proteinurie nichts zu tun.

Frage 1.57: Lösung D

Wenn Myome Beschwerden verursachen (in 50% der Fälle), dann meist in Form von Blutungsanomalien (Hypermenorrhö, Meno- und Metrorrhagien). Ursache ist die gestörte Kontraktilität des Myometriums, außerdem die mangelhafte Regeneration und zyklische Umwandlung des Endometriums. Irreguläre Blutungen kommen bei submukösen Myomen fast immer vor, bei intramuralen in etwa 70% und bei subserösen fast nie.
Ein unverdächtiger Zervixabstrich (1. Aussage) bei azyklischen Blutungen schließt natürlich ein krankhaftes Geschehen im Corpus uteri nicht aus (Karzinom, Endometriose).
Wenn Blutungsstörungen auftreten, wird den Frauen üblicherweise zur Operation geraten. Man begründet das mit der Gefahr des Auftretens einer sekundären Anämie sowie evtl. Stieldrehung oder Verdrängungserscheinungen. Selten wird nur das Myom „enukleiert", häufiger erfolgt gleich eine Hysterektomie, da diese in der Regel technisch einfach und deshalb risikoärmer ist.

Frage 1.58: Lösung A

Eine häufige Ursache dysfunktioneller Blutungen ist die Follikelpersistenz. Durch ein zunehmendes Ungleichgewicht im hormonellen Regelkreis springt der Follikel nicht und produziert unvermindert weiter Östrogen. Dadurch wird das Endometrium immer weiter zur Proliferation angeregt, ohne daß die progesteroninduzierte sekretorische Umwandlung erfolgt. Es kommt zur glandulär-zystischen Hyperplasie.
Irgendwann reicht die zur Verfügung stehende Östrogenmenge nicht mehr aus, um das hochaufgebaute Endometrium aufrechtzuerhalten, und es kommt zu einer Durchbruchsblutung. Diese ist oft eine starke Dauerblutung.

Frage 1.59: Lösung D

Zunächst eine kurze Begriffserklärung:

Zu (A)
Hysteroskopie: Betrachtung der durch CO_2 entfalteten Gebärmutterhöhle mit einer Optik.
Zu (B)
Zervikalabstrich: Bei Krebsvorsorgeuntersuchungen durchgeführter Abstrich; Stadieneinteilung nach Papanicolaou.
Zu (C)
Strichkürettage: Gewinnung eines Endometriumsstreifens zur histologischen Untersuchung; oft zur Abklärung einer unklaren Sterilität.
Zu (D)
Abrasio: Ausschabung zur histologischen Untersuchung. Therapeutisch bei schweren Blutungen, diagnostisch bei Karzinomverdacht.
Zu (E)
Kolposkopie: Betrachtung der Portio mit Lupenvergrößerung.
In dem beschriebenen Fall würde man also zum Karzinomausschluß eine Abrasio machen, die anderen Untersuchungen wären nicht aufschlußreich.

Frage 1.60: Lösung A

Der Gestagentest ist die erste Maßnahme zur Abklärung einer Amenorrhöe (s. Lerntext Ovulationsstörungen). Progesteron soll nicht oral (nur parenteral) verabreicht werden, weil es fast nur über die Galle ausgeschieden wird und damit einem „first-pass-effect" zum Opfer fällt. Alle anderen genannten Präparate sind synthetische Gestagene, die vom Stoffwechsel anders abgebaut werden.

Frage 1.61: Lösung B

Bei einer **Postmenopausenblutung** – egal welcher Stärke – besteht immer der Verdacht auf ein **Korpuskarzinom!** Der Erkrankungsgipfel liegt bei etwa 60 Jahren. Blutungen nach der Menopause (anfangs oft nur tröpfchenweise!) sind in 20–35% der Fälle durch ein Korpuskarzinom verursacht.
Die Diagnose kann nur durch eine **Abrasio (B)** gesichert werden. Sie muß fraktioniert erfolgen (Zervix und Korpus getrennt), um Aussagen über Lokalisation und Ausbreitung zu erlauben.

Zu (A)
Ein zytologischer Abstrich dient der Suche nach einem Portiokarzinom
Zu (C)
Die Messung der Basaltemperatur und Bestimmung des Östrogeneffektes ist in der Sterilitätsdiagnostik von Bedeutung.
Zu (D)
Sekalepräparate fördern die Kontraktion des Uterus und dienen in erster Linie zur Förderung der Rückbildung des Uterus nach Geburt und Fehlgeburt.
Zu (E)
Alle anderen Maßnahmen als eine Abrasio verzögern nur die Diagnosestellung und können fatal sein.

Frage 1.62: Lösung E

Unter Hypomenorrhöe versteht man eine zeitgerecht einsetzende, aber zu schwach ausgeprägte Menstruationsblutung, bei der weniger als 2 Vorlagen pro Tag für die Hygiene ausreichen.
Die Hypomenorrhöe ist keine Krankheit und also per se auch nicht behandlungsbedürftig, sie kann aber Folgeerscheinung verschiedener Krankheiten sein, z.B. ungenügende Stimulation des Endometriums bei funktionellen Störungen oder Folge einer Synechienbildung (partielle oder totale Verklebung der Uterusvorder- und -hinterwand), die durch schwere Entzündungen oder mechanische Zerstörung der Basalis verursacht wird. Bei einer Hypomenorrhöe sollte also nach den Ursachen geforscht werden und diese, wenn möglich behandelt werden. Mit einer reinen Verstärkung der Blutung ist der Frau nicht geholfen. Übrigens schwächen Östrogen-Gestagen-Kombinationspräparate wie z.B. orale Kontrazeptiva eine normal starke Menstruation häufig ab (C).

Frage 1.63: Lösung E

Ein zytologischer Portioabstrich macht keinerlei Aussage über Vorgänge im Cavum uteri, dazu wäre eine fraktionierte Abrasio notwendig.
Natürlich kommt ein Korpuskarzinom auch bei jungen Frauen vor, der Altersgipfel liegt jedoch im 6.–7. Dezennium.

Frage 1.64: Lösung C

Zu (D)
Physiologisch ist eine 3–5tägige Blutung, die alle 25–31 Tage auftritt.
Zu (A)
Hypermenorrhöe: verstärkte Blutung (mehr als 5 Vorlagen/Tag)
Polymenorrhöe: zu häufige Blutung, Intervall weniger als 25 Tage
Zu (B)
Menorrhagie: verlängerte Regelblutung
Metrorrhagie: Blutung außerhalb der Menstruation
Zu (C)
Durch Organveränderungen an den Ovarien (wie Gefäßsklerosierungen, Follikelverarmung und die Unfähigkeit der Enzymsysteme, weiterhin auf gonadotrope Reize anzusprechen) nimmt ab dem 35. Lebensjahr die Fähigkeit des Gelbkörpers, Progesteron zu produzieren, ab. Der Entzug von Progesteron in der 2. Zyklushälfte führt zu Entzugsblutungen, die sich als Schmierblutungen direkt vor der Menstruation äußern.
Zu (E)
Auch ein Zervixpolyp kann Schmierblutungen und verstärkten Ausfluß verursachen, doch ist (C) hier wahrscheinlicher.

Frage 1.65 W: Lösung C

Die Ursache des Syndroms der polyzystischen Ovarien ist noch nicht ganz geklärt. Unter anderem entgleist im Ovar die Steroidsynthese und es kommt zur vermehrten Androgenbildung. Typische Erscheinungen sind: primäre oder sekundäre Amenorrhöe oder Oligomenorrhöe, Adipositas, Hirsutismus, häufig Sterilität.
Vaginal- und Uterusaplasie werden als Rokitansky-Küster-Syndrom bezeichnet.
Das Fehlen der Axillar- und Schambehaarung bei ansonsten normal entwickeltem Phänotyp ist typisch für die testikuläre Feminisierung.

F 88
Frage 1.66: Lösung E

Hier hatte die Mehrzahl der Prüflinge fälschlicherweise (C) angekreuzt. Bei der primären Amenorrhöe hat nie eine Regelblutung stattgefunden.
Ursachen:
– Hymenalatresie (Hormonstatus unauffällig)
– Gonadendysgenesie
– Hyperprolaktinämische Amenorrhöe (FSH niedrig bis erhöht, Prolaktin stark erhöht), z. B. bei hypophysärem Adenom
– Funktionelle Störungen, d. h. eine psychoreaktiv verursachte Amenorrhöe

Je nachdem, wo die Störung liegt, spricht man von hypothalamischer, hypophysärer, ovarieller oder uteriner Amenorrhöe.
Nachdem man bei der Abklärung einer Amenorrhöe Anamnese und Befund erhoben hat, muß zunächst versucht werden zu klären, auf welcher Ebene die Ursache für die Störung liegt. Hypothalamische und hypophysäre Störungen zeichnen sich in der Regel durch eine verminderte FSH-Sekretion aus, häufig besteht gleichzeitig eine Hyperprolaktinämie. Bei einer ovariellen Insuffizienz ist FSH erhöht, da die Hemmung durch die Ovarialhormone fehlt.
Da die Sekretion der peripheren Hormone, Östrogen und Progesteron, zyklusabhängig ist, ist eine Beurteilung immer schwierig. Man zieht zunächst die Bestimmung des Östrogenstatus, d. h. die Wirkungen von Östrogen an den Organen, also Uterusgröße, Vaginalzytologie, Farnkrauttest, ggfs. eine Endometriumsbiopsie, zur Beurteilung vor. Nächster Schritt wäre nicht die Bestimmung von Progesteron, sondern der Gestagentest, bei dem über 7–10 Tage ein Gestagenpräparat eingenommen werden muß, 2–3 Tage nach Absetzen sollte eine Entzugsblutung stattfinden.

Zu (1)
Wäre der Testosteronspiegel die Ursache für die Amenorrhöe, so würde man Virilisierungserscheinungen erwarten.

Frage 1.67: Lösung C

Zu (1)
Corpus-luteum-Insuffizienz: der Gelbkörper produziert nicht genug Progesteron, dadurch kommt es zu prämenstruellen Schmierblutungen. Therapie: Gestagene in der 2. Zyklushälfte.
Zu (2)
Oligomenorrhöe: zu seltene Menstruationsblutungen, kann ein Symptom des Stein-Leventhal-Syndroms sein, kann aber auch zentral bedingt sein. Therapie: Versuch der Ovulationsauslösung mit Clomiphen, eventuell Gestagensubstitution.

H 86
Frage 1.68: Lösung A

Adenohypophyse: FSH, LH, Prolaktin wirkt auf die Brust und fördert die Milchbildung
Neurohypophyse: Oxytozin
Plazenta: HPL, HCG, HCT, Östrogen, Gestagen
Ovarien: Östrogen, Gestagen, Testosteron

Frage 1.69: Lösung B

Der häufigste Grund für ein so langes Ausbleiben der Menstruation ist: Schwangerschaft. Man führt also einen ganz normalen Schwangerschaftstest im Urin durch, dazu dient das in den Urin ausgeschiedene HCG **(B)**, das mit den heute üblichen Tests ca. 14 Tage nach der Konzeption nachgewiesen werden kann.

Zu (C)
HPL und Östriol dienen der Wachstumskontrolle des Feten, bzw. der Plazentafunktionsüberwachung.
Zu (E)
DHEA-S ist ein Zwischenprodukt bei der Östriolsynthese.

Frage 1.70: Lösung A

Ein Eisprung ist schon die absolute Voraussetzung für eine Befruchtung, im anovulatorischen Zyklus kann es also nicht zur Konzeption kommen (Wirkprinzip der „Pille"). Bei allen anderen Beispielen ist die Fertilität mehr oder weniger eingeschränkt, eine Befruchtung aber **möglich**.

Ovulationsstörungen

Symptome der Ovulationsstörungen sind **anovulatorische Zyklen** und **Amenorrhöen** (Fehlen oder Ausbleiben der Blutung). **Aber:** Jede Frau hat von Zeit zu Zeit anovulatorische Zyklen. Und bevor eine Amenorrhöe als krankhaft eingestuft wird, sollten die physiologischen Amenorrhöen ausgeschlossen werden.

Es wird unterschieden zwischen:
- **Primären Amenorrhöen,** d. h., nach Überschreiten des normalen Menarchealters (11–13 Jahre) setzen keine Regelblutungen ein.
- **Sekundären Amenorrhöen,** d. h., Menstruationsblutungen sind zunächst vorhanden, setzen dann aber für 3 Monate oder länger aus.

Die **Ursachen** können auf verschiedener Ebene des hormonellen Regelkreises liegen:
Hypothalamus, Hypophyse
- Organische Ursachen wie Tumoren, Mißbildungen, entzündliche Prozesse, Traumen
- Funktionelle Ursachen. Fast jede Frau kennt durch Streß irgendeiner Art verursachte, amenorrhöeische Phasen: z. B. Reisen, Aufregung, Examina, Belastungen in der Partnerschaft, schwere Erkrankungen, Unterernährung
- Psychische Ursachen wie Scheinschwangerschaft oder Anorexia nervosa
- Medikamente, z. B. Psychopharmaka wie Phenothiazine

Ovarien
- Unzureichend ausgebildete Eierstöcke (z. B. Turner-Syndrom)
- Teilinsuffizienz der Ovarien (z. B. Stein-Leventhal-Syndrom, die Amenorrhöe kann hier primär oder sekundär sein)
- Hormonell inaktive Tumoren, die das Ovarialparenchym zerstören
- Hormonell aktive Tumoren, die in den Regelkreis eingreifen

Uterus
- Aplasie von Uterus und Vagina (Mayer-Rokitansky-Küster-Syndrom)
- Zerstörung der Gebärmutterschleimhaut durch schwere Entzündungen oder Traumata, bei denen die Basalis zerstört worden ist
- Kryptomenorrhöe, wobei das Endometrium trotz normalem Zyklus und Fertilität auf Hormonentzug nicht mit Blutung sondern nur mit Zurückbildung reagiert

Distale Gynatresien
- Die Amenorrhöe ist nur scheinbar, es findet ein normaler Eisprung statt, es handelt sich um eine Abflußbehinderung des Menstrualblutes, z. B. bei Hymenalatresie oder nach Konisation

Diagnostik
1. Anamnese
2. Allgemeine gynäkologische Untersuchung
3. Spezielle Diagnostik
- Feststellen des **Östrogenstatus** (normale Entwicklung der sekundären Geschlechtsmerkmale?, Uterusgröße?, Vaginalzytologie, Farnkrauttest, evtl. Endometriumbiopsie)
- Messen der **Basaltemperatur,** um festzustellen, ob die Frau einen Eisprung hat und wann
- **Gestagen-Test:** ein Gestagenpräparat wird über 7–10 Tage gegeben, dann soll es zur Abbruchblutung kommen. Ist der Gestagentest positiv, d. h. kommt es zur Blutung, so muß ein reaktionsfähiges Endometrium vorliegen, das zuvor von Östrogenen aufgebaut worden ist; keine Abflußbehinderung. Ausgeschlossen sind somit: Ovarialhypoplasie, Kryptomenorrhöe, Gynatresien
Therapie: oft Spontanheilung. Für eine eventuelle Gestagentherapie in der 2. Zyklushälfte gibt es 2 Argumente: 1. die Frau wünscht regelmäßige Blutungen und 2. durch den ständigen unbalancierten Östrogeneinfluß kann es zur adenomatösen Hyperplasie und auch zum Endometriumskarzinom kommen. Eine medikamentöse Ovulationsauslösung, (z. B. mit Clomiphen) soll nur bei Kinderwunsch versucht werden, da die Wirkung nicht von Dauer ist und mit Nebenwirkungen gerechnet werden muß.

- **Östrogen-Gestagen-Test:** Wenn der Gestagen-Test negativ ist, wird der Frau ein Zweiphasenpräparat (Östrogen + Gestagen) einen Zyklus lang gegeben. Eine Zeitlang werden also die körpereigenen Hormone durch synthetische ersetzt und dadurch die ovarielle und die hypophysär-hypothalamische Ebene in dem Test ausgeschaltet. Geprüft wird nur die Reaktion der Gebärmutterschleimhaut. Ist der Test negativ (keine Blutung), so liegt das Problem auf uteriner Ebene, ist er positiv, dann ist die Östrogenbildung ungenügend.

Weitere Tests dienen dazu, zu unterscheiden, ob die Ovarien die Ursache sind (ovarielle Amenorrhöe, Östrogene sind niedrig, FSH ist erhöht), ob zuviel Prolaktin gebildet wird (hyperprolaktinämische Amenorrhöe) oder ob die Ursache auf hypophysärer oder hypothalamischer Ebene liegt.

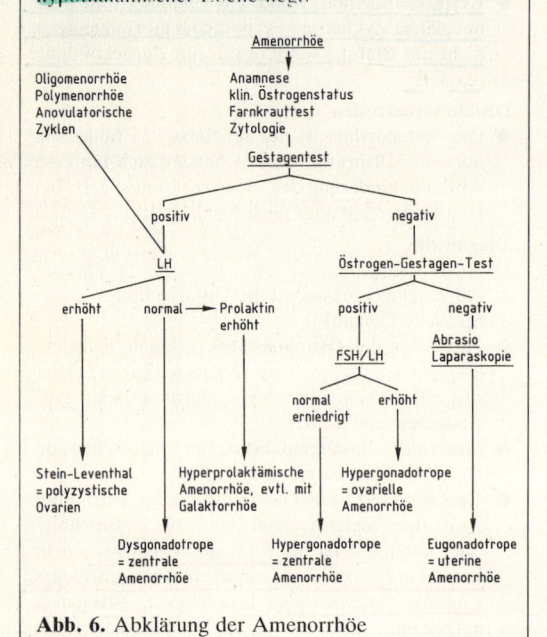

Abb. 6. Abklärung der Amenorrhöe

Frage 1.71: Lösung A

In aller Regel stellt keine der beschriebenen Lagevarianten eine Konzeptionshindernis dar. Wenn sich im Rahmen der Sterilitätsdiagnostik als einzige Auffälligkeit jedoch eine dieser Lageabweichungen findet, kann evtl. eine korrigierende Operation helfen (z. B. Antefixatio bei der Retroflexio) unter der Vorstellung, daß sonst die Spermienaszension behindert sein könnte.

Zu (5)
Eine spitzwinkelige Anteflexion findet sich oft bei hypoplastischen inneren Genitale, die Anteflexion ist dann aber nicht das eigentliche Konzeptions- oder Implantationshindernis.

Frage 1.72: Lösung E

Zu (1)
Ovarialzysten entstehen entweder durch die zyklische Veränderung des Follikels (Retentionszysten) oder als Folge von Infektionen (Tuboovarialzysten) oder aus ungeklärter Ursache.

Zu (2)
Der **Pruritus vulvae** (Juckreiz am Scheideneingang) kann neben psychischen Ursachen auch verursacht sein durch: Vulvitis, trophische Störungen der Vulva (Craurosis vulvae, Leukoplakie), Vulvakarzinom oder Allgemeinerkrankungen.

Zu (4)
Bei der **Dysmenorrhöe** (schmerzhafte Regelblutung) unterscheidet man:
- Primäre Dysmenorrhöe, tritt bald nach der Menarche auf, nur in ovulatorischen Zyklen. Es entsteht durch eine von Prostaglandinen verursachte erhöhte Kontraktilität des Myometriums; es kommt zu Durchblutungsstörungen der Gebärmutter und zur Ischämie (Schmerzen).
- Sekundäre Dysmenorrhöe, oft bei organischen Veränderungen wie Endometriose, Myomen, Ovarialzysten, Zervikalstrikturen, Intrauterinpessaren etc.

Beide Formen können auch psychische Ursachen oder Komponenten habe, ein schwieriges Gebiet!

Zu (5)
Die **primären Amenorrhöen** haben fast immer organische Ursachen. Aber viele Frauen haben irgendwann mal eine sekundäre Amenorrhöe in Streß- oder Umstellungssituationen.

Frage 1.73: Lösung D

Zu (D)
Beim **Rokitansky-Küster-Syndrom** besteht eine angeborene Uterus- und Vaginalaplasie. Manchmal ist ein rudimentärer Uterus vorhanden.
Therapie: Einige Monate bevor die jungen Frauen Geschlechtsverkehr haben möchten, wird chirurgisch oder konservativ mittels Dilatator (über 4–6 Monate) eine Mulde zwischen Urethra und Anus geschaffen.

Zu (B)
Testikuläre Feminisierung: Genotypisch Männer mit angeborenen Androgenrezeptordefekt („hairless woman").

Zu (C)
Ullrich-Turner-Syndrom: 45/XO, Vaginal- und Uterushypoplasie, extragenitale Mißbildungen (Minderwuchs, Flügelfell etc.).

Zu (E)
Swyer-Syndrom: Fehlen der Ovarien ohne Minderwuchs oder Mißbildungen, primäre Amenorrhöe, keine sekundären Geschlechtsmerkmale. Sehr selten.

Frage 1.74: Lösung D

Als erstes sollte eine sorgfältige *Anamnese* und *Untersuchung* stattfinden!
Als nächstes sollte die Frau ihre **Basaltemperatur (D)** messen, und zwar über 6 Monate morgens vor dem Aufstehen rektal oder oral, und auf eine Kurve auftragen. In der 1. Zyklushälfte (Östrogenphase, Proliferationsphase) ist die Temperatur niedrig. Sie steigt 1–2 Tage nach dem Eisprung um 0,5°C an (also in der 2. Zyklushälfte, der Progesteron- oder Sekretionsphase) und bleibt 10–11 Tage erhöht. Dann folgt die Blutung.

Zu (A)
Die **Vaginalzytologie** ist eine weitere Möglichkeit, um zu sehen, ob ein Eisprung stattgefunden hat, denn die Vaginalzellen sehen unter Östrogeneinfluß anders aus als unter Gestageneinfluß.
Zu (B)
Um eine **Progesteronbestimmung** sinnvoll einordnen zu können, ist die Kenntnis der Basaltemperaturkurve nötig. Die Progesteronbestimmung sollte mehrmals durchgeführt werden.
Zu (C) und (E)
Der **Gestagentest** und der **Östrogen-Gestagen-Test** gehören zur Abklärung der Amenorrhöe, diese Frau blutet aber.

Frage 1.75: Lösung A

Der **Gestagentest** ist nach Anamnese, Untersuchung, Messung der Basaltemperatur und Feststellen des Östrogenstatus (normale Entwicklung der Geschlechtsorgane, Uterusgröße, Vaginalzytologie, Farnkrauttest) der nächste Schritt zur Abklärung einer sekundären Amenorrhöe.

Zu (E)
Wenn der Östrogenstatus normal ist, bringt die **Bestimmung der Gesamtöstrogene** nichts Neues. Zur richtigen Einordnung der anderen Falschantworten, s. Schema im Lerntext (Seite S. 114, Abb. 6).

F 87
Frage 1.76: Lösung B

Zu (B)
Einige Voraussetzungen für die **Clomiphenbehandlung** wurden genannt, manche Autoren fordern außerdem einen normalen Postkoitaltest und den Nachweis durchgängiger Eileiter als Voraussetzung für eine solche Behandlung. Es wird dann vom 5. bis 9. Zyklustag gegeben und soll u.a. durch Erhöhung der Gonadotropine einen Eisprung auslösen.

Zu (A)
Östrogen-/Gestagengemische dienen der oralen Kontrazeption, der Herstellung eines regelmäßigen Zyklus; sie sind nicht ovulationsauslösend.
Zu (C)
Dopaminagonisten (z.B. Pravidel = Bromocriptin) sind angezeigt bei Hyperprolaktinämien.
Zu (D)
Östrogene sind nicht ovulationsfördernd. Clomiphen kann aber eine antiöstrogene Wirkung haben und dadurch zu einer erhöhten Viskosität des Zervikalschleimes führen. Wenn dies mittels Postkoitaltests festgestellt wird, sollte man zusätzlich in der ersten Zyklushälfte ein Östrogenpräparat verabreichen.
Zu (E)
Retroprogesteron ist ein Stereoisomer des Progesterons, das keine androgene Partialwirkung hat, aber schwangerschaftserhaltend wirkt. Es ist also bei einer Corpus-luteum-Insuffizienz indiziert.

F 87
Frage 1.77: Lösung D

Bei der Magersucht oder **Anorexia nervosa** ist eine endokrine Ursache noch nicht bekannt geworden, wohl aber endokrine Folgen. Es handelt sich um eine psychosomatische Erkrankung, an der überwiegend intelligente Mädchen in der Pubertät erkranken, bei denen schwierige familiäre Verhältnisse vorliegen. Wenn ein gewisses Grenzgewicht unterschritten wird, das allerdings bei den einzelnen Frauen unterschiedlich ist, kommt es zu endokrinen Störungen, die sich u.a. in der Amenorrhöe ausdrücken.

H 85
Frage 1.78: Lösung C

Anorexia nervosa (Magersucht) tritt in 95% der Fälle bei Frauen auf (Schlankheitsideal unserer Zeit). Sie hat, soweit bis jetzt bekannt ist, keine organischen, sondern psychosomatische Ursachen (Beziehungen innerhalb der Familie, Beziehung zur Mutter).

H 86
Frage 1.79: Lösung E

Die **Anorexia nervosa** ist ein komplexes Krankheitsbild, aus dem hier nur einige Merkmale genannt werden. Kennzeichnend ist dabei u.a., daß die Frauen trotz deutlichem Gewichtsverlust eine fast unerschöpfliche Energie und Hyperaktivität zeigen.

Frage 1.80: Lösung C

Zu (C)
Oligozoospermie: Spermatozoenzahl von weniger als 20 Mio/ml. Norm: 40–250 Mio/ml. Ursachen z.B.: Störung im Hypothalamus-Hypophysen-System, Stoffwechsel- und Infektionskrankheiten, Varikozelen.
Bei der homologen Insemination (Ehemann-Ehefrau) wird der frischgewonnene Samen des Mannes in die Gebärmutter, in die Zervix und/oder mit Hilfe einer Portiokappe an die Portio gebracht, um den (wenigen) befruchtungsfähigen Spermien optimale Ausgangsbedingungen zu schaffen.
Zu (A)
Azoospermie: völliges Fehlen reifer, befruchtungsfähiger Samen im Ejakulat. Hier wäre eine „künstliche" Insemination erfolglos.
Zu (B)
Impotentia gestandi: die Unfähigkeit, eine Schwangerschaft auszutragen (gestare-tragen), z.B. bei Zervixinsuffizienz. Daran ändert auch die Art der Befruchtung nichts.
Zu (D)
Chronische Zervizitis: kommt z.B. im Rahmen einer Gonorrhöe oder durch unspezifische Erreger vor. Hier wäre eine antibiotische Behandlung angezeigt.

Frage 1.81: Lösung A

Die Kapazitation ist ein Prozeß, der während der Wanderung der Spermien durch Uterus und Tuben erfolgt. Enzymatische Reaktionen schaffen die Voraussetzung für die Befruchtungsfähigkeit der Spermatozoen.

Frage 1.82: Lösung C

Die glandulär-zystische Hyperplasie wird durch vermehrte Östrogenwirkung am Endometrium hervorgerufen.

Zu (1)
Granulosazelltumoren sind seltene, wenig maligne Ovarialtumoren, die Östrogene produzieren.
Zu (2)
Der nichtgesprungene Follikel produziert weiter Östrogen. Follikelpersistenz kommt vor in der Adoleszenz und im Klimakterium.

Frage 1.83 W: Lösung A

Die glandulär-zystische Hyperplasie ist eine Erkrankung der Prämenopause, seltener der Adoleszenz. Es kommt durch Follikelpersistenz zu verlängerter Östrogenbildung und damit zur fortwährenden Proliferation des Endometriums.

Symptom: verlängerte Zyklen mit prämenstruellen Schmierblutungen.
Eine glandulär-zystische Hyperplasie kann aber z.B. auch auftreten, wenn es aus anderen Gründen zu einer vermehrten Östrogenproduktion kommt, z.B. bei Granulosa- und Thekazelltumoren.

Frage 1.84 W: Lösung A

Üblicherweise tritt die glandulär-zystische Hyperplasie in den Zeiten auf, wo das Endometrium einer ständigen Stimulation durch Östrogene ausgesetzt ist, nämlich in der Pubertät und am häufigsten in der Prämenopause. Bei einer 70jährigen Frau muß man also nach einer Quelle für die Östrogene suchen, die das Endometrium stimuliert haben.
Östrogenproduzierende Tumoren sind die **Granulosazell-) (A)** und Thekazelltumoren.

Zu (B)
Arrhenoblastome produzieren Androgene.
Zu (C)
Sehr selten ist das Tubenkarzinom, es hat keine Hormonproduktion.
Zu (D)
Andenomyosis uteri = Endometriose
Zu (E)
Das Endometriumskarzinom ist in 20–35% der Fälle die Ursache für eine Blutung in der Postmenopause, ja. Aber: Die **glandulär-zystische** Hyperplasie ist keine Präkanzerose und auch nicht Symptom einer Kanzerose: die **adenomatöse** Hyperplasie ist die Präkanzerose!

Sterilität und Infertilität

Unter **Sterilität** (Impotentia generandi) wird bei Frauen die Unfähigkeit zur Konzeption, bei Männern die Unfähigkeit zur Befruchtung verstanden. Eine Partnerschaft wird als steril bezeichnet, wenn es trotz regelmäßigen Geschlechtsverkehrs innerhalb von 2 Jahren nicht zu einer Schwangerschaft kommt. Bei **Infertilität** kommt es zwar zur Befruchtung, die Schwangerschaft kann aber nicht ausgetragen werden (Fehlgeburten...).
Die Ursachen einer sterilen Partnerschaft liegen in 45–50% der Fälle bei der Frau, in 30–40% beim Mann, in 10–15% bleiben sie ungeklärt.

Ovarielle Sterilität (etwa 40%)
Symptome sind die primäre oder sekundäre Amenorrhöe oder/und Störungen in der Art oder/und Häufigkeit der Blutungen aufgrund von
● fehlendem Eisprung,
● gestörter Follikelreifung,
● gestörter Corpus-luteum-Phase, d.h. der Gelbkörper produziert zu wenig Gestagen, um das Endometrium sekretorisch umwandeln zu können.

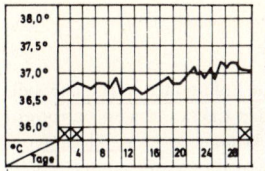

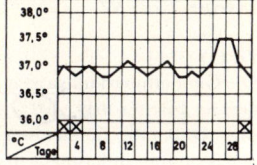

Abb. 7. Beispiele von Basaltemperaturkurven bei gestörter Corpus-luteum-Phase ohne Ovulation

Tubare Sterilität (etwa 30%)
- Entzündungen führen zu Verklebungen und Motilitätsveränderungen in den Eileitern (chronische Eileiterentzündungen, Gonorrhöe, Tuberkulose, übergreifende Entzündungen von den Nachbarorganen wie Appendix)
- Endometriose
- Hormonungleichgewichte können zu Motalitätsveränderungen der Eileiter führen

Uterine Sterilität (etwa 7%)
- Fehlbildungen (z. B. Uterus bicornis)
- Synechien (Verklebungen) z. B. nach Entzündungen
- Geschwülste z. B. Myome
- Traumata wie Zerstörung der basalen Schichten der Schleimhaut nach Ausschabungen (Asherman-Syndrom)
- In seltenen Fällen Lagebesonderheiten

Zervikale Sterilität (etwa 5–10%)
- Zervixrisse mit Narbenbildungen und Stenosen
- Lokale Entzündungen
- Veränderte Zusammensetzung des Zervikalsekretes (evtl. durch zu geringe Östrogeneinwirkung)
- Gegen Sperma gerichtete Antikörper im Zervixschleim

Vaginale Sterilität (etwa 5–10%)
- Aplasie oder Atresie der Scheide
- Entzündungen

Extragenitale Ursachen (etwa 5%)
- Allgemeinerkrankungen der Nebenniere (AGS, M. Cushing, M. Addison), der Schilddrüse (Hypo- oder Hyperthyreose, Adenome), des Pankreas (Diabetes mellitus) usw.
- Nikotin- oder Medikamentenmißbrauch
- Psychische Ursachen wie starke körperliche und seelische Belastungen. Auch ein sehr starker Kinderwunsch kann eine hohe Anspannung bedeuten und zur Sterilität führen.

Ungefähr 15% der Ursachen werden nie geklärt.

Sterilität bei Männern
Gründe können sein: Mißbildungen (z. B. Hypospadie oder Epispadie), Verletzungen, Störungen der Samenproduktion (Varikozelen, Infektionen, Bestrahlungen, Medikamente), zu geringe Beweglichkeit der Spermien (durch chronische Prostatitis), Impotenz, Ejakulationsstörungen, Allgemeinerkrankungen (z. B. Diabetes mellitus, Hypertonie, neurologische Erkrankungen), Ernährung, Nikotin, Alkohol, Streß, seelische Belastungen.

Diagnostik
Es gibt Aussagen, daß etwa die Hälfte aller Frauen schwanger wird, ohne daß einer der Partner eine spezifische Sterilitätsbehandlung erhalten hätte. Sehr wichtig ist die:
- **Anamnese, Beratung und Betreuung**
- Allgemein körperliche und gynäkologische **Untersuchung**
- Messung der **Basaltemperatur,** um zu sehen, ob und wann ein Eisprung stattfindet

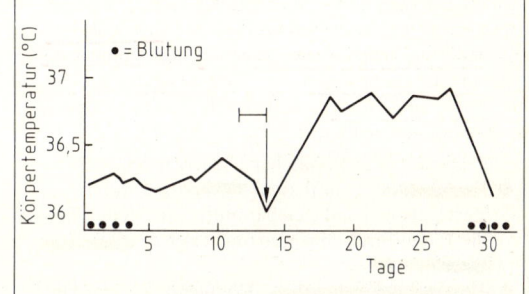

Abb. 8. Normale Basaltemperatur

Die fruchtbaren Tage liegen zwischen dem 12. und 14. Tag, der Eisprung ist mit dem Pfeil gekennzeichnet. Bei monophasischer Kurve, wo ein deutlicher Temperaturanstieg um 0,5°C fehlt, ist der Zyklus anovulatorisch. Bei Schwangerschaft bleibt die Temperatur erhöht (Progesteronwirkung).

- **Vaginalzytologie:** Die Zellen sehen in der 1. östrogenbetonten Zyklushälfte anders aus als in der 2. progesteronbetonten.
- **Zervikalsekret:** Kurz vor dem Eisprung wird mehr Schleim abgesondert, er wird spinnbar und dünnflüssiger. Das Farnkrautphänomen (bei Ausstreichen des Schleimes auf einem Objektträger und Antrocknenlassen wird eine Farnkrautstruktur sichtbar) wird um die Ovulation herum sichtbar und verschwindet dann wieder. Ein Fortbestehen des Farnkrautphänomens zeigt an, daß kein Eisprung stattgefunden hat.
- **Endometriumbiopsie:** Biopsie aus der Gebärmutterschleimhaut, um zu sehen, ob sich die Schleimhaut sekretorisch umgewandelt hat.
- Gestagentest und Östrogen-Gestagen-Test können sinnvoll sein, wenn die Frau keine Menstruationsblutungen hat.

Man bedenke: Bevor bei der Frau eingreifendere Tests vorgenommen werden, sollte der Mann untersucht werden (Anamnese, Untersuchung, Spermiogramm)!

- **Postkoitaltest** (Sims-Huhner-Test): Um festzustellen, ob und wieviele Spermien den Zervikalkanal erreichen, wird der Frau zur Ovulationszeit 2–6 Stunden nach Geschlechtsverkehr Sekret aus dem Zervikalkanal entnommen und mikroskopisch untersucht auf Beweglichkeit und Zahl der Spermien pro Gesichtsfeld (normal 5–10).
- **Miller-Kurzrock-Test:** Bei mangelnder Aszension der Spermien im Postkoitaltest soll hiermit untersucht werden, ob ein pathologischer Zervixfaktor vorliegt oder ob die Penetrationsfähigkeit der Spermien nicht ausreicht. Dazu werden Zervikalsekret der Frau neben Donorspermien und Donorzervikalsekret neben Spermien des Mannes auf Objektträger aufgetragen und beobachtet, ob jeweils eine Penetration erfolgt.

Zur Abklärung anatomischer Ursachen gehören:
- **Pertubation** (Insufflation). CO_2 wird durch den Zervikalkanal in die Gebärmutter eingeleitet. Sind die Tuben durchgängig, so findet sich das Gas in der Bauchhöhle.
- **Hysterosalpingographie.** Röntgenologische Darstellung von Gebärmutterhöhle und Eileitern durch wasserlösliches Kontrastmittel
- **Pelviskopie** oder **Laparoskopie**

Je nach Ursache wird therapiert:
- **Beratung** und/oder Psychotherapie
- Bei Ovulationsstörungen Versuch der künstlichen Ovulationsauslösung mit Clomiphen, HMG oder Bromocriptin
- Bei zu geringer Bildung von Zervikalsekret – **Östrogengabe**
- Bei **Antikörperbildung** im Zervikalsekret sollen 6–8 Monate lang Kondome benutzt werden, um die Antikörperbildung zu vermeiden
- Bei tubarer und uteriner Sterilität können Operationen manchmal hilfreich sein
- **Künstliche Befruchtung:** Man unterscheidet homologe Insemination (Befruchtung mit Samen des Partners) und heterologe Insemination (Befruchtung mit Spendersamen). Oft werden die Erfolge der künstlichen Befruchtung von Laien überschätzt. Indikationen zur homologen Insemination sind: Einer der Partner ist aus verschiedenen Gründen nicht zum Geschlechtsverkehr fähig, die Frau hat Mißbildungen in der Scheide, der Spermiengehalt ist sehr niedrig. Indikation zur heterologen Insemination ist die gesicherte Unfruchtbarkeit des Mannes.

Adoption
Bei Annahme durch ein Ehepaar muß einer der Ehepartner mindestens 25 Jahre alt sein, der andere mindestens 21 Jahre, beide müssen der Adoption zustimmen. Wer ein Kind alleine annehmen will, muß das 25. Lebensjahr vollendet haben. Das Kind muß minderjährig sein. Das Kind erhält die rechtliche Stellung eines leiblichen Kindes und den Familiennamen des Annehmenden.

Frage 1.85 W: Lösung E

Zu (1)
Die **Genitaltuberkulose** ist eine Sekundärtuberkulose, bei der die Eileiter in 85–90% der Erkrankungen betroffen sind. Durch die Entzündung kommt es zu Verklebungen und Motilitätsänderungen in den Tuben und damit zur Sterilität.

Zu (2)
Saktosalpinx heißt, daß die Tuben mit Flüssigkeit (Blut, Eiter usw.) gefüllt und ausgedehnt sind. Meistens ist eine Entzündung vorausgegangen. Formen der Saktosalpinx sind Hydrosalpinx, Pyosalpinx, Hämatosalpinx.

Zu (3)
Uterine Synechien (Verwachsungen) können durch Endometriose, Gebärmutterschleimhautentzündungen, Traumata verursacht sein. Die Zerstörung der Schleimhaut kann zur sekundären Amenorrhöe und zur Sterilität führen.

Zu (4)
Eine **Hyperprolaktinämie** findet sich bei etwa 20% aller Amenorrhöen und kann zur Sterilität führen. Die Prolaktinsekretion unterliegt starken Tagesschwankungen und ist in Streßsituationen erhöht.

Zu (5)
Frauen mit **Stein-Leventhal-Syndrom** (polyzystische Ovarien) sind oft steril, es kann aber auch zu spontanen Ovulationen und Schwangerschaften kommen.

|H 85|
Frage 1.86 W: Lösung D

Zu (D)
Wenn der Östrogenspiegel in der Prämenopause zyklisch nur langsam ansteigt und es infolgedessen nicht zu einer LH-Freisetzung und damit zum Eisprung kommt, kann der Follikel persistieren. Gleichzeitig baut sich das Endometrium immer höher auf. Reicht die Östrogenmenge nicht mehr, das hochaufgebaute Endometrium zu erhalten, kommt es zu einer langen und starken Blutung.

Zu (A)
Uterus myomatosus: Meno-Metrorrhagien

Zu (B)
Korpuskarzinom: Blutungsstörungen verschiedenster Art

Zu (C)
Zervixkarzinom: ebenfalls Blutungsstörungen verschiedenster Art

Frage 1.87: Lösung C

Zu (C)
Auch wenn die Beschreibung für die Follikelpersistenz recht typisch ist, muß man zunächst immer ein Karzinom ausschließen. Dazu dient die fraktionierte Abrasio, die getrennte Ausschabung von Zervix und Cavum uteri.
Zu (D) und (E)
Hormone sollten nicht verabreicht werden, bevor ein Karzinom ausgeschlossen wurde
Zu (A)
Eine Hysterektomie kommt erst in Frage, wenn der Befund bösartig ist oder wenn man die Blutungen konservativ nicht unter Kontrolle bekommt.

Frage 1.88: Lösung E

Östrogene in der Postmenopause können einen Teil der klimakterischen Symptome wie Hitzewallungen, Schweißausbrüche etc. lindern. Unbegrenzt verschreiben darf man sie wegen der Nebenwirkungen jedoch nicht: dazu gehören thrombembolische Komplikationen, Herzinfarkte und eine höhere Inzidenz des Korpuskarzinoms.

Frage 1.89: Lösung C

Bei der Sterilitätsdiagnostik sollte man, wie bei jeder anderen Diagnostik auch, von den nichtinvasiven zu den invasiven Methoden fortschreiten.

Zu (B)
Bei einer Frau mit einer normalen, biphasischen Basaltemperaturkurve kann man davon ausgehen, daß regelmäßig Ovulationen stattfinden. Eine **Endometriumsbiopsie** in Form einer Strichkurettage wäre erst dann indiziert, wenn Verdacht auf anovulatorische Zyklen bestände, also bei monophasischem oder atypisch biphasischem Verlauf der Temperaturkurve.
Zu (C)
Da die Ursache für Fertilitätsstörungen in über 40% der Fälle beim Mann zu finden ist, wird man also als nächste, noch relativ harmlose Maßnahme ein **Spermiogramm** des Partners erstellen, in dem Zahl und Beweglichkeit der Spermien beurteilt werden.
Zu (A) und (D)
Die **Laparoskopie** mit Durchgängigkeitsprüfung der Tuben und die **Hysteroskopie** dienen dem Nachweis anatomischer Hindernisse für eine Befruchtung und würden sich bei normalem Befund im Spermiogramm anschließen.
Zu (E)
Eine homologe **Insemination** ist nur sinnvoll, wenn entweder Störungen im psychosexuellen Bereich vorliegen (Vaginismus, Erektionsstörungen) oder wenn eine im Postkoitaltest nachgewiesene Störung der Spermienaszension besteht.

Frage 1.90: Lösung D

Zu (1)
Rokitansky-Küster-Syndrom: Aplasie von Uterus und Vagina.
Zu (2)
Bei der *hypergonadotropen* (oder ovariellen) Amenorrhöe enthalten die Ovarien keine oder nicht reaktionsfähige Follikel und können deshalb selbst auf die erhöhte FSH/LH-Sekretion der Hypophyse nicht mit Östrogenbildung reagieren, es findet kein Eisprung statt.
Zu (3)
Bei der **testikulären** Feminisierung (Genotyp XY!) liegt wahrscheinlich ein zytoplasmatischer Defekt der Androgenrezeptoren vor, deshalb entwickelt sich ein weibliches Erscheinungsbild.
Zu (4)
Hypomenorrhöe (zu schwache Blutung, weniger als 2 Vorlagen/Tag). Ursachen können sein: anlagebedingt, Endometriumtuberkulose, zu stark durchgeführte Kürettage.
Zu (5)
Turner-Syndrom: Genotyp XO oder Mosaik, Phänotyp weiblich. Die Gonadenanlagen enthalten keine oder nur vereinzelte Follikel. Durch den Östrogenmangel kommt es zur Unterentwicklung der weiblichen Geschlechtsorgane. Primäre Amenorrhöe und Sterilität.

Frage 1.91: Lösung E

Eine Sterilitätsdiagnostik wird mit sorgfältiger allgemeiner und gynäkologischer Untersuchung, Beratung über den optimalen Konzeptionstermin, Messung der Basaltemperatur sowie Fertilitätsabklärung beim Partner begonnen. Dies alles sind nicht-invasive Methoden.
Die **Hysterosalpingographie** ist eine röntgenologische Darstellung des Cavum uteri und der Eileiter mit Hilfe eines wasserlöslichen Kontrastmittels, das in den Zervikalkanal gespritzt wird; bei Durchgängigkeit der Tuben gelangt es in die Bauchhöhle.
Risiken sind die Strahlenbelastung sowie die Gefahr der Peritonealreizung durch das Kontrastmittel.

Frage 1.92: Lösung A

Zu (D) und (E)
Bei der Hysterosalpingographie werden Cavum uteri und Eileiter retrograd mit einem Kontrastmittel gefüllt und dann geröntgt.
Zu (A)
Das Kontrastmittel sollte wasserlöslich sein, um die Tubenschleimhaut möglichst wenig zu reizen und um seine Resorption aus der Bauchhöhle zu fördern. Trotzdem kann es zur Peritonitis oder zur Aktivierung chronischer Adnexitiden kommen.
Indikation zur Hysterosalpingographie: Mißbildungen oder Tumoren des Cavum uteri, Sterilitätsdiagnostik, Synechien, Veränderungen im Tubenlumen wie durch Tuberkulose oder Endometriose.
Zu (B)
Die Untersuchungsmethode, bei der CO_2-Gas unter Überdruck in den Zervikalkanal eingeblasen wird, um die Tubendurchgängigkeit zu prüfen, nennt man Pertubation.
Zu (C)
Bariumbrei darf nicht in die freie Bauchhöhle gelangen!!! Peritonitisgefahr!

Frage 1.93: Lösung D

Frauen mit hypogonadotroper Ovarialinsuffizienz haben keine Ovulationen. Man würde zunächst einen Versuch zur Ovulationsauslösung mit Clomiphen machen und bei Nichtansprechen Gonadotropine einsetzen. Dazu wird über 10 Tage HMG (Human Menopausal Gonadotropin-FSH und LH aus dem Urin von Frauen nach der Menopause) zur Follikelreifung gegeben. Überwachung des Follikelwachstums im Ultraschall. Sind 1–2 Follikel herangereift (> 16 mm) über 2–3 Tage zusätzlich HCG zur Ovulationsauslösung.

Zu (1)
In letzter Zeit zunehmend genutzt wird der Einsatz von synthetischem Gonadotropin:
Über eine tragbare Minipumpe (z. B. Zyklomat) wird GnRH intravenös oder subkutan verabreicht, bis es zur Ovulation kommt.
Zu (3) und (4)
Sowohl Östrogene wie auch Gestagene bewirken in niedriger Dosierung eine vermehrte Gonadotropinausschüttung, die ovulationsauslösende Wirkung ist aber nicht zuverlässig genug.

Frage 1.94: Lösung E

Oligomenorrhöe: zu selten auftretende Blutungen, der Abstand beträgt mehr als 35 Tage. Wenn zusätzlich Sterilität vorliegt, findet wahrscheinlich in den meisten Zyklen kein Eisprung statt. Therapie: *Versuch der Ovulationsauslösung mit Clomiphen.* Es bewirkt über den Hypothalamus eine vermehrte Gonadotropinfreisetzung und löst damit bei 60–70% der behandelten Frauen eine Ovulation aus. Vorsicht: zum Teil erhebliche Nebenwirkungen und gehäuft Zwillingsschwangerschaften!
Man gibt 50 mg/Tag über 3 Monate vom 5.–9. Zyklustag.
Prolaktin hemmt die FSH/LH-Sekretion und vermindert die Reaktion der Ovarien auf Gonadotropine. Bei Hyperprolaktinämie kann es zu Oligomenorrhöe und Sterilität kommen. Therapie: **Prolaktinhemmer** wie z. B. Bromocriptin.
Vollständige zyklische Substitution durch Östrogene und Gestagene (Kaufmann-Schema) und regelmäßige Blutungsauslösung durch *Östrogen-Gestagen-Kombinationspräparate* sind symptomatische Maßnahmen, um einen regelmäßigen Zyklus zu provozieren, hemmen aber die Ovulation.
Eine *fraktionierte Abrasio* ist ein diagnostisches Mittel, um die Histologie des Endometriums abzuklären, in diesem Fall therapeutisch ungeeignet.

Frage 1.95: Lösung A

Zu (A)
Sekundäre Amenorrhöe: das Ausbleiben der Regelblutung länger als 3 Monate, nachdem diese vorher schon stattgefunden hatte.
Häufigste Ursache: Störungen im Regelkreis, Releasing-Faktoren und Gonadotropine. Physischer und psychischer Streß kann verantwortlich sein. Meist „psychoreaktiv", denn das hormonelle Zusammenspiel ist leicht störbar und ein sensibler Fühler für angespannte Lebenssituationen.
Zu (B)
Tumoren oder das Syndrom der polyzystischen Ovarien können zu ovariellen Störungen, selten auch zu Amenorrhöe führen.
Zu (C)
Hyperprolaktinämien werden verursacht durch Medikamente (u. a. Neuroleptika), Hypophysentumoren, Hypothyreose oder entstehen auch psychogen. Über eine Verminderung der Gondadotropinausschüttung können sie zu Amenorrhöen oder Sterilität führen. Zweithäufigste Ursache einer sekundären Amenorrhöe.
Zu (D)
Uterine Ursachen sind für eine sekundäre Amenorrhöe am seltensten verantwortlich: Asherman-Syndrom nach zu scharfer Kürettage oder Tbc (Verlust der Basalis-Schicht des Endometriums mit Verwachsungen). Schlechte Prognose.

Frage 1.96: Lösung C

Ein **Uterus subseptus** (z. B. Uterus arcuatus oder Uterus bicornis) ist eine angeborene Fehlbildung der Gebärmutter, bei der das Cavum uteri durch ein Septum unterteilt ist, deswegen kommt es häufig nach der Befruchtung zur Abstoßung der Frucht. Der Uterus ist nicht zu klein (B), er bedarf also keiner Hormontherapie, sondern es muß operativ ein einheitliches Cavum uteri hergestellt werden. Nach der Korrektur ist das Schwangerschaftsrisiko nicht erhöht.

Frage 1.97 W: Lösung B

Zu (B)
Beim **Sims-Huhner-Test** (Postkoitaltest) wird der Frau in der Ovulationszeit 2–6 Stunden nach Geschlechtsverkehr Sekret aus dem Zervikalkanal entnommen und mikroskopisch untersucht auf: Zahl der Spermien (normal 5–10 pro Gesichtsfeld) und Beweglichkeit.
Zu (E)
Über Messung von **Penetrationsgeschwindigkeit** ist in der gängigen Literatur nichts zu finden.
Zu (D)
Unter **Kapazitierung** versteht man folgenden Vorgang: Anscheinend bringen die Spermatozoen aus der Samenblase einen Dekapazitierungsfaktor mit, der durch ein Enzym im Endometrium inaktiviert werden muß, damit die Spermien befruchtungsfähig sind.
Zu (A)
Eine **Zervixinsuffizienz,** also das vorzeitige Verkürzen und Öffnen des Zervikalkanals macht sich erst in der Schwangerschaft bemerkbar (ab 14. Schwangerschaftswoche) und führt zu Spätaborten und Frühgeburten.

H 86
Frage 1.98: Lösung B

Alles Definitionsfrage!

Zu (A)
Die Altersperiode nach Ausbleiben der Regel ist die **Postmenopause.**
Zu (B)
Die **Menopause** ist die letzte von der Hormonfunktion der Ovarien gesteuerte uterine Blutung.
Zu (C)
Die Übergangsperiode bis zum Erlöschen der Ovarialfunktion nennt man **Klimakterium,** in dieser Zeit steigt die Gonadotropinbildung an und bleibt hoch (E).

H 88
Frage 1.99: Lösung A

Dyspareunie – Schmerzen bei der Frau im Genitalbereich beim Sexualverkehr. Ursachen z. B. Entzündungen der Adnexe, Vagina, Vulva, Endometriose, Verwachsungen oder funktionell.
Vaginismus – Kontraktion des M. bulbocavernosus und des M. levator ani beim Penetrationsversuch
Ejaculatio praecox – vorzeitiger Samenerguß

Klimakterium

Klimakterium heißt die Zeit vom Ende der Fortpflanzungsperiode bis zum Beginn des Seniums, also etwa zwischen dem 45. und 60. Lebensjahr.
Als **Menopause** wird nur die letzte vom Ovar gesteuerte Menstruationsblutung bezeichnet.
Prämenopause (4–5 Jahre vor der Menopause):
- Erlöschen der Funktion des Gelbkörpers
- Übergang zu Zyklen ohne Eisprung
- Erlöschen der zyklischen hormonalen Vorgänge
- Teilweise Sterilität, Blutungsunregelmäßigkeiten
- Vegetatives Ungleichgewicht

Postmenopause (4–5 Jahre nach der Menopause):
- Keine Bildung von Gelbkörpern mehr, d. h. fallende Gestagene
- Die Östrogenbildung der Eierstöcke läßt nach (obwohl eine Restfunktion bis ins hohe Alter erhalten bleibt!!)
- Die Eierstöcke bilden vermehrt Androgene, was zu Virilisierungserscheinungen führt.

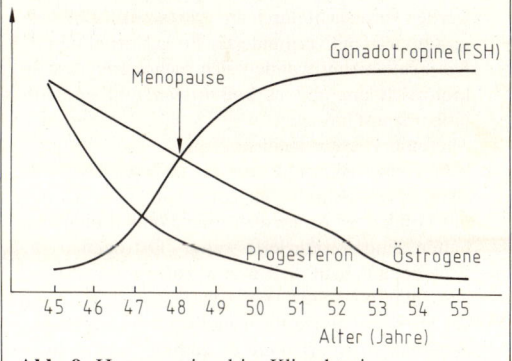

Abb. 9. Hormonspiegel im Klimakterium

Während des Klimakteriums kommt es durch die tiefgreifenden Hormonveränderungen zum vegetativen Ungleichgewicht, wobei bei den meisten Frauen die sympathische Komponente überwiegt.

Symptome können sein:
- Hitzewallungen, Erröten, Erblassen, Schwitzen
- Schwindel, Kopfschmerzen
- Schlafstörungen, Nervosität

Der **Östrogenmangel** führt in den folgenden Jahren manchmal zu:
- Atrophie der Scheidenwand, trockener Scheide mit Neigung zu Scheidenentzündungen
- Streßinkontinenz
- Hautatrophie
- Osteoporose
- Atherosklerose

Oft fällt die Zeit des Klimakteriums für die Frauen mit wichtigen Veränderungen im privaten Bereich zusammen und wird gesellschaftlich als das „Altwerden" betrachtet. Daraus ergeben sich zusätzliche Probleme für die Frauen.

Therapie
Wichtig ist die **Aufklärung** über die Symptome und deren Zusammenhänge! Bei starken Beschwerden kann zusätzlich eine zyklische Östrogentherapie durchgeführt werden, die aber ihre eigenen Risiken hat:
- Höheres Korpuskarzinomrisiko
- Höheres Myokardinfarktrisiko

Also so niedrig wie möglich und nicht kritiklos lange therapieren! Nebenwirkungen, absolute und relative Kontraindikationen wie bei den oralen Kontrazeptiva!

Es kommt gehäuft zu Blutungsunregelmäßigkeiten. Besonders häufig sind:
- Prämenstruelle Schmierblutungen (Vorbluten). Sie werden verursacht durch die erlöschende Gelbkörperfunktion mit verminderter Progesteronbildung. Die Schleimhaut wandelt sich nicht genügend sekretorisch um und es kommt verfrüht zu Hormonentzugsblutungen.
  Therapie: Gestagensubstitution.
- Verlängerte Blutungsintervalle mit unterschiedlichen starken Blutungen. Anovulatorische Zyklen mit Follikelpersistenz, d.h., der Follikel bleibt erhalten und produziert weiter Östrogene, die Schleimhaut baut sich weiter auf, es kommt zur glandulär-zystischen Hyperplasie, bis irgendwann die Östrogenmenge nicht mehr ausreicht, um die Schleimhaut zu erhalten: es kommt zu Blutungen mit wechselnder Stärke.
  Therapie: über begrenzte Zeit kann eine Blutungsstillung mit Östrogen-Gestagengemischen versucht werden.
  Doch: Bei Blutungsanomalien im höheren Alter immer an Korpuskarzinom denken!

Frage 1.100: Lösung D

Zu (D)
Besonders in der Prämenopause kommt es häufig zu anovulatorischen Zyklen mit **Follikelpersistenzen,** wobei der nicht gesprungene Follikel weiterhin Östrogene sezerniert und dadurch das Endometrium weiter proliferiert (verlängertes Blutungsintervall). Wenn dann der Hormonspiegel nicht mehr ausreicht, um die Schleimhaut zu erhalten, kommt es oft zu sehr starken Hormonentzugsblutungen.
Zu (A)
Uterus myomatosus: Symptomatik abhängig von Art, Größe und Lokalisation der Myome. Sie verstärken eher die normale Menstruation oder verursachen Zwischenblutungen.
Zu (B)
Das **Korpuskarzinom** ist auch eine mögliche Ursache dieser Blutung, aber nicht die wahrscheinlichste.
Zu (C)
Dasselbe gilt für das **Zervixkarzinom.**
Zu (E)
Bei dieser 50jährigen Frau scheint das Klimakterium etwas später als durchschnittlich einzutreten, der steile **Östrogenabfall** tritt erst *nach* Erlöschen der Ovarialfunktion auf.

Frage 1.101: Lösung C

Zu (C)
Wie gesagt, wichtig ist der Ausschluß des Zervixkarzinoms durch Abstrich und des Korpuskarzinoms durch fraktionierte Abrasio.
Zu (A)
Eine **Uterusextirpation** ist wohl eine recht drastische Maßnahme ohne vorherige Diagnosestellung.
Zu (B)
Erst wenn mehrere verdächtige Zervixabstriche vorliegen, ist eine histologische Abklärung, eine **Konisation** nötig. Dabei wird operativ ein Gewebekonus um den Zervikalkanal herum entnommen.
Zu (D) und (E)
Bevor Zervix- und Korpuskarzinom nicht ausgeschlossen sind, darf *keine* **Hormontherapie** begonnen werden. Gerade bei der Ätiologie des Korpuskarzinoms scheinen Östrogene eine Rolle zu spielen.

[H 88]
Frage 1.102: Lösung D

Hier wurde von recht vielen Prüflingen fälschlicherweise (B) angekreuzt.
Man unterscheidet je nach Lage submuköse, subseröse, intramurale und interligamentäre Myome. Gerade subseröse Myome verursachen häufig überhaupt keine Beschwerden, da sie an der Gebärmutter in Richtung Bauchhöhle wachsen. Sie werden häufig erst bei Routineuntersuchungen festgestellt, nur in seltenen Fällen kann es zu Komplikationen in Form von Stieldrehung mit akutem Abdomen kommen. Da Myome zudem nur in seltenen Fällen maligne entarten und sich häufig nach der Menopause zurückbilden, kann man hier guten Gewissens abwarten, allerdings unter regelmäßigen Kontrollen, um ein etwaiges Wachstum früh zu bemerken.

Zu (A) und (B)
Bei Frauen mit abgeschlossener Familienplanung wird, wenn eine Therapie notwendig ist, in der Regel die Hysterektomie durchgeführt. Sie ist komplikationsärmer als die Myomenukleation, bei der es u. U. zu diffusen, schwer zu kontrollierenden Blutungen kommen kann, und man die Gefahr eines späteren Gebärmutterkarzinoms ausschließt.
Zu (C)
Die Radiomenolyse ist eine Form der Bestrahlung, bei der eine künstliche Menopause herbeigeführt wird. Heutzutage wird sie kaum noch verwendet, da operative und hormonelle Therapien weit fortgeschritten sind (früher z. B. bei Endometriose).

[H 87]
Frage 1.103: Lösung C

Zu (C)
Die Patientin leidet unter vegetativen Ausfallserscheinungen (Östrogenmangel) und einer Corpus-luteum-Insuffizienz (verkürzte Zyklen durch Gestagenmangel). Therapie der Wahl ist die Substitution von Östrogenen (z. B. Äthinylöstradiol). Die Zugabe von Gestagenen zur Auslösung regelmäßiger Abbruchblutungen schützt wohl vor der Entstehung eines Endometriumkarzinoms und wird besonders bei Frauen vor der Menopause empfohlen.
Zu (A)
Östriol, ein schwach wirksames Östrogen, könnte zwar die vegetativen Ausfallserscheinungen mildern, hat aber einen sehr geringen Effekt am Endometrium, so daß weiter Zyklusstörungen zu befürchten wären.
Zu (B)
Östradiol, das stärkste natürliche Östrogen, sollte nicht als Dauermedikation gegeben werden. Gefahren: kardiovaskuläre Komplikationen, Blutungsstörungen, Begünstigung von Korpuskarzinomen.

Zu (D)
Orale Gestagene (z. B. Primolut Nor) gleichen die Corpus-luteum-Insuffizienz (Zyklusverkürzung), nicht aber die vegetativen Störungen aus.
Zu (E)
Parenterale Östrogengaben sind hier nicht sinnvoll, u. a. weil Wirkungseintritt und -dauer zu unsicher sind.

[F 87]
Frage 1.104: Lösung E

Schmerzen beim Geschlechtsverkehr können zahlreiche Ursachen haben: schlecht verheilte Geburtsverletzungen wie Dammrisse, Dammschnitte oder Scheidenrisse, Entzündungen der Vagina oder der Strukturen des kleinen Beckens, aber auch Zysten, Endometriose, Verwachsungen nach Adnexitiden oder Operationen, im Alter Östrogenmangel mit Trockenheit der Scheide und natürlich psychosomatische Ursachen.

[F 85]
Frage 1.105: Lösung E

Es ist zwar richtig, daß es in der Zeit des Klimakteriums zu einem Abfall des Progesteronspiegels (A) im Serum und, verursacht durch den Östrogenabfall, zu einem Anstieg der Gonadotropine FSH (B) und LH (C) kommt. Die Ursache für das sogenannte Menopausensyndrom mit seinen vegetativen Erscheinungen wie Hitzewallungen, Schweißausbrüchen, Schwindel, Herzrasen usw. wird aber auf das *Absinken des Östrogenspiegels* sowie auf die veränderte soziale Situation und die Problematik des Alterdens zurückgeführt.

[F 88]
Frage 1.106 W: Lösung A

Die atrophische Kolpitis (Scheidenentzündung) ist eine Erkrankung der Postmenopause, bei der es durch den Östrogenmangel zur Atrophie des Scheidengewebes und zur Störung des Scheidenmilieus kommt. Therapie der Wahl ist die lokale oder orale Östrogentherapie.

Senium

Zwischen 60 und 65 gehen die Wechseljahre in das Senium über, d.h. die Altersumstellung ist abgeschlossen. Die **Veränderungen** betreffen hauptsächlich die Zielorgane der Östrogene:
- Die Eierstöcke bestehen hauptsächlich aus Stroma, nur wenige Zellen produzieren noch Östrogene und Androgene
- Ein Teil der Gebärmuttermuskulatur wandelt sich bindegewebig um, die Gebärmutter wird kleiner
- Niedrige, atrophische Gebärmutterschleimhaut
- Die Scheidenschleimhaut wird atrophisch

Daraus ergeben sich die **Erkrankungen** dieses Alters:
- **Kolpitis senilis (atrophicans):** Durch weniger Zellschichten fehlt es an Glykogen, Verminderung der Döderlein-Flora, dadurch verminderte Infektabwehr, Neigung zu unspezifischen Infekten.
  Therapie: antibiotisch, antimykös, Milchsäurestäbchen, Östrogencremes
- **Inkontinenzerscheinungen**
  Therapie: Pessare, Operation
- **Senkungsbeschwerden**
  Therapie: Beckenbodengymnastik, Pessare, Operation
- **Atrophieerscheinungen der Vulva:** *Craurosis vulvae* (Lichen scerlosus et atrophicus) – Depmentierung und Schrumpfen der Vulvahaut, Atrophie der Epidermis mit Hyperkeratose. Die Craurosis vulvae kann übergehen in eine *Leukokeratose* (weiß-fleckige Hautveränderung mit Hyperkeratose, Verbreiterung aller Epidermisschichten, keine Zellatypien) und/oder in eine *Leukoplakie* (Veränderungen wie bei der Leukokeratose, aber mit Zellatypien). Wichtig, weil 10–15% der Leukoplakien in ein Vulvakarzinom übergehen können (Präkanzerose!).

Allgemeine Probleme können sein:
- Osteoporose
- Atherosklerose
- Das „Altwerden" selbst
- Fast alle gynäkologischen Neoplasien haben ihre Häufigkeitsgipfel zwischen 55 und 65 Jahren!

Therapie: Lokale oder systemische Östrogengaben. Sie können vegetative Symptome, Osteoporosen, Arthropathien, Haut- und Schleimhautatrophien günstig beeinflussen. Von einer Dauermedikation ist abzusehen, weil sie das Risiko von Korpuskarzinom und Herzinfarkt erhöhen. Bei der Therapie die geringstmögliche, wirksame Dosis benutzen, Behandlungsdauer so kurz wie möglich halten und regelmäßig Therapiepausen einlegen!

Frage 1.107: Lösung D

Die Frau hat wahrscheinlich eine atrophische Kolpitis mit bakterieller Superinfektion. Bei der Kolpitis senilis kommt es durch den Östrogenmangel zu verminderter Proliferation des Vaginalepithels. Die Scheidenwände sind trocken, gerötet und weisen kleine Blutungen auf. Die Resistenz gegenüber pathogenen Keimen ist vermindert, meist handelt es sich um Mischinfektionen.
Nach Behebung der Infektion durch Antibiotika muß das saure Scheidenmilieu mit lokaler Östrogentherapie wiederhergestellt werden (Epithelproliferation-Glykogenaufbau in den Vaginalzellen – Glykogen wird von der Döderlein-Bakterienflora zu Milchsäure umgebaut).

Zu (A)
Scheidenspülungen zerstören das Scheidenmilieu erst recht!
Zu (B)
Dieser Fluor hat bakterielle und nicht „psychogene" Ursachen. Und selbst dann ist Sedation eine fragwürdige Therapie.
Zu (C)
Elektrokoagulation der Portiooberfläche wird angewandt bei Ektopien (drüsenhaltige Schleimhaut auf der Portiooberfläche, kann Fluor verursachen) oder bei nervös-vasomotorisch bedingtem Ausfluß.
Eine Konisation erfolgt zur histologischen Abklärung bei Verdacht auf Zervixkarzinom.
Zu (D)
Antibiotische Langzeittherapie erhöht das Risiko von Candidainfektionen.

Frage 1.108: Lösung C

Zu (1) und (2)
Das Erlöschen der Ovarialfunktion erstreckt sich über einen Zeitraum von mehreren (bis zu zehn) Jahren, der Östrogenabfall geschieht physiologischerweise also relativ langsam.
Zu (3)
Das fehlende Feedback auf die Hypophyse führt zum Anstieg der Gonadotropine in der Postmenopause.
Zu (4) und (5)
Schon Jahre vor der Menopause kommt es jedoch an den Ovarien zu Veränderungen, durch die immer seltener Follikel heranreifen und springen. Die gelbkörperbedingte Progesteronproduktion nimmt also schon vor dem Abfall der Östrogene ab.

Frage 1.109: Lösung D

Obwohl das postmenopausale Östrogendefizit wirklich einen ungünstigen Einfluß auf die Knochenbeschaffenheit hat, ist eine Östrogentherapie in der Postmenopause nur indiziert, wenn die Frau unter den Östrogenentzugserscheinungen leidet (!), z. B. an Hitzewallungen, Schweißausbrüchen usw.
Auch dann sollte die Östrogentherapie so kurz und niedrig dosiert wie möglich durchgeführt werden; denn durch die Östrogentherapie erhöht sich das Risiko, an Thrombosen, Herzinfarkten und Korpuskarzinom zu erkranken.

[F 84]
Frage 1.110: Lösung E

Zu (E)
Unter **Craurosis vulvae** (Lichen sclerosus et atrophicus) versteht man eine Atrophie der Epidermis mit Schwund elastischer Fasern, Schrumpfung der Vulva und Verengung des Scheideneingangs. Sie ist eine Erscheinung des höheren Alters.
Als Therapie der Wahl bei Craurosis vulvae gilt die subfokale Injektion von Kortikosteroiden. Die **Crauroris vulvae** kann in eine **Leukoplakie** übergehen, welche sich in 10–15% der Fälle zum **Vulvakarzinom** weiterentwickelt; deshalb sind halbjährige, gynäkologische Kontrollen sinnvoll.
Zu (B)
Es liegt primär keine Entzündung vor, aber es kommt leichter zu Sekundärinfektionen an der atrophischen Haut.
Zu (A) und (D)
Eine Craurosis vulvae kann in eine Leukoplakie übergehen und diese in eine Präkanzerose. Die Craurosis vulvae selbst gilt aber nicht als Präkanzerose.

[H 84]
Frage 1.111: Lösung E

Zu (1)
Lichen sclerosus et atrophicus = Craurosis vulvae: perlmutterartige, trockene Veränderung der Vulvahaut mit Schrumpfung, meist besteht Juckreiz.
Zu (2)
Jeder Pruritus kann auch psychisch bedingt sein (Organfixierung, Abwehr).
Zu (3)
Häufige Ursache einer Vulvitis mit Pruritus sind Infektionen mit Hefepilzen oder auch Trichomonaden.
Zu (4)
Die genaue Ursache des diabetischen Pruritus ist nicht geklärt. Häufig ist die Vulva mitbetroffen.

Zu (5)
Auch die Vulvitis durch Wäsche- oder Seifenallergie führt zu Juckreiz.
Zu (6)
Bei *kleinen Mädchen* beruht die mit Juckreiz einhergehende Vulvitis gelegentlich auf einer Oxyurenbesiedlung des Darmes.

[F 88]
Frage 1.112: Lösung D

Hier wurde doch von vielen nicht erkannt, daß Juckreiz im Bereich der Vulva bei einer alten Frau vielleicht der einzige Hinweis auf eine Präkanzerose sein kann, z. B. eine Leukoplakie.
Präkanzeröse und auch kanzeröse Erkrankungen der Vulva kommen eben deshalb häufig erst in fortgeschrittenen Stadien zur Therapie, weil die Symptome uncharakteristisch sind und häufig banal erscheinen wie Juckreiz, Sekundärinfektionen, die das Bild verschleiern, kleine Ulzera. Durch eine Knipsbiopsie bzw. Probeexision im Gesunden muß die Histologie geklärt werden.
Wenn Gutartigkeit nachgewiesen ist, sind östrogenhaltige Salben bei der Craurosis vulae zwar nicht kontraindiziert, zur Therapie werden aber meistens kortikoidhaltige subfokale Injektionen oder kortikoidhaltige Salben verwendet.

[H 87]
Frage 1.113: Lösung E

Der **Lichen sclerosus** (frühere Begriffe: Lichen sclerorus et atrophicus, Craurosis vulvae) kommt auch an anderen Körperstellen vor (z. B. Nacken). An der Vulva kann er in eine Leukoplakie übergehen, aus der sich dann in 10–15% der Fälle ein Vulvakarzinom entwickelt. Wichtig sind mindestens halbjährliche Kontrollen.
Therapie: Lokale Steroidinjektionen.

[H 87]
Frage 1.114: Lösung E

Bei der bimanuellen Untersuchung fühlt man mit einer Hand von vaginal, die andere Hand drückt den Uterus von abdominal knapp oberhalb der Symphyse gegen die „innere" Untersuchungshand.
Der Uterus ist normalerweise:
– anteflektiert und antevertiert,
– 6–10 cm lang und 4–6 cm breit,
– von derb elastischer Konsistenz und glatter Oberfläche,
– gut beweglich.

Die gynäkologische Untersuchung

Zunächst ausführliche **Anamnese** (Welche Beschwerden, seit wann, unter welchen Umständen treten sie auf, Fragen nach dem allgemeinen Befinden, Fragen zu Menarche, Menstruationszyklus und seinem Ablauf, Darm- und Blasentätigkeit, Fragen nach früheren Krankheiten und Operationen etc.)

Untersuchung der Brüste
- Zunächst Inspektion (Größe, Symmetrie, Hautveränderungen)
- Tastuntersuchung (einzelne Knoten, diffuse Knotenbildung, Hautverschieblichkeit, Konsistenz der Brüste und evtl. Veränderungen)

Tastuntersuchung der Axilla und Supra- und Infraklavikularregion

Untersuchung des Unterleibes
- Abdomen (Inspektion, Palpation)
- Leisten (Palpation, Lymphknoten)
- Beurteilung der sekundären Geschlechtsmerkmale, Behaarungstyp
- Vulva (Inspektion auf Hautveränderungen, dann die Patientin pressen lassen, um bereits eine Zysto- oder Rektozele als Zeichen für einen Deszensus zu erkennen)
- Spekulumuntersuchung (Inspektion der Vagina auf Schleimhautveränderungen, Ulzerationen, Fluor. Inspektion der Portio auf Muttermundveränderungen, Fluor, Polypen, Oberflächenveränderungen. Bei Verdacht auf entzündliche Veränderungen Sekretentnahme und Untersuchung, bei Verdacht auf karzinomatöse Veränderungen oder bei der Krebsvorsorgeuntersuchung Entnahme eines zytologischen Abstriches. Außerdem bei suspektem Befund ggfs. eine Kolposkopie durchführen)
- Bimanuelle Tastuntersuchung (muß bei entleerter Blase erfolgen, da sonst eine sichere Beurteilung von Uterus, Adnexe und Parametrien nicht möglich ist.) Beurteilung der Gebärmutter nach Lage, Größe, Konsistenz, Form, Beweglichkeit. Beurteilung der Adnexe nach Größe, Tumore, Schmerzhaftigkeit, Beweglichkeit. Resistenzen im kleinen Becken.
- Rektale Untersuchung (Beurteilung des Rektums, der Parametrien, der Hinterwand der Gebärmutter, des Douglas-Raumes und der Beckenwand.)

2 Familienplanung

Demographische Faktoren

Viele Jahrtausende lang ist die Weltbevölkerung kaum gewachsen (hohe Geburtenrate und hohe Sterberate). Etwa seit Mitte des 18. Jahrhunderts verdoppelt sich die Weltbevölkerung in einem Zeitraum von jeweils 40 Jahren.

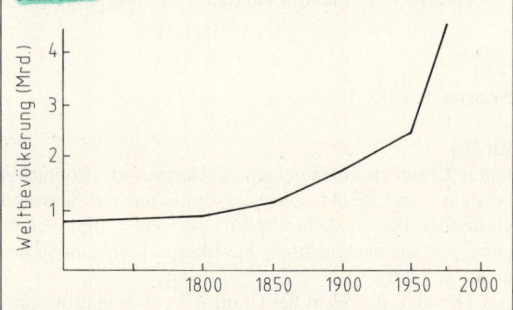

Abb. 10. Entwicklung der Weltbevölkerung

Die Bevölkerungsentwicklung läßt sich in 4 Phasen unterteilen:
1. Phase (sog. Agrarphase), hohe Geburtenrate, hohe Sterblichkeitsrate, geringes Bevölkerungswachstum
2. Phase (sog. frühindustrielle Phase), beginnt in Europa gegen Ende des 18. Jahrhunderts: die Sterblichkeit sinkt wegen seuchenhygienischer und medizinischer Maßnahmen, Bevölkerungswachstum.
3. Phase (Übergangsphase), Sterberate sinkt wegen fortwährender hygienischer, ernährungsbedingter und medizinischer Verbesserung. Die Geburtenziffer sinkt durch Veränderung der Lebensweise ab.
4. Phase, niedrige Sterberate, niedrige Geburtenrate, Stagnation des Bevölkerungswachstums.

Diese Phasen der Bevölkerungsentwicklung gelten für die Industrieländer und auch für die Entwicklungsländer. Die Sterberate hat sich durch den Import westlicher Medizin und Lebensweise (soweit die möglich ist) vermindert, die Geburtenrate ist konstant geblieben. Problematisch ist die Einführung von Familienplanungsprogrammen, die zwar im bevölkerungspolitischen Sinn sinnvoll sein mögen, dem einzelnen jedoch oft uneinsichtig sind, wenn z.B. in Indien die Altersversorgung nicht gesichert ist, die sich die Eltern durch Kinder erhoffen.

Fragwürdig ist auch die Anwendung von Kontrazeptionsmethoden, die in den Industrieländern aus gesundheitlichen Gründen nur eingeschränkt verwendet werden, z.B. die Dreimonatsspritze (Gestagenpräparat), deren Gefahr darin besteht, daß bei Nebenwirkungen das Präparat nicht kurzfristig abgesetzt werden kann.

Daß die Beurteilung, Verbreitung und Zugänglichkeit von antikonzeptionellen Methoden, Schwangerschaftsabbrüchen und Sterilisationen direkt von den bevölkerungspolitischen Bedürfnissen eines Landes abhängt, sei hier wenigstens noch erwähnt.

[F 85]
Frage 2.1: Lösung A

Mit einer Konzeption ist sicher nicht zu rechnen, wenn in einem Zyklus bereits ein Eisprung stattgefunden hat und dieses Ei schon sicher nicht mehr befruchtungsfähig ist, also etwa nach dem 3. Tag nach Beginn der hyperthermen Phase (**A**).

Zu (B)
Der niedrigste Wert der Basaltemperaturkurve kennzeichnet den Eisprung und damit das Konzeptionsoptimum.
Zu (C)
Da man nie sicher sein kann, daß ein Eisprung nicht ausnahmsweise einmal verfrüht stattfindet, kann man eine Konzeption in den Tagen vor dem Temperaturanstieg auch nicht sicher ausschließen.
Zu (E)
Ovulationen während der Stillperiode sind seltener, aber durchaus möglich.

[H 84]
Frage 2.2: Lösung B

Nach neueren Untersuchungen beträgt die befruchtungsfähige Zeit bei der Eizelle nur 6–12 Stunden, die der Spermien 2–3 Tage. So kann man sich ungefähr ausrechnen, daß bei einer Kohabitation am Tag vor der Ovulation (**B**) die Spermien im weiblichen Genitaltrakt so weit vorgedrungen sind, daß sie auf eine optimal befruchtungsfähige Eizelle treffen.

Zu (A) und (D)
5–6 Tage vorher sind also entschieden zu früh, und schon mit Anstieg der Basaltemperatur ist es meist zu spät (die Basaltemperatur steigt am 1. und 2. Tage nach der Ovulation). Da wohl die allerwenigsten Frauen ihren Eisprung immer genau am 15. Zyklustag haben, ist die Empfehlung „stets am 14. Tag", zumindest was das Konzeptionsoptimum angeht, wenig sinnvoll.

[H 87]
Frage 2.3: Lösung E
[F 86]
Frage 2.4: Lösung D

Gemeinsamer Kommentar

Der **Pearl-Index** ist die Zahl der Schwangerschaften in 100 „Frauenjahren" oder bei 100 Frauen über ein Jahr. Es liegt bei gesunden geschlechtsreifen Frauen zwischen 60 und 85, d. h. von 100 Frauen werden in einem Jahr ohne Verhütungsmittel höchstens 85 schwanger.

[F 85]
Frage 2.5: Lösung E

Die Angaben über den Pearl-Index der einzelnen Methoden schwanken von Statistik zu Statistik und spiegeln wohl auch die Haltung des Untersuchers wider. Einigkeit besteht noch immer darüber, daß Ovulationshemmer die größte Sicherheit bieten (Pearl-Index 0.03 bis 0.1). Zum Vergleich:
Minipille 0.4–4.3
Intrauterinpessar 0.8–6
Scheidendiaphragma 2–25
Kondome 6–29

[F 85]
Frage 2.6: Lösung A

Unter sicheren Schwangerschaftszeichen versteht man den Nachweis des Kindes selbst (durch Ultraschall) oder seiner Lebensäußerungen wie Herztöne (**3**) und Bewegungen (**5**); auch ein positiver Schwangerschaftstest wird zu den sicheren Schwangerschaftszeichen gezählt.
Zu den unsicheren und wahrscheinlichen Schwangerschaftszeichen gehören jene Veränderungen am mütterlichen Körper, die bald nach Beginn der Schwangerschaft auftreten, also: Amenorrhöe, Schwellung und Spannung der Brüste, Lividität von Vagina und Portio (1), Auflockerung und evtl. Vergrößerung der Gebärmutter (4) und auch das Hegar-Zeichen (2). Unter **Hegar-Zeichen** versteht man, daß sich der Gebärmutterhals in der frühen Schwangerschaft besonders weich anfühlt und sich leicht zusammendrücken läßt.

Frage 2.7 W: Lösung D

Die Sicherheit empfängnisverhütender Mittel wird durch den **Pearl-Index** angegeben. Der Pearl-Index zeigt an, wieviele ungewollte Schwangerschaften trotz richtiger Anwendung innerhalb von 1200 Zyklen (100 „Frauenjahre") eintreten.

Methode	Pearl-Index
Kombinierte Einphasenpräparate	0,2
Progesteron-Depot-Injektion	0,5
Zeitmethode mit Basaltemperaturmessung	1
Kombinierte Zweiphasenpräparate	1,5
Minipille	2,5
Intrauterinpessar	2,7
Scheidendiaphragma kombiniert mit spermizidem Gel	2,4–25
Kondom	6–29
Portiokappe	7
Spermizide Vaginalcremes	15
Coitus interruptus	16
Scheidenspülungen	7–40
Zeitmethode nach Knaus-Ogino	14–35

Grob zusammengefaßt ergibt sich folgende Reihenfolge abnehmender Zuverlässigkeit:
Ovulationshemmer – Zeitmethode mit Basaltemperatur – Diaphragma (bei zuverlässiger Anwendung) – IUP – Kondome – Coitus interruptus.

F 87
Frage 2.8: Lösung C

Die fruchtbaren Tage errechnen sich wie bei einem 28tägigen Zyklus nach Knaus-Ogino wie folgt:
Erster fertiler Tag: 28 Tage minus 18 Tage = 10. Tag
Letzter fertiler Tag: 28 Tage minus 11 Tage = 17. Tag.
Da wenige Frauen immer den zugrundegelegten 28-Tage-Zyklus haben, heißt es genauer:
Erster fertiler Tag: kürzester Zyklus (z. B. 26 Tage) minus 18 Tage
Letzter fertiler Tag: längster Zyklus (z. B. 32 Tage) minus 11 Tage
In jedem Fall werden 18 bzw. 11 subtrahiert.

Frage 2.9 W: Lösung E

Zu (C) und (E)
Bei der Kombinationsmethode wird über alle 21 Tage ein gleichbleibendes Östrogen-Gestagen-Gemisch verabreicht. Bei der (neueren) Sequenzmethode (Zwei-Phasen-Präparate) wird dem natürlichen Zyklus entsprechend in der 1. Zyklushälfte mehr Östrogen, in der 2. Hälfte ein Östrogen-Gestagen-Gemisch eingenommen. Die Veränderungen an der Gebärmutterschleimhaut entsprechen dabei eher den physiologischen.

Da die Frau Menorrhagien hat, ist eine Pille vom Kombinationstyp mit dem gewünschten Nebeneffekt einer abgeschwächten Regelblutung (durch Atrophie des Endometriums) günstiger.
Zu (A) und (B)
Der **Uterus subseptus**, also eine Uterusmißbildung, bei der das Cavum uteri teilweise durch ein dünnes Septum geteilt ist, verbietet das Einlegen einer Spirale, egal, ob diese Kupfer abgibt (A) oder Progesteron (B).
Zu (D)
Da die Frau Menorrhagien hat (verstärkte und verlängerte Regelblutung) ist die **Minipille** nicht zu empfehlen, weil es sehr häufig als Nebenwirkung zu Schmierblutungen kommt. Außerdem ist die Minipille, die nur Gestagen enthält, weniger sicher (Pearl-Index 0,8–2,5) als Östrogen-Gestagen-Kombinationspräparate (Pearl-Index 0,2–1,5).
Das **Diaphragma**, eine Gummikappe, die vor dem Geschlechtsverkehr in die Scheide eingeführt wird, könnte die Frau ohne weiteres anwenden, weder der Uterus subseptus noch die Menorrhagien wären ein Hindernis. Das Diaphragma ist jedoch etwas unsicherer als die Pille.

Kontrazeption

Bei der Beurteilung der einzelnen Kontrazeptionsmethoden sollte man sich darüber bewußt sein, daß hinter der Kontrazeption sowohl individuelle, als auch bevölkerungspolitische und ökonomische Interessen stehen.
Die **persönlichen Motivationen** zur Antikonzeption auch nur annähernd zu erfassen, geht über den Rahmen dieses Skriptes hinaus.
Medizinische Indikationen zur Empfängnisverhütung bestehen, wenn bei Erbkrankheiten mit hoher Wahrscheinlichkeit ein krankes Kind geboren würde oder wenn körperliche oder seelische Krankheiten der Mutter durch eine Schwangerschaft verschlechtert würden. Medizinische Indikationen stellen Ratschläge dar! Es liegt im Ermessen der jeweiligen Frau, ob sie, um das erhöhte Risiko wissend, sich doch für eine Schwangerschaft entscheidet.
Medizinische Indikationen sind u. a.:
- Herz-Kreislaufkrankheiten
- Gefäßkrankheiten
- Anämien
- Maligne Erkrankungen des hämopoetischen Systems
- Maligne Geschwulstkrankheiten mit unklarer Prognose
- AIDS
- Chronische Hepatitis
- Chronische Erkrankungen der Atemwege
- Schwerer Diabetes mit Angiopathie
- Chronische Nierenerkrankungen mit Hypertonie
- Vorausgegangene Schwangerschaften mit Rh-Inkompatibilität und Totgeburten
- Psychoneurosen

Methoden der Empfängnisverhütung

Die Beurteilung der verschiedenen Methoden ist unterschiedlich. Auch wird die Sicherheit der einzelnen Methoden, als Pearl-Index ausgedrückt, unterschiedlich angegeben.

Pearl-Index
Zahl ungewollter Schwangerschaften bezogen auf 100 Frauenjahre, also: wenn 100 Frauen/Männer ein Verhütungsmittel ein Jahr lang benutzen, werden X schwanger, X = Pearl-Index, Verhütungsmittel wirken auf verschiedenen Ebenen:

Bei der Frau
Hemmung der Ovulation
Störung des Eitransportes
Unterbrechung der Eileiter
Verhinderung der Nidation
Störung der Corpus-luteum-Funktion
Erschwerung der Spermienpenetration und -aszension

Beim Mann
Hemmung der Spermienaszension
Unterbrechung der ableitenden Samenwege
Hemmung der Spermiogenese (Zukunftsmusik)

Zeitwahlmethode (Pearl-Index 14–35)
Periodische Enthaltsamkeit während der fruchtbaren Tage des Zyklus. Die 1. Zyklushälfte (Follikelphase) kann in der Länge beträchtlich variieren, die 2. Zyklushälfte (Corpus-luteum-Phase) bleibt bei der jeweiligen Frau in der Länge konstant, variiert bei verschiedenen Frauen aber zwischen 12 und 15 Tagen. Samenzellen sind 24–72 Stunden lebensfähig.

Die Berechnung ist reichlich kompliziert:
- Über 12 Monate einen Menstruationskalender führen
- Feststellen des kürzesten und längsten Zyklus
- Erster fruchtbarer Tag = kürzester Zyklus minus 18 Tage
- Letzter fruchtbarer Tag = längster Zyklus minus 11 Tage
- Die Zeit zwischen dem ersten fruchtbaren Tag und dem letzten fruchtbaren Tag ist die um den Eisprung gelegene Zeit, in der kein Geschlechtsverkehr stattfinden sollte.

Vorteil: keine Belastung des Körpers durch chemische oder mechanische Mittel, keine Nebenwirkungen.
Nachteil: leider relativ unsicher. Die Sicherheit erhöht sich bei der Basaltemperaturmethode.

Basaltemperaturmethode (Pearl-Index 0,5–3)
Jeden Morgen wird vor dem Aufstehen die Temperatur mit demselben Thermometer in derselben Weise (rektal oder oral) gemessen und auf eine Kurve aufgetragen.

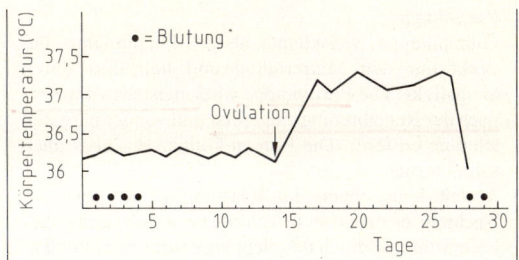

Abb. 11. Basaltemperaturkurve

Die Zeit vor dem Eisprung ist **nicht sicher** unfruchtbar, da die Länge der Follikelphase variieren kann, durch äußere und innere Faktoren (Ortswechsel, Belastungen, usw.).
Zur Erhöhung der Sicherheit ist die Kombination mit der Schleimmethode möglich: Der Zervikalschleim wird etwa 2 Tage vor dem Eisprung spinnbar und verliert seine Spinnbarkeit etwa 2 Tage danach. Das kann von der Frau selbst beobachtet werden und mit auf die Basaltemperaturkurve aufgetragen werden als weiterer Indikator für den Eisprung.
Vorteil: keine Belastung des Körpers durch chemische oder mechanische Mittel, keine Nebenwirkungen, ziemlich sicher.
Nachteil: erfordert die Disziplin des täglichen Messens und einen regelmäßigen Zyklus.

Mechanische und lokal-chemische Mittel
Spermizide Vaginalcremes, -tabletten, -sprays, -suppositorien (Pearl-Index 21–41)
Vorteil: Anwendung nur bei Bedarf, keine systemischen Nebenwirkungen (bei Patentex oval fragliche Erhöhung der Mißbildungsrate um 2% bei trotz Anwendung eingetretener Schwangerschaft).
Nachteil: lokale Reizungen der Schleimhaut, nicht sehr hohe Sicherheit.

Kondom: (Pearl-Index 6–29)
Vorteil: Anwendung nur bei Bedarf, keine Nebenwirkungen, einfache Anwendung, bietet einen gewissen Schutz vor sexuell übertragbaren Krankheiten.
Nachteil: kann als Störung empfunden werden, nicht sehr sicher.

Scheidendiaphragma mit spermizider Creme (Pearl-Index 2–25)
Metallring, der mit einem Gummidiaphragma überzogen ist. Es wird bis zu 2 Stunden vor dem Geschlechtsverkehr so in die Scheide eingeführt, daß es sich vom hinteren Scheidengewölbe bis zur Symphyse ausdehnt und dabei den Muttermund bedeckt. Nach dem Verkehr bleibt es 6–8 Stunden in der Scheide. Sehr verbreitet in den angelsächsischen Ländern und in Schweden.
Vorteil: Anwendung nur bei Bedarf, keine systemischen Nebenwirkungen.
Nachteil: lokale Schleimhautreizung durch die Creme, kann als störend empfunden werden, Sicherheit ist sehr abhängig von der Beratung durch den Arzt, der Qualität der Anpassung und von der Anwendung.

Portiokappe
Gummikappe, viel kleiner als das Diaphragma, bedeckt nur den Muttermund und hält dort durch Saugeffekt. Die Portiokappe wird meistens vom Arzt nach der Regelblutung eingesetzt und vor der nächsten Blutung entfernt. Die Frauen können das aber auch selber lernen.
Vorteil: keine chemische Belastung des Körpers.
Nachteil: erfordert evtl. zahlreiche Arztbesuche, Sekretanstauung durch das dicht am Muttermund sitzende Gummi.

Intrauterinpessar (IUP) (Pearl-Index 0,8–6)
Es gibt verschiedene IUPs:
- IUP aus Plastik (Lippes-Loop), liegt 2 Jahre und länger
- IUPs, die Kupferionen abgeben (z.B. Kupfer-T), liegen 1–2 Jahre
- IUPs, die Progesteron abgeben (z.B. Biograviplan), liegen 1–2 Jahre

Einsetzen durch den Arzt zwischen 3. und 6. Tag nach Beginn der Menstruation, weil dann der Muttermund leicht geöffnet und eine Schwangerschaft sicher ausgeschlossen ist.
Außerdem wird das IUP am häufigsten zum Zeitpunkt der Menstruation (und z.T. unbemerkt) ausgestoßen.
Wirkungsweise: nicht völlig geklärt
- Nicht die Konzeption, sondern die Implantation wird verhindert
- Beeinflussung der Tubenmotalität (fraglich)
- Durch den Fremdkörperreiz hervorgerufene Einwanderung von Leukozyten und Makrophagen, die die Spermatozoen und die Blastozyste zerstören
- Lokale abakterielle Entzündung des Endometriums verhindert die Einnistung
- Kupferionen behindern endometriale Enzyme durch Ionenaustausch (Cu ⇆ Zn)
- Progesteron verändert die Viskosität des Zervikalsekrets und stört durch lokale Wirkung auf das Endometrium die Einnistung der Blastozyste

Vorteil: relativ sicher, keine Wirkung auf das Hypothalamus-Hypophysensystem.
Nachteil: Nebenwirkungen: z.T. unbemerkte Spontanausstoßung besonders während der ersten Zyklen (bis zu 5%), Zwischenblutungen, Unterbauchschmerzen, Krämpfe, Hypermenorrhöen, Endometritiden, aszendierende Infekte, Verletzungen (Uterusperforation, selten).

Da es trotz IUP zu einer Schwangerschaft kommen kann, muß beachtet werden:
- Erhöhtes Risiko von Extrauteringraviditäten im Falle der Konzeption
- Erhöhte Spontanaborte
- Erhöhte Frühgeburtenrate
- Infektiöse Komplikationen

Im Falle der Schwangerschaft bei liegendem IUP sollte dieses trotz des Abortrisikos entfernt werden, da evtl. spätere Komplikationen wesentlich schwerwiegender sind.

Durch die chronische Endometritis kann es zur Sterilität kommen, deshalb bei sehr jungen Frauen mit Kinderwunsch möglichst vermeiden.
Weit verbreitet in Entwicklungsländern.

Hormonale Kontrazeptiva
Kombinationspräparate (Östrogen-Gestagen) (Pearl-Index 0,03–0,1)
- Einphasenpräparate
- Zweiphasenpräparate
- Normophasische Sequentialpräparate

Östrogenkomponente: Äthinyl-Östradiol oder Mestranol
Gestagenkomponente: Abkömmlinge des Nortestosterons, Norethisteron, Norethisteronazetat, Lynoestrenol, Ethinodioldiazetat, Norgestrel, Abkömmlinge des 17-Hydroxyprogesterons, Megestrolazetat, Cyproteronazetat. (Diane®)

Minipille (reines Gestagen) (Pearl-Index 0,4–4,3)
Depotpräparate (reines Gestagen) (Pearl-Index 0,3–1,2)
Postkoitalpille (Östrogen-Gestagen-Kombination) (Pearl-Index 0,1–2,6)

Einphasenpräparate
Konstante Östrogen-Gestagen-Kombination wird über 21–22 Tage eingenommen, dann folgt eine 6–7tägige Pause bzw. Plazeboeinnahme über 6–7 Tage.

Zweiphasen-(Sequenz-)präparate
In der 1. Zyklushälfte nur Östrogen in ovulationshemmender Dosierung, in der 2. Zyklushälfte Östrogen-Gestagen-Kombination zur Provokation der Abbruchsblutung.

Normophasische Sequenzpräparate
Zuerst reines Östrogen, noch vor dem Ovulationstermin beginnt die Gestageneinnahme.

Die Wirkungsweise aller *Kombinationspräparate* beruht auf verschiedenen Effekten:
- Zentral: Ovulationshemmung durch verminderte FSH/LH-Freisetzung (durch die Östrogene)
- Viskositätssteigerung des Zervikalschleims durch die Gestagene
- Endometriumsveränderung, Atrophie (durch Gestagene)
- Veränderung der Tubenmotilität durch Gestagene

Die Einnahme erfolgt täglich, möglichst zur gleichen Zeit, das ist besonders bei den Zweiphasenpräparaten und der Minipille wichtig, da bei ihnen die antikonzeptionelle Wirkung der Gestagene entfällt.
Vorteile: regelmäßige Zyklen, verkürzte Blutung, verringerte Blutung, oft Besserung einer Dysmenorrhöe, Endometriosebehandlung.

Minipille
Die relativ geringe Gestagenmenge hemmt nur in ganz seltenen Fällen die Ovulation.
Wirkungsweise: Veränderung der Tubenmotalität, des Zervikalschleims und des Endometriums.

Die Pille muß jeden Tag zur selben Stunde eingenommen werden wegen der geringen Hormonkonzentration.
Vorteil: bei Blutdruckanstieg unter Einnahme der Kombinationspräparate (Östrogeneinfluß) kann sie noch versucht werden.
Nachteil: wegen der sehr niedrigen Hormondosierung ist eine sehr pünktliche, tägliche Einnahme zur selben Stunde Voraussetzung für die Sicherheit. Erfordert deshalb viel Disziplin.

Depotpräparate
- Einmonatsspritze: Kombination aus Östrogen und Gestagen, intramuskuläre Gabe
- Dreimonatsspritze: Depot-Gestagen, intramuskuläre Gabe

Nachteil: bei Nebenwirkungen kann das Präparat nicht sofort abgesetzt werden.

Postkoitalpille
Früher üblich war die Gabe von reinen Östrogenen oder Gestagenen, beides mit erheblichen Nebenwirkungen belastet (starke Übelkeit, Lebertoxizität etc.)
Heute gibt man Östrogen-/Gestagen-Kombinationspräparate (z. B. Tetragynon) bis zu 48 Stunden nach dem ungeschützten Verkehr (im Abstand von 12 Stunden 2 × 2 Pillen).
Vorteil: relativ geringe Hormondosis mit guter Verträglichkeit, Pearl-Index 1,9.
Nachteil: evtl. Zyklusunregelmäßigkeiten, als dauerhafte Verhütungsmethode ungeeignet.

Nebenwirkungen der hormonalen Kontrazeption
Mittlerweile scheint wohl anerkannt zu sein, daß die Nebenwirkungen der Hormonpräparate nicht psychischer Natur, sondern auf die systemische Wirkung der Hormone zurückzuführen sind. Sie sind sicherlich sehr unterschiedlich in Ausprägung und Häufigkeit. Häufiger als sonst treten Candida-albicans-Infektionen der Scheide und Zystitiden auf. Ob ein erhöhtes Krebsrisiko besteht, ist noch nicht völlig geklärt. Die Hormonwirkungen können das Wachstum hormonabhängiger Tumoren (Brust und Endometrium) beschleunigen.

Hauptsächlich östrogenbedingte Nebenwirkungen
- Übelkeit, Erbrechen
- Ödemneigung (schnelle Gewichtszunahme)
- Spannungsgefühl in den Brüsten, Galaktorrhöe
- Kopfschmerzen, Migräne
- Hyperpigmentation
- Zervikale Hypersekretion
- Wirkung auf mehrere Gerinnungsfaktoren, dadurch Erhöhung von thrombembolischen Komplikationen (Herzinfarkte, Schlaganfälle, Thrombosen)
- Anstieg des systolischen und diastolischen Blutdruckes
- Leber: Enzyminduktion, Verringerung der Bilirubinkonjugation, was zur Cholestase und zu Gallenwegserkrankungen führen kann, Leberzelladenom
- Erhöhung der Lipidfraktionen im Serum

Hauptsächlich gestagenbedingte Nebenwirkungen
- Müdigkeit, Apathie
- Depressive Verstimmung
- Libidoverminderung
- Appetitzunahme und langsame Gewichtszunahme
- Akne und Seborrhöe
- Herabsetzung der Glukosetoleranz, d. h. ein latenter Diabetes mellitus kann manifestiert werden

Kontraindikationen der hormonalen Kontrazeption

Absolute Kontraindikationen: Schwangerschaft, Thrombembolien, Apoplexie, Thrombophlebitis, M. Raynaud, Durchblutungsstörungen, Leberzellschäden, Schwangerschaftsikterus, akute Hepatitis. RR über 160/95 mm Hg, latenter Diabetes, Sichelzellanämie, chronisch hämolytische Anämie, hormonabhängige maligne Tumoren, M. Hodgkin, Melanome, Migräne.

Relative Kontraindikationen: Blutdruckerhöhung, Koronar-, Arterio-, Zerebralsklerose, Herz-Kreislauf-Erkrankungen, Dyspnoe, Varikosis, Hyperkoagulabilität, Mikroangiopathien, Hyperpigmentierung, Beinkrämpfe, Gallenwegserkrankungen, Nierenerkrankungen, Hypophysenadenom, Laktation, Zyklusstörungen, Neigung zu Depressionen, Epilepsie, Uterus myomatosus, Hyperlipoproteinämien. Porphyrie, Adipositas, Rauchen, Alter über 35, Bewegungsmangel (auch bevorstehende Operationen, dann 6 Wochen vorher absetzen), häufige mykotische Infektionen der Genitale.

Die erste Verordnung darf nur für 3 Monate erfolgen; sofort absetzen, falls eines der folgenden Symptome auftritt: erstmalig Migräneanfälle oder starke Kopfschmerzen, akute Sehstörungen, Kurzatmigkeit, starke Brust- oder Beinschmerzen, Oberbauchbeschwerden, rascher Blutdruckanstieg, Schwangerschaft.

Durch Enzyminduktion in der Leber kann es zu Wirkungssteigerungen bzw -abschwächungen folgender Medikamente kommen: Aminophenazon, Phenacetin?, Diazepam, Meprobamat, Dihydroergotamin, Ampicillin, Chloramphenicol, Neomycin, Nitrofurantoin, Rifampicin, Streptomycin, Methylphenobarbital, Phenobarbital, Phenytoin, Primidon.

Auswahlkriterien
Generell sollten niedrig dosierte Präparate bevorzugt werden und erst bei nicht ausreichender Dosierung (Zwischenblutungen usw.) zu Präparaten mit höherer Wirkstoffkonzentration übergegangen werden. Zu berücksichtigen sind die Bedürfnisse der Frau, ihr Alter und evtl. Kontraindikationen.
Bei Frauen mit Seborrhöe, Akne und evtl. Hypertrichose sollten Nor-Testosteronderivate vermieden werden, weil sie eine androgene Komponente haben.

Sterilisation (Pearl-Index 0,02–0,3)
Bei einigen Frauen wachsen die Tubenenden nach Sterilisation wieder zusammen und rekanalisieren, bei Männern die Samenleiter. Es ist jedoch falsch, davon auszugehen, daß eine einmal durchgeführte Sterilisation rückgängig gemacht werden könnte, auch wenn es derartige Operationen gibt und sie in etwa 10–15% der Fälle gelingen.
Rechtslage: sehr schwammig. Sterilisationen sind nicht mehr illegal, d. h. sie sind gerechtfertigt, wenn sie medizinisch (z. B. 2 Kaiserschnitte, schwere Krankheiten), medizinisch-sozial (z. B. keine Antikonzeption möglich und bereits mindestens 2 Kinder), oder eugenisch (z. B. genetische Belastung einer der Partner) begründet sind.
Technik bei der Frau:
- Vaginale Unterbindung der Eileiter
- Abdominale Durchtrennung oder/und Unterbindung der Eileiter
- Laparoskopische Tubenkoagulation
- Hysterektomie

Technik beim Mann:
- Vasektomie

Die Sterilisation bei Frauen erfordert eine Vollnarkose und einen größeren operativen Eingriff mit entsprechenden Risiken. Die Vasektomie bei Männern kann in Lokalanästhesie durchgeführt werden. Befruchtungsfähige Samen können manchmal länger als 2 Monate nach der Operation noch nachgewiesen werden (ausreichende Kontrazeption beachten).

[H 86]
Frage 2.10 W: Lösung A

Das IUP soll zu einem Zeitpunkt eingesetzt werden, zu dem eine Schwangerschaft soweit wie möglich ausgeschlossen ist und der Muttermund natürlicherweise leicht geöffnet ist, also in der ersten Zyklushälfte, am besten während der Menstruation.

Frage 2.11 W: Lösung C

Die verschiedenen Intrauterinpessare haben eine etwas unterschiedliche Wirkungsweise:
- Die **Plastikpessare** (Lippes-Loop) bewirken nidationshemmende Veränderungen wie Druckatrophien, Mikroerosionen und eine entzündliche Reaktion. Nach neueren Erkenntnissen bleibt die Tubenkinetik unbeeinflußt.
- Die **kupferbeschichteten Pessare** (Cu-7 und Cu-T) haben zusätzlich eine spermizide Wirkung.
- Die **Progesteron abgebenden Pessare** (Biograviplan®) sind in ihrem Effekt der Minipille vergleichbar, sie bewirken zusätzlich eine Unpassierbarkeit des Zervixschleims für die Spermien

Die *Ovulation* bleibt immer unbeeinflußt, behindert wird nur die *Implantation* der Blastozyste (bei Cu- und progesteronabgebenden Pessaren auch die *Konzeption*).
Das Einlegen eines IUP am 3.–5. Tag der Menstruation ist aus 3 Gründen sinnvoll:
- der Muttermund ist leicht dilatiert,
- Spontanabgänge des IUP kommen besonders häufig während der Menstruation vor,
- eine Schwangerschaft ist fast sicher ausgeschlossen.

Frage 2.12 W: Lösung D

Häufige Nebenwirkungen der Spirale sind: Verstärkte und verlängerte Regelblutung, Zwischen- und Schmierblutungen, Schmerzen und vermehrter Ausfluß (Fluorbeschwerden).

Zu (1)
Als **Zyklustempostörungen** werden Polymenorrhöe (zu häufige Blutung) und Oligomenorrhöe (zu seltene Blutung) bezeichnet.
Zu (4)
Die Regelblutungen sind nicht zu schwach (Hypomenorrhöe), sondern meist zu stark.

[H 85]
Frage 2.13: Lösung E

Die intrauterine Kontrazeption (zu deutsch: Spirale) führt recht häufig zu längeren, schmerzhaften, stärkeren Menstruationsblutungen als vor Tragen der Spirale. Außerdem kann es zu Gebärmutterschleimhautentzündungen und Eileiterentzündungen kommen, man sollte also einer Frau, die noch Kinderwunsch hat und besonders einer Nullipara von der Spirale als Antikonzeption eher abraten.

[F 86]
Frage 2.14: Lösung E

Die Schwangerschaft muß nicht abgebrochen werden. Nach dem Alles-oder-Nichts-Gesetz kommt es entweder zum Frühabort oder zur Weiterentwicklung der Gravidität.

[H 84]
Frage 2.15: Lösung C

Ein Intrauterinpessar (Spirale) verhindert nicht die Konzeption, sondern nur die Implantation des befruchteten Eies. Dies geschieht durch enzymatische und entzündungsähnliche Prozesse am Endometrium. Es bietet nicht nur keinen Schutz vor Extrauteringraviditäten, die Rate an Extrauterinschwangerschaften ist bei Frauen, die eine Spirale tragen, sogar erhöht.

Frage 2.16: Lösung E

Gerade wegen des erhöhten Risikos aszendierender Infektionen (Faden im Zervikalkanal), wegen der entzündlichen Reaktionen des Endometriums auf den Fremdkörper und der erhöhten Gefahr von Eileiterschwangerschaften wird die Spirale jungen Frauen, die noch keine Kinder haben, nur sehr ungern eingesetzt. Die Todesfallrate ist bei den oralen Kontrazeptiva höher: Gefahr thromboembolischer Komplikationen (E).

Frage 2.17: Lösung A

Zu (A)
Das IUP ist zwar schon ein verhältnismäßig gewebefreundlicher Fremdkörper, einen Teil seiner Wirkung entfaltet er aber doch über eine Leukozyteninfiltration des Endometriums, bzw. die Kupfer-T-Pessare vermutlich über eine Störung von Enzymen. Ebenso ist das Infektionsrisiko erhöht, das ist der Grund, weshalb IUPs bei Nullipara, also Frauen, die noch nicht geboren haben, nicht uneingeschränkt empfohlen werden können; es besteht das Risiko einer späteren Sterilität.
Zu (B)
Ein Problem beim IUP ist, daß es in bis zu 5% der Fälle unbemerkt ausgestoßen werden kann, was bei einer Nullipara genauso passiert wie bei einer Frau, die bereits geboren hat (C). Es sollte eine Nachuntersuchung nach 4 Wochen erfolgen, diese erfolgt aber in der Regel durch eine Spekulumeinstellung, wo man das Fädchen aus dem Zervikalkanal ragen sieht. Eine routinemäßige Ultraschalluntersuchung ist nicht notwendig, da sie keine zusätzliche Information gibt. Nur, wenn das Fädchen nicht zu sehen ist, kann man evtl. mit der Ultraschalluntersuchung klären, ob das IUP noch liegt oder schon abgegangen ist.
Zu (D)
Die Gefahr von aufsteigenden Infektionen ist beim IUP wegen des Fadens bei allen Frauen erhöht, besonders wenn vaginale Infektionen vorliegen. Die Parität spielt keine Rolle.
Zu (E)
Wird eine Frau trotz liegendem IUP schwanger, so beträgt die Abortrate bis zu 50%, wenn das IUP liegen bleibt, außerdem kommt es vermehrt zu Frühgeburten und zu infektiösen Komplikationen. Deshalb wird in der Regel dazu geraten, das IUP zu ziehen; dieser Eingriff ist mit einer Abortrate von 10–20% belastet, in diesem Fall aber das kleinere Übel.

Frage 2.18 W: Lösung C

Kontraindikationen für das Einlegen einer Spirale sind:
- **Uterusmißbildungen** (z.B. Uterussepten)
- Großer **Uterus myomatosus**
- **Malignome** des Uterus
- **Infektionen** der Genitalorgane (chronische Adnexitis, auch Kolpitiden, also Scheidenentzündungen, wegen der Gefahr aufsteigender Infekte)
- **Blutungsanomalien** (z.B. übermäßig starke Regelblutung)
- **Zervixinsuffizienz** und **veränderte Portio** (z.B. Risse, Deformierungen)
- ... und natürlich eine Schwangerschaft oder auch nur der Verdacht darauf

Zu (4)
Eine *Allergie gegen Kupfer* ist keine Kontraindikation, weil nicht so viel Kupfer in die Blutbahn gelangt, daß es sytemisch wirksam werden könnte.
Zu (5)
Bei *anovulatorischen Zyklen* kommt es nicht zur Schwangerschaft.

Frage 2.19: Lösung C
Frage 2.20: Lösung E

Gemeinsamer Kommentar

Zu (A)
Einphasenpräparate enthalten gleichzeitig Östrogen und Gestagen
Zu (B)
Die **Postkoitalpille** enthält heute ebenfalls ein Östrogen-Gestagen-Gemisch.
Zu (C)
Die **Minipille** ist ein relativ niedrig dosiertes reines Gestagenpräparat. Der kontrazeptive Effekt beruht auf der Veränderung des Zervikalsekretes, der Tubenmotilität und des Endometriums. Manchmal, aber längst nicht immer, hemmt sie auch die Ovulation.
Zu (D)
Ein Präparat, das in der 1. Phase Gestagen und in der 2. Phase Östrogen enthält, erzeugt eine unphysiologische Hormonverteilung.
Zu (E)
Ein **Sequenz-** oder **Zweiphasenpräparat** enthält in der 1. Einnahmephase nur Östrogen in ovulationshemmender Dosierung. In der 2. Zyklushälfte wird Gestagen hinzugefügt, welches zur Entzugblutung führt.

Frage 2.21 W: Lösung D

Zu Aussage 1
Ovulationshemmer vom Kombinationstyp (Östrogen + Gestagen) mit niedrigem Östrogenanteil führen relativ häufig zu Zwischenblutungen. Der Wechsel auf ein Präparat mit höherem Östrogenanteil kann Abhilfe schaffen (bei Frauen über 40 nicht ohne vorherige Abrasio zum Ausschluß eines Korpuskarzinoms!).
Zu Aussage 2
Die 2. Zyklushälfte, die Sekretionsphase, steht zwar hauptsächlich im Zeichen der Gestagenwirkung, Östrogene haben jedoch auch weiterhin (nicht nur in der Proliferationsphase) Auswirkungen, vor allem auf Wachstum und Gefäßeinsprossung des Endometriums.

2.22 W: Lösung D

Der Östrogenanteil in den Ovulationshemmern führt nicht zur Diurese (4), sondern zur Wasserretention und Ödembildung und damit zu Gewichtszunahme. Außerdem führt der Gestagenanteil zur Appetitsteigerung und damit zur Gewichtszunahme.
Weitere hauptsächlich **östrogenbedingte Nebenwirkungen** sind:
- Kopfschmerzen, Migräne
- Übelkeit (2), Erbrechen
- Blutdruckerhöhung (5)
- Zerebrale Durchblutungsstörungen
- Phlebothrombosen (3)
- Wadenkrämpfe
- Brustschmerzen, Spannungsgefühl in den Brüsten
- Pigmentierungen

Hauptsächlich **gestagenbedingte Nebenwirkungen** sind:
- Akne, Seborrhöe
- Libidoverminderung
- Müdigkeit
- Depressionen
- Haarausfall, Hirsutismus

Frage 2.23: Lösung B

Rifampicin und Phenobarbital führen in der Leber zur Enzyminduktion, so daß es zu einem beschleunigten Abbau von Levonorgestrel kommen kann und damit die Kontrazeption gefährdet ist.

Frage 2.24: Lösung A

Bei etwa 40% der 15–17jährigen verlaufen die Zyklen noch anovulatorisch. Zykluslabile Frauen sind nach Absetzen von Ovulationshemmern recht häufig amenorrhöeisch. Deshalb sollte vor der Verordnung von oralen Kontrazeptiva in dieser Altersgruppe möglichst durch Messung der Basaltemperatur nachgewiesen werden, daß ovulatorische Zyklen vorliegen. Dann ist da auch noch der § 182 des Strafgesetzbuches, nach dem Mädchen unter 16 Jahren vor dem Geschlechtsverkehr zu bewahren sind. Aber da muß ja wohl zwischen den Bedenken und einer Verordnung und dem Risiko einer Schwangerschaft abgewogen werden.

Frage 2.25 W: Lösung C

Beim Verschreiben oraler Kontrazeptiva wird zwischen relativen und absoluten Kontraindikationen unterschieden. Zu den **relativen Kontraindikationen** gehören:
- Rauchen
- Adipositas
- Alter über 35 Jahre
- Bettruhe, Operationen
- Instabiler Zyklus
- Hypertonus
- Herz-Kreislauferkrankungen, Gefäßerkrankungen
- Gallenblasenerkrankungen
- Nierenerkrankungen
- Neurologische Störungen, z. B. Epilepsie
- Uterus myomatosus

Absolute Kontraindikationen für Ovulationshemmer sind:
- Thrombembolien, Migräne während der Einnahme, Sehstörungen, Durchblutungsstörungen
- Hypertonie über 160/95 mmHg
- Sichelzellanämie
- Gravidität
- Leberschäden
- Hormonabhängige Tumoren, Melanome, M. Hodgkin
- Latenter Diabetes

Frage 2.26: Lösung E

Diese Feststellung hatte etwa die Hälfte der Prüflinge fälschlicherweise als richtig angenommen.
Den oralen Kontrazeptiva kann man sehr viele Nebenwirkungen nachweisen, auch die von gehäuftem Auftreten von Amenorrhöen und anovulatorischen Zyklen nach Absetzen des Präparates, aber Mehrlingsschwangerschaften und Polyovulationen treten nicht auf. Vermutlich liegt hier eine Verwechslung mit Clomiphen vor, das bei anovulatorischen Zyklen zur Ovulationsauslösung gegeben wird. Als Folge einer Clomiphentherapie können Polyovulationen und Mehrlingsschwangerschaften gehäuft auftreten.

Frage 2.27: Lösung B

Zu (1) und (2)
Cyproteronacetat ist ein Gestagen mit *antiandrogener* Partialwirkung, und deshalb bei Akne und Hirsutismus indiziert.
Zu (5)
Der Ovulationshemmer „Diane" besteht aus 50 µg Ethinylestradiol und 2 mg Cyproteronacetat. Der hohe Östrogenanteil erhöht das Thromboserisiko, die Gefahr von Leberschäden, Hochdruck usw.
Zu (4)
Bei jungen Mädchen sollten orale Kontrazeptiva so niedrig wie möglich dosiert werden.
Zu (3)
Wenn die Entwicklung der Brüste abgeschlossen ist, ist sie durch Hormone nicht mehr beeinflußbar.

F 88
Frage 2.28: Lösung D

Die „Pille danach" besteht aus einer relativ hohen Östrogen/Gestagenkombination, z. B. Tetragynon mit Levonorgestrel 0,25 mg und Ethinylestradiol 0,05 mg. Die ersten 2 Tabletten werden innerhalb von 48 Stunden nach dem ungeschützten Verkehr genommen, die anderen beiden Tabletten 12 Stunden später.

3 Schwangerschaft und Risikoschwangerschaft

Konzeption, Implantation und ihre Störungen

Die **Fertilisation,** d.h. die Befruchtung von Ei- und Samenzelle erfolgt im ampullären Tubenteil. Voraussetzung für die Befruchtungsfähigkeit des Spermatozoons ist ein Prozeß, der während der Wanderung durch das weibliche Genitale erfolgt, die **Kapazitation** (= Erlangung der Fähigkeit zum Durchdringen der Corona radiata).
Die ovulierte Eizelle lebt, wenn keine Befruchtung erfolgt, nur 24 Stunden. Die Spermien verlieren im sauren Scheidenmilieu nach 30–60 Minuten ihre Vitalität, können aber in der Gebärmutter mehrere Tage überleben.

Die Befruchtung löst die 2. Reifeteilung aus, es entstehen 2 Vorkerne, die zur Zygote verschmelzen. Diese durchläuft dann die Furchungsteilungen. Währenddessen wird das Ei innerhalb von 3–4 Tagen durch den Eileiter transportiert, unterstützt vom Flimmerschlag und Tubenmuskulaturkontraktionen. Nach 4 Tagen erreicht die Eizelle als **Morula** das Cavum uteri, weitere 2 Tage später erfolgt die **Nidation** (Einnistung), meist an der Hinterwand der Gebärmutter. Die Nidation findet am 22./23. Zyklustag statt.
Die äußere kleinzellige Schicht des Eies, der **Trophoblast,** senkt sich in das stark ödematös aufgelockerte Endometrium ein. Die infiltrativ vordringenden Trophoblastzellen eröffnen deziduale, also mütterliche Gefäße.
Ursachen für eine gestörte Nidation können sein:
- Ungenügende Vorbereitung des Nidationsbettes
- Mangelhafte fermentative Aktivität des Trophoblasten
- Immunologische Imbalance während vordringenden Trophoblastzellen und mütterlichem Gewebe

Diese Störungen führen zu Frühabort oder pathologischen Nidationsformen.

Embryonalentwicklung

Die Entwicklungszeit von der Zygote bis zur implantationsfreien Blastozyste heißt **Blastogenese.** Anschließend folgt die **Embryogenese,** in der die Organe gebildet werden. Ungefähr nach der 8. Schwangerschaftswoche folgt die **Fetogenese,** in der sich die Organsysteme differenzieren.

Primitiventwicklung
- *Implantationsstadium* (2. Embryonalwoche) Es bildet sich die zweiblättrige Keimscheibe, bestehend aus Ektoderm und Entoderm.
- *Präsomitenstadium* (3. Embryonalwoche) Ausbildung des mittleren Keimblattes (Mesoderm), Entstehung von Primitivknoten und Primitivrinne. Aus der Primitivrinne wächst ein solider Zellstrang, der Chordafortsatz, der dann zum Canalis neurentericus ausgehöhlt wird. Der Canalis neurentericus verschließt sich, es bildet sich der Achsenstab in der Mittellinie der mittlerweile längsoval gewordenen Keimscheibe.
- *Somitenstadium* (4.–8. Embryonalwoche) Bildung von Neuralplatte und Neuralrohr. Alle wichtigen Organsysteme werden bis zum Ende der 8. Embryonalwoche angelegt. Der Embryo wächst auf etwa 3 cm Länge.

Embryopathien

In den ersten 15 Tagen nach der Konzeption bewirken schädigende Einflüsse von außen (z.B. Pharmaka) einen Frühabort, der wie eine verspätete Menstruation verläuft.

Bis zur 12. Woche können teratogene Substanzen schwerste Fehlbildungen auslösen. Nach der 12. Woche kann noch die Entwicklung von
- Gehirn,
- Augen,
- weiblichen Geschlechtsorganen

durch Pharmaka und andere Noxen gestört werden.
Eine Entwicklungsstörung wird in ihrer Art und ihrem Ausmaß vom *Zeitpunkt der Schädigung* und der *Dauer der einwirkenden Noxe* bestimmt, weniger von der Art der Noxe (Pharmaka und Röntgenstrahlen können zum gleichen Zeitpunkt in der Organogenese gleiche Schädigungen verursachen).

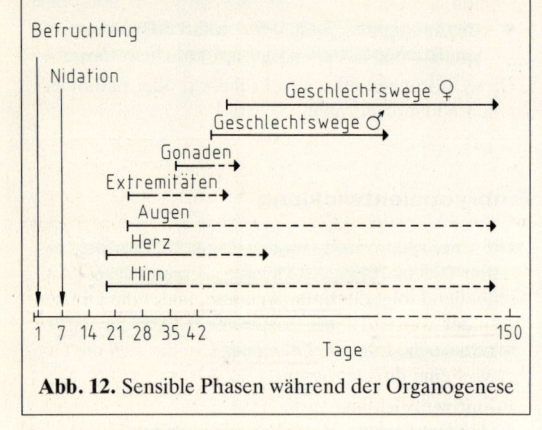

Abb. 12. Sensible Phasen während der Organogenese

F 88
Frage 3.1 W: Lösung C

Die Ovulation findet normalerweise am 12.–14. Zyklustag statt. Wenn das Ei befruchtet worden ist, wandert es etwa 3 Tage lang durch die Tuben und nistet sich nach weiteren 3 Tagen in die Gebärmutterschleimhaut ein, d.h. es vergehen etwa 6–8 Tage zwischen Befruchtung und Einnistung. Normalerweise findet also die **Nidation** einer befruchteten Eizelle **zwischen dem 21. und 22. Zyklustag** statt.

H 85
Frage 3.2: Lösung A

Zur **Dezidualisation des Endometriums** (vermehrte Vaskularisation, Transformation der Stromazellen) kommt es *nur* in der Schwangerschaft. Auslöser sind die Implantation des befruchteten Eies *und* die Persistenz des Gelbkörpers; deshalb Dezidualisation auch bei Eileiterschwangerschaft.

Frage 3.3: Lösung B

Als **Plazenta** (gr. plakos: Kuchen) bezeichnet man die Anlagerung bzw. Durchdringung von Chorion und Endometrium. Diese Anlagerung ist bei den verschiedenen Säugetieren unterschiedlich ausgeprägt:

Zu (D)
Epitheliochorial: die Schichten schmiegen sich nur aneinander (bei Schwein, Pferd, Kamel).
Zu (A)
Syndesmochorial: Es kommt zur Zerstörung des endometrialen Epithels (bei Wiederkäuern).
Zu (C)
Endotheliochorial: Vordringen bis zum Endothel der mütterlichen Gefäße (Raubtiere).
Zu (B)
Hämochorial: Es wird auch die letzte Trennschicht, das Endothel der mütterlichen Gefäße, durchdrungen, so daß mütterliches Blut das Chorionepithel umflutet (bei Menschenaffen und Menschen).

H 84
Frage 3.4: Lösung B

Es werden 3 Deziduaabschnitte unterschieden (Dezidua → Endometrium in der Schwangerschaft)
- **Decidua basalis:** Rest-Endometrium zwischen Eibasis und Uterusmuskulatur. Aus ihr und den Basalzotten entwickelt sich die Plazenta.
- **Decidua capsularis:** überzieht das eingebettete Ei.
- **Decidua parietalis:** kleidet die übrige Gebärmutterhöhle aus.

Gegen Ende des 3. Monats, wenn Embryo- und Trophoblast die ganze Uterushöhle ausfüllen, verkleben Decidua capsularis und parietalis miteinander.
Decidua frontalis (2) und membranosa (5) sind erdachte Begriffe.

F 86
Frage 3.5: Lösung E

Die sensible Phase in der embryonalen Entwicklung liegt zwischen der 3. und 12. Woche. Vorher gilt das Alles-oder-Nichts-Gesetz. In der ersten Zyklushälfte war das Ei noch nicht einmal gesprungen.

Frage 3.6: Lösung E

Die Art der Schädigung des Embryos/Feten hängt vom Zeitpunkt der Schädigung ab und nicht von der Art der Noxe.
Pränatale Infektionen erfolgen durch
- Viren (z. B. Masern, Röteln, Varizellen, Herpes simplex, Hepatitis A, B, Non A, Non B, Zytomegalie, HIV-Viren)
- Bakterien (z. B. Listeriose, Lues, Gonorrhöe)
- Protozoen (z. B. Toxoplasmose)

Frage 3.7: Lösung D

Früher, als bei der Sektio noch ein Längsschnitt gemacht wurde, war die Rupturgefahr wirklich so groß, daß eine folgende Geburt immer wieder abdominal erfolgen mußte. Zum Glück ist die Technik des unteren Querschnittes, wie sie heute außer in besonderen Fällen durchgeführt wird, so gut, daß die Rupturgefahr gering ist. Aber ganz ausgeräumt ist sie natürlich nicht, deshalb: Entbindung in der Klinik, sorgfältige Überwachung, da Narbenrupturen häufig symptomlos verlaufen und sich z. T. erst durch Schocksymptome bemerkbar machen. Nach der Entbindung hat eine manuelle Nachtastung zu erfolgen.

Frage 3.8: Lösung C

Die Befruchtung findet im weiten, distalen Teil des Eileiters, in der Ampulle statt. Dann wandert das Ei in das Cavum uteri, um sich dort am 6. bis 8. Tag post ovulationem zu implantieren. Bei seiner Wanderung und Implantation ist es von Umwelteinflüssen sehr störbar; Sauerstoffmangel, Temperatureinflüsse, Änderungen der Tubenmotilität können die Implantation stören (D).

Frage 3.9: Lösung C

Zuerst erwerben die Spermien noch die Fähigkeit der Durchdringung der Corona radiata **(Kapazitation)**; es findet dann zunächst die **Imprägnation**, d. h. das Eindringen des Spermiums in das Ei, statt, und dann die **Konjugation**, die Verschmelzung der Kernanteile zu einem einzigen Kern. Beides zusammen ist die **Befruchtung**. Die befruchtete Eizelle wandert nun in das Cavum uteri und nistet sich in die hochaufgebaute Schleimhaut ein **(Nidation)**. Danach wächst es in die Schleimhaut ein **(Implantation)**.

Frage 3.10: Lösung A

Alle fünf erwähnten Zeichen werden zu den unsicheren Schwangerschaftszeichen gerechnet, weil sie zwar mit großer Wahrscheinlichkeit auf eine bestehende Schwangerschaft hinweisen, aber keinen „Beweis" liefern. Weitere unsichere Zeichen sind: Spannungsgefühl in den Brüsten, Vormilch, Striae gravidarum.
Sichere Zeichen sind nur:
- Nachweis einer Fruchthöhle im Ultraschall (6. Woche)
- Nachweis kindlicher Strukturen und Herztöne (ab 8. Woche)
- Nachweis von Kindsbewegungen (Untersucher)

Zu (5)
Lividität bedeutet bläulich-rote Verfärbung mit „samtartiger" Oberflächenauflockerung (durch verstärkte Durchblutung).

Frage 3.11: Lösung A

Zu (A)
In der 10. Woche (nach Ausbleiben der Regelblutung) gelingt die Darstellung des Fruchtsackes (ca. 4 cm Durchmesser) und der kindlichen Strukturen (ca. 2 cm Länge) sicher.
Zu (B)
Für ein EKG ist der Fetus noch zu klein, es wird zur Reifebestimmung ab ca. 30. SSW angewendet.
Zu (C)
Piskacek-Schwangerschaftszeichen: Dort, wo sich das befruchtete Ei eingenistet hat, wölbt sich der Uterus tastbar vor. Genau wie die Lividität (D) und die HCG-Erhöhung (E) „*unsichere Schwangerschaftszeichen*", keine Beweise.

Frage 3.12: Lösung B

Naegele-Regel
Erster Tag der letzten Regel – 3 Monate + 7 Tage.
Bei über 28 Tage verlängertem Zyklus entsprechende Tage addieren (in diesem Fall also 1), bei verkürztem subtrahieren.

Frage 3.13: Lösung E

Naegele-Regel: erster Tag der letzten Menstruation minus drei Monate plus sieben Tage = Geburtstermin. In diesem Beispiel, bei einer Frau mit einem 22tägigen Zyklus, muß man zusätzlich die Differenz zwischen 22 und 28 Tagen, also 6 Tage abziehen!
Also: 3. März – 3 Monate = 3. Dezember + 7 Tage – 6 Tage = 4.12.

Frage 3.14: Lösung E

Die Plazenta produziert folgende Hormone: Choriongonadotropin, Progesteron, Östriol (3), Östron (1), Östradiol (2), Laktogen (HCG).
Weiterhin Fettsäuren, Nukleinsäuren, Eiweiße, ATP etc.

Frage 3.15: Lösung A

Die Östrogene werden vor allem aus den Vorstufen Dehydroepiandrosteron (DHEA) und dessen Sulfat (DHEAS) gebildet, Progesteron entsteht aus Pregnenolon.

Frage 3.16: Lösung D

Es ist umgekehrt: Die **Vene** transportiert das nährstoff- und sauerstoffreiche Blut von der **Plazenta zum Fetus.** Die beiden Arterien führen Blut vom Fetus zur Plazenta.

Zu (A)
Die normale **Nabelschnurlänge** beträgt etwa 55 cm, es gibt aber Variationen zwischen 30 und 90 cm. Eine sehr lange Nabelschnur begünstigt Nabelschnurvorfall oder -umschlingung, eine sehr kurze kann das Tiefertreten des Kopfes behindern.
Zu (B)
Die **Wharton-Sulze** ist eine gallertartige Masse, in die die Vene und die Arterien eingebettet sind. Sie dient mit ihren Bindegewebsfasern als Stützsystem der Nabelschnur.
Zu (C)
Eine dünnwandige **Vene** führt Blut von der Plazenta zum Fetus, zwei muskelstarke (dickwandige) **Arterien** vom Fetus zur Plazenta.

Zu (E)
Nabelschnurumschlingungen erfolgen meist um den Hals des Kindes, in 20% aller Geburten als einfache, wesentlich seltener als doppelte oder sogar dreifache Umschlingung. Begünstigend wirken lebhafte Kindsbewegungen, reichliches Fruchtwasser und eine lange Nabelschnur. Unter der Geburt kann die Umschlingung zur Komplikation werden (Zug), es treten dann wehensynchrone Herztondezelerationen auf.

Frage 3.17 W: Lösung D

Die Nabelschnur ist etwa 55 cm lang, setzt meistens zentral an der fetalen Plazentahälfte an und verbindet also Fetus und Plazenta, d. h. sie führt **kindliches Blut.** Sie führt eine Vene, die sauerstoffreiches, nährstoffreiches Blut zum Kind führt und 2 Arterien, die sauerstoffarmes, venöses Blut, welches außerdem kindliche Stoffwechselprodukte enthält, zurück zur Plazenta bringen. In ganz seltenen Fällen kann eine Nabelschnur auch nur eine Vene und eine Arterie enthalten.

Entwicklung der Plazenta

Die Plazenta entsteht in dem Bereich der Gebärmutterschleimhaut, den der Trophoblast durchdringt. Das mütterliche Gewebe, also die schwangerschaftstypisch veränderte Gebärmutterschleimhaut (Dezidua) begrenzt das Vordringen des enzymatisch hochaktiven Trophoblasten.
Zottenbildung.
Unmittelbar nach der Implantation differenziert sich der Trophoblast in Zyto- und Synzytiotrophoblast. Aus dem Trophoblasten entwickeln sich Primärzotten, die sich zu Sekundärzotten und schließlich – wenn fetale Kapillaren einsprossen – zu Tertiärzotten differenzieren. Diese Tertiärzotten reifen dann zu Funktionszotten (um die 15. Woche).
Zur Zeit der Primärzottenbildung, also um den 10. Tag herum bildet sich auch der Haftstiel, die Anlage zur Nabelschnur.
Plazentakreislauf
Der Blutrückfluß vom Kind zur Plazenta erfolgt über 2 Nabelschnurarterien, die venöses fetales Blut führen. Aus den venösen Schenkeln der Zottengefäße strömt das arterialisierte Blut zur Chorionplatte (fetale Plazentaseite) zurück und von dort über eine Nabelvene zum Fetus. In den Nabelschnurgefäßen fließt also nur kindliches Blut. Das mütterliche Blut fließt über uteroplazentare Spiralarterien in den Zottenzwischenraum.

Reife Plazenta und Formvarianten

Die reife Plazenta wiegt etwa 500 g, ist 20 mm dick und hat einen Durchmesser von 15–20 cm.

Pathologische Plazentaformen
P. partita
P. lobata
P. circumvalata (Überwachsen fetaler Zotten auf mütterliche Anteile)
P. fenestrata
P. membranacea (dünn, große Flächenausdehnung)

Anomalien der Nabelschnurinsertion
Insertio marginalis (nicht zentral)
Insertio velamentosa (die Nabelschnur setzt entfernt von der Plazenta an den Eihäuten an. Mit dem Blasensprung kommt es zu Blutungen, die zum Verbluten des Kindes führen können).

Hormone der Plazenta

Die Plazenta verarbeitet Vorstufen aus dem fetalen und mütterlichen Blut zu Steroidhormonen (Östrogen, Progesteron). Außerdem bildet der Synzytiotrophoblast HCG und HPL (Humanes Plazenta-Laktogen).

- Wichtigste Vorstufe für die **Östrogen**synthese ist das Dehydroepiandrosteron (**DHEA**). Die Östriolbestimmung im Serum ist eine der wichtigsten Methoden zur Überwachung von Risikoschwangerschaften, weil eine verminderte Östriolausscheidung auf eine Störung in der Plazenta- und/oder Fetusentwicklung hindeutet.
- **Progesteron** ist wichtig für die Erhaltung der Schwangerschaft, es hemmt die Motilität der Uterusmuskulatur. Das Abbauprodukt Pregnandiol wird im Urin der Schwangeren in großer Menge ausgeschieden, ist aber diagnostisch nicht so wichtig wie die Östriolausscheidung.
- Die **HCG**-Ausscheidung steigt auf einen Maximalwert am Ende des 3. Monates und fällt dann steil wieder ab. Das Hormon ist im Serum einer Schwangeren etwa 8 Tage nach der Konzeption nachweisbar, im Urin mit den üblichen Schwangerschaftstests 3–5 Wochen nach der Konzeption. Die biologische Bedeutung von HCG ist nicht vollständig geklärt.
- Humanes Plazenta-Laktogen (**HPL**) hat in seiner Wirkung Ähnlichkeit mit STH. Es steigt von der 6.–7. Schwangerschaftswoche bis zur Geburt kontinuierlich an.

Plazentarer Stoffaustausch

Der diaplazentare Stoffaustausch erfolgt über:
- Diffusion (niedermolekulare Stoffe)
- Erleichterte Diffusion (z. B. Glukose und Milchsäure)
- Aktiver Transport (z. B. IgG, Vitamine, Rh-Antikörper und andere hochmolekulare Stoffe)

Insuffizienz der Fetouteroplazentaren Einheit:
Eine chronische Plazentainsuffizienz kann zustande kommen durch:
- Degenerative Veränderungen (z. B. Infarkte, Verkalkungen)
- Zirkulationsstörungen (z. B. gesteigerte Fibrinablagerung)
- Reifestörungen (mangelnde Zottenausbildung)

Ursachen können sein:
- EPH-Gestose
- Mehrlingsschwangerschaften
- Übertragung
- Diabetes mellitus
- Nikotin- und Drogenabusus
- Partielle Ablösung der Plazenta

Die **Diagnose** der chronischen Plazentainsuffizienz wird gestellt durch:
- Äußere Zeichen der fetalen Wachstumsverzögerung (Fundusstand)
- Ultraschallfetometrie
- Kardiotokographie (CTG)
- Hormonbestimmung HPL/Östriol geben Hinweise

Bei der Ultraschallmessung werden der biparietale Kopfdurchmesser und der Thoraxdurchmesser des Kindes bestimmt.

Fruchtwasser

In der Frühschwangerschaft wird das Fruchtwasser durch Transsudation aus dem mütterlichen Serum und durch aktive Sekretion der Amnionzellen gebildet. Später schluckt der Fetus beträchtliche Mengen Fruchtwasser und scheidet selber Urin in das Fruchtwasser aus. Am Geburtstermin beträgt die Fruchtwassermenge etwa 1000 ml.
Bei Ösophagusatresie kann der Fetus kein Wasser schlucken, es kommt darum zur Vermehrung des Fruchtwassers (Hydramnion), bei Harnwegserkrankungen kann es durch verminderte Fruchtwasserausscheidung zu einer verminderten Fruchtwassermenge kommen (Oligohydramnion).
Ein Rückgang der Fruchtwassermenge am Ende der Schwangerschaft ist Anzeichen einer Übertragung.

Fetales Wachstum

Anhaltspunkte:
24. Woche	700 g
27. Woche	1000 g
33. Woche	2000 g
37. Woche	3000 g

Fetopathien
Nach Abschluß der Organogenese kommt es meist nicht mehr zu **Mißbildungen**. Virale, bakterielle oder Protozoeninfektionen können aber Schäden an Organen oder sogar den intrauterinen Fruchttod zur Folge haben.
Aborte treten gehäuft auf nach Masern und Hepatitis A, Fetopathien gehäuft nach:
- Zytomegalie
- Toxoplasmose
- Listeriose
- Syphilis
- Varizellen

Frage 3.18: Lösung A

Zu (1)
Das in der Plazenta gebildete Choriongonadotropin (HCG) kann bereits zum Zeitpunkt der erwarteten Menstruation im Urin einer schwangeren Frau nachgewiesen werden, das ist auch die Grundlage des Schwangerschaftstests.
Zu (2)
Die Progesteronbildung der Plazenta nimmt während der Schwangerschaft ständig zu.
Zu (3)
Die Östrogensekretion nimmt während der Schwangerschaft ständig zu; besonders die Östriolbildung hängt nicht allein von der Plazentafunktion ab, sondern auch davon, daß der Fetus genug Steroidvorläufer an die Plazenta abgibt, sie ist also ein Maß für die Funktion der fetoplazentaren Einheit.
Zu (4)
Die Plazentahormone sind nicht nur im fetalen Kreislauf nachweisbar, sondern auch im mütterlichen; sie sind daran beteiligt, den Körper der Mutter auf die Erfordernisse der Schwangerschaft einzustellen.

[H 85]
Frage 3.19: Lösung A

Zu (A)
Häufigste Ursache für die Schwangerschaftsanämie ist der mütterliche Eisenmangel, bzw. der erhöhte Eisenbedarf durch das Kind.
Zu (C)
Die physiologischerweise auftretende Verdünnung des Blutes während der Schwangerschaft spielt mit eine Rolle.

Zu (B) und (D)
Vitamin-B_{12}-Mangel und Folsäuremangel verursachen in der Schwangerschaft auftretende Anämien nur in ca. 5% der Fälle.

Frage 3.20: Lösung D

Zu (D)
Die Kurve zeigt den typischen Verlauf der HCG-Ausscheidung in der normalen Schwangerschaft. Der Gipfel der HCG-Ausscheidung liegt in der 8.–12. Woche post menstruationem. Die Bedeutung des HCG ist noch nicht völlig geklärt, es scheint die Funktion des Corpus luteum graviditatis zu unterstützen und damit die Progesteronbildung anzuregen.
Zu (B), (C) und (E)
Die Ausscheidungskurve von Progesteron und Östrogen steigen bis zur 40. Schwangerschaftswoche an.
Zu (A)
Die Ausscheidungskurve von HPL steigt mindestens bis zur 36. Schwangerschaftswoche an, dann kann sie ein Plateau erreichen.

[H 88]
Frage 3.21 W: Lösung C

Der HCG-Gipfel liegt in der 8.–12. Woche, d.h. 60–90 Tage post menstruationem.
Am Ende der Schwangerschaft haben die Östrogen-, Progesteron- und HPL-Sekretionen ihre Gipfel.

[F 86]
Frage 3.22 W: Lösung B

Bei Verdacht auf Plazentainsuffizienz (z.B. wenn das Kind in den letzten Schwangerschaftswochen eine Wachstumsretardierung zeigt oder bei rechnerischer Übertragung) sind die gängigen Untersuchungen:
- 2–3mal wöchentlich HPL/Östriol-Bestimmungen aus dem Serum
- Mehrmals täglich CTG, um Herztonverschlechterungen frühzeitig zu erfassen

Zu (3)
Die Fetalblutuntersuchung ist eine *während der Geburt* angewandte Methode, bei der aus der kindlichen Kopfhaut Blut zur pH-Bestimmung abgenommen wird (Azidose, Asphyxie?)
Zu (5)
Die selten durchgeführte Plazentaszintigraphie mit Indium dient mehr der Lokalisation der Plazenta.

Frage 3.23: Lösung E

Zur Diagnose einer Plazentainsuffizienz gibt es folgende Untersuchungsmethoden:
- Klinische Untersuchung (Fundusstand, Gewichtszunahme der Mutter)
- Ultraschallfetometrie, d.h. Messen des biparietalen Kopfdurchmessers und des Thoraxdurchmessers des Kindes
- Kardiotokographie (CTG)
- Klinisch-chemische Methoden wie Östriol- oder Gesamtöstrogenausscheidung, Ausscheidung von HPL
- DHEAS (Dehydroepiandrosteron-)Belastungstest: DHEA und DHEAS sind die wichtigsten Vorstufen der Östriolsynthese in der Plazenta. Hauptlieferanten des DHEAS sind die fetale und die mütterliche Nebenniere. Beim DHEAS-Belastungstest wird der Schwangeren DHEAS injiziert und dann die Östriolausscheidung im 24-Stunden-Urin gemessen. Dadurch kann die Funktionsfähigkeit der Plazenta allein gemessen werden.
- Die Plazentadurchströmung mit Indium (Plazentaszintigraphie) dient wohl hauptsächlich zur Lokalisationsdiagnostik. Evtl. zeigen sich infarzierte (und damit nicht perfundierte) Bezirke und lassen eine Funktionseinschränkung vermuten. Das IMPP widerspricht sich hier im Vergleich zu Frage 3.22.

Frage 3.24: Lösung B
Frage 3.25: Lösung D

Gemeinsamer Kommentar

Faustregel zur Längenberechnung des Fetus

Ende Mens III	$3 \times 3 = 9$ cm
Ende Mens IV	$4 \times 4 = 16$ cm
Ende Mens V	$5 \times 5 = 25$ cm
Ende Mens VI	$5 \times 6 = 30$ cm
Ende Mens VII	$5 \times 7 = 35$ cm
Ende Mens VIII	$5 \times 8 = 40$ cm
Ende Mens IX	$5 \times 9 = 45$ cm
Ende Mens X	$5 \times 10 = 50$ cm

Berechnung: Bei den Monaten III, IV und V Monat zum Quadrat rechnen.
Ab Monat VI den Monat mit 5 multiplizieren.

F 88
Frage 3.26: Lösung E

Die Gebärmutter ist bei einer Blasenmole in der Regel größer und weicher als es der Schwangerschaftsdauer entspricht, der HCG-Titer ist höher – extrem viel höher als es der Schwangerschaftsdauer entspräche.
Als Folge der Überproduktion von HCG bilden sich in ca. 10% der Fälle in den Ovarien Luteinzysten aus, die auf beiden Seiten bis zu Kindskopfgröße heranwachsen können **(2)**. Meist spontane Rückbildung nach Entfernung der Blasenmole, nach 3–4 Monaten ggfs. operativ. Da der Embryo fehlt, bzw. sich auflöst, und die Chorionzotten der Plazenta blasig entarten, sieht man auch im Ultraschall nur diffuse Echostrukturen, das sogenannte Schneegestöber **(4)**.
Histologische Veränderungen:
– Chorionepithel: Wucherung, Verlust der normalen Anordnung, Veränderung der Zottengröße und Vakuolenbildung
– Stroma: übermäßige Aufnahme von Wasser, d.h. hydropische Quellung bis zur völligen Auflösung der Zellen **(5)**.

Trophoblasterkrankungen

Überschießendes Wachstum der Trophoblasten findet sich bei:
- Blasenmole (hydatiforme Mole)
- Destruierender Mole
- Chorionepitheliom

Die **Blasenmole** ist eine zunächst nicht bösartige Trophoblastwucherung mit gefäßlosen, hydropischen Zotten. Die Ätiologie ist ungeklärt, diskutiert wird, ob ein frühzeitiger Tod der Embryonalanlage zum entgleisten Wachstum des Trophoblasten führt oder die Embryonalanlage wegen dieser Throphoblastentgleisung zugrunde geht. Es bestehen starke geographische Unterschiede, die Häufigkeit in westlichen Ländern beträgt etwa 1:3000, in Asien und Südamerika 1:300!

Symptome
- Diskrepanz zwischen Schwangerschaftsdauer und Uterusgröße
- Fehlen von fetalen Herztönen und Bewegungen
- exzessiv hohe HCG-Werte
- Ultraschallbild („Schneegestöber", wolkige Strukturen, keine fetalen Konturen)

Der Übergang von der Blasenmole zur **destruierenden Mole** ist fließend. Auch bei der destruierenden Mole ist die Zottenstruktur erhalten, es können aber Metastasen entstehen (Lunge).

Therapie
In beiden Fällen die vollständige Entfernung der Mole wegen der Gefahr der Entartung.

Beim **Chorionepitheliom** ist die Zottenstruktur nicht mehr zu erkennen. Es sendet häufig Fernmetastasen aus, bevorzugt in die Lunge. In 50% entwickelt es sich im Anschluß an eine Blasenmole, in 25% nach normaler Schwangerschaft, in 25% nach Aborten.

Symptome
Meist findet sich eine vaginale Blutung nach Amenorrhöe.

Diagnose
Sie wird anhand des exzessiv hohen HCG-Spiegels und der histologischen Untersuchung des Abradats oder des Metastasenbiopsiematerials gestellt.

Therapie
Zytostatische Behandlung, meist mit Methotrexat. Auch bei metastasierten Trophoblasttumoren wird in 75–80% eine totale Remission erreicht.

Kontrolle:
durch HCG-Bestimmungen

Ektope Schwangerschaft

Als Implantationsorte kommen in Frage:
Eileiter, Ovar, Peritoneum, Cervix uteri
Am häufigsten ist die **Tubargravidität.** Sie kommt vor:
- Im weitlumigen ampullären Teil (66%). Dort bleibt sie lange symptomlos und führt erst im 3. Schwangerschaftsmonat zum Fruchttod mit Tubarabort in die Bauchhöhle.
- Im engen isthmischen Teil (33%) oder im noch engeren interstitiellen Teil (1%). Hier kommt es in der 5.–9. Woche zu Beschwerden und bei Nichtbehandlung zur lebensbedrohlichen Tubaruptur.

Zur sicheren Abklärung einer Tubargravidität nimmt man eine Douglas-Punktion (Blut?) oder eine Endoskopie vor.

Fehlgeburt ✓

Man versteht darunter den Abbruch der Schwangerschaft vor der 28. Woche. Bis zur 16. Woche wird der Abbruch als Frühabort bezeichnet, danach als Spätabort.
Von habituellen Aborten wird gesprochen, wenn 3 oder mehr Aborte aufeinander folgten ohne zwischenzeitliche Geburt eines lebensfähigen Kindes.

Ursachen von Fehlgeburten
Mütterliche Ursachen:
- Anatomische (Hypoplasien, Myome, Uterusepten, Narben, Zervixinsuffizienz)
- Endokrin-funktionelle (mangelnde Progesteronbildung, Diabetes, chronische Glomerulonephritis)
- Infektionskrankheiten (Röteln, Hepatitis A, Influenza, Mumps, Zytomegalie)
- Traumatische Ursachen (Unfälle, aber auch Nikotin- und Alkoholabusus)

Fetoplazentare Ursachen:
meist bei Abortiveiern infolge von Chromosomenaberrationen.

Verlauf
Es werden 3 Stadien unterschieden.
- Abortus imminens (drohender Abort)
- Abortus incipiens (in Gang befindlicher Abort)
- Abortus completus oder incompletus (vollständiger oder unvollständiger Abort)

Sonderformen
- Missed abortion (verhaltener Abort)
- Komplizierter Abort (bei Mitbeteiligung der Adnexe und/oder Parametrien)
- Septischer Abort

Abortus imminens
Leichte bis mittelstarke Blutung, ziehende Schmerzen. Der Zervikalkanal ist **geschlossen.** Zunächst ist meist eine konservative Therapie sinnvoll (Bettruhe, Abwarten, evtl. Gabe von Progesteron).

Abortus incipiens
Der Zervikalkanal ist mehr oder weniger stark eröffnet.
Abwartendes Verhalten ist meist nicht mehr sinnvoll. Dann werden Schmerzmittel und Oxytozin zur Förderung der Ausstoßung gegeben. Anschließend muß noch eine Nachkürettage gemacht werden, da nie ganz sicher ist, ob auch wirklich alles Gewebe ausgestoßen wurde.

Abortus completus
Der Zervikalkanal ist weit eröffnet, der Uterus kleiner als dem Gestationsalter entspricht. Häufig findet sich Plazentargewebe in der Scheide. Zwar verlaufen viele Aborte bis zur 12. SSW als Abortus completus, grundsätzlich wird aber eine Nachkürettage gemacht, da eine genaue Abgrenzung zum Abortus incompletus nicht möglich ist.

Missed Abortion
Die abgestorbene Frucht wird in der Gebärmutter zurückgehalten. Es finden sich ein unerwartet kleiner Uterus, ein langsames Absinken der HCG-Werte und keine kindlichen Lebensäußerungen. Der Nachweis ist mit Ultraschall möglich.
Es wird unter Zufuhr von Oxytozin eine instrumentelle Ausräumung der Gebärmutter durchgeführt.

Schwangerschaft und Risikoschwangerschaft 143

Frage 3.27: Lösung B

Die Blasenmole oder Mola hydatidosa wird so genannt wegen der hydropischen ödematösen Degeneration des Trophoblasten. Die zottigen Bäschen können so groß werden, daß man sie mit bloßem Auge sehen kann (0,5 cm).
Histologisch sieht man:
- Kaum Gefäßanlagen im Zottenstroma
- Große, ödematös aufgequollene Zotten
- Proliferationstendenz des Trophoblasten (in einigen Fällen invasives Wachstum)

H 86
Frage 3.28 W: Lösung A

Dem kann man nichts hinzufügen.

F 87
Frage 3.29: Lösung B

Bei einer zeitgerecht entwickelten Schwangerschaft in der 9. SSW p. m. müssen sich ultrasonographisch vom Kind ausgehende, sichere Schwangerschaftszeichen darstellen lassen, nämlich Herzaktionen; das ist der sicherste Nachweis einer Frühgravidität.
Alle anderen Methoden (gynäkologische Untersuchung mit Feststellung einer Lividität von Portio und Vagina, Vergrößerung des Uterus, Konsistenzänderung, HCG-Bestimmung) können falsch positiv (Blasenmole, Missed abortion), bzw. falsch negativ (rechnerische Schwangerschaftsdauer entspricht nicht dem tatsächlich Gestationsalter) sein. HPL/Östriolbestimmungen dienen der Überwachung im letzten Trimenon.

H 88
Frage 3.30: Lösung B

Die Mehrzahl der Studenten hat fälschlicherweise (C) als richtig angesehen.
Hier sind Feinheiten zu beachten: Mit zunehmender Schwangerschaftsdauer lockert sich das Gebärmuttergewebe zunehmend auf und damit wächst die Gefahr der **Perforation** bei Eingriffen am schwangeren Uterus. Auch bei Abruptiones bis zur 12. SSW werden **stumpfe Küretten** verwendet oder eben die Saugküretten, um die Perforationsgefahr gering zu halten. **Scharfe Küretten** werden zur Gewebsgewinnung bei diagnostischen Abrasiones verwandt. Außerdem ist gerade bei der Blasenmole durch eine vermehrte Gewebsauflockerung das Perforationsrisiko ganz besonders groß, so daß eine scharfe Kürette geradezu kontraindiziert ist. Bei Vorliegen einer Blasenmole versucht man entweder die Spontanausstoßung durch Gabe von Wehenmitteln zu erreichen (B), oder, wenn das nicht gelingt, die Gebärmutter zunächst mit dem Finger auszuräumen und dann nachzukürettieren (C).
Eine diagnostizierte Blasenmole muß baldmöglichst entfernt werden wegen der Gefahr der Entwicklung eines Chorionepithelioms (A).
Zu (D)
Als ultima ratio kann man einmal zur Hysterektomie gezwungen sein, wenn eine Blutung unkontrollierbar wird; meistens handelt es sich ja aber um Frauen mit Kinderwunsch.
Zu (E)
Ein Eröffnen der Gebärmutter bei Vorliegen einer Blasenmole ist lebensgefährlich, da es zu unkontrollierbaren Blutungen kommen kann.

F 84
Frage 3.31: Lösung D

Die Therapie einer Blasenmole ist die Kürettage, da die Gefahr der Entartung zu einem Chorionkarzinom besteht. Deshalb müssen sichere Schwangerschaftszeichen, also die vom Kind ausgehenden Zeichen (Nachweis kindlicher Teile, Herztöne usw.) mit Bestimmtheit ausgeschlossen werden, um nicht einen ungewollten Schwangerschaftsabbruch durchzuführen.
Das ist nur mit dem Ultraschall möglich, weil damit ein Fetus sicher gesehen oder sicher ausgeschlossen werden kann.
Zu (A), (B) und (C)
Anamnese, klinischer Befund und Schwangerschaftstest gehören zu den „unsicheren Schwangerschaftsnachweisen".

H 86
Frage 3.32: Lösung E

Schmerzlose, genitale Blutungen in der Frühschwangerschaft können entweder auf eine Störung der Schwangerschaft zurückzuführen sein (Abortus imminens, Missed abortion, Tubargravidität, Blasenmole), oder sie können gynäkologische Ursachen wie Portioektopie, Karzinom, Polypen haben.

[F 84]
Frage 3.33: Lösung E

Zu (E)
Eine Diagnose (!) ist nur schwer zu stellen: HCG-Titer normal, Temperatur normal, Uterusgröße normal. Vermutlich ist als Diagnose ein Abortus imminens, ein drohender Abort, gemeint.
Zu (A)
Eine Extrauteringravidität tritt meistens zwischen der 6. und 8. Schwangerschaftswoche in Erscheinung, entweder durch Ruptur mit entsprechend akuter Symptomatik oder durch Blutung.
Zu (B)
Bei einer Blasenmole ist der HCG-Titer meist höher (über 120000 E), und der Uterus größer.
Zu (C) und (D)
Abortus incipiens heißt in Gang befindliche Fehlgeburt, d. h. der Muttermund ist geöffnet; bei einem inkompletten Abort ist ein Teil des Schwangerschaftsproduktes schon abgegangen.

[F 87]
Frage 3.34: Lösung E

Das Chorionkarzinom entsteht zu etwa 50% aus Blasenmolen, außerdem aus Plazentagewebe oder nach Fehlgeburten. Heutzutage ist die Therapie der Wahl nicht operativ, sondern chemotherapeutisch mit Methotrexat (E). Damit werden gute Ergebnisse erzielt, wobei die Spontanremissionsrate relativ hoch ist.

[F 85]
Frage 3.35: Lösung D

Beim Chorionepitheliom handelt es sich um entartetes Trophoblastgewebe. Chorionepitheliome treten am häufigsten nach Blasenmolenschwangerschaften auf, kommen aber auch nach Aborten, Extrauteringraviditäten und nach normalen Schwangerschaften vor. Sie metastasieren bevorzugt in die Vagina, Vulva, Lunge und ins ZNS.
Bei histologisch gesicherter Diagnose wird sofort mit einer Chemotherapie begonnen. Da beim Chorionkarzinom früh mit Fernmetastasen gerechnet werden muß, auch dann, wenn sie noch nicht nachweisbar sind, ist eine lokale Therapie wie Uterusexstirpation, Bestrahlung oder Radiumeinlage nicht sinnvoll.
Die alleinige Gabe von Zytostatika hat eine recht gute Prognose.
Mittel der Wahl ist die zytostatische Behandlung mit Methotrexat, einem Folsäureantagonisten, weil besonders in Trophoblastengewebe die Überführung von Folsäure zur Folinsäure ein wichtiger Schritt ist. Methotrexat wird häufig mit Actinomycin D oder Mercaptopurin kombiniert, nicht aber mit Endoxan.

Es sind Spontanremissionen bekannt. In 10–20% der Fälle kommt es beim Chorionepitheliom zu Luteinzysten, die das Ovar tastbar vergrößern.
Die Therapiekontrolle erfolgt durch HCG-Bestimmungen.

Frage 3.36: Lösung C

Chorionepitheliome entstehen in 50% der Fälle aus einer Blasenmole, in 30% aus Fehlgeburten und in etwa 20% aus normalen Schwangerschaften.
Histologisch handelt es sich um fetales Gewebe, nämlich anaplastische Trophoblastenzellen, die expansiv wachsen und wie die Epithelzellen einer normalen Plazenta auch in Blutgefäße eindringen. Dadurch kommt es früh zur hämatogenen Metastasierung, besonders in ZNS, Lunge und Genitalbereich der Mutter.
Außerdem führt der Einbruch in Blutgefäße zu vaginalen Blutungen. Nur in sehr seltenen Fällen tritt ein Chorionepitheliom neben einer normalen Schwangerschaft auf.

[H 87]
Frage 3.37: Lösung B

Stadieneinteilung der EPH-Gestose:
1) Monosymptomatische EPH-Gestose
– nur E (Ödeme) oder P (roteinurie) oder H (ypertonus)
2) Polysymptomatische EPH-Gestose
– zwei oder drei Symptome (z. B. E + P)
3) Präeklampsie, drohende Eklampsie
a) *Leichte Form:*   Blutdruck bis 160/110
                    Proteinurie bis 2 g/Tag
                    Ödeme nur an den Beinen
                    Gewichtszunahme bis 1 kg/Woche

b) *Schwere Form:* Blutdruck > 160/110
                    Proteinurie >2 g/Tag
                    Ödeme an Beinen und Armen oder
                    generalisiert
                    Gewichtszunahme > 1 kg/Woche

* zusätzlich Kopfschmerzen, Augenflimmern oder Erbrechen
4) Eklampsie (tonisch-klonische Krämpfe mit oder ohne Koma)
5) Schäden an **ZNS** und/oder **Niere**

Zu (D) und (E)
Pfropfgestosen pflanzen sich auf eine vorbestehende Nierenkrankheit auf, die Patientin in der Frage ist aber immer gesund gewesen.

[H 87]
Frage 3.38: Lösung C

Das **Chorionkarzinom** entsteht nach Blasenmolen (ca. 50%), Aborten (ca. 30%), normalen Schwangerschaften (ca. 20%), selten nach Extrauteringraviditäten.
Therapie
● Bei Chorionkarzinom mit oder ohne Lungenmetastasen ohne negative Zusatzkriterien (z. B. Dauer über 4 Monate, Hirnmetastasen):
– Methotrexat, ggf. dazu Actinomycin D
● Bei negativen Zusatzkriterien:
– Methotrexat + Actinomycin D + Chlorambucil
– Hysterektomie
– ggf. Bestrahlung von Hirn/Leber
Zu (D)
Radium wird zur intrauterinen Bestrahlung des Zervix- und Korpuskarzinoms verwendet.

[H 87]
Frage 3.39 W: Lösung B

Zu (B)
Wenn bei der Douglaspunktion (in Allgemeinanästhesie mit dicker Punktionsnadel vom hinteren Scheidengewölbe aus) **Blutkoagel** aspiriert werden, gilt die **Verdachtsdiagnose einer extrauterinen Gravidität** als bestätigt. *Nur* Koagel sind beweisend, frisches Blut könnte z. B. aus einem versehentlich punktierten Gefäß oder dem Uteruscavum stammen.
Zu (A)
Kuldoskopie = Douglasskopie, nicht mehr gebräuchlich (Laparoskopie ist bei vergleichbarem Aufwand viel aussagekräftiger).
Zu (C)
Ist die Diagnose durch Douglaspunktion gesichert, muß der Bauchraum eröffnet und die Schwangerschaft entfernt werden.
Zu (E)
Diaphanoskopie = Durchleuchtung, im kleinen Becken nicht gebräuchlich.

[F 86]
Frage 3.40: Lösung A

Luteinzysten entwickeln sich aus atretischen Follikeln und sind innen mit Thekaluteinzellen ausgekleidet. Sie kommen meist multipel in beiden Ovarien vor.
In 20% aller Fälle von Blasenmolen **(A)** finden sich Luteinzysten.

Zu (B)
Beim **Stein-Leventhal-Syndrom** (Syndrom der polyzystischen Ovarien) sind die Ovarien durch viele Follikelzysten vergrößert. Follikelzysten haben im Gegensatz zu Luteinzysten keine Auskleidung mit Thekaluteinzellen.
Zu (C)
Bei der **glandulär-zystischen Hyperplasie** entstehen Endometriumsveränderungen durch nicht gesprungene Follikel.
Zu (D)
Sheehan-Syndrom: seltene postpartale Hypophysenvorderlappennekrose mit Hormonausfallserscheinungen; keine Zysten.
Zu (E)
Endometriose (versprengte Gebärmutterschleimhaut) kann bei Befall des Ovars zur Entstehung von sog. Teer- oder Schokoladenzysten führen.

[H 84]
Frage 3.41: Lösung A

Das Chorionkarzinom ist ein unberechenbarer Tumor, bei dem es zu Spontanheilungen kommen kann, meistens wächst er aber rasch. Im Moment werden zur Therapie des Chorionkarzinoms und seiner Metastasen hauptsächlich Chemotherapeutika (Methotrexat, Actinomycin D) verwendet. Mit dieser Therapie kommt es zu Remissionen, nicht selten zur „Heilung".

[H 88]
Frage 3.42: Lösung A

Durch die Wirkung der schwangerschaftstypischen Veränderungen im Hormonsystem, die ja zunächst denen einer intrauterinen Gravidität entsprechen, kommt es auch zur typischen dezidualen Umwandlung des Endometriums. Diese Schleimhaut blutet dann bei Entzug der Plazentahormone ab.
Wenn eine Tubargravidität rupturiert, können auch tubare Gefäße mitzerreißen und es kann zu lebensgefährlichen Blutungen kommen. Diese Blutungen gehen aber in die freie Bauchhöhle, denn das Lumen der Eileiter ist sehr fein und läßt große Blutmengen nicht durch.

[F 85]
Frage 3.43: Lösung A

Eine Tubargravidität rupturiert am häufigsten in der 6. bis 8. SSW. Die Schmierblutungen können bereits auf eine Ernährungsstörung des Embryos und einen damit verbundenen Hormonabfall hinweisen.
Portiobewegungsschmerz und Douglaszözele sind typische Befunde für eine Tubarruptur, eine Douglas-Punktion mit Blut im Aspirat wäre eine weitere Bestätigung.
Zu (C)
Bei Ureterkoliken wäre der Schmerz eher kolikartig.
Zu (E)
Bei Appendizitis wäre eine Wanderung des Schmerzes aus dem Epigastrum in den rechten Unterbauch typisch.

[F 84]
Frage 3.44: Lösung C

Die allerhäufigste Lokalisation einer Extrauteringravidität sind die Eileiter, sie kann sich aber auch im Ovar oder in der freien Bauchhöhle implantieren.
Am häufigsten tritt sie in der 6. bis 8. SSW post menstruationem in Erscheinung, weil dann das Ei so groß ist, daß es in den Tuben nicht mehr ernährt werden kann; entweder es kommt dann zum Abort oder zur Tubarruptur.
Der Schwangerschaftstest ist kein zuverlässiges diagnostisches Mittel, denn er kann je nachdem, ob die Frucht schon abgestorben ist oder nicht, noch positiv oder schon negativ ausfallen.

[F 87]
Frage 3.45: Lösung E

Solange eine Extrauteringravidität intakt ist, macht sie oft keinerlei Symptome, sondern mimt eine ganz normale Schwangerschaft. Erst in der 6. bis 8. SSW, wenn die Tube für das sich entwickelnde Ei zu eng wird, kommt es zur Symptomatik, evtl. mit akuten Schmerzen.
Und dann auch: der Schwangerschaftstest kann schon negativ sein, weil das Ei wegen mangelnder Blutversorgung schon abgestorben ist, das schließt aber eine spätere Ruptur nicht aus.

[F 88]
Frage 3.46: Lösung B

Bei einer Extrauteringravidität nistet sich das befruchtete Ei bereits außerhalb der Gebärmutter ein, in 99 % der Fälle im Eileiter und nur äußerst selten im Ovar oder in der Bauchhöhle (A, D).
Der isthmische (E) und vor allem der interstitielle Teil (C) der Tuben ist im Vergleich zum ampullären Teil sehr **eng und starr**. Wenn sich dort eine Schwangerschaft einnistet, kommt es frühzeitig zu Schmerzen **(5.–7. Woche** nach der Menstruation) und es besteht die Gefahr einer lebensbedrohlichen Tubarruptur!

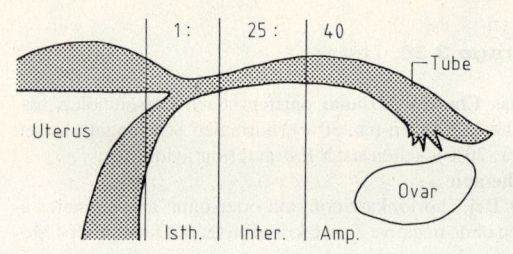

Abb. 13. Lokalisation und Häufigkeit bei Tubargravidität

Bevor die typischen schweren Komplikationen einer Eileiterschwangerschaft eintreten (etwa ab 5.–8. Woche p. m.), finden sich eher uncharakteristische Symptome. Dazu gehört die uterine Blutung. Sie rührt aber nicht von angestautem Blut her, sondern ist Zeichen der *absinkenden Hormonproduktion* infolge der frühzeitigen Ernährungsstörung des Eies. Zunächst sorgt die Hormonproduktion wie bei einer normalen Schwangerschaft für den typischen Aufbau der Gebärmutterschleimhaut. Fallen die Hormone dann ab, kommt es zu einer Art Entzugsblutung.

[H 86]
Frage 3.47 W: Lösung C

Die Blutung ex utero bei Tubargravidität kommt dadurch zustande, daß es durch die gestörte Schwangerschaft zu einem Hormonentzug für die hochaufgebaute Dezidua kommt, was zu einer Blutung führt. Eine rupturierte Tubargravidität blutet in die freie Bauchhöhle, was dann ja auch zu der manchmal dramatischen Symptomatik führt.

Frage 3.48: Lösung D

Im geschilderten Fall kann man von habituellen Aborten sprechen. Da die Fehlgeburten erst nach der 16. Woche erfolgt sind, laufen sie unter „Spätabort". Wiederholte Spätaborte sprechen am ehesten für eine Zervixinsuffizienz **(D)**.
Zu (A)
Bei einer **Gelbkörperinsuffizienz** kommt es wegen mangelnder Schleimhautvorbereitung erst gar nicht zur Einnistung des Eies.
Zu (B) und (E)
Bei **Uterushypoplasie** und auch bei **Myomen** sind Fehlgeburten im 3. und 4. Monat, also vor der 16. Woche, typisch.
Zu (C)
Auch bei einer **Blasenmole** kommt es eher zu Spätaborten. Die Blasenmole ist aber ein ziemlich seltenes Geschehen, und das Wiederholungsrisiko liegt nur bei etwa 2 %. Prinzipiell kommt die Blasenmole auch als richtige Antwort in Frage, aber sie tritt wohl weniger häufig auf als die Zervixinsuffizienz.

Frage 3.49: Lösung C

Die **häufigste Ursache für Spontanaborte in der Frühschwangerschaft sind Chromosomenaberrationen,** von denen wiederum die meisten auf Spontanmutationen zurückzuführen sind. Das Wiederholungsrisiko ist gering, die Zahl der unbemerkten Frühaborte hoch. Erst wenn es bei demselben Paar mehrmals zu Fehlgeburten gekommen ist, würde man eine Chromosomenanalyse der Eltern empfehlen **(C)**. Natürlich gibt es auch andere Ursachen für Fehlgeburten wie Infektionen, Uterusfehlbildungen, körperliche oder/und seelische Überlastung, immunologische oder hormonelle Ursachen. Eine mangelhafte HCG-Produktion ist allerdings die Folge und nicht die Ursache einer gestörten Schwangerschaft.

Frage 3.50 W: Lösung C

Bei der Strassmann-Operation wird operativ aus der zweigeteilten Gebärmutterhöhle ein einheitliches Kavum hergestellt.
Zu (D)
Das IUP regt natürlich das Uteruswachstum nicht an, sondern führt vielmehr des öfteren zu Entzündungen der Gebärmutterschleimhaut und/oder der Eileiter und somit eher zu einer Minderung der Fertilität.

Frage 3.51: Lösung A

Abortus imminens: drohender Abort
Er zeigt folgenden Befund:
- Leichte bis mäßige Blutung
- Zervikalkanal geschlossen

Da die Möglichkeit besteht, daß die Blutung aufhört und die Schwangerschaft ungestört weiterverläuft, besteht die Therapie in Bettruhe. Eine Hormontherapie mit hochdosierten Gestagenen ist umstritten: Man weiß weder über den Nutzen noch über die Nebenwirkungen Genaues.

Frage 3.52: Lösung E

Septischer Abort: komplizierter, fieberhafter Abort
Folgende Befunde:
- Aufsteigende Infektionen von Eileitern und Peritonealraum
- Drohende Möglichkeit eines bakteriellen Schocks

Zur Bekämpfung der Infektion werden sofort Antibiotika verabreicht (Penizillin + Chloramphenicol + Streptomyzin). Um den eventuell bevorstehenden bakteriellen Schock mit disseminierter intravasaler Gerinnung vorzubeugen, bekommen die Patientinnen Heparin.
Zu (C)
Erst wenn sich der Schockzustand nicht bessert, wird manchmal eine *Uterusexstirpation* erwogen, um den Erreger und Toxinherd zu beseitigen.
Zu (D)
Eine alleinige *Antipyretikagabe* wäre völlig unzureichend.

Frage 3.53: Lösung B

Missed abortion: verhaltener Abort
Folgende Befunde:
- Keine kindlichen Lebensäußerungen mehr
- Kein weiteres Uteruswachstum
- Absinken des Titers im Schwangerschaftstest

Alle Befunde müssen natürlich mehrmals kontrolliert werden, bevor der Zervikalkanal geöffnet und der Uterus kürettiert wird.

Frage 3.54: Lösung C

Beim drohenden Abort ist die Klärung der Intaktheit der Schwangerschaft wichtig für das weitere Vorgehen (Abwarten, Kürettage).

Zu (1)
Die gynäkologische Untersuchung soll Aufschluß geben über: Blutung aus dem Muttermund (Stärke, Farbe), Gewebeteile in der Scheide, Kontraktionszustand der Gebärmutter.
Zu (2)
Ein CTG ist in der Frühschwangerschaft sinnlos, weil Herztöne mit Ultraschall erst ab der 12. Woche gehört werden können und Uteruskontraktionen im CTG erst zu beurteilen sind, wenn der Uterus aus dem kleinen Becken herausgetreten ist.
Zu (3)
Ist der Schwangerschaftstest (noch) positiv, wird man sich eher entschließen abzuwarten.
Zu (4)
Die Ultraschalluntersuchung soll Aufschluß geben über: Herzaktionen, kindliche Strukturen, Größe.
Zu (5)
Die Bestimmung von Östriol erfolgt im Rahmen der Plazentainsuffizienzdiagnostik.

Frage 3.55: Lösung D

Keine der genannten Diagnosen ist wirklich völlig abwegig. Die Pause weist auf eine Schwangerschaft hin. Hier ist dann einfach das Häufigste die drohende Fehlgeburt (**Abortus imminens, D**).

Zu (E)
Eine Frau von 35 Jahren ist für eine glandulär-zystische Hyperplasie reichlich jung.

Zu (A)
Beim Uterus myomatosus treten Blutungsstörungen eher im Zusammenhang mit der normalen Menstruation auf und nicht nach einer langen Pause.

Zu (C)
Abortus incompletus bedeutet eine bereits abgestorbene Frucht mit im Uterus verbliebenen Resten, Zeichen ist meistens eine mindestens regelstarke Blutung.

Zu (B)
Die Eileiterschwangerschaft zieht man in Betracht, wenn sich sonographisch keine Frucht nachweisen läßt im Cavum uteri.

Frage 3.56: Lösung C

Keine Therapie, bevor nicht die Diagnose steht, insbesondere wenn die Möglichkeit besteht, daß die Schwangerschaft noch intakt ist! Deshalb als erstes Bettruhe und der Schwangerschaftstest.

Zu (D)
Die Kürettage ist erst beim nachgewiesenen Abort angezeigt, also wenn Schwangerschaftstests, nachdem sie positiv waren, wiederholt negativ sind und sich auch sonographisch keine fetalen Lebensäußerungen finden lassen.

Frage 3.57: Lösung A

Zu (A)
Es bestehen immer noch Meinungsverschiedenheiten darüber, wie schnell bei einem septischen Abort eine Kürettage erfolgen muß (sofort oder nach 2–3tägiger Antibiotikatherapie). Einigkeit herrscht darüber, daß bei nicht lebensbedrohlicher Blutung und geschlossenem Zervikalkanal **nicht** kürettiert werden soll, um die Gefahr eines Endotoxinschocks nicht noch zu erhöhen (Keimeinschwemmung bei der Dilatation und Abrasio).

Zu (B)
Entscheidend ist die hochdosierte Infusionsbehandlung mit Breitspektrumantibiotika.

Zu (C)
Bei jedem septischen Abort droht ein Endotoxinschock (Erreger sind meist verschiedene gramnegative Bakterien). Man muß also mit Blutdruckabfall und disseminierter intravasaler Gerinnung (DIC) rechnen, daher ist das Anlegen einer Infusion zur Volumensubstitution wichtig.

Zu (D)
Die Gabe von Heparin soll das Frühstadium der disseminierten intravasalen Gerinnung durchbrechen.

Zu (E)
Die Kontrolle von Blutbild, Thrombozyten (Thrombozytensturz bei disseminierter Gerinnung) eventuell Fribrinogen und anderer Gerinnungsfaktoren ist wichtig zur Früherfassung einer toxischen Hämolyse und einer disseminierten Gerinnung.

Frage 3.58: Lösung D

Bei febrilen Aborten wird unterschieden zwischen:
- dem unkomplizierten, febrilen Abort, d. h. die Infektion bleibt auf den Uterus beschränkt, und
- dem komplizierten, febrilen Abort, d. h. die Infektion hat sich ausgedehnt, die Adnexen evtl. Parametrien und Peritonealhöhle sind beteiligt.

Für den Zusatz „kompliziert" entscheidet allein die Tatsache, ob eine Entzündung – z. B. nach einer unvollständigen Fehlgeburt – auf die Adnexe oder das Peritoneum übergegriffen hat oder nicht. Praktisch alle spontanen Aborte sind nicht vollständig, so daß sicherheitshalber nachkürettiert werden muß.

Frage 3.59: Lösung C

Im Rahmen der allgemeinen hormonellen Veränderung wird in der Schwangerschaft u. a. auch vermehrt MSH (melanozytenstimulierendes Hormon) freigesetzt, welches zur vermehrten Pigmentierung der Haut besonders bei Frauen mit einem dunklen Teint führt. Betroffen sind oft die Brüste, die Brustwarzen, die Linea nigra, Gesicht und Hals. Ein Chloasma uterinum bildet sich meistens nach der Entbindung spontan zurück. Es besteht kein Entartungsrisiko.

Frage 3.60: Lösung B

Bei einer schweren Hyperemesis gravidarum kann es zur Exsikkose mit Volumenmangel und Hypotonie, zum Gewichtsverlust, zu Elektrolytverschiebungen und letztlich zu Nieren- und Leberschäden kommen. Die Therapie ist rein symptomatisch und besteht in intravenöser Substitution von Flüssigkeit, Elektrolyten, Glukose, Aminosäuren. In schweren Fällen wird man auch Antiemetika und Sedativa geben.

Adaption des mütterlichen Organismus

Herz und Kreislauf
Im Verlauf einer Schwangerschaft treten folgende Veränderungen ein:
- Zunahme der Blutmenge um etwa 30%. Dabei wird das Plasmavolumen stärker vermehrt als das Erythrozytenvolumen (sog. physiologische Schwangerschaftsanämie)
- Erhöhung der Pulsfrequenz um etwa 10 Schläge/min
- Erhebliche Zunahme des Venendrucks vor allem im unteren Körperbereich (daher häufig Ausbildung oder Verstärkung von Varizen und Hämorrhoiden).
- In Rückenlage (Geburt!) kann der Uterus so sehr auf die Vena cava drücken, daß es zu Kollapserscheinungen kommt: Vena-cava-Kompressionssyndrom

Nieren und Harnwege
- Die Zunahme des Herzminutenvolumens hat auch eine vergrößerte Nierendurchblutung zur Folge. Dadurch wird Glukose in stärkerem Maß filtriert (Schwangerschaftsglukosurie in den ersten Monaten). Wichtig ist die Beobachtung einer Glukosurie, um einen latenten Diabetes rechtzeitig zu erkennen!
- Die normale Umstellung in der Schwangerschaft führt zu einer Dilatation der Ureteren (Progesteronwirkung). Die dadurch entstehende Harnstase begünstigt aufsteigende Harnwegsinfekte!

Verdauungstrakt
- Erhöhte Anfälligkeit gegen Karies und Paradontose
- Im letzten Drittel Hochdrängung des Magens mit Magensaftreflux (Sodbrennen). Obstipation (wahrscheinlich Progesteronwirkung)

Eiweißstoffwechsel
- Durch die physiologische Blutverdünnung Verminderung des Albuminanteils im Serum, daher erhöhte Ödemneigung gegen Ende der Schwangerschaft

Haut
Im Rahmen der schwangerschaftstypischen hormonellen Veränderungen kommt es häufig auch zu einer vermehrten Freisetzung von MSH (melanozytenstimulierendes Hormon). Besonders bei Frauen eines dunkleren Hauttypes führt dies z.T. zur Ausbildung der sogenannten „Schwangerschaftsmaske", bräunlich-gelbliche Verfärbungen im Gesichtsbereich, sowie zur Ausbildung der Linea nigra, einer dunkelbraun pigmentierten Linie, die zwischen Nabel und Symphyse verläuft. Die Hautveränderungen können sehr störend empfunden werden, sind auf jeden Fall völlig harmlos und bilden sich in der Regel nach Beendigung der Schwangerschaft spontan zurück.

Psychische Veränderungen
- Viele Frauen fühlen sich zu Anfang der Schwangerschaft stärkeren Stimmungsschwankungen ausgeliefert. Bei stark ambivalentem Verhältnis zu den plötzlichen Veränderungen, die mit ihrem Körper und ihrem gesamten Leben passieren, erleben viele Frauen auch depressive Phasen. Endogene Depressionen und Schizophrenien kommen während der Schwangerschaft selten, aber im frühen Wochenbett häufiger vor.

Genitalorgane
- Der *Uterus* wiegt im nichtschwangeren Zustand etwa 50 g, am Ende der Schwangerschaft über 1000 g (Hypertrophie und Hyperplasie, Zunahme von elastischen Fasern, deziduale Umwandlung der Korpusmukosa).
- Die *Cervix uteri* lockert sich stark auf, um sich bei der Geburt dehnen zu können.
- Auch an *Vulva* und Vagina lockert sich das Gewebe und ist sehr stark durchblutet. Damit kommt es auch zu einer verstärkten Transsudation von Flüssigkeit in der Scheide. Diese Veränderungen schaffen günstige Bedingungen für Infektionen (meist Hefepilze). Vor der Geburt muß eine Candidamykose behandelt werden, um eine Übertragung auf das Neugeborene zu verhindern!

Frühgestosen

Gestose ist ein Kurzwort aus Gestationstoxikose, d. h. Schwangerschaftsvergiftung, also krankhafte Veränderungen durch die Schwangerschaft. „Vergiftung" bezieht sich auf die dabei u. U. anfallenden „giftigen" Stoffwechselprodukte.
Wichtigste Frühgestose ist die **Hyperemesis gravidarum**. Mit Übelkeit und gelegentlichem Erbrechen (meist morgens) plagen sich die meisten Schwangeren in den ersten 3 Monaten. Bei starkem Erbrechen kann es zu Störungen des Elektrolythaushaltes kommen (hypochlorämische Alkalose, Exsikkose). Bei starken Entgleisungen wird eine Infusionstherapie vorgenommen, und die Frauen werden mit Antiemetika und Antihistaminika (Vomex A, Atosil usw.) „ruhiggestellt".
Meist geht es den Schwangeren aber schon nach einigen Tagen Krankenhausaufenthalt (Milieuwechsel) mit Diät (fettarm, mehrere kleine Mahlzeiten) wieder besser.
Ursachen der Hyperemesis sollen die HCG-Ausscheidung und psychische Faktoren sein.

Frage 3.61: Lösung A

Die **Hyperemesis gravidarum** ist eine überwiegend in der Frühschwangerschaft auftretende Erkrankung, bei der es zu häufigem unkontrollierbarem Erbrechen kommt, z.T. wird jegliche Nahrungs- und Flüssigkeitsaufnahme unmöglich. Die Folgen können ausgeprägt sein: Exsikkose, Gewichtsabnahme, Temperaturanstieg, Ikterus, Hirnerscheinungen.
Labor: metabolische Alkalose, Hypochlorämie, Hypokaliämie, Hyperbilirubinämie. Im Urin Eiweiß, Azeton, Urobilinogen, Porphyrin.
Bei allen schweren Fällen Infusionstherapie mit Flüssigkeits-, Elektrolyt- und Kohlehydratsubstitution.

Frage 3.62: Lösung B

Es besteht Verdacht auf einen linksseitigen Harnleiter- oder Nierenstein, die man ja häufig sonographisch darstellen kann.
Wegen der Frühschwangerschaft sind Urographie, Nierenszintigraphie und Computertomographie praktisch kontraindiziert, sie dürften nur bei vitaler Indikation der Mutter durchgeführt werden (A, C, E).
Der Ureterenkatheterismus bringt hier als erste diagnostische Maßnahme nicht unbedingt Informationen und ist viel eingreifender als der Ultraschall. Ultraschall gilt als unschädlich auch in der Frühschwangerschaft.

Frage 3.63: Lösung D

Eine **Pyelonephritis gravidarum** tritt zu etwa 30% in den ersten vier Schwangerschaftsmonaten und zu 70% in den späteren Monaten auf (2). Alle Schwangeren sind, unabhängig von der Parität, gleich häufig betroffen, allerdings kommt es natürlich bei vorgeschädigten Nieren häufiger zu Entzündungen (1). Der Verlauf ist in fast der Hälfte der Fälle asymptomatisch! Durch die progesteronbedingte Dilatation der Ureteren und die Rechtstorsion der Gebärmutter in der Schwangerschaft ist die rechte Niere häufiger betroffen (3). In 80% der Fälle sind die Erreger **Kolibakterien** (4). Wenn nicht behandelt wird, besteht die Gefahr von vorzeitigen Wehen (auch bei afebrilem Verlauf), chronischer Pyelonephritis, Pfropfgestose (5) mit der Gefahr der Plazentainsuffizienz.

Frage 3.64: Lösung A

Es ist schon richtig, daß Rückenschmerzen in der Schwangerschaft ein häufiger Beschwerdekomplex sind, denen auch vorzeitige Wehen (eher periodische Schmerzen (C) oder Auflockerungserscheinungen im Bereich der Iliosakralgelenke zugrunde liegen können (B). Durch die vermehrte Gestagenwirkung kommt es außerdem zur Erschlaffung der glatten Muskulatur z.B. im Magen-Darm-Trakt und an den Ureteren, so daß eine Neigung zur Obstipation ebenfalls häufig ist (D). Zusammen jedoch mit der beschriebenen Dysurie und dem Nachweis von 10^5 Keimen ist die Diagnose einer Pyelonephritis am wahrscheinlichsten, gerade weil Keime durch die schlafferen Ureteren und den Druck der Gebärmutter auf besonders den rechten Ureter in der Schwangerschaft viel leichter aufsteigen (A, E).

Frage 3.65: Lösung A

Zur Sensibilisierung einer rh-negativen Frau müssen Erythrozyten eines Rh-positiven Kindes in den mütterlichen Kreislauf eingeschwemmt werden. Das geschieht z.B. beim Geburtsvorgang des ersten Kindes einer Frau, das Sensibilisierungsrisiko ist bei schwierigen oder operativen Geburten erhöht. Es kann aber auch bei Eingriffen am schwangeren Uterus durch Verletzung von Gefäßen zu diesem Übertritt kindlicher Erythrozyten kommen, also bei Fehlgeburten, Abruptionen, Amniozentesen. Da man in diesem Fall den Rh-Status des Kindes nicht kennt, muß die Rh-Prophylaxe nach diesen Eingriffen bei Rh-negativen Frauen ohne Antikörper routinemäßig innerhalb von 72 Stunden durchgeführt werden.

Frage 3.66: Lösung B

Signifikante, asymptomatische Bakteriurien kommen bei 4 bis 8% aller Schwangeren vor. Wegen des häufigen Überganges in eine Pyelonephritis (40%) und sogar in eine Pfropfgestose, sollte man sich um eine Früherkennung (Urinstatus) und Therapie bemühen. Allerdings sollte die Antibiotikatherapie gezielt erfolgen, d.h. nach Keim- und Resistenzbestimmung und es sollten entsprechende Präparate gewählt werden.

Frage 3.67: Lösung A

Das ist vollkommen richtig. Weiterhin soll Hyperthermie auch eine direkte schädigende Wirkung auf den Fetus haben.
Therapeutisch deshalb erstens das Fieber senken, außerdem evtl. sogar wehenhemmende Medikamente einsetzen.

Frage 3.68 W: Lösung E

Zu (1)
Bei 1–4% aller Schwangeren findet man eine meist einseitige, floride Pyelonephritis.
Als begünstigende Faktoren für die meist einseitig auftretende Pyelonephritis gravidarum werden diskutiert:
- Harnwegsinfektionen in der Anamnese
- Asymptomatische Bakteriurie
- Vesikoureteraler Reflux
- Durch Progesteron verursachte tonogene Dilatation der Ureter

Dabei handelt es sich meistens um aufsteigende Infektionen. Voraussetzung für die gezielte Therapie sind Bakterienkultur und Keimresistenzbestimmung.

Zu (2)
Bei 8% aller Schwangeren besteht nur eine Bakteriurie ohne Symptome und ohne klinische Pyelonephritiszeichen. Trotzdem muß behandelt werden, denn etwa die Hälfte dieser Frauen entwickelt im weiteren Verlauf der Schwangerschaft eine manifeste Pyelonephritis mit Gefährdung für Mutter und Kind!

Zu (3)
Der Gestageneinfluß bewirkt eine Dilatation der Ureteren. Dadurch ist die Keimaszension begünstigt.

Zu (4)
Haupterreger ist E. coli, seltener Enterokokken, Proteus und andere.

Zu (5)
Das Verhängnisvolle an der Pyelonephritis während der Schwangerschaft ist der in über der Hälfte der Fälle **asymptomatische** Verlauf! Fieber und Schmerzen, die sonst meist zu einem Harnwegsinfekt dazugehören, sind in der Schwangerschaft eher selten.

[H 87]
Frage 3.69: Lösung B

Eine Keimresistenzbestimmung sollte unbedingt erfolgen, weil die harnwegsinfektauslösenden Bakterien in der Schwangerschaft meist „gewöhnliche" Keime wie E. coli sind, die oft schon Resistenzen gegen viele Antibiotika entwickelt haben. Auch das ungefährlichste Antibiotikum Ampicillin darf gerade wegen des Problems der Resistenzentwicklung nicht umsonst gegeben werden.

[H 87]
Frage 3.70: Lösung C

Der Farbtest nach Sabin-Feldmann soll nach den Richtlinien nur bei Verdacht auf eine Toxoplasmoseinfektion durchgeführt werden. Alle anderen Untersuchungen einschließlich TPHA-Test (Luesserologie) und indirektem Coombstest (Antikörpersuchtest) sollten bei jeder Frau gemacht werden.

Frage 3.71: Lösung A

Bei einer frischen syphilitischen Infektion muß sofort eine hochdosierte Penicillintherapie begonnen werden. Im Gegensatz zu vielen anderen Antibiotika (Streptomycin, Chloramphenicol u. a.) kann Penicillin während der Schwangerschaft weitgehend unbedenklich appliziert werden. Bei Penicillinallergie werden Tetrazykline gegeben, wobei die eventuellen Zahnveränderungen beim Kind dann in Kauf genommen werden müssen.

Frage 3.72: Lösung D

Der Sabin-Feldmann-Test ist eine serologische Methode zum Nachweis von Toxoplasmoseantikörpern. Der Titer 1:1000 ist ein Grenzwert (zwischen 1:1000 und 1:4000 wird als behandlungsbedürftig angesehen).
Da die stille Durchseuchung der Bevölkerung sehr hoch ist, sollte durch mehrere Titerkontrollen abgeklärt werden, ob es sich um eine frische Infektion handelt (Titeranstieg) oder nicht. Behandelt wird dann mit Sulfonamiden und dem nicht ungefährlichen Daraprim. Eine vorzeitige Entbindung ist nicht angebracht, denn selbst wenn die Frau mit Sicherheit frisch erkrankt ist, gehen nur in etwa 5% der Fälle Toxoplasmen auf den Fetus über – und dann ändert eine vorzeitige Entbindung nichts an den kindlichen Schäden (Enzephalitis, Hydrozephalus, Chorioretinitis usw.).

[F 85]
Frage 3.73: Lösung D

Anabolika und synthetische Gestagene haben eine androgene Wirkung auf den Fetus, Tetrazykline bilden mit Kalzium Chelatkomplexe und lagern sich in das kindliche Skelett und die Zähne ein, Cumarine führen zu intrauterinen Blutungen, Minderwuchs, Nasenhypoplasie und Linsentrübung.
Penicillin-G und Ampicillin werden als die Antibiotika angesehen, von denen bis jetzt noch keine schädigenden Wirkungen bekannt geworden sind.

[H 85]
Frage 3.74: Lösung B

Die aktive Rötelnimpfung in der Schwangerschaft ist obsolet. Besteht bei einer Schwangeren, die nie Röteln hatte und auch nicht geimpft ist, auch nur der Verdacht zum Rötelnkontakt, so muß **sofort** passiv immunisiert werden. Vorher sollte Blut entnommen werden, um zu bestimmen, ob evtl. durch eine frühere inapparente Infektion bereits ein Titer vorhanden ist. Eine Indikation zur Abruptio aus kindlicher Indikation liegt nur vor, wenn aus irgendwelchen Gründen nicht sofort geimpft werden konnte.

Frage 3.75: Lösung C

Es stimmt, die Rötelnembryopathie beruht auf einer Infektion des Embryos in den ersten 12 Wochen. Dies ist die sensible Phase (Organogenese) für schädigende Einflüsse jeder Art. Später richten die Rötelnviren keinen Schaden mehr an, können die Plazentarschranke aber zu jeder Zeit überwinden.

Frage 3.76: Lösung D

Eine Candidainfektion tritt in der Schwangerschaft durch den relativen Östrogenmangel gehäuft auf und verursacht nicht nur vermehrten Ausfluß, sondern auch Brennen, Jucken und Schmerzen.
Wegen der zusätzlichen Gefahr der Infektion des Kindes während der Geburt, sollte eine Candidainfektion therapiert werden (lokale Gabe von Clotrimazol, Milchsäurestäbchen).

H 86
Frage 3.77: Lösung C

Wahrscheinlich sind eine erhöhte Uteruswandspannung und eine dadurch erniedrigte Plazentadurchblutung ursächliche Faktoren bei der Entstehung der EPH-Gestose. Deshalb ist die EPH-Gestose häufiger bei Hydramnion, Mehrlingsgraviditäten, Hydrops fetalis. Außerdem sind junge Erstgebärende besonders häufig betroffen; hier nimmt man als Ursache ebenfalls eine verminderte Plazentadurchblutung an.

F 86
Frage 3.78: Lösung B

Bei solchen deutlich hypertensiven Werten (in der Schwangerschaft gelten schon 140/95 als Grenzwert) muß wegen der Gefahr der drohenden Eklampsie eine stationäre Blutdrucksenkung und Überwachung erfolgen. Generell sollte eine solche Therapie bei Schwangeren ab den RR-Werten von 150/100 an durchgeführt werden.
Anithypertensiva
1. Dihydralazin (Nepresol®)
2. Reserpin
Diuretika sind wegen der Gefahr der Hämokonzentration und damit evtl. eingeschränkten Plazentaperfusion umstritten. Sedativa: bei drohender Eklampsie oder sehr unruhigen Patientinnen (Benzodiazepine).
Überwachung:
Mutter
● Laufende RR-Kontrolle
● Gewicht, Eiweiß (S/U), Harnsäure (S)
● Hormonwerte (HPL/Östriol)
Kind (wegen möglicher Plazentainsuffizienz)
● Hormonwerte
● CTG

Zu (A)
Antihypertensiva, Saluretika und baldige Schnittentbindung sind die Maßnahmen bei drohender oder schon eingetretener Eklampsie.
Zu (C) und (D)
Antibiotika und Digitalis sind keine Medikamente zur Gestosetherapie. Saluretika mit Vorbehalt und salzarme Diät bei leichteren Verlaufsformen.

F 88
Frage 3.79: Lösung B

Die Symptome der Präklampsie, Hypertonie, Proteinurie und Ödeme werden durch eine stark erhöhte Durchlässigkeit der Kapillaren und durch einen generalisierten Spasmus der Arteriolen erklärt, die Ursache dafür ist noch nicht bekannt. In der Aufgabe wurden Vorerkrankungen, Symptome der drohenden Eklampsie und Folgen vermischt, vielleicht wurden deshalb hier relativ viele Fehler gemacht.
Vorerkrankungen, die zur Präklampsie prädisponieren:
– Hypertonie
– Diabetes mellitus
– Nierenerkrankungen (5)
Symptome der drohenden Eklampsie:
– Starke Kopfschmerzen, Schwindel, Unruhe, Benommenheit
– Augensymptome: Flimmern, undeutliches Sehen, Doppelbilder
– Magensymptome: Übelkeit, Brechreiz, Magenschmerzen
– Schließlich u. U. Koma ohne Krämpfe (nicht obligat!)
Eklamptischer Anfall:
– Tonisch-klonische Krämpfe mit Bewußtseinsverlust
Folgen:
– Perinatale Mortalität der schweren Präklampsie und Eklampsie ca. 20%
– Lungenödem (kann auch schon bei schwerer Präklampsie auftreten, aber Atemnot ist kein typisches Warnsignal einer drohenden Eklampsie!)
– Nierenversagen, Schock

F 84
Frage 3.80: Lösung E

Die Therapie einer EPH-Gestose ist abhängig von ihrem Ausmaß. In leichten Fällen können Maßnahmen wie Ernährungsumstellung mit Kochsalzreduktion, Obst- und Reistage, Schonung, evtl. Bettruhe genügen. Die nächste Stufe ist die medikamentöse Therapie:
● Blutdrucksenkung mit Reserpin oder Nepresol
● Diureseanregung mit Lasix oder Chlorthalidon
● Sedativa
Vorsicht! Der Blutdruck darf nicht zu plötzlich und zu stark gesenkt werden, um die Plazentadurchblutung nicht einzuschränken. Ein erhöhter Hämatokrit führt nicht zu besserer, sondern eher zu einer schlechteren Plazentadurchblutung. Diuretika werden daher heute nur noch selten verordnet (Hämatokriterhöhung).

Frage 3.81: Lösung C

In der Schwangerschaft hat die Niere der Mutter eine intensivere Ausscheidungsfunktion zu verkraften. Eine Vorschädigung kann z. B. eine Pfropfgestose begünstigen. Die Schwangerschaft bedeutet sicher nicht gerade eine Erholung für die Niere (D), ist aber bei guter Stoffwechselkompensation und regelmäßiger Kontrolle wohl vertretbar.

3.5 Risikofaktoren in der Schwangerschaft

Schwangerschaftsunabhängige Erkrankungen

Herz
In etwa 2% treffen eine Herzkrankheit und Schwangerschaft zusammen. Meist handelt es sich um rheumatische Herzvitien.

Der Schweregrad wird folgendermaßen eingeteilt:
Grad I: Keine Leistungseinschränkung
Grad II: Leistungsfähigkeit leicht bis mäßig eingeschränkt
Grad III: Bei leichter Belastung Dekompensationszeichen
Grad IV: Bereits in Ruhe Zeichen der Herzinsuffizienz

Nur Schweregrad IV ist eine Indikation zum Schwangerschaftsabbruch. Wenn die Mutter es möchte und eine regelmäßige sorgfältige Betreuung erfolgt, können die Schwangerschaften meist ausgetragen werden. Die Hälfte der Todesfälle bei herzkranken Frauen fällt in die frühe Wochenbettphase (abrupte Umstellung der Hämodynamik).

Leber
Nicht selten kommt es in der Schwangerschaft zum Ikterus. Außer den Leberkrankheiten, die mit der Gravidität nichts zu tun haben (Hepatitis, Verschlußikterus, hämolytischer Ikterus) kommen – speziell bei Schwangeren – in Frage:
- Akute Fettleber (seltene, lebensbedrohliche Komplikation, verläuft schnell, ohne signifikante Laborbefunde, meist tödlich)
- Ikterus bei EPH-Gestose (endet meist tödlich im Coma hepaticum)
- Idiopathischer Schwangerschaftsikterus (harmlos, aber labormäßig schwer von Hepatitis zu unterscheiden; beruht auf Cholestase; Hauptsymptom Pruritus und Ikterus; Symptomatische Therapie mit Cholestyramin, einem Gallensäurenbinder.

Lunge
- Pneumonien und Asthma erhöhen das Risiko einer Früh- oder Fehlgeburt.
- Eine Lungentuberkulose findet sich heute nur noch bei etwa 2% aller Schwangeren (aktive Tbc in nur 0,5%!). Zur Behandlung Chemotherapie, dabei ist Streptomycin kontraindiziert. Rifampicin und Ethambutol sind nur bedingt geeignet (Gefahr von Schädigungen im 1. Trimenon). Nach der Geburt Trennung von Mutter und Kind, bis nach 6 Wochen die BCG-Impfung dem Baby ausreichenden Schutz gewährt.

Niere
- Bestehende Glomerulonephritiden begünstigen das Auftreten einer anschließenden Spätgestose. Diese Gestosen werden dann „Pfropfgestosen" genannt, weil sie auf die bestehende Nierenkrankheit „aufgepfropft" sind.
- Eine Pyelonephritis in der Schwangerschaft (Pyelonephritis gravidarum) tritt bei 2% aller Schwangerschaften auf. Symptome: starke Schmerzen und hohes Fieber, gelegentlich asymptomatischer Verlauf!

Sonstige schwangerschaftsunabhängige Erkrankungen:
- Vorbestehende Eisenmangelanämien (Werte unter 11 g/%) verstärken sich wegen des erhöhten Eisenbedarfs. Therapie mit oral verabfolgten Fe-II-Präparaten.
- Ähnliches gilt für die megaloblastischen Anämien (Schwangerschaftsperniziosa) infolge von Folsäure- oder Vitamin-B_{12}-Mangel. Therapie durch orale Substitution.
- Ischialgien sind häufige Komplikationen, vor allem in der 2. Schwangerschaftshälfte (Kompressionserscheinungen). Fast immer Besserung nach der Geburt.
- Epilepsien bessern sich häufig, verschlechtern sich selten. Die laufende Therapie mit Barbituraten, Oxazolidin oder Phenytoin muß trotz des erhöhten teratogenen Risikos weitergeführt werden.
- Häufige Hauterkrankungen während der Schwangerschaft sind:
  - Prurigo (hirsekorngroße Papeln, kaum Beeinträchtigung des Befindens)
  - Herpes gestationis (schubweiser Verlauf, mütterliche Prognose gut, aber häufig fetale Mißbildungen, fetale Mortalität 25%)
  - Impetigo herpetiformis (sehr schwerer fieberhafter Verlauf, kranzförmig angeordnete Pusteln)
- Chirurgische Erkrankungen sind: Akutes Abdomen, hat meist eine Appendizitis als Ursache, Druckschmerzmaximum dabei oft höher als normal, häufig keine Abwehrspannung, sofort OP! Gelegentlich kommt ein schwangerschaftsbedingter Ileus (Ileuse graviditate) vor, wahrscheinlich wegen des progesteronbeeinflußten Tonusverlustes.

Infektionskrankheiten

Röteln
Zum Rötelnsyndrom gehören:
- Herzmißbildungen (offener Ductus Botalli, Ventrikelseptumdefekt, Stenosen)
- Augendefekte (Katarakt, Glaukom, Retinopatie)
- Hörschäden (Taubheit)
- Intrakranielle Verkalkungen
- Mikrozephalie

Die Schädigungen sind um so größer, je früher es zur Infektion kommt. Sensible Phase sind fast nur die *ersten 12 Wochen* (Organogenese), danach zwar noch Übertritt der Rötelnviren, aber selten Schädigungen des Kindes.
Gefährdet sind nur seronegative Frauen, die eine Erstinfektion durchmachen.

Zytomegalie
Häufigste pränatale Infektion (1% aller Schwangerschaften), bei der Mutter meist klinisch stumm, beim Kind führt etwa jede 10. Infektion zur Erkrankung mit Meningoenzephalitis, Hepatosplenomegalie, Ikterus, Bronchitiden.
IgM-Antikörper im kindlichen Serum sind beweisend für eine Infektion.

Toxoplasmose
Infektion über rohes Fleisch, sehr selten über Haustiere (Katzen, Vögel), hoher Durchseuchungsgrad der Bevölkerung („grippeähnliche" Erscheinungen). Serologischer Nachweis durch *Sabin-Feldmann-Test*. Erregerübertritt nach der 12. Woche, charakteristische kindliche Symptome:
- Hydrozephalus
- Zerebrale Verkalkungen
- Chorioretenitis

Therapie: bei Verdacht auf frische Infektion präventiv Spiramycin 2–3 g/Tag über 4 Wochen.

Syphilis
Erst ab dem 5. Monat wird die Plazentarschranke durchlässig für die Treponemen. Akute Syphilisinfektion im II. Trimenon führt in 25% der Fälle zum Tod des Feten, im letzten Trimenon oft kein Schaden.
Therapie: sofort bei Nachweis der Erkrankung: hochdosierte Penicillingaben.

Konnatale Lues
Eitriger oder blutiger Schnupfen (Koryza)
Pemphigoid
Osteochondritis und -myelitis
Anämie
Therapie: täglich 50000 E Penicillin pro kg Körpergewicht über mindestens 2 Wochen

EPH-Gestose

Genannt nach den Leitsymptomen:
E = engl. Edema (Ödem)
P = Proteinurie
H = Hypertonie
Synonyma, ältere Begriffe: Toxikose, Schwangerschaftsvergiftung, Spätgestose, Präklampsie.

Einteilung:
I . Auftreten eines Leitsymptomes
II . 2 oder 3 Leitsymptome
III. Präklampsie (drohende Eklampsie)
IV. Eklampsie: tonisch-klonischer Krampfanfall

Vorboten (Prodromi) eines bevorstehenden eklamptischen Anfalls:
- Kopfschmerzen, Schwindelgefühl, Ohrensausen, Sehstörungen, Übelkeit, Erbrechen, motorische Unruhe, Hyperreflexie, Bewußtseinstrübung.

Kennzeichen: *Gefäßspasmen* in Niere, Leber, ZNS und vor allem auch in der Plazenta. Nachweis durch Augenhintergrunduntersuchung. Folge der Angiospasmen in den verschiedenen Organen: uteroplazentare Ischämie.

Prädisponiernde Faktoren: Hypertonie, Stoffwechselerkrankungen mit Gefäßveränderungen, Zwillinge, Hydramnion (zu viel Fruchtwasser), sehr junge Erstgebärende (unter 16 Jahren besonders gefährdet).
Wichtig: Vorsorgeuntersuchungen zur Früherkennung!

Komplikationen der Eklampsie:
- Tod des Kindes (etwa 50%)
- Schock mit Nierenversagen
- Blutungen (durch Hypofibrinogenämie)
- Lungenödem

Therapie:
symptomatisch, in leichten Fällen ambulant, Diuretika und Hypotensiva (Reserpin, Neprosol).
Häufigkeit in der BRD:
EPH-Gestose   10,0%
Eklampsie   0,1%

Blutgruppeninkompatibilität

Mechanismus: Diaplazentarer Übertritt von mütterlichen Blutgruppenantikörpern (IgG), Bindung der Antikörper an die fetalen Erythrozyten mit nachfolgender Hämolyse. Entstehung der fetalen Erythroblastose (Morbus haemolyticus neonatorum).

Rh-Erythroblastose
Mutter: rh-negativ, Vater: Rh-positiv, Kind: Rh-positiv.
Während der ersten Schwangerschaft meist keine Sensibilisierung der Mutter, da meist erst während der Geburt antigen-wirksame Mengen kindlicher Erythrozyten in den mütterlichen Kreislauf gelangen. Nachweis der Antikörper bei der Mutter durch indirekten Coombs-Test. Bei folgender Gravidität erfolgt deren transplazentarer Übertritt in den Kreislauf des Fetus. Bindung an kindliche Erythrozyten, dann durch direkten Coombs-Test nachweisbar.

Symptome des Kindes:
- Icertus gravis (Hyperbilirubinanämie durch Hämolyse)
- Hydrops congenitus universalis (Kapillarschaden)
- Anämie (leichtester Grad der Erythroblastose)

Diagnose
Antikörpersuchtest (Coombs)
Zur Beurteilung des fetalen Zustandes im Zweifelsfall am besten spektrophotometrische Untersuchung des Fruchtwassers.

Therapie
Austauschtransfusion beim Neugeborenen, in sehr schweren Fällen beim Fetus schon intrauterin; Phototherapie.

Prophylaxe
Injektion von Anti-D-Gamma-Globulin („Anti-D-Prophylaxe") unmittelbar nach der Geburt, Fehlgeburt, Abruptio oder Amniozentese, sofern bei der Mutter keine Antikörper nachgewiesen sind (bis nach spätestens 72 Std.). Dadurch vorzeitiger Abbau der eingeschwemmten kindlichen Erythrozyten und keine Sensibilisierung der Mutter.

AB0-Erythroblastose
Mutter: 0, Kind: A oder B
Wesentlich leichterer Verlauf
Keine serologische Diagnose vor der Geburt möglich.

Diabetes mellitus

Während vor der Insulinära etwa 95% der an Diabetes erkrankten Frauen unfruchtbar waren, sind es heute noch etwa 2%. Die mütterliche Mortalität ist von 50% auf etwa 0,5% gesunken, die kindliche Mortalität von etwa 15% auf 1–2%.
Die Stoffwechsellage einer schwangeren Diabetikerin ist äußerst labil und ändert sich im Verlauf der Schwangerschaft:
- Frühschwangerschaft: labile Stoffwechsellage, oft Verschlechterung
- Mitte der Schwangerschaft: meist Stabilisierung für 2–3 Monate
- Ende der Schwangerschaft: stärkere Stoffwechselbelastung durch das nun schnell wachsende Kind, Neigung zu Azidose, Präkoma und Koma (Ursachen: vermehrte Produktion von Hormonen wie Progesteron, Östriol, Plazentalaktogen und Kortisol, die die Insulinwirkung antagonisieren. Weiterhin enthält die Plazenta Enzyme, die zu einem vermehrten Abbau von mütterlichem Insulin führen. Die Stoffwechsellage wird dadurch aber nicht besser, sondern schwerer zu kontrollieren.)

Weitere Schwangerschaftsrisiken bei Diabetes:
- Erhöhte Spontanabortrate (etwa 12%)
- Erhöhte Mißbildungsrate (4,5–12,8%)
- Hydramnion (zu viel Fruchtwasser, in 10–40% der Fälle) mit seinen Folgen wie Frühgeburt, vorzeitiger Blasensprung, Nabelschnurvorfall, Wehenschwäche in Folge der Überdehnung der Gebärmuttermuskulatur, Atonie
- Gehäuft Harnwegsinfekte oder/und Pyelonephritiden
- Neigung zu Wasserretention, Ödeme, Hydrops, Früh- und Spätgestose
- Makrosomie („Riesenkinder" mit einem Geburtsgewicht von über 4000 g und einer Länge von über 55 cm), häufig unreife Kinder, besondere Gefährdung in der Perinatalperiode durch Stoffwechselentgleisungen und Atemnotsyndrom.

Wichtig bei der Betreuung von Diabetikerinnen ist die optimale Blutzuckereinstellung auf Insulin, ggfs. kann diese in der Klinik durchgeführt werden, die engmaschige Kontrolle der Stoffwechsellage während der gesamten Schwangerschaft sowie auch des Kindes mittels Ultraschall, CTG und Hormonkontrollen. Bei gut eingestelltem Diabetes kann das Einsetzen der spontanen Wehentätigkeit abgewartet werden, man neigt heute dazu, Diabetikerinnen in Zentren mit ausreichender Erfahrung in der Überwachung und Führung entbinden zu lassen.

Mehrlingsschwangerschaft

Während einer Mehrlingsschwangerschaft treten die auch sonst vorhandenen Risiken und Schwierigkeiten gehäuft und z. T. in ausgeprägterem Maße auf.
Die **Diagnose** wird gestellt, wenn die Gebärmutter für die Tragzeit zu groß erscheint oder das aus irgendwelchen Gründen bestimmte α-Feto-Protein auffällig hoch ist und dann ultrasonografisch eine Mehrlingsschwangerschaft nachgewiesen wird.
Vermehrte Beschwerden: z. B. Varizenbildung, Atemnot in der Spätschwangerschaft, Eisenmangel, Vitaminmangel
Vermehrte Risiken: Hyperemesis, EPH-Gestose, Frühgeburtlichkeit, Plazentainsuffizienz, Placenta praevia

Unter der Geburt treten häufig spezifische Probleme auf, die überwiegend entweder durch eine ungewöhnliche Lage der Kinder bedingt sind oder durch die starke Überdehnung der Gebärmuttermuskulatur.

Typische Komplikationen sind:
– Vorzeitiger Blasensprung, Nabelschnurvorfall, Früh- und Mangelgeburtlichkeit
– Primäre Wehenschwäche, lange Geburtsdauer mit den dafür typischen Problemen wie Erschöpfung der Mutter, Infektionsgefahr, Kompression der Beckenorgane
– Geburtsmechanische Komplikationen durch Lageanomalien, z. B. Verhakung der Kinder
– Gefahr der vorzeitigen Lösung der Plazenta des zweiten Zwillings nach der Geburt des ersten Kindes, was eine intrauterine Asphyxie des zweiten Kindes bedingt
– Gefahr der Präeklampsie oder Eklampsie
– Atonie der Gebärmutter in der Nachgeburtsperiode durch die vorhergehende Überdehnung, Plazentalösungsstörung

In ca. 50% der Fälle verlaufen Zwillingsgeburten spontan und normal, das Vorliegen einer Zwillingsschwangerschaft allein ist keine Sektioindikation. Die perinatale Mortalität ist bei Zwillingsgeburten etwa 3 bis 4mal so hoch wie bei Einlingsentbindungen, wobei die Gefährdung hauptsächlich den zweiten Zwilling betrifft.

Frage 3.82: Lösung B

Zu einem Morbus haemolyticus neonatorum kann es in seltenen Fällen auch bei AB 0-Unverträglichkeit zwischen Mutter und Kind kommen, und zwar dann, wenn die Mutter die Blutgruppe 0 und der Vater A hat. Falls das Kind nun die Blutgruppe A erbt, können mütterliche Antikörper der IgG-Gruppe mit Anti-A-Spezifität kindliche Erythrozyten zerstören. Meistens erst postpartal kommt es zur Hämolyse.

Zu (A)–(E)
In diesen Fällen können die kindlichen Erythrozyten nicht antigen wirksam werden, weil sie nach Eindringen in das mütterliche Blut gleich agglutiniert werden.

F 88
Frage 3.83: Lösung C

Schwangerschaftskomplikationen bei Mehrlingsschwangerschaften sind:
Hyperemesis häufiger und stärker als normalerweise, Präeklampsie und Eklampsie, Störungen der Plazentaanhaftung, verstärkte Varizenbildung, Frühgeburtlichkeit.
Geburtsrisiken bei Mehrlingsschwangerschaften:
Geburtsstillstand, abnorme Wehentätigkeit, Wehenschwäche, vorzeitige Plazentalösung, Schwierigkeiten bei der Entwicklung der Kinder, Blutübertragung über die Plazenta von einem zum anderen Kind, so daß eines mit einer schweren Anämie, das andere mit einer Polyglobulie geboren wird.

Zu (C)
Differentialdiagnose der Mehrlingsschwangerschaft ist das Hydramnion, die gesteigerte Fruchtwassermenge.
Die Oligohydramnie ist nicht in Verbindung mit Mehrlingsschwangerschaften zu sehen, da die Ursache für die Oligohydramnie, d. h. Fruchtwassermenge unter 1000 ml, eine Ösophagusmißbildung oder idiopathisch ist.

F 88
Frage 3.84: Lösung C

Die Anti-D-Prophylaxe wird gegeben, sofern das Kind einer rh-negativen Frau nachweislich Rh-positiv ist, da nur dann mit einer Antikörperbildung seitens der Mutter zu rechnen ist (A). Das Immunglobulin zerstört die unter der Geburt in den mütterlichen Kreislauf gelangten kindlichen Erythrozyten und verhindert dadurch eine Antikörperbildung bei der Frau: bereits gebildete Antikörper können durch die Anti-D-Prophylaxe nicht unschädlich gemacht werden (A, B, D).
Im Gegenteil: bereits ausgebildete Antikörper stellen eine Kontraindikation für die Injektion dar!

Frage 3.85: Lösung C

Beim schweren Morbus haemolyticus neonatorum läuft eine Reaktion zwischen den Anti-Rh-Antikörpern der Mutter und Rh-positiven Erythrozyten des Kindes ab. Die Zerstörung der Erythrozyten führt zur Anämie, die Anhäufung der Abbauprodukte zum Icterus gravis und aus unklarer Ursache zum Hydrops universalis.

Zu (3)
Phokomelie (Robbengliedrigkeit) trat nach der Einnahme von Thalidomid (Contergan) auf.
Zu (6)
Makrosomie kommt z. B. bei Kindern diabetischer Mütter vor.

H 86
Frage 3.86: Lösung C

Wenn man Anti-D-Antikörper erstmalig bei einer Frau nachweist, muß man also annehmen, daß sie sich neu gebildet haben, möglicherweise auf das Kind übergehen und zu Schäden führen. Deshalb kann man nicht zu lange warten (A, B); man muß sich im Gegenteil so bald als möglich mit einer Amniozentese über die intrauterine Situation Klarheit verschaffen, um eine Therapie frühzeitig einleiten zu können (D) und die Schädigung gering zu halten.

H 88
Frage 3.87: Lösung C

Die ausgeprägte Leukozytose und die septischen Temperaturen sprechen für eine Infektion als Ursache der Schmerzen, die wichtigste Differentialdiagnose zur Urosepsis wäre also die Cholezystitis, wobei der Schmerz allerdings typischerweise im rechten Oberbauch lokalisiert wäre (E).
An einen vorzeitigen Blasensprung mit Amnioninfektionssyndrom könnte man entfernt denken, würde aber eigentlich Fruchtwasserabgang erwarten (A). Zeichen der Lungenembolie wären eher Atemnot, Schmerzen im Brustkorb, Angst (D). Für die Präeklampsie wäre eher typisch Kopfschmerzen, Übelkeit, Sehstörungen, epigastrische Beschwerden mit Hochdruck (B).
Für das Vorliegen einer Urosepsis spricht weiterhin, daß die Pyelonephritis eine sehr häufige Erkrankung in der Schwangerschaft ist.

F 84
Frage 3.88: Lösung D

Bei dieser Frage gibt es mehrere „ziemlich" richtige Antworten.
Meistens findet eine Sensibilisierung der Mutter gegen die Erythrozyten des Kindes erst bei Übergang von kindlichem Blut in den mütterlichen Kreislauf während der Geburt statt, so daß das erste Kind in der Regel nicht betroffen ist; jedes weitere Kind wäre aber gefährdet, wenn nicht innerhalb von 72 Stunden nach der Entbindung die Anti-D-Prophylaxe durchgeführt würde. Sie verhindert in den meisten Fällen die Antikörperbildung bei der Mutter.
Eine Gefährdung kann also „weitgehend" ausgeschlossen werden.
Trotzdem gelten Schwangerschaften rh-negativer Frauen als Risikoschwangerschaften; diese Frauen dürfen nicht zu Hause entbinden.

Zu (B) und (C)
Rhesuspositivität ist eine dominant vererbbare Eigenschaft, d. h. wenn der Ehemann homozygot Rh-positiv ist, werden auch alle Kinder Rh-positiv sein, allerdings heterozygot.

H 84
Frage 3.89: Lösung B

Zu (1)
Das Anti-D-Gammaglobulin wird der Mutter sofort nach der Geburt (spätestens nach 72 Stunden) injiziert, um die eingeschwemmten kindlichen Erythrozyten zu zerstören und damit eine Sensibilisierung zu verhindern.
Zu (2) und (3)
Dies ist natürlich nur sinnvoll, wenn die Möglichkeit der Sensibilisierung einer rh-negativen Frau gegeben ist. Bei Kindern und jungen Mädchen (vor dem gebärfähigen Alter) ist dies kaum der Fall.
Zu (4)
Der Rückgang der Rhesus-Sensibilisierung erfolgte nur aufgrund der Anti-D-Prophylaxe, diese ist daher weiterhin eine notwendige Maßnahme.

[F 87]
Frage 3.90: Lösung D

Durch die Bilirubinbestimmung im mütterlichen Serum erhält man Hinweise auf mütterliche Erkrankungen, nicht aber auf Erkrankungen des Feten (C). Die Amnioskopie, d.h. die Beurteilung der Fruchtwasserfarbe bei stehender Fruchtblase, gibt schon Hinweise auf das Wohlergehen des Kindes, man kann sogar durch die Amnioskopie den Verdacht auf eine Rh-Inkompatibilität äußern, das Fruchtwasser kann nämlich durch den erhöhten Bilirubinspiegel des Kindes (Hämolyse) eine gelbe Farbe annehmen, die man evtl. amnioskopisch sehen kann (A). Aussagen über das Maß der Schädigung des Kindes lassen sich jedoch so nicht machen. Es besteht aber eine enge Beziehung zwischen der Farbintensität des Fruchtwassers und dem Grad der Gefährdung des Feten; durch eine spektrophotometrische Untersuchung und Vergleich des Ergebnisses mit einer Fruchtwasserextinktionskurve läßt sich das vermutliche Ausmaß der Erkrankung des Feten abschätzen; gemessen werden die Absorptionsmaxima von Bilirubinoiden und Blutbeimengungen (D).
Zu (E)
Die Mikroblutanalyse ist eine erst nach Eröffnung der Fruchtblase mögliche Untersuchung, bei der fetales Blut aus der Kopfschwarte gewonnen wird, um unter der Geburt pH, evtl. pO₂ und pCO₂ zu bestimmen und so Hinweise über das Wohlergehen des Kindes zu erhalten.

[H 87]
Frage 3.91: Lösung E

Zu (E)
Normalerweise sollte der Antikörpertiter im indirekten Coombstest unter 1:8 liegen. Ein Titer von 1:64 spricht für eine vorangegangene Sensibilisierung der Mutter. Um die Gefährdung des Kindes abschätzen zu können und gegen das Risiko einer frühzeitigen Beendigung der Schwangerschaft durch Kaiserschnitt abzuwägen, müssen im Fruchtwasser untersucht werden:
Antikörpertiter, Hämoglobin (insbes. HbF) abbauprodukte und LS-Ratio (Lungenreifebestimmung).
Bei ausgeprägtem Morbus haemolyticus ist das Fruchtwasser rot verfärbt.
Zu (B)
Betamimetika (z.B. Fenoterol-Partusisten) sind Wehenhemmer.
Zu (C)
Anti-D-Gammaglobulin zur Rhesusprophylaxe wird wegen der Gefahr schwerer allergischer Reaktionen meist i.m. gegeben. Es kann auch schon während der Schwangerschaft gegeben werden, es ist allerdings noch nicht geklärt, ob es einen Sinn hat, schon sensibilisierte Frauen damit zu behandeln.
Nach einer Amniozentese müssen rhesusnegative Frauen übrigens auch Anti-D-Globulin bekommen.

[F 88]
Frage 3.92: Lösung E

Die Gefahr der transplazentaren Übertragung des Erregers auf das Ungeborene besteht bei der Syphilis erst ab dem 5. Monat, wenn die Organanlagen bereits ausgebildet sind. Bei dem Therapeutikum der Wahl, Penicillin (60000 E über 20 Tage, insgesamt 12 Mio E Penicillin) handelt es sich um einen Stoff, dessen Teratogenität gering ist, besonders im Vergleich zu den Schäden, die durch eine Luesinfektion entstehen (B, D).
Die Behandlungsindikation besteht, wenn mikroskopisch Treponemen im Dunkelfeld nachzuweisen sind, wenn anamnestisch oder klinisch Hinweise auf eine floride Lues bestehen.
Zu (A)
Wenn allein der TPHA-Test positiv ist, muß zwar kurzfristig kontrolliert werden, die Entscheidung darüber, wie aktiv die Krankheit ist und ob eine Behandlungsindikation besteht, wird mit einem Immunglobulintest, in der Regel dem IgM-FTA-ABS-Test (Immunglobulin-M-Fluoreszenz-Treponemen-Antikörper-Absorption) getroffen. Oder: Sowohl der CMT (Lipidantikörpernachweis) als auch der TPHA als auch der FTA-ABS (Fluoreszenz-Treponemen-Antikörper-Absorption) sind positiv, das ist auch ein Zeichen für eine behandlungsbedürftige Lues.
Zu (C)
Es handelt sich um eine eugenische Indikation bei fortgeschrittener Schwangerschaft, da Schäden erst ab dem 5. Monat zu befürchten sind.
Wird behandelt, so wird das Kind intrauterin mitbehandelt. Deshalb ist die Frage des Abbruches nur in einzelnen Fällen relevant.
Nochmals, da hier viele Fehler gemacht wurden: bei Lues und Gonorrhöe niemals einschleichend dosieren, sondern immer hochdosiert! Gefahr der Resistenzbildung!

[H 86]
Frage 3.93: Lösung A

Eine phenylalaninarme Kost muß von einer betroffenen Person mindestens bis zum 8. Lebensjahr eingehalten werden. Ist eine Schwangerschaft gewünscht, so sollte die Frau bereits präkonzeptionell wieder auf eine phenylalaninarme Kost übergehen und diese Diät auch während der Schwangerschaft strikt befolgen, um Schädigungen des Kindes zu verhindern.

Frage 3.94 W: Lösung D

Ein Diabetes mellitus während der Schwangerschaft bringt für das Kind folgende Risiken mit sich:
- Höhere Abortfrequenz
- Höhere Mißbildungsrate
- Abnorm große Kinder (auch Makrosomie genannt)
- Plazentainsuffizienz
- Erhöhte perinatale Mortalität
- Erhöhte Säuglingssterblichkeit
- Höhere Gefahr des intrauterinen Fruchttodes, besonders ab der 35. Schwangerschaftswoche

Lageanomalien und Übertragungen treten nicht gehäuft auf. Die Frauen werden wegen der Gefahr des intrauterinen Fruchttodes häufig schon in der 36.–38. Woche entbunden.

[H 88]
Frage 3.95: Lösung E

Bei Kindern diabetischer Mütter steigt das Risiko, je schlechter die Stoffwechsellage während der Schwangerschaft war.
Risiken: Aborte, Mißbildungen z. B. Herzfehler, Riesenkinder mit cushingoidem Aussehen, die aber unreif sind. Da mütterliche Glukose, freie Fettsäuren und Ketokörper transplazentar in den kindlichen Kreislauf übergehen, reagiert der Fet mit Hyperinsulinismus und Hyperkortizismus, was dann nach der Geburt bei Entzug der mütterlichen Stoffwechselprodukte zur großen Gefahr von Hypoglykämien und Hypokalzämien führt. Das Neugeborene einer diabetischen Mutter gehört in Intensivüberwachung!

[F 88]
Frage 3.96: Lösung E

Weder geht fetales Insulin auf die Mutter über, noch mütterliches Insulin auf das Kind. Eine diabetische Stoffwechsellage verschlechtert sich häufig in der Schwangerschaft oder ein bisher latenter Diabetes wird manifest.
Es gibt aber doch eine wichtige Stoffwechselinteraktion zwischen Mutter und Kind: Und zwar gehen bei schlechter Stoffwechsellage vermehrt Glukose, freie Fettsäuren und Ketokörper auf das Kind über, dieses reagiert mit Hyperinsulinismus und Hyperkortizismus, was dann wiederum zu diabetischem Riesenwuchs und cushingoidem Aussehen führt.

[H 84]
Frge 3.97: Lösung B

Zu (A)
Eine normoglykämische Stoffwechsellage (Blutzucker auf keinen Fall über 7 mmol/130 mg%) ist wichtig, weil der Embryo während der Organogenese sehr empfindlich auf Stoffwechselstörungen reagiert (Fehlbildungen). Außerdem drohen: Riesenwuchs, Fehlgeburten, Hydramnion und Fruchttod.
Zu (B)
Die Einstellung darf nur durch Diät und Insulin erfolgen, weil orale Antidiabetika plazentagängig sind und auch die kindliche Bauchspeicheldrüse zu einer Mehrsekretion veranlassen würden.
Zu (C)
Zweimal wöchentlich sollten Blutzuckertagesprofile erstellt werden. Es sollte möglichst keine Glukosurie bestehen (quantitative Bestimmung und Selbstkontrolle mit Teststreifen). Das glykosilierte Hämoglobin (HbA1) gibt Hinweise auf die langfristige Blutzuckereinstellung. Normalwert: Anteil des HbA1 am Gesamt-Hb unter 10%. Das HbA1 wird auch als sog. „Blutzuckergedächtnis" bezeichnet.
Zu (D)
In den letzten Schwangerschaftswochen steigen die Gefahren für Mutter und Kind rapide an. Die Mutter ist bedroht von: Pfropfgestose, Harnwegsinfektionen, Stoffwechselentgleisungen.
Bedrohungen für das Kind: Plazentainsuffizienz, intrauteriner Fruchttod. Früher strebte man eine vorzeitige Entbindung in der 36.–38. Schwangerschaftswoche an, heute versucht man bei intensiver (stationärer) Überwachung die Entbindung soweit wie möglich zum errechneten Termin hinauszuschieben.

[H 85]
Frage 3.98: Lösung C

Bei einem sehr gut, d.h. mit fast physiologischen BZ-Werten eingestellten Diabetes der Mutter sind die Komplikationsraten für das Kind kaum erhöht. Aber jede diabetische Schwangerschaft ist erstmal eine Risikoschwangerschaft: erhöhte Abortrate, Mißbildungen, intrauteriner Fruchttod, Plazentainsuffizienz, Hydramnion mit seinen eigenen Komplikationen und diabetische Fetopathie (Riesenkinder mit postnatalem Risiko von Hypoglykämien und Atemnotsyndrom).

[H 87]
Frage 3.99: Lösung E

Zu (1)
Die Glukosurie begünstigt die Entstehung von *Harnwegsinfekten*.
Zu (2)
Kinder mit diabetischer Makrosomie fallen zunächst wegen ihrer Länge und ihres Gewichts (< 4000 g) auf. Sie sind *groß aber unreif!*
Zu (3)
Selbst bei guter Stoffwechseleinstellung bestehen meist Mikroveränderungen der Gefäße, auf deren Boden sich eine *EPH-Gestose* entwickeln kann.
Zu (4)
Die erhöhte perinatale Mortalität hat verschiedene Gründe:
– Makrosomie mit Unreife der inneren Organe, häufig Syndrom der hyalinen Membranen wegen Unreife der Lunge
– Postnatale Hypoglykämien wegen zu hoher Insulinausschüttung (nach Wegfall der mütterlichen Glukose)
– Bei kompliziertem Schwangerschaftsverlauf und übergroßen Kindern häufiger Kaiserschnittentbindung

[F 87]
Frage 3.100: Lösung E

Da die Kohlehydrattoleranz einer **Diabetikerin in der Schwangerschaft** meistens abnimmt, der Insulinbedarf damit also steigt, muß in der Mehrzahl der Fälle mit einer Verschlechterung der Stoffwechsellage bei Diabetikerinnen gerechnet werden, und zwar ganz besonders im letzten Drittel der Schwangerschaft. Fetales Insulin kann die Plazenta nicht passieren, aber die vermehrte Glukose aus dem mütterlichen Blut geht auf das Kind über, führt zu übermäßigem Wachstum (Riesenkinder) und zu einem Hyperinsulinismus, so daß die Kinder nach der Geburt sehr hypoglykämiegefährdet sind.

[F 88]
Frage 3.101: Lösung B

Beim intrauterinen Fruchttod **kann** man bis zu 2 Wochen zuwarten, ob es zur Spontangeburt kommt, ohne die Mutter körperlich in Gefahr zu bringen; ob man es vom seelischen Standpunkt aus tun sollte...
Ab 3 bis 4 Wochen nach Absterben des Kindes kann thromboplastisches Dezidua- und Plazentamaterial in den mütterlichen Kreislauf gelangen, dort das Gerinnungssystem aktivieren, wobei Fibrinogen verbraucht wird, und somit zu schweren mütterlichen Blutungen in Folge von Fibrinogenmangel führen (A). Deshalb ist hier eine Geburtseinleitung angezeigt (B). Bei totem Kind muß die Geburt so geleitet werden, daß das Risiko für die Mutter so klein wie möglich gehalten wird, d. h. in der Regel keine Schnittentbindung, sondern Geburtseinleitung mit Prostaglandin oder/und Oxytozin. Die Geburt wird nur operativ mittels Zange oder Vakuumextraktion beendet, wenn eine Indikation dafür vorliegt, also z. B. die Austreibung trotz vollständigem Muttermund und gutem Pressen nicht gelingt (C, D).
Fetotomie nur, wenn alle anderen Möglichkeiten ausgeschöpft sind (E)!

[H 88]
Frage 3.102: Lösung C

Das Leben der Mutter geht nach unseren ethischen Vorstellungen dem des Kindes vor, und jeder Krampfanfall bedeutet eine Gefährdung für Mutter und Kind. Aus diesem Grunde muß trotz der teratogenen Gefährdung des Kindes auch in der Schwangerschaft eine antikonvulsive Therapie fortgesetzt werden, allerdings sollte die Dosis soweit wie möglich reduziert werden. Evtl. kann man Hydantoine durch Diazepam ersetzen.

Notfälle in der Schwangerschaft

Zu dem Notfällen in der Schwangerschaft gehören:
● Blutungen
● Krampfanfälle und komatöse Zustände
● Notfälle bei vorzeitiger Plazentalösung
● Intrauteriner Fruchttod

Blutungen

Sie können eine Gefahr für das Kind bedeuten, wie z. B. als Symptom für Aborte, Extrauteringraviditäten, Gefäßverletzungen mit Verbluten, vorzeitige Plazentalösung, Placenta praevia, und sie können auch eine Gefahr für die Mutter bedeuten durch intraperitoneale Blutungen bei Extrauteringraviditäten mit Schock, als Symptom für Aborte, Placenta praevia mit Verblutungsgefahr, Gefäßrissen, Verletzungen unter der Geburt, Nachblutungen.
Zur Differentialdiagnose gehören immer Blutungsursachen, die nicht direkt mit der Schwangerschaft in Verbindung stehen wie Ektopien, Polypen, Varizen, Carcinoma in situ, Zervixkarzinom. Die Bedeutung der Blutung ist nicht allein von der Stärke, sondern besonders vom Zeitpunkt des Auftretens abhängig.

Blutungen in der Frühschwangerschaft

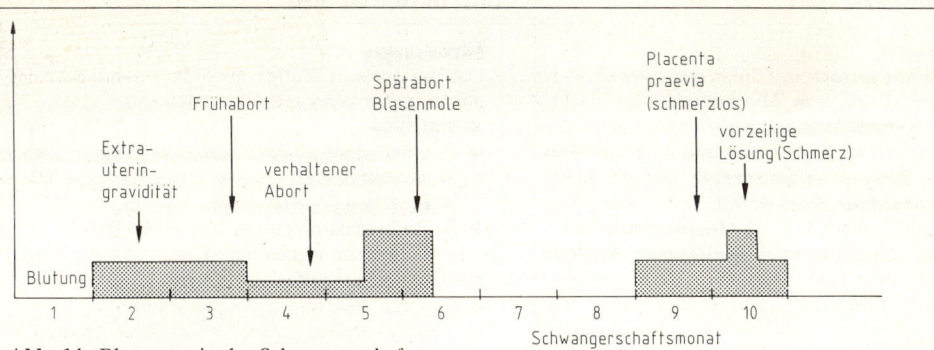

Abb. 14. Blutungen in der Schwangerschaft

Aborte
Symptome
- Wehenartige Schmerzen
- Allmählich einsetzende Blutung, die stärker werden kann
- Evtl. Ausstoßen von Gewebsteilen
- Je nach Stadium Öffnung des Muttermundes

Therapie
Abortus imminens: konservativ mit Bettruhe, Tokolyse, Sedativa und Gestagenen.
Abortus incipiens, incompletus und completus: Die Frucht ist nicht mehr zu retten, Kürettage zur vollständigen Entleerung der Gebärmutter.
Abortus complicatus (d. h. mit Entzündung der Adnexen, Parametrien und des Peritoneums): Schockbehandlung, Antibiotika, Kürettage.
Missed abortion (verhaltene Fehlgeburt): sehr leichte oder keine Blutung, Schwangerschaftstest wird negativ, keine subjektiven Schwangerschaftszeichen mehr (wie Erbrechen, Übelkeit, Spannungsgefühl in den Brüsten usw., keine Kindsbewegungen): Kürettage.

Extrauteringravidität (EU)
Die Symptomatik ist abhängig von Lokalisation der EU und vom Stadium. Die meisten Eileitergraviditäten rupturieren zwischen der 6. und 8. Schwangerschaftswoche. Dann entsteht die Symptomatik des akuten Abdomens durch intraperitoneale Blutung:

Symptome
- Einseitiger Schmerz
- Bretthartes Abdomen
- Schocksymptomatik
- Evtl. vaginale Blutung durch Deziduaabstoßung
- Zervixirritationsschmerz bei der gynäkologischen Untersuchung

Diagnosestellung
- Bei Douglas-Punktion Aspiration von Blut
- Laparoskopie

Therapie
- Schocktherapie mit Volumenersatz
- Laparotomie, wenn möglich Erhaltung der Eileiter

Blasenmole
Symptome
- Vaginale Blutungen wechselnder Stärke
- Verstärkte subjektive Schwangerschaftszeichen
- Stark erhöhter HCG-Serumspiegel
- Keine fetalen Lebenszeichen wie Bewegungen und Herzaktionen

Therapie
- Wehenmittel und Prostaglandine zur Ausstoßung der Blasenmole
- Evtl. Kürettage, dabei aber hohe Perforationsgefahr, deshalb stumpfe Kürette

Blutungen gegen Ende der Schwangerschaft

Placenta praevia
Bei der Placenta praevia liegt die Plazenta mehr oder weniger zentral vor dem Muttermund. Sie macht 10–15% aller vaginalen Blutungen im letzten Schwangerschaftsdrittel aus, meist zwischen der 34. und 38. Woche. Die Blutung ist schmerzlos, entsteht meist spontan, selten durch Provokation von außen. Der kindliche Kopf steht hoch. Da die Blutung hauptsächlich aus dem mütterlichen Kreislauf kommt, Verblutungsgefahr!

Diagnose
- Ultraschall
- Nur vaginal untersuchen, wenn Operationsbereitschaft besteht, da die Gefahr, die Plazenta zu verletzen und dabei eine schwere Blutung zu verursachen, größer ist.

Therapie
Bei leichten Blutungen stationäre Aufnahme, Tokolyse und Sektiobereitschaft. Sofern das Kind reif ist, d. h. etwa in der 38. Woche, Schnittentbindung.
Bei schwerer Blutung sofortige Schnittentbindung ohne Rücksicht auf den Reifezustand des Kindes.

Vorzeitige Plazentalösung
Die vorzeitige Plazentalösung macht etwa 20–25% aller Blutungen im letzten Schwangerschaftsdrittel aus. Sie tritt gehäuft auf bei EPH-Gestose, Hypertonie, Trauma, Diabetes. Die Stärke der vaginalen Blutung sagt nicht unbedingt etwas über das Ausmaß der Plazentaablösung aus: Sie kann sich partiell oder vollständig ablösen, oft bildet sich ein retroplazentares Hämatom (Blutung nach innen).

Symptomatik
- Schmerzhafte Dauerkontraktion
- brettharter Uterus
- Schocksymptomatik
- Kindliche Herztöne leise, Gefahr des intrauterinen Kindstodes
- Bei der Mutter Gefahr der Verbrauchskoagulopathie

Diagnose
Aus Symptomatik, ätiologischen Hinweisen, klinischem Befund und, wenn genug Zeit vorhanden ist, Ultraschallbild.

Therapie
Je nach Ausmaß der Plazentalösung und Reife des Kindes sollte man versuchen, die Geburt so weit wie möglich hinauszuzögern, wenn das nicht möglich ist, Schockbekämpfung und sofortige Schnittentbindung.

Blutungen kurz vor der Geburt und in der Geburt

Uterusruptur
Das ist keine sehr häufige, aber sehr gefährliche Komplikation. Sie kann auftreten durch
- Traumen
- Ruptur einer Narbe nach vorausgegangener Schnittentbindung oder Uterusperforation (Narbenrupturen können schmerzlos sein!)
- Bei Mißverhältnis (zuerst sehr starke Wehen, dann Aufhören der Wehen mit „Erleichterungsgefühl")
- Durch geburtshilfliche Eingriffe
- Extreme Wehenmittelüberdosierung

Symptome
Je nach Ursache symptomarm oder sog. „Vernichtungsschmerz" mit Schocksymptomatik. Die vaginalen Blutungen können fehlen. Fehlende kindliche Herztöne, Tastbarkeit von kindlichen Teilen durch die Bauchdecke.

Diagnose
Aus der Symptomatik

Therapie
Bei drohender Ruptur: Tokolyse
Bei Ruptur: Operation, evtl. mit Hysterektomie

Blutungen nach der Geburt

Blutungen nach der Geburt entstehen durch fehlende Plazentalösung, verbleibende Plazentareste, mangelnde Uteruskontraktion.

Symptome
- Die Gebärmutter bleibt groß und weich bzw. kontrahiert nur dort, wo die Plazenta schon gelöst ist.
- Je nachdem löst dich die Plazenta nicht oder ist bei der Untersuchung unvollständig
- Die Blutung hält an oder es treten erneut starke Blutungen auf

Therapie
- Bei fehlender Plazentalösung zunächst abwarten, bei sehr starker Blutung oder nach 60 min manuelle Plazentalösung.
- Ist die Plazenta zwar gelöst, wird aber durch einen zervikalen Spasmus zurückgehalten, dann sollte man zunächst abwarten. Manuelle Entfernung nur bei starker Blutung oder wenn der Spasmus sich nicht löst.

- Ergibt die Untersuchung der Plazenta, daß sie nicht vollständig ist, dann ist eine Nachkürettage erforderlich, weil sonst Nachblutungsgefahr, Infektionsgefahr und die Gefahr der Bildung von Plazentapolypen besteht.
- Kontrahiert sich die Gebärmutter auch nach regelrechter Plazentalösung nicht, sondern bleibt groß und weich und blutet evtl. stark, dann muß sie manuell komprimiert werden, und es werden Kontraktionsmittel wie Oxytozin und/oder Methergin gegeben. Schocktherapie.
- Bei Blutungen bei vollständig ausgetriebener Plazenta und gut kontrahierter Gebärmutter sind Verletzungen des Geburtskanals wahrscheinlich (Zervix, Vagina, Damm), Spekulumeinstellung und Naht.

Krampfanfälle und komatöse Zustände

Eklampsie
Wenn es zur Eklampsie kommt, besteht Lebensgefahr! Die mütterliche Mortalität liegt zwischen 8 und 25%. Die Eklampsie kann vor, nach und während der Geburt auftreten.
Anzeichen sind: zunehmende Kopfschmerzen, Sehstörungen, Ohrensausen, Schwindelgefühl, Übelkeit, Erbrechen, epigastrische Schmerzen, Hyperreflexie, motorische Unruhe.
Der Anfall selbst:
- Tonisch-klonische Krämpfe, die etwa 1 min lang dauern
- Sistieren der Atmung, Zyanose, Zungenbiß
- Bewußtlosigkeit
- Erheblicher Hypertonus
- Nachfolgend, manchmal auch ohne Anfall, Koma

Therapie: symptomatisch
- Bei Anzeichen äußere Reize ausschalten, ruhiger dunkler Raum
- Bei Anfall Gummikeil zwischen die Zähne, Sauerstoff, Intubationsbesteck bereithalten
- Medikament dem Einzelfall anpassen, den Blutdruck nicht zu plötzlich senken, um die Plazentadurchblutung zu erhalten
  - Antikonvulsiva (Magnesiumsulfat, Benzodiazepam)
  - Sedativa (Barbiturate)
  - Antihypertensiva (Rauwolfia, Hydralazin)
  - Diuretika
  - Plasmaexpander
- Möglichst bald entbinden

Bei der *Differentialdiagnose* ist zu denken an Coma diabeticum, Enzephalitis, Meningitis, Hirntumoren, Hirnaneurysmen, Sinusthrombose.

Vorzeitiger Blasensprung

Mit vorzeitigem Blasensprung ist die Spontanruptur der Eihäute vor Wehenbeginn gemeint. Ursachen können sein Hydramnion, Mehrlingsschwangerschaften, Zervixinsuffizienz, Konisation, verminderte Reißfestigkeit der Membranen, Infektion des unteren Eipols.

Symptome
Abgang von Fruchtwasser im Schwall oder aber sickernd (Differentialdiagnose zum Fluor vaginalis!)

Diagnose
Spekulumeinstellung, Lackmuspapierprobe (pH > 7 durch Fruchtwasser), durch Mikroskopie Nachweis von Lanugohaaren und Hautschuppen in der Flüssigkeit.

Gefahren
- Frühgeburt
- Aszendierende Infektion
- Nabelschnurvorfall oder Vorfall kleiner Teile

Therapie
Bei reifem Kind baldmöglichste Entbindung, bei fehlender Reife des Kindes Bettruhe und Tokolyse, antibiotischer Schutz so lange wie möglich, Reife des Kindes bestimmen (Ultraschall, L/S-Ratio), sofern das Kind reif genug ist, Entbindung

Intrauteriner Fruchttod

Der intrauterine Fruchttod des Kindes, d. h. Tod nach dem 7. Schwangerschaftsmonat, tritt bei etwa 1% aller Geburten auf.

Ursachen können sein:
- Plazentainsuffizienz (häufigste Ursache)
- Mißbildungen
- Nabelschnurkomplikation
- Rh-Inkompatibilität
- Diabetes
- Infektionen
- Blutungen

Die Ursachenklärung ist aus psychologischen Gründen für die Eltern sehr wichtig und auch, um bei erneuter Schwangerschaft die Wiederholung zu vermeiden.

Problematisch ist die **sichere Diagnose,** es sollen dabei mehrere Methoden eingesetzt werden:
- Anamnese: Fehlen von Kindsbewegungen
- Keine kindlichen Herztöne auffindbar, auch bei mehrmaligen Kontrollen nicht
- Im fetalen EKG keine kindlichen Aktionen
- Im Ultraschall keine Bewegungen

- Bei Amnioskopie abnorme Verfärbung des Fruchtwassers: rötlich, rot-braun oder schwarz
- Gewichtsabnahme und Verminderung des Leibesumfanges
- Sinkender Fundusstand
- Absinken der 24-Stunden-Östriolwerte
- Evtl. Röntgenaufnahme mit abnormer Abknickung der Wirbelsäule und übergreifenden Scheitelbeinknochen

Meist wird ein abgestorbenes Kind nach 1–2 Wochen ausgestoßen, es besteht aber die Gefahr der Infektion und der hämorrhagischen Diathese (dead-fetus-syndrome). Die Einleitung der Geburt soll wegen der Gefahr von Gerinnungsstörungen und aus psychologischen Gründen möglichst bald erfolgen, nur in der Klinik durchführen! Es sind hohe Gaben von Oxytozin und Prostaglandinen notwendig.

Das Kind mazeriert durch enzymatische Selbstzersetzung. Man unterscheidet 3 *Mazerationsgrade*:

Grad I (nach einigen Stunden): grau-weiße Haut, Mekoniumverfärbung

Grad II (nach mehr als 24 Stunden): Epidermolysis, d.h. glasige Abhebung der Epidermis, das Fruchtwasser ist rot-braun bis schwärzlich

Grad III (nach mehr als einer Woche): braun-rötliche Hautfarbe durch Hämolyse, Tonusverlust des ganzen Körpers, Konsistenzverlust von Rumpf und Schädel, Kolliquationsnekrose der inneren Organe

Betreuung von Risikoschwangerschaften

Risikoschwangerschaften sind Schwangerschaften, bei denen durch verschiedene Faktoren ein erhöhtes Risiko für Mutter und Kind besteht. Durch frühzeitige Erkennung der Risiken, engmaschige ambulante Kontrolle und z.T. durch klinische Überwachung können die Risikofaktoren erkannt und z.T. günstig beeinflußt werden.

Präexistente individuelle Faktoren:
- Alter   Jugendliche unter 16 Jahren
          Erstgebärende über 32 Jahre
          Mehrgebärende über 40 Jahre
- Vielgebärende
- Adipositas/Übergewicht mehr als 15 kg
- Nikotin- und/oder Alkoholmißbrauch

Präexistente schwangerschaftsunabhängige Krankheiten:
- Herzfehler, Kreislaufstörungen, Anämie
- Lungenerkrankungen
- Nierenerkrankungen
- Erkrankungen des Magen-Darm-Traktes
- Diabetes
- Infektionskrankheiten

Anamnestisch erfaßbare gynäkologische Risikofaktoren:
- Sterilitätsbehandlungen (z.B. bei Clomiphenbehandlung häufiger Mehrlingsschwangerschaften)
- Auffälligkeiten an der Gebärmutter (Mißbildung, Operation, Myome)
- Komplikationen bei früheren Geburten wie z.B. Placenta praevia
- Komplikationen in früheren Schwangerschaften wie EPH-Gestose, Plazentainsuffizienz, vorzeitige Lösung der Plazenta
- Aborte
- Frühgeburten, Totgeburten

Risiken in der jetzigen Schwangerschaft:
- Diabetes
- EPH-Gestose
- Blutungen, Placenta praevia
- Blutgruppeninkompatibilität
- Plazentainsuffizienz, Wachstumsretardierung
- Mehrlingsschwangerschaft, Hydramnion
- Regelwidrige Kindslage
- Abnorme Wehenbereitschaft, Zervixinsuffizienz

Zu den **speziellen Überwachungsmethoden** gehören:
- CTG (fetale Kardiotokographie)
- Ultraschallfetometrie
- Fetales EKG (kann abdominal durchgeführt werden oder nach Blasensprung erfolgt die Ableitung durch Kopfelektrode)
- Hormonanalysen, besonders Östriol und HPL
- Amniozentese und Fruchtwasseruntersuchung (L/S-Ratio, α-Fetoprotein)
- Amnioskopie

Die Frage der stationären Aufnahme richtet sich nach der Schwere der Erkrankung. Bei den folgenden Erkrankungen ist sie in der Regel zumindest zeitweilig notwendig: EPH-Gestose, Diabetes, Zervixinsuffizienz, Blutungen, fetale Wachstumsretardierung, drohende Frühgeburt, Organkrankheit der Mutter und evtl. bei Mehrlingsschwangerschaften.

Schwangerschaft und Risikoschwangerschaft   165

Frage 3.103: Lösung D

Jede Blutung in der Schwangerschaft muß ernstgenommen werden. Eine Blutung im letzten Trimenon kann zum Beispiel auf eine Placenta praevia hinweisen.
Die 2. Aussage ist richtig: Wenn die Öffnung des Muttermundes beginnt, geht ein blutiger Schleimpropf ab und mit zunehmender Öffnung reißen kleine Deziduagefäße ein und etwas Blut geht ab. Dies wird in der Gynäkologensprache „Zeichnen" genannt.

Frage 3.104: Lösung B

Zu (B)
Die **vorzeitige Lösung der Plazenta** geht mit einer akuten, abdominellen Symptomatik einher, zusätzlich kann es zu Blutungen, zur Ausbildung eines retroplazentaren Hämatoms und je nach Ausmaß der Plazentalösung zur Schocksymptomatik mit Verbrauchskoagulopathie kommen.
Zu (A)
Plazentainfarkte verlaufen in der Regel unbemerkt und werden erst postpartal bei der Routineuntersuchung der Plazenta festgestellt; wenn sie ausgedehnt sind, können sie zur Plazentainsuffizienz führen. Sie sind häufiger bei Frauen, die während der Schwangerschaft geraucht haben.
Zu (C)
Der **Blasensprung** selbst verursacht keine Schmerzen, er kann aber Wehen auslösen und zur Einleitung der Geburt führen.
Zu (D)
Tubarrupturen treten typischerweise in der 6. bis 8. SSW, selten später auf. Sie können dann auch zum akuten Abdomen führen. Wenn eine Schwangerschaft bis zur 34. SSW fortbesteht, kann man fast sicher sein, daß es sich nicht um eine Extrauteringravidität handelt.

Frage 3.105: Lösung C

Zu (C)
Beschrieben ist die typische Symptomatik des **Vena-cava-Syndroms**. Durch den schwangeren Uterus wird in Rückenlage die Vena cava abdominalis komprimiert und dadurch der venöse Rückstrom vermindert. Die Mutter reagiert mit Tachykardie und Benommenheit, das Kind mit einer 1–2 minütigen Bradykardie.
Erholung bei Seitenlagerung.
Zu (A)
An einer Uterusruptur im Bereich der alten Sektionarbe muß man bei Wehenbeginn denken. Symptome: reißende Schmerzen im Unterleib, die schließlich auch in der Wehenpause bestehen bleiben. Bei Verdacht Re-Sectio!
Zu (B)
Die vegetativen Symptome der Mutter könnten auch zu einer Lungenembolie passen, es ist jedoch nichts über Dyspnoe und evtl. Risikofaktoren erwähnt.
Zu (D)
Vorzeitige Plazentalösung: plötzlicher Schmerz, Blutung nach außen nur in 75% der Fälle, allgemeine Schocksymptomatik und akute Gefährdung des Kindes. Ein venöser Stau wie bei Vena-cava-Syndrom kann bei längerer Dauer zu einer vorzeitigen Lösung führen.
Zu (E)
Der Blutdruck ist für einen drohenden eklamptischen Anfall zu niedrig.

Frage 3.106: Lösung E

Zu (E)
Nur in 75% der Fälle besteht eine Blutung nach außen, oder diese ist nur so leicht, daß nicht an eine vorzeitige Lösung gedacht wird. Diagnosestellung mit Hilfe des Ultraschalls (retroplazentares Hämatom).
Die vorzeitige Lösung bedeutet Lebensgefahr für Mutter und Kind (siehe S. 162)

[H 84]
Frage 3.107: Lösung E

Zu (1)
Bei vorzeitiger Lösung der normalsitzenden Plazenta kommt es oft zur Verbrauchskoagulopathie mit unstillbarer Blutung. Ursache: Einschwemmung von thromboplastischem Material (hohe Konzentration in Endometrium und Plazenta) und Verbrauch von Gerinnungsfaktoren im retroplazentaren Hämatom. Folge: Koagulopathie, reaktive Hyperfibrinolyse.
Therapie: Fibrinogen, Vollblut, Trasylol.
Zu (2)
Fruchtwasser hat eine sehr hohe thromboplastische und fibrinolytische Aktivität und enthält korpuskuläre Bestandteile, die die pulmonale Strombahn verlegen. Das führt zur disseminierten Gerinnung, fast immer mit überschießender Fibrinolyse.
Therapie: Fibrinogen, Vollblut, Trasylol.
Zu (3)
Wenn sich der Uterus nicht kontrahiert, kann es zur gefürchteten atonischen Blutung nach der Geburt kommen. Im Rahmen des akuten hämorrhagischen Schocks entwickelt sich dabei eine Verbrauchskoagulopathie (Mikrozirkulationsstörungen usw.).
Schocktherapie.
Zu (4)
Beim septischen Abort kann eine Koagulopathie durch Einschwemmung von Toxinen in die Blutbahn entstehen. Dadurch kommt es zur disseminierten intravasalen Gerinnung mit charakteristischem Thrombozytensturz.
Therapie: zunächst Heparin, später Schockprophylaxe.
Zu (5)
Ein verhaltener Abort (Missed abortion, retinierter intrauteriner Fruchttod) kann etwa 5 Wochen nach Absterben der Frucht zum Dead-Fetus-Syndrom mit Verbrauchskoagulopathie führen (Übertritt proteolytischer Enzyme, DIC mit überschießender Fibrinolyse.)
Therapie: Kürettage, Fibrinogen, Trasylol.

[F 84]
Frage 3.108: Lösung C

Eine schwerwiegende Komplikation bei vorzeitiger Lösung der normal sitzenden Plazenta ist die Verbrauchskoagulopathie, deshalb die Kontrolle der Blutgerinnungsfähigkeit.
Ursache der Verbrauchskoagulopathie ist aber nicht kindliches Plasminogen, sondern thromboplastisches Material aus der Plazenta, das in den mütterlichen Kreislauf gelangt und dort zuerst zur Hyperkoagulobilität und dann zur Verbrauchskoagulopathie mit Gerinnungsunfähigkeit des Blutes führt.

[F 86]
Frage 3.109: Lösung C

Zu (C)
Bei einer **Placenta praevia totalis** ist eine normale Geburt nicht möglich.
Im allgemeinen wird Frauen mit gesicherter Placenta praevia totalis die frühzeitige Klinikeinweisung empfohlen, um bei einer plötzlich auftretenden Blutung bei Wehenbeginn sofort eine Sectio machen zu können.
Zu (B)
Eine Geburtseinleitung wäre wegen der Blutungsgefahr ein glatter Kunstfehler.
Zu (D) und (E)
Keine vaginalen Manipulationen wie vaginale Untersuchung oder Amnioskopie! Blutungsgefahr zu groß!

[H 88]
Frage 3.110: Lösung C

Hier wurde von der Hälfte der Prüflinge fälschlicherweise (B) angekreuzt.
Bei der Insertio velamentosa führen die Nabelschnurgefäße erst eine Strecke weit frei über die Eihäute, bevor sie in die Plazenta einmünden. Es ist ganz richtig, daß diese Besonderheit zu schwersten Blutungen mit Verblutungsgefahr besonders für das Kind führen kann, wenn diese Gefäße einreißen. Sie reißen aber fast immer **beim Blasensprung** ein und ein Blasensprung war in der Aufgabe nicht erwähnt.
Manche Frauen neigen in der Schwangerschaft zu einer ausgesprochenen venösen Stase, die sich sowohl als Varizen an den Beinen, der Vulva und der Vagina als auch als Hämorrhoiden bemerkbar machen kann. Die Varizen im Genitalgebiet können spontan bluten, aber auch bei der Entbindung kann es zu starken Blutungen kommen durch Verletzung dieser Gefäße (Dammriß, Dammschnitt).

[F 86]
Frage 3.111: Lösung B

Zu (2) und (4)
In seltenen Fällen können Fehlbildungen wie z.B. Uterussepten den Fetus in eine bestimmte Lage zwingen (z.B. Beckenendlage) oder Frühgeburten begünstigen, etwa durch mangelnde Plazentainsertionsfläche.
Zu (1)
Spätgestosen = EPH-Gestosen sind anatomieunabhängig.
Zu (3)
Zu Phokomelie (Robbengliedrigkeit) kommt es bei Schädigungen in der frühen Embryonalzeit (z.B. Thalidomidembryopathie)

4 Ärztliche Betreuung in der Schwangerschaft

Mütterliche Letalität

Unter **mütterlicher Letalität** versteht man nach der WHO-Definition: Sterbefälle von Frauen, deren Tod in direktem Zusammenhang mit Schwangerschaft, Entbindung und Wochenbett, d. h. bis zu 6 Wochen nach der Geburt stehen, bezogen auf 100000 Lebendgeborene.
In Europa und in den USA beträgt die Müttersterblichkeit zwischen 10 und 50 auf 100000; in der Bundesrepublik ist sie im Vergleich zu anderen Ländern recht hoch. Ursachen sind:

Infektionen	15-20%
EPH-Gestose	10-20%
Blutungen	12-16%
Kaiserschnitte	20%
Fehlgeburten	8-15%
Embolien	10-15%
Sonstiges	20-30%

Die Müttersterblichkeit steht u. a. im Zusammenhang mit der Intensität der Schwangerschaftsvorsorge. Die meisten Mütter hatten erkennbare Symptome, bevor sie starben!

Kindliche Letalität

Hier unterscheidet die WHO folgende Definition:
- **Perinatale Letalität,** das sind alle vor, während und bis zum 7. Lebenstag nach der Geburt gestorbenen Kinder mit einem Geburtsgewicht von mehr als 1000 g bezogen auf 1000 Lebend- oder Totgeborene
- **Säuglingssterblichkeit,** darunter versteht man die Sterblichkeit aller Lebendgeborenen bis zum Ende des 1. Lebensjahres

In Europa und in den USA liegt die perinatale Letalität zwischen 15 und 19 auf 1000 Geborene. Sie ist im Vergleich zu anderen europäischen Ländern in der Bundesrepublik relativ hoch. Ursachen sind:
- Frühgeburten, sie bilden bei 40-70% aller verstorbenen Kinder die Ursache!
- Plazentainsuffizienz mit Hypoxie
- Atemwegsstörungen, wie z. B. hyaline Membranen
- Mißbildungen
- Geburtstraumata, wie Hirnblutungen, Hypoxie
- Rh-Inkompatibilität
- Diabetes

Es müssen alle Kinder gemeldet werden, die unmittelbar nach der Geburt ein Lebenszeichen hatten (Herztöne, Pulsation der Nabelschnur, Lungenatmung) oder die tot zur Welt gekommen sind und mindestens 35 cm lang oder mindestens 1000 g schwer waren.
Gerade die Frühgeburtenrate wird von sozio-ökonomischen Faktoren mitbeeinflußt:
- Doppelbelastung der Frau, wie Beruf und Familie
- Alter
- Keine feste Partnerschaft
- Hoher Zigarettenkonsum der Mutter
- Hoher Zigarettenkonsum des Vaters, auch wenn die Mutter nicht raucht
- Alkohol

Morbidität

Typische Erkrankungen der Schwangerschaft, die das Risiko für das Kind erhöhen, sind *Diabetes* (Frühgeburten, Riesenkinder, Hydramnion usw.), *EPH-Gestose, Rh-Inkompatibilität, Infektionen.*
Schwerwiegende Folgen sind oft durch konsequente Überwachung und gute Einstellung, z. B. eines Diabetes sowie durch frühzeitige Gefahrenerkennung zu mildern oder zu vermeiden.
Im Moment steigt die Zahl der angeborenen *Mißbildungen* allerdings, vermutlich durch vermehrt einwirkende Umweltnoxen.

Prophylaxe

Kind
Schädliche Noxen meiden (Alkohol, Nikotin, Medikamente)
Physischen und psychischen Streß meiden (Frühgeburten)
Risikoschwangerschaften frühzeitig erkennen und eng überwachen
Möglichkeit zur Pflege der Frühgeborenen verbessern

Mutter
Infektionen vermeiden, besonders iatrogene!
Risikoschwangerschaften frühzeitig erkennen und nur in entsprechend ausgerüsteten Kliniken behandeln und entbinden

[F 88]
Frage 4.1 W: Lösung B

Die weitaus häufigste Ursache (in ca. 70%) für die perinatale Mortalität ist die Früh- und/oder Mangelgeburtlichkeit. Als Frühgeborene werden Kinder bezeichnet, die zwischen dem Beginn der 29. SSW und vor Ende der 38. SSW geboren werden und/oder weniger als 2500 g wiegen.
Weitere Todesursachen sind: Mißbildungen, Hypoxie, Hirnblutungen, Rh-Inkompatibilität, Affektionen der Atemwege.

[F 88]
Frage 4.2 W: Lösung B

WHO-Definition für **perinatale Mortalität:** Alle fetalen bzw. kindlichen Todesfälle mit einem Geburtsgewicht von 1000 g und mehr vor, während und bis zum 7. Lebenstag nach der Geburt *bezogen auf 1000 Lebend- oder Totgeburten.*

[H 86]
Frage 4.3: Lösung E

Der häufigste Grund für die **perinatale Mortalität** ist in den Industrieländern die **Frühgeburtlichkeit,** wobei es natürlich verschiedene Gründe für die Frühgeburtlichkeit geben kann: Plazentainsuffizienz (C), Mißbildungen (D), konnatale Infektionen etc.

Frage 4.4: Lösung D

Mütterliche Faktoren, die zu Frühgeburten führen können, sind:
- Sehr junge Schwangere
- Relativ alte Schwangere
- Psychische Belastungen
- Nikotin
- EPH-Gestose, Hypertonie
- Nierenerkrankung
- Zervixinsuffizienz
- Uterusanomalien
- Lageanomalien
- Hydramnion
- Mehrlingsschwangerschaft
- Ovarialinsuffizienz

[H 84]
Frage 4.5: Lösung B

Aussage **(1)** gibt die WHO-Definition der perinatalen Mortalität wieder. In der BRD werden auch Totgeborene mit über 35 cm Körperlänge als perinatal verstorben registriert.
Zu (2)
Der Anteil der Frühgeborenen wird mit 40–70% angegeben.
Zu (3)
Die Grenze liegt bei 7 Tagen, nicht bei 24 Stunden.
Zu (4)
Die Haupttodesursache sind Hypoxie und Azidose, und zwar bei Früh- und Mangelgeburten infolge von Plazentainsuffizienz oder durch Unreife des Kindes (z. B. Lungenfunktionsstörungen).
Zu (5)
Die statistische Berechnung erfolgt schon auf 1000 lebend- und totgeborene Kinder, aber umfaßt nur bis zu 7 Tage alte Kinder (als Säuglinge werden Kinder ungefähr bis Ende des 1. Lebensjahres bezeichnet).

[F 84]
Frage 4.6: Lösung B

Definition von perinataler Mortalität. Tod des Kindes nach der 28. Schwangerschaftswoche bis zum 8. Tag nach der Geburt; das Kind muß größer sein als 35 cm und schwerer als 1000 g.
Ursachen sind: Früh- und Mangelgeburten (in 40 bis 70%), Hypoxie, Mißbildungen, Hirnblutungen, Rh-Inkompatibilität, Diabetes, Atemwegskomplikationen.

[F 85]
Frage 4.7: Lösung E

Als Frühgeborenes bezeichnet man ein Kind, das vor Vollendung der 37. SSW geboren wird. Der Anteil der Frühgeborenen an der perinatalen Sterblichkeit soll 60–70% betragen.

[H 85]
Frage 4.8: Lösung D

Die Definition von perinataler Mortalität ist richtig und vollständig, aber natürlich ist heute die Frühgeborenenfrequenz der wesentlichste Faktor, da Frühgeborene ja eine vielfach höhere Mortalität haben als reife Kinder.

Mutterschutzrecht

Das Mutterschutzrecht gilt für Frauen in einem Arbeitsverhältnis und für in Heimarbeit beschäftigte Frauen. Werdende Mütter dürfen nicht beschäftigt werden, sofern die Arbeit eine Gefahr für die Gesundheit der Mutter und/oder des Kindes bedeuten kann, insbesondere gilt:
- Keine Akkord- und Fließbandarbeit
- Keine Arbeiten, bei denen ständig mehr als 5 kg oder gelegentlich mehr als 10 kg gehoben werden müssen.
- Bei ständiger Arbeit im Stehen müssen Sitzgelegenheiten vorhanden sein.
- Bei ständig sitzender Tätigkeit muß Gelegenheit zum Aufstehen sein.
- Keine Beschäftigung mit Arbeiten, wo die Frau schädigenden Einflüssen ausgesetzt ist, wie Hitze, Kälte, Erschütterungen, schädigenden Stoffen, Staub, Strahlen.

Die folgenden Gebote gelten zusätzlich auch für stillende Mütter:
- Keine Nachtarbeit zwischen 20 und 6 Uhr
- Keine Arbeit an Sonn- und Feiertagen, Ausnahmen bilden hauswirtschaftliche Betriebe, Krankenpflege, Gaststätten usw., dann muß jedoch mindestens einmal wöchentlich eine Ruhezeit von 24 Stunden anschließend an eine Nachtruhe möglich sein.
- Die Höchstarbeitszeit darf nur 8 1/2 h/Tag betragen, in einer Doppelwoche nicht mehr als 90 h, Ausnahmen sind wieder Hauswirtschaft, Landwirtschaft usw.

Fristen

Der **Mutterschutz** beginnt 6 Wochen vor dem ärztlich bescheinigten Geburtstermin und endet 8 Wochen nach der Geburt. Bei Früh- und Mehrlingsschwangerschaften 12 Wochen nach der Geburt. In dieser Zeit wird **Mutterschaftsgeld** in Höhe des Nettogehaltes gezahlt. Eine Kündigung in dieser Zeit bis 4 Monate nach der Geburt ist unzulässig, wenn der Arbeitgeber von der Schwangerschaft wußte oder sie ihm bis 2 Wochen nach Ausspruch der Kündigung mitgeteilt wurde. Die ärztliche Betreuung während der Schwangerschaft, Hebammenhilfe und Entbindung werden von den Krankenkassen bezahlt.

Frage 4.9 W: Lösung C

Die gesetzliche Schutzfrist für werdende Mütter beginnt 6 Wochen vor dem vermutlichen Geburtstermin. Der Termin muß durch einen Arzt oder eine Hebamme bescheinigt werden. Die Schutzfrist endet 8 Wochen nach der Geburt, bei Früh- und Mehrlingsgeburten 12 Wochen nach der Geburt.

H 87
Frage 4.10: Lösung E

Zu (4)
Keine Arbeiten mit gelegentlichem Heben von 10 kg oder mit ständigem Heben von über 5 kg.
Im übrigen sind auch Nacht-, Feiertags- und Schichtarbeit verboten (Sonderregelung für Landwirtschaft und Krankenhaus).

F 88
Frage 4.11 W: Lösung E

Das Mutterschutzgesetz umfaßt u. a. folgende Schutzvorschriften: Verbot von Akkord, Fließband-, Mehr-, Nacht- und Sonntagsarbeit bei werdenden und stillenden Müttern.
Wöchnerinnen dürfen bis zum Ablauf von 8 Wochen nach der Geburt nicht beschäftigt werden. Die Frist verlängert sich für Mütter nach Früh- und Mehrlingsgeburten auf 12 Wochen.
Werdende Mütter dürfen in den letzten 6 Wochen vor dem errechneten Geburtstermin nicht beschäftigt werden, sofern sie nicht ausdrücklich darauf bestehen.
Für stillende Mütter besteht ein Verbot von Mehr-, Nacht- und Sonntagsarbeit.
Zu (4)
Ein längeres Aussetzen der Beschäftigung beruht auf speziellen Regelungen mit dem Arbeitgeber.

F 85
Frage 4.12 Lösung D

Der Mutterschutz beginnt 6 Wochen vor dem errechneten Termin und endet normalerweise 8 Wochen nach der Entbindung: bei Frühgeburten und Mehrlingsgeburten verlängert sich die Schutzfrist auf 12 Wochen.
Die Frauen dürfen aber auf eigenen, ausdrücklichen Wunsch vor der Entbindung länger arbeiten.

Schwangerschaftstest

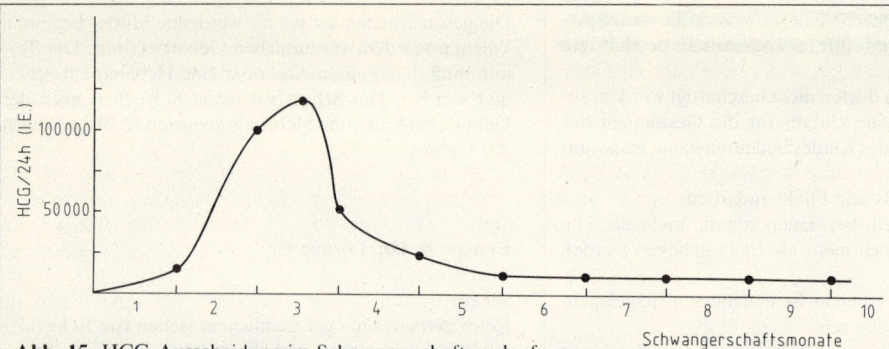

Abb. 15. HCG-Ausscheidung im Schwangerschaftsverlauf

Mit dem quantitativen HCG-Nachweis mittels Radioimmunassay, was allerdings sehr teuer ist, kann eine Schwangerschaft schon 12–14 Tage nach der Ovulation festgestellt werden. Ab dem 36.–40. Tag nach der letzten Menstruation, kann HCG im Morgenurin einer Schwangeren nachgewiesen werden. Der Schwangerschaftstest arbeitet nach folgendem Prinzip:

Antigenträger, z. B. Erythrozyten binden HCG an ihrer Oberfläche. Gibt man hierzu HCG-Antiserum, so agglutinieren die Partikel. Gibt man aber zusätzlich HCG-haltigen Urin hinzu, so reagieren das Antiserum und das HCG im Urin miteinander und die Agglutination bleibt aus, d. h. der Test ist **positiv!** Findet nach Zugabe von Urin eine *Agglutination* statt, so ist der Test negativ, die Frau ist nicht schwanger.

Diagnose der Schwangerschaft

Die Diagnose der Schwangerschaft setzt sich zusammen aus
- der typischen Anamnese mit Amenorrhöe, Spannungsgefühl in den Brüsten, Übelkeit, morgendlichem Erbrechen und
- der gynäkologischen Untersuchung.

Unsichere Zeichen
Uterusauflockerung, evtl. Vergrößerung, je nach Schwangerschaftsdauer, Lividität von Vagina und Portio, Schwellung der Brüste, evtl. Bildung von Kolostrum, Zunahme der Hauptpigmentierung

Sichere Zeichen
Vom Kind ausgehende Zeichen wie Nachweis von Herztönen durch Ultraschall oder Stethoskop, palpatorischer Nachweis von Kindsteilen und Kindsbewegungen, Ultraschallnachweis von Kindsteilen, röntgenologischer Nachweis von kindlichen Strukturen. Immunologischer Schwangerschaftstest, dabei wird der HCG (**H**uman **C**horion **G**onadotropin) im Urin oder im Serum nachgewiesen

H 87
Frage 4.13: Lösung C

Die empfindlichen neuen Schwangerschaftstests (RIA) werden schon wenige Tage nach der Konzeption positiv.
Zu (A)
Fünf Tage vor der Implantation ist das Ei gerade einige Stunden befruchtet, da schaffen nicht einmal die modernen Tests einen Nachweis. Der früheste HCG-Nachweis (bei ca. 0,2 E/ml!) ist ungefähr 4 Tage nach Empfängnis möglich.

Frage 4.14: Lösung D

Der Schwangerschaftstest ist eine immunchemische Methode, bei der HCG im Morgenurin der Frau nachgewiesen wird. Er wird 8–10 Tage nach Ausbleiben der erwarteten Regelblutung positiv, also 20–35 Tage nach der Konzeption.

F 87
Frage 4.15 W: Lösung A

Auch bei unauffälligem Verlauf sollte sich eine Schwangere zunächst alle vier Wochen zur Vorsorgeuntersuchung vorstellen, in den letzten beiden Schwangerschaftsmonaten zweiwöchentlich, das ergibt im Verlauf der gesamten Schwangerschaft 10–12 Untersuchungen. So ist es möglich, selbst asymptomatische Auffälligkeiten (z. B. Bakteriurie, latenter Diabetes der Mutter, Wachstumsretardierung des Kindes) relativ früh zu erkennen und entsprechend zu reagieren.

F 88
Frage 4.16: Lösung E
F 86
Frage 4.17: Lösung C

Gemeinsamer Kommentar

Bei **jeder** Schwangerenvorsorgeuntersuchung erfolgen:
- Blutdruckmessung
- Hb-Bestimmung
- Gewichtskontrolle
- Urinstatus

Zu (1)
Eine vaginale Untersuchung zur Beurteilung der Zervix führen viele Ärzte jedesmal durch, andere beschränken sich bei normal verlaufender Schwangerschaft auf einige Male.
Zu (2)
Der indirekte Coombstest zum Ausschluß irregulärer Antikörper erfolgt zweimal: im 1. und 3. Trimenon.
Zu (3)
Das gleiche gilt für die Luesserologie.
Zu (4)
Die äußere Beckenmessung mit Beckenzirkel zur anhaltsmäßigen Bestimmung der Beckenmaße wird meist in der 1. Schwangerschaft bei der Anmeldung in der Entbindungsklinik vorgenommen, sie ist nicht in den Richtlinien erwähnt.
Der Guthrie-Test gehört zum Neugeborenen-Screening am 5.–7. Tag nach der Geburt. Mit ihm kann man auf Phenylketonurie und Histidinämie untersuchen. Weiterhin gehören zum Laborscreening für Neugeborene: Screening auf Hypothyreose und auf Galaktosämie.

F 88
Frage 4.18: Lösung B

Graviditätsdeziduazellen sind umgewandelte Endometriumzellen. Die Funktionalisschicht des Endometriums bereitet sich in jedem ovulatorischen Zyklus auf eine Schwangerschaft vor. Nach Einnistung des befruchteten Eies nennt man diese Schicht Dezidua und gliedert sie je nach Lage zur Frucht in: Dezidua basalis (Anheftungsstelle), Dezidua capsularis (die das Ei überziehende Schicht) und Dezidua parietalis (welche die übrige Gebärmutter auskleidet). Deziduazellen sind also mütterliche Zellen.
Zu (4) und (5)
Das grenzt an Haarspalterei! Das Corpus uteri ist schon mit einer Schleimhaut (Epithel) ausgekleidet. Die Zellen jedoch, die sich umwandeln in die Funktionalis, gehören zum Stroma (Bindegewebe), welches aus Retikulumzellen und einem feinen Fasernetz aufgebaut ist.

Schwangerenbetreuung

Errechnung des Geburtstermins:
Naegele-Regel
1. Tag der letzten Regel minus 3 Monate + 7 Tage
Geht von 28tägigem Zyklus aus! Bei 32tägigem Zyklus z. B. müssen 4 Tage addiert werden.

Vorsorgeuntersuchungen
Erstuntersuchung zur Feststellung der Schwangerschaft und zur Allgemeinuntersuchung (u. a. Hb, Blutgruppe, Lues-Suchreaktion, Röteln-Antikörper-Suchtest)
Bis zur 20. Woche innere vaginale, ab 20. Woche äußere abdominale Untersuchung.
Kontrolluntersuchungen alle 4 Wochen, in den letzten beiden Monaten alle 2 Wochen.

Fundusstand
Ende 12. Woche: Oberkante Symphyse
Ende 24. Woche: Nabel
Ende 36. Woche: am Rippenbogen
Ende 40. Woche: 2 QF unter Rippenbogen

Herztonkontrolle
Mit Holzstethoskop ab 16. Woche
oder Ultraschall (Doppler-Effekt) ab 10. Woche.
Feststellung der *Kindslage*
Der *1. Leopold-Handgriff* prüft den Fundusstand.
Der *2. Leopold-Handgriff* ermittelt die Stellung des kindlichen Rückens und der „kleinen Teile" (Extremitäten).
Der *3. Leopold-Handgriff* prüft, ob Kopf- oder Beckenlage vorliegt.
Der *4. Leopold-Handgriff* ermittelt die Beziehung des vorangehenden Teiles zum Beckeneingang.

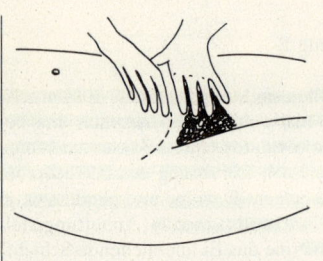

Abb. 16. Skizze zum Zangemeister-Handgriff

Der *Zangemeister-Handgriff* stellt fest, ob ein relatives Mißverhältnis zwischen kindlichem Kopf und mütterlichem Becken besteht.

Ernährung
Am günstigsten ist es, wenn die schwangere Frau zwischen 8 und 12 kg zunimmt (im 1. Trimenon etwa 250 g/Woche, im letzten etwa 400 g/Woche). Möglichst eiweißreiche, kohlehydrat- und fettarme Kost.

Geburtsvorbereitung
Psychologische Vorbereitung, um über Ängste, Schuldgefühle, Fehlinformationen zu sprechen und Genaues über den Ablauf der Geburt zu erfahren. Gut informierte Frauen haben oft weniger Angst und sind weniger verspannt. Außerdem bekommen die Frauen/Paare die Möglichkeit, zu entscheiden, welche Maßnahmen sie sich bei der Geburt ihres Kindes wünschen und welche sie ablehnen (z.B. Schmerzmittel).
Gymnastische Geburtsvorbereitung umfaßt Lagerungs- und Entspannungsübungen, Beckenbodenkräftigung und „Erlernen" von Bauch-, Hechel- und Preßatmung.

Pharmaka in der Schwangerschaft

Grundsätzlich jegliche Anwendung von Pharmaka in der Schwangerschaft meiden! Immer überprüfen, ob der Nutzen die potentiellen Risiken der Schädigung des Kindes rechtfertigt.
Von den Antibiotika gelten als relativ unbedenklich: Penicillin, Ampicillin, mit Einschränkung Erythromycin.
Von den Schmerzmitteln sollte, wenn unbedingt nötig, Paracetamol der Acetylsalicylsäure vorgezogen werden. Keine Kombinationspräparate verwenden, diese enthalten häufig Kodein!
Kontraindiziert sind (wobei die vitale Indikation für die Mutter immer die Ausnahme bildet) u.a.:
– Tetrazykline (Wachstumshemmung, Zahnverfärbung)
– Chloramphenicol (Grey-Syndrom)
– Aminoglykosid – Antibiotika (Oto-nephrotoxisch)
– Sulfonamide (Ikterus)
– Hormone
– Orale Antidiabetika (Mißbildungen)
– Cumarine (Warfarin-Embryopathie)
– Hydantoin, außer bei sorgfältiger Risikoabwägung
– Salicylsäure und Prostaglandinhemmer in höheren Dosierungen (Blutungsgefahr bei Mutter und Kind, Mißbildungen, frühzeitiger Verschluß des Ductus Botalli)
– Vorsicht bei Benzodiazepinen in höheren Dosierungen oder über längere Zeit (Mißbildungen)
– Anabolika
– Vorsicht mit Thyreostatika

Impfungen in der Schwangerschaft

Erster Grundsatz: Keine Impfungen mit Lebendimpfstoff in der Schwangerschaft, ganz besonders nicht im ersten Trimenon, dazu gehören Masern, Röteln, Gelbfieber.
Impfungen auf die vitalen Indikationen und auf unbedingt notwendige Auslandsreisen reduzieren.
Mit den obigen Einschränkungen gilt folgende Liste:

Tetanus	Ja
Cholera	Ja
Tollwut	Ja, bei vitaler Indikation für die Mutter
Polio	Ja (Salk-Impfstoff, Totimpfstoff)
Polio	Nein (Sabin-Impfstoff da Lebendimpfstoff)
Gelbfieber	Nein mit Einschränkung ab 12. SSW
Masern	Nein
Hepatitis	Nein
Grippe	Eher nein
Diphterie	Eher nein
Tuberkulose	Nein
Typhus	Eher nein

Strahlenexposition

Ionisierende Strahlen (auch in minimalen Dosen, ziemlich sicher ab 10 rad) bewirken während der Blastogenese den Tod des Fetus, in der Organogenese Organfehlbildungen. Bei älteren Feten Leukämie oder Malignominduktion.

[H 86]
Frage 4.19: Lösung A

Die Schwangerenvorsorge dient der Früherkennung von Einflüssen, die sich negativ auf Mutter und/oder Kind auswirken können. Die erste Untersuchung sollte so früh wie möglich stattfinden, in der Regel zur Feststellung der Schwangerschaft.
Bei unauffälliger Schwangerschaft wird bis Mens VIII in vierwöchentlichen Intervallen kontrolliert, dann in zweiwöchentlichen, bei Auffälligkeiten häufiger **(1)**, insgesamt also 10–12 Untersuchungen pro Schwangerschaft. Folgende serologische Untersuchungen sollten möglichst bald nach Diagnose der Schwangerschaft durchgeführt werden: TPHA, Röteln-HAH, Blutgruppe und Rh-Faktor, Antikörpersuchreaktion unabhängig von der Blutgruppe der Frau **(2)**.
Für den Beginn des Mutterschutzes ist der errechnete Termin maßgeblich, der Mutterschutz beginnt dann 6 Wochen vorher **(3)**. Das Mutterschaftsgeld muß unabhängig davon, ob eine Frau an den Vorsorgeuntersuchungen teilnimmt oder nicht, gezahlt werden. Manche Kassen zahlen Frauen, die alle Vorsorgeuntersuchungen wahrgenommen haben, einen Extrabetrag von etwa 100 DM, der mit dem Mutterschaftsgeld nicht verwechselt werden darf **(4)**.

Frage 4.20: Lösung C

Der Geburtstermin wird nach der Naegele-Regel errechnet:

> Naegele-Regel
> Geburtstermin = 1. Tag der letzten Regel
> +7 Tage −3 Monate

In diesem Fall: 15.3. + 7 Tage = 22.3.
  22.3. − 3 Monate = 22.12.
Der errechnete Geburtstermin ist also der 22.12.74.

Frage 4.21: Lösung B

Zu (B)
Die Schwangere kam am 10.1.75 zur Aufnahme, also mehr als 14 Tage nach dem errechneten Termin (22.12.74). Rechnerisch liegt also eine **Übertragung** vor. Fehlende Vernix caseosa und Verminderung des Fruchtwassers deuten klinisch auf eine Übertragung hin. Der Muttermundsbefund und der wehenbereite Uterus deuten auf den Beginn der Eröffnungsperiode hin.
Zu (A)
Dem Kind geht es gut (Herztöne, keine Fruchtwasserverfärbung).
Zu (C)
Für eine Mehrlingsschwangerschaft gibt es keine Hinweise.

[F 87]
Frage 4.22: Lösung C

Bei einer echten Übertragung, d.h. Überschreiten des gesicherten Termins um mehr als 7 bis 10 Tage, kann es zu einer Plazentainsuffizienz kommen, so daß das Kind wirklich gefährdet sein kann und eine Überwachung mittels CTG-Kontrollen und Amnioskopien indiziert ist. Ursache ist eine mangelhafte Erregbarkeit der Gebärmuttermuskulatur (**C**, B).
Das Kind wächst dann nicht mehr wesentlich und auch Mißbildungen treten kurz vor Ende der Schwangerschaft nicht wegen einer Plazentadysfunktion auf (A, E).

Frage 4.23: Lösung E

Der 1. Tag der letzten Menstruation + 7 Tage − 3 Monate = Geburtstermin.
Achtung! Die Frau aus der Frage hat aber nicht den vorausgesetzten üblichen 28-Tage-Zyklus, sondern einen 22tägigen. Darum müssen einfach nochmal 6 Tage abgezogen werden.

[F 86]
Frage 4.24: Lösung A

Bei der vaginalen Beurteilung des Zervix wird untersucht:
- Wie weit ist die Zervix erhalten (normale Länge ca. 3 cm)?
- Ist der Muttermund fest geschlossen?
- Wie ist die Konsistenz der Zervix (derb, aufgelockert, weich)?

[H 87]
Frage 4.25: Lösung C

Zu (C)
Vaginale Blutungen im letzten Schwangerschaftsdrittel sind immer zuallererst verdächtig auf eine **Plazenta praevia.** Darum darf – außer in Sectiobereitschaft – nicht vaginal untersucht werden (Gefahr der weiteren Plazentaverletzung). Diagnosestellung erfolgt mittels Ultraschall.
Zu (A)
Bei Mehrgebärenden tritt der Kopf des Kindes oft erst bei Geburtsbeginn in den Beckeneingang (mehr Platz und Beweglichkeit durch vorgedehnte Bauchdecken).
Zu (E)
Eine Querlage am Termin erfordert meist einen Kaiserschnitt bei Geburtsbeginn, da sonst eine Uterusruptur droht.

[F 86]
Frage 4.26: Lösung B

In der 27. Schwangerschaftswoche steht der Fundus uteri normalerweise ca. 2 Querfinger über dem Nabel. Auf dem Ultraschallbild sind die beiden kindlichen Köpfe, die trennenden Eihäute (dünner, weißer fast waagerechter Strich) und eine Vorderwandplazenta zu erkennen.

Frage 4.27: Lösung C

Insgesamt sollte eine Schwangere im Verlauf der Schwangerschaft zwischen 8 und 12 kg zunehmen. Die Gewichtszunahme sollte im 1. Trimenon 250 g/Woche, im 2. Trimenon 350 g/Woche und im letzten Schwangerschaftsdrittel 500 g/Woche nicht übersteigen. Die Kontrolle der Gewichtszunahme dient besonders dazu, eine vermehrte Wasserretention, z. B. bei EPH-Gestose, zu entdecken.

Frage 4.28: Lösung D

Wenn die Gebärmutter **kleiner** ist als nach der Amenorrhöedauer erwartet, kann das folgende Gründe haben:
- Terminirrtum
- Gestörte Schwangerschaft (z. B. Fehlgeburt)
- Extrauteringravidität!

[F 86]
Frage 4.29 W: Lösung C

Ab der 20. bis 22. Schwangerschaftswoche kann der Fundusstand mit dem ersten Leopold-Handgriff gemessen werden:

Woche	Fundusstand des Uterus
12.	In Höhe der Symphysenoberkante
16.	2–3 Querfinger oberhalb der Symphyse
20.	In der Mitte zwischen Symphyse und Nabel
24.	In Nabelhöhe
36.	Am Rippenbogen
40.	Absinken auf 1–2 Querfinger unterhalb des Rippenbogens

Markante Punkte des Fundushöhenstands:
12. SSW: Oberkante Symphyse
24. SSW: Nabel
36. SSW: Rippenbogen

[H 84]
Frage 4.30: Lösung C

Zu (1) und (4)
Der Fundus steht etwa in der 36. Woche am Rippenbogen und sinkt dann durch die Senkwehentätigkeit wieder um 1–2 Querfinger ab.
Zu (2)
Bei schwerer Plazentainsuffizienz mit Mangelgeburt besteht ein Tiefstand. In diesem Fall liegt aber keiner vor.
Zu (5)
Die Bewertung des Fundusstandes erfolgt weitgehend unabhängig von der Größe der Mutter, nur bei extremen Varianten (sehr kleine Mutter, sehr großer Vater) kann es (selten) Auffälligkeiten geben.
Zu (6)
Oft beruht ein höher oder tiefer als erwartet stehender Uterusfundus auf einer falschen Terminberechnung.

[F 84]
Frage 4.31: Lösung E

Zu (E)
Der Fundus steht normalerweise in der 36. Schwangerschaftswoche am höchsten, nämlich am Rippenbogen, und senkt sich bis zur 40. SSW durch das Nachlassen der Bauchdeckenspannung und der Senkwehenfähigkeit um ein bis zwei Querfinger ab.
Zu (A) und (D)
Zwillinge und Hydramnion fallen in diesem Gestationsalter eher durch einen „breiten" Bauch auf, als durch einen zu hohen Fundus.

F 86
Frage 4.32: Lösung A

Zu (1) und (4)
Der 1. Leopold-Handgriff prüft den Fundusstand. Sonografisch werden zur Größenbestimmung der biparietale Durchmesser und der Thoraxdurchmesser gemessen.
Zu (2) und (5)
HPL (Humanes Plazenta-Laktogen) und Östriolbestimmungen können bei Verdacht auf fetale Retardierung Hinweise auf eine Plazentainsuffizienz geben.

F 88
Frage 4.33: Lösung C

Zu (4)
Zwar ist der Fundusstand in der 32. SSW und in der 40. SSW in etwa gleich, doch gibt es durch das zwischenzeitliche Wachstum des Kindes und des Bauches wesentliche Unterschiede: Der Bauchumfang beträgt in der 32. SSW ca. 94 cm, in der 40. SSW 100 bis 105 cm; der Nabel ist in der 32. SSW grübchenförmig, in der 40. SSW verstrichen; die Größe des Kindes und die Beziehung des kindlichen Kopfes zum Beckeneingang haben sich verändert usw.

H 85
Frage 4.34: Lösung C

In der fortgeschrittenen Schwangerschaft kann man mit Hilfe der vier Leopold-Handgriffe und des Zangemeister-Handgriffes recht gute Aussagen über Größe, Lage, Stellung des Kindes, seine Beziehung zum Becken machen sowie feststellen, ob evtl. mit einem Mißverhältnis zwischen kindlichem Kopf und mütterlichem Becken zu rechnen ist.
1. Leopold-Handgriff
Beide Hände werden auf den Gebärmutterfundus gelegt und kennzeichnen seine Höhe im Vergleich zu Nabel oder Rippenbogen.
Zu (A)
2. Leopold-Handgriff
Die flachen Hände werden zu beiden Seiten an die Gebärmutter angelegt und ertasten so die Stellung des kindlichen Rückens sowie der kleinen Teile.
Zu (C)
3. Leopold-Handgriff
Vorsichtig ertastet man direkt oberhalb der Symphyse zwischen dem Daumen auf der einen und dem Zeige- und Mittelfinger auf der anderen Seite den vorangehenden Teil; den Kopf kann man ballotieren, den Steiß nicht.

Zu (B)
4. Leopold-Handgriff
Mit dem Rücken zum Kopf der Frau stehend geht man mit den Kanten beider Hände vorsichtig (!) rechts und links des führenden Teils oberhalb der Symphyse ein und beurteilt, wie tief der führende Teil ins Becken eingegangen ist.
Zu (D)
Zangemeister-Handgriff
Die eine flache Hand liegt auf der Symphyse, die andere flache Hand auf dem kindlichen Kopf. Bildet sich eine Stufe, d. h. liegt die Hand auf dem Kopf höher als die Hand auf der Symphyse, ist ein Mißverhältnis zu befürchten.

H 88
Frage 4.35: Lösung C
H 88
Frage 4.36: Lösung A
H 88
Frage 4.37: Lösung B

Gemeinsamer Kommentar

Entweder man lernt es einfach auswendig oder man stellt sich den Ablauf der einzelnen Handgriffe vor, so wie man den Bauch einer schwangeren Frau untersuchen würde: Zuerst legt man beide Hände auf den Fundus uteri und kennzeichnet damit seine Höhe in Bezug auf Nabel oder Rippenbogen (Leopold I), dann legt man die flachen Hände beidseits an die Gebärmutter und ertastet so die Stellung des kindlichen Rückens und der Gliedmaßen (Leopold II). Danach ertastet man vorsichtig knapp oberhalb der Symphyse zwischen Daumen auf der einen Seite und Zeige- und Mittelfinger auf der anderen Seite den vorangehenden Teil (Leopold III), und zuletzt mit dem Rücken zum Kopf der Frau stehend geht man mit den Kanten beider Hände vorsichtig – denn das kann schmerzhaft sein! – zu beiden Seiten des führenden Teiles oberhalb der Symphyse ein und versucht zu beurteilen, wie tief der führende Teil bereits ins Becken eingetreten ist (Leopold IV).
Haltung und Einstellung des kindlichen Kopfes können von außen nicht beurteilt werden, zu ihrer Feststellung braucht man die vaginale Tastuntersuchung, wo die Lage der Fontanellen und der Pfeilnaht ertastet wird und daraus Rückschlüsse auf Haltung und Einstellung des Kopfes gezogen werden können.

Frage 4.38: Lösung A

Zu (A)
Der **4. Leopold-Handgriff** prüft die Beziehung des führenden Teiles zum Becken, d. h. ob es schon eingetreten oder noch beweglich über dem Beckeneingang ist; es ist eine äußerliche Untersuchung.
Zu (B)
Die anatomischen Beckenmaße werden z. T. mittels eines Beckenzirkels gemessen, z. T. mittels vaginaler Untersuchung.
Zu (C)
Die Haltung des kindlichen Kopfes (Flexio?, Deflexio?) ertastet man unter der Geburt bei der vaginalen Untersuchung.
Zu (D, E)
Feststellung des vorangehenden Teils (dies entspricht der Lage des Kindes): Prüfung mittels des **3. Leopold-Handgriffes.**

Frage 4.39: Lösung C

In der Schwangerschaft wird eine melaninartige Substanz vermehrt gebildet, die besonders bei Frauen mit einem dunkleren Hauttyp zu Pigmentierungen führen kann, die sich nach der Schwangerschaft sehr langsam spontan zurückbilden. Darunter fallen die genannten Pigmentflecken im Gesicht, die man als **Chloasma uterinum** bezeichnet **(C)**, und auch die Pigmentierung eines Streifens, der vom Nabel zur Symphyse verläuft (Linea nigra). Mit den perlmuttglänzenden narbenähnlichen Gebilden in der Haut des Abdomens (A), übrigens auch im Bereich der Brust, sind Striae gemeint, die durch die Überdehnung der Haut zustande kommen und sich nicht völlig zurückbilden.

Frage 4.40: Lösung C

Bei der cholestatischen Schwangerschaftshepatose kommt es meist im III. Trimester der Schwangerschaft, seltener auch früher, zu einer Verlangsamung des intrahepatischen Gallenflusses oder sogar zum Gallenstau. Die Symptome sind Pruritus und Ikterus, laborchemisch ist das Bilirubin und die alkalische Phosphatase erhöht, die anderen Leberwerte sind normal bis leicht erhöht. Es wird vermutet, daß die Ursache dieses Zustandes eine gesteigerte Empfindlichkeit der betroffenen Frau gegenüber den hepatischen Wirkungen von Östrogenen und Gestagenen ist. Die Leberparenchymzellen zeigen nur diskrete Veränderungen und sowohl die Symptome wie auch die auffälligen Laborparameter bilden sich 7 bis 14 Tage nach der Entbindung zurück. Allerdings kann das Syndrom in einer folgenden Schwangerschaft oder bei Einnahme oraler Kontrazeptiva wieder auftreten. Eine Gefahr für die Mutter besteht nicht, es wird eine erhöhte Gefahr von Totgeburten (2%) beschrieben. Eine ursächliche Therapie gibt es nicht, deshalb der symptomatische Versuch mit Ionenaustauschern **(C)**, die Gallensäuren im Darm binden. z.B. Cholestyramin
Zu (A), (B) und (D)
Medikamente in der Schwangerschaft nur unter strenger Indikationsstellung wegen möglicher teratogener Schäden, außerdem wird die Leber zusätzlich belastet.

Frage 4.41: Lösung D

Bei Mehrlingsschwangerschaften kommt es vermehrt zu Adaptionsstörungen im mütterlichen Organismus: Hyperemesis, EPH-Gestose, Plazentainsuffizienz, Hydramnion, Anämie.
Meist endet die Schwangerschaft einige Wochen vor dem errechneten Termin, d. h. es kommt gehäuft zu Frühgeburten und nicht zur Übertragung.

Frage 4.42: Lösung D

Thalidomid (Contergan) wurde zwischen 1959 und 1962 Schwangeren häufig bedenkenlos als Sedativum verordnet.
Bei den Kindern kam es zu folgenden Mißbildungen:
- Mißbildung der oberen Extremitäten wie Syndaktylien, Hypoplasie des Daumens oder des Thenarballen, Phokomelie, d. h. die Hände setzen direkt an die Schulter an
- Hypoplasie der Augen und/oder Ohren
- Darmmißbildungen
- Herzfehler

Frage 4.43: Lösung E

Tetrazykline sind plazentagängig und wegen ihrer Teratogenität in der Schwangerschaft und Stillzeit kontraindiziert. Sie bilden mit Kalzium Chelatkomplexe, lagern sich in die Zähne und Knochen des Feten ein und führen zu Wachstumsstörungen.

Frage 4.44: Lösung C

Bei der Notwendigkeit einer Antikoagulation in der Schwangerschaft werden auch zuvor mit Cumarinen behandelte Patientinnen auf Heparin umgestellt, da Cumarine die Plazenta passieren und zu Blutungen des Kindes intrauterin oder kurz nach der Geburt führen. Von Heparin sind bis jetzt keine Nebenwirkungen bekanntgeworden.
Streptomycin kann zu Innenohrschäden beim Kind führen.

[F 88]
Frage 4.45: Lösung C

Diese Frage wurde von der weitaus größten Zahl der Prüflinge falsch beantwortet, deshalb ausführlich zu Acetylsalicylsäure (ASS) und Schwangerschaft:
ASS ist schnell und vollständig plazentagängig. Zu der Frage der kongenitalen Defekte bei Einnahme von ASS im ersten Schwangerschaftsdrittel gibt es in den unterschiedlichen Studien unterschiedliche Aussagen, d. h. die Teratogenität ist nicht vollends geklärt.
Bei Langzeitanwendung treten jedoch folgende Schäden auf:
Mutter:
Blutungen, Anämien, Verlängerung der Schwangerschaft und Verzögerung der Geburt durch Hemmung der Prostaglandinsynthese, durch Wehenhemmung Zunahme der Zahl operativer Eingriffe.
Kind:
Wachstumsretardierungen durch Herabsetzung der Östriolausscheidung, Erhöhung der perinatalen Mortalität durch Totgeburten auf Grund plazentarer Blutungen oder Blutungen bei den Neugeborenen, Todesfälle durch vorzeitigen Verschluß des Ductus Botalli bereits in der Gebärmutter durch Hemmung der Prostaglandinsynthese.
Gefahr der Salicylatintoxikation mit nachfolgenden Entzugssyndromen wie Erregung, gesteigerte Reflexe und muskulärer Hypertonie. Blutungsstörungen mit Gefahr von intrakraniellen Blutungen durch Hemmung der Thrombozytenaggregation und Verminderung von Faktor XII.
Es ist klar, daß die meisten Schäden bei einer langdauernden, hochdosierten Therapie mit ASS auftreten, aber selbst nur bei kurzer, niedrig dosierter Anwendung ist die Zahl der Totgeburten und die perinatale Mortalität erhöht.
Bei Erythromycin sind noch keine teratogenen Schäden bekannt geworden, es gilt als gut verträglich und wird bei Penicillinallergien eingesetzt. Die meisten Cephalosporine dürfen übrigens auch in der Schwangerschaft genommen werden.

Frage 4.46: Lösung D
Frage 4.47: Lösung C

Gemeinsamer Kommentar

Zu (A)
Tetrazykline – Wachstumshemmung des Kindes und Gelbfärbung der Zähne.
Zu (B)
Synthetische Gestagene haben eine androgene Komponente und führen dadurch zur Virilisierung weiblicher Feten.

Zu (C)
Stilbene sind synthetische Östrogenpräparate. Wenn eine schwangere Frau sie zwischen der 14. Schwangerschaftswoche und Ende der Schwangerschaft einnimmt, können sie beim Kind in der Adoleszenz zu Adenosen und Vaginalkarzinomen führen.
Zu (D)
Streptomycin, Kanamycin und Gentamycin führen zu Innenohrschädigungen und Skelettanomalien.
Zu (E)
Opiate können beim Kind Atemdepression, Entzugssyndrome, Ikterus und Methämoglobinbildung verursachen.

[F 85]
Frage 4.48: Lösung D

Von den genannten Infektionskrankheiten sind bis auf Scharlach intrauterine Schädigungen bei Infektion der Mutter bekanntgeworden.
Zu **Embryopathien** (Schädigung des Kindes vor Abschluß der Organogenese Ende des dritten Schwangerschaftsmonats) führen Virusinfekte, darunter am häufigsten Röteln, aber auch Masern, Mumps, Herpes simplex, Zytomegalie, Coxsackie, Poliomyelitis und Hepatitis B, weiterhin Stoffwechselstörungen und Alkoholabusus.

[H 86]
Frage 4.49: Lösung A

Allgemein sollte man in der Schwangerschaft nur bei vitaler Indikation oder bei dringenden Auslandsreisen impfen. Absolut kontraindiziert sind Impfungen gegen Viruskrankheiten mit **Lebendimpfstoff**, also: Polio: Sabin-Impfstoff (weil Lebendimpfstoff), Masern, Röteln, Hepatitis, Gelbfieber bis zu 12. SSW kontraindiziert. Tollwut darf bei vitaler Indikation für die Mutter geimpft werden.
Achtung: für **Polio** gibt es auch den **Salk**-Impfstoff (Totimpfstoff), der zwar eine etwas geringere Wirksamkeit hat, aber in der Schwangerschaft verwendet werden darf (4).
Von den Impfungen gegen bakterielle Erkrankungen sind kontraindiziert: Tuberkulose; mit Einschränkung: Typhus, Paratyphus und Diphtherie.
Erlaubt sind: Tetanus und Cholera.

[H 88]
Frage 4.50: Lösung A

Generell gilt: Impfungen in der Schwangerschaft nur bei vitaler Indikation oder in anderen dringenden Fällen.
Bedingt erlaubt sind:
- Impfungen mit Totimpfstoff, Tetanus, Polio (Salk-Impfstoff)
- Tollwut bei Lebensgefahr für die Mutter, Gelbfieber nach der 12. SSW und Cholera

Kontraindiziert sind:
- Polio (Sabin-Impfstoff, weil Lebendimpfstoff), Masern, (Grippe), Hepatitis, Tuberkulose, (Typhus), (Paratyphus), (Diphtherie)

[H 86]
Frage 4.51: Lösung B

Das Mißbildungsrisiko des Kindes bei Rötelnvirämie der Mutter sinkt mit dem Schwangerschaftsalter. Es beträgt im ersten SS-Monat etwa 50%, im zweiten Monat 25% und sinkt dann noch weiter ab.
Wenn eine Schwangere, die keine genügende Immunität gegen Röteln besitzt, mit Rötelnkranken Kontakt hatte, soll sie innerhalb von 5 Tagen Röteln-Immunglobuline erhalten.

[H 86]
Frage 4.52: Lösung C

Das Fruchtwasser wird gebildet von den Eihäuten, genauer gesagt vom Amnionepithel, ab 12. SSW zusätzlich durch die Urinausscheidung des Feten und in den letzten Wochen noch durch die Abgabe von Flüssigkeit aus den Lungen des Kindes. Resorbiert wird es ebenfalls über die Eihäute oder über den Darm und die Lunge des Feten nach dem Schlucken. Zum **Oligohydramnion** (Fruchtwassermenge unter 100 ml) kann es also bei Fehlbildungen an den Nieren oder Harnwegen **(C)** kommen. Ein **Hydramnion** (Fruchtwassermenge über 2000 ml) entsteht bei Fehlbildungen des kindlichen Magen-Darm-Traktes (D).

[H 85]
Frage 4.53: Lösung D

Treponema pallidum kann **erst** ab 5. Schwangerschaftsmonat die Plazenta durchwandern. Je nach Infektionstermin gestaltet sich das klinische Bild: Frühtotgeburten, Frühsyphilis des Neugeborenen und Säuglings, Rezidivsyphilis des Kleinkindes, Spätsyphilis des Schulkindes.
Die Organlues ist die schwerste, nicht die typischste Verlaufsform. Häufig dabei betroffen sind Leber, Skelett und ZNS.

[H 88]
Frage 4.54: Lösung D

Charakteristika der angeborenen Lues sind:
Manifestiert sich nur selten bereits im Neugeborenenalter, häufiger erst im Säuglingsalter (Frühsyphilis). Häufigste Zeichen sind:
- Blutiger Schnupfen
- Pemphigoid
- Leberschwellung

Die Spätlues manifestiert sich erst im Schulalter, kennzeichnend dafür ist die sogenannte Hutchinson-Trias:
- Keratitis parenchymatosa
- Innenohrtaubheit
- Tonnenform der oberen Schneidezähne

Natürlich sind viele andere Symptome möglich.
Die Gelbverfärbung der Zähne kann auftreten bei Kindern von Müttern, die in der Schwangerschaft mit Tetrazyklinen behandelt worden sind.

Pränatale Diagnostik

Wichtigste Technik zur pränatalen Diagnose ist die **Fruchtwasseruntersuchung** von Proben, die durch **Amniozentese** gewonnen werden.
Durchführung: 15.–17. Schwangerschaftswoche, da dann der Fundus ausreichend hoch steht und genügend Fruchtwasser vorhanden ist. Unter Ultraschallkontrolle erfolgt Punktion und Entnahme von etwa 20 ml Fruchtwasser. Das Risiko für das Kind (Verletzung, Abort) liegt unter 1%.

Indikationen
- Wiederholungsrisiko nach Geburt eines chromosomal geschädigten Kindes (Trisomie 21)
- Angeborene Enzymdefekte in der Familie (nicht Phenylketonurie!)
- Verdacht auf neurale Spaltbildung beim Feten (Alphafetoprotein)
- Mutter Konduktorin für X-chromosomal vererbte Krankheit
- Evtl. bei Schwangeren über 35 Jahre

Mit dem Lebensalter der Mutter steigt die Gefahr, ein mongoloides Kind zu bekommen:

Alter	Wahrscheinlichkeit
20–25	1:2500
30–35	1:800
40–45	1:100
über 45	1:40

Frage 4.55: Lösung C

Neben Anamnese, Untersuchung, Schwangerschaftstest und Beratung müssen bei Beginn der Schwangerenbetreuung durchgeführt werden: Blutdruckmessung, Gewicht, Urinsediment und Hb-Bestimmung.
Folgende Blutuntersuchungen sind notwendig:
● TPHA-Test (Luessuchtest)
● Röteln-HAH-Test (wenn höher als 1:32, dann besteht ausreichende Immunität)
● Blutgruppenbestimmung
● Antikörpersuchtest
Zu (C)
Der Serofarbtest nach Sabin-Feldmann testet auf Toxoplasmose und ist nur angezeigt, wenn Erkrankungsverdacht besteht.

F 84
Frage 4.56: Lösung D

Ursachen der Trisomie 21 können Störungen der Reifeteilung, verschiedene Chromosomenaberrationen und Spontanmutationen sein. Da ab dem 35. Lebensjahr der Mutter die Wahrscheinlichkeit, ein Kind mit Down-Syndrom zu gebären, sprunghaft ansteigt (1: 900 bis 600), wird Müttern, die einen Schwangerschaftsabbruch wünschen würden, eine Amniozentese angeboten.
Zu (3)
Es gibt auch Trisomien anderer Chromosomen, die meisten gelangen aber nicht bis zur Geburtsreife. Ausnahme: Edwards-Syndrom (Trisomie 18). Diese Kinder werden manchmal lebend geboren, sind in der Regel aber nicht lebensfähig.

H 85
Frage 4.57: Lösung B

Die Wahrscheinlichkeit, ein Kind mit einer Trisomie 21 zu gebären, steigt mit zunehmendem Alter der Mutter. Bis zum 30. Lebensjahr ist die Wahrscheinlichkeit weit unter 1%, nach dem 35. Lebensjahr steigt sie sprunghaft an, erreicht zwischen 41 und 43 etwa 4%, ab 47 dann sogar 19%.
Siehe auch Tabelle in Lerntext Pränatale Diagnostik.

H 86
Frage 4.58: Lösung C

Die AFP-Bestimmung eignet sich zur Diagnostik von offenen Neuralrohrdefekten. Das AFP, das auch normalerweise in geringen Mengen von der kindlichen Leber gebildet wird, ist dann erhöht. Man hat neuerdings bemerkt, daß erniedrigte AFP-Werte auf eine Trisomie hinweisen können.

Frage 4.59: Lösung E

Generell liegt ab 35 Jahren, egal ob Erstgebärende oder Mehrgebärende, die Indikation zur Amniozentese vor, wenn die Frau einen Schwangerschaftsabbruch wünscht, falls das Kind mißgebildet ist.
Die Amniozentese soll zwischen der 15. und 17. Schwangerschaftswoche durchgeführt werden, da dann genügend Fruchtwasser vorhanden ist, um das Kind während des Eingriffs nicht zu verletzen, andererseits mit Prostaglandin ein Schwangerschaftsabbruch noch durchgeführt werden kann.
Zu (A), (B), (C) und (D)
Bei einer Erstgebärenden stellt rh-Negativität keine Indikation zur Amniozentese dar. Nach der Amniozentese muß zur Sicherheit die Anti-D-Prophylaxe gegeben werden.

F 87
Frage 4.60: Lösung C

Mittels Amniozentese und nachfolgender Untersuchung kultivierter Amniozellen kann man folgende Schädigungen frühzeitig erkennen: Chromosomenanomalien (Down-Syndrom, Turner-Syndrom) (A, E), Neuralrohrdefekte durch das erhöhte Alphafetoprotein und zahlreiche Stoffwechselkrankheiten, deren Therapie man unter Umständen durch eine entsprechende Diät der Mutter bereits in der Schwangerschaft beginnen kann, wie z.B. bei der Galaktosämie (D).
Nicht möglich ist die Diagnose bei Krankheiten, deren Defekt man noch nicht kennt, wie bei der Mukoviszidose, oder deren Defekt in Zellen lokalisiert ist, die der Punktion nicht zugänglich sind (Phenylketonurie – Leberzellen) **(C)**.

[F 87]
Frage 4.61: Lösung D

Bilirubin hat sein photometrisches Absorptionsmaximum bei 450 nm; eine fetale hämolytische Erkrankung (Rh-Inkompatibilität) kann deshalb nach der Fruchtwassergewinnung mittels Amniozentese erkannt werden und auch das Ausmaß der möglichen Schädigung kann bestimmt werden, so daß eine frühzeitige Therapie eingeleitet werden kann.

[F 87]
Frage 4.62: Lösung C

Eine wesentliche Gefahr für ein zu früh geborenes Kind besteht in der Ausbildung des **Hyalinen-Membranen-Syndroms,** dem ein Mangel an Surfactant in der Lunge zugrunde liegt. Eine Möglichkeit der pränatalen Ermittlung der Lungenreife besteht in der Fruchtwassergewinnung mittels Amniozentese und Bestimmung des Lezithin/Sphingomyelinquotienten, beide Stoffe sind an der Surfactantbildung beteiligt. Liegt der L/S-Wert bei oder über 2, dann ist die Wahrscheinlichkeit eines Membransyndroms unter 5 %.

[F 87]
Frage 4.63: Lösung A

Bei auch nach Kontrolle erhöhten Alphafetoproteinwerten im Blut der Mutter und nach Ausschluß einer Mehrlingsschwangerschaft sollte eine Amniozentese mit Bestimmung der Alphafetoproteinwerte durchgeführt werden. Erhöhte Werte treten auf bei Neuralrohrdefekten, nach neueren Erkenntnissen weisen erniedrigte Werte auf eine Chromosomenaberration, besonders eine Trisomie, hin.
Die **EPH-Gestose** ist eine Erkrankung der Mutter mit Ödemen = E, Hypertonus = H und Proteinurie = P. Sie kann auch monosymptomatisch verlaufen, was wohl mit E-Gestose und H-Gestose gemeint sein soll. Es ist eine engmaschige Kontrolle der Mutter und des kindlichen Wohlergehens mittels Ultraschall und CTG indiziert, nicht aber eine Fruchtwasseruntersuchung.

Frage 4.64: Lösung B

Normalerweise beträgt die Fruchtwassermenge gegen Ende der Schwangerschaft etwa 1000 ml. Fruchtwasser entsteht durch Transudation aus dem mütterlichen Serum, Sekretion der Amnionzellen und Nierensekretion durch das Kind. Resorbiert wird es u. a. im Gastrointestinaltrakt und im Respirationstrakt des Kindes.
Ein kompletter Austausch dauert 1–3 Stunden.

[F 86]
Frage 4.65: Lösung E

Muß eine Schwangerschaft frühzeitig beendet werden, so kann mit Hilfe des **Lezithin-Sphingomyelin-Quotienten** eine Aussage über die fetale Lungenreife gemacht werden. Lezithin ist der Stoff, der als Surfactant auf der Alveolaroberfläche wirkt und das Kollabieren der Lungen nach der Geburt verhindert.

Zu (A)
Hormonparameter für die uteroplazentare Funktion sind HPL (Humanes Plazenta-Laktogen) und Östriol.
Zu (B)
Hinweis auf eine ZNS- oder Rückenmarksmißbildung kann das Alphafetoprotein geben (Bestimmung auch aus dem Blut).
Zu (D)
Der Quotient gibt einen Hinweis auf die Lungen**reife**, nicht auf ihre Funktion. Er liegt normalerweise über 1,5.

[H 84]
Frage 4.66: Lösung D

Eine vaginale Untersuchung bei Verdacht auf Placenta praevia darf nur in Sektiobereitschaft erfolgen, **niemals außerhalb der Klinik!** Eine zuerst geringfügige Lösung der Plazenta kann sich bei der vaginalen Untersuchung so verstärken, daß Lebensgefahr für die Mutter und das Kind drohen.
Mittels Ultraschall kann man ausreichend sicher die Diagnose einer Placenta praevia stellen.
Zu den Vorsichtsmaßnahmen gehören neben einer sofortigen Klinikeinweisung: Bettruhe, CTG zur fortlaufenden Herzkontrolle und Kontrolle der Wehentätigkeit, Bereitstellung von Blutkonserven, evtl. Tokolyse, Kontrolle von Hb, Hk und Erythrozyten.

Frage 4.67: Lösung B

Zu (4) und (5)
Um eine Störung der fetoplazentaren Einheit festzustellen, braucht man ein Hormon, an dessen Synthese sowohl die Mutter als auch das Kind beteiligt sind. Dieses Hormon ist Östriol; seine Vorstufen können nur durch ein Enzym der fetalen Leber und der fetalen Nebenniere hydroxiliert werden, um schließlich in der Plazenta zu Östriol umgewandelt zu werden. Die Messung erfolgt entweder im 24-Stunden-Urin oder im Serum mittels Radioimmunassay.
Zu (1)
Kortisol hilft bei der Beurteilung der Plazentafunktion nicht weiter.
Zu (2)
Die HCG-Bestimmung wird beim Schwangerschaftstest angewendet.
Zu (3)
Durch die Bestimmung von Pregnandiol und HPL im letzten Trimenon können Aussagen über die produktive Leistung der Plazenta gemacht werden.
Zu (6)
Die Progesteronbestimmung im Serum ist nicht nötig, da 10–20% als Pregnandiol im Urin ausgeschieden und dort bestimmt werden können.

[H 86]
Frage 4.68: Lösung C

Das HPL wird im Synzytiotrophoblasten gebildet, seine Konzentration im mütterlichen Venenblut ist ein Maß für den Funktionszustand der Plazenta. Die physiologische Bedeutung des HPL ist noch weitgehend unbekannt. Man weiß aber, daß es bei der Mutter Glukose und freie Fettsäuren freisetzen kann und auch den diaplazentaren Durchtritt freier Fettsäuren reguliert (C, A).

Frage 4.69: Lösung D

Der Sabin-Feldmann-Test untersucht auf Toxoplasmose. Eine Titererhöhung liegt ab 1:1000–1:4000 vor.
Zu (A)
Ein einmalig erhöhter Titer ist nie eine Indikation zur Schwangerschaftsunterbrechung. Die Untersuchung muß immer wiederholt werden.
Zu (B)
Die Therapie mit Pyrimethamin ist nur angezeigt, wenn sicher eine Toxoplasmoseinfektion vorliegt und auch dann nicht vor dem 4. Schwangerschaftsmonat.
Zu (E)
Manche Autoren sprechen sich für die prophylaktische Gabe eines Sulfonamids aus, wenn eine Titererhöhung von 1:1000 oder mehr vorliegt.

Indikationen und Fristen für Schwangerschaftsabbruch

Indikationen für einen legalen Abbruch nach § 218 StGB:
- Medizinische Indikation (Gefahr für die Mutter)
- Kindliche oder eugenische (geschädigtes Kind) Indikation
- Kriminologische (nach Vergewaltigung) Indikation
- Notlagenindikationen (auch soziale oder psychische Not)

Der § 218 schreibt vor, daß vor dem Abbruch ein Beratungsgespräch in einer anerkannten Beratungsstelle (z.B. Pro Familia, AWO) stattfinden muß. Es soll die Frau über Alternativen informieren (z.B. Adoption) und muß mindestens 3 Tage vor dem Eingriff stattfinden. Berater(in) und ausführender Arzt (Ärztin) dürfen nicht identisch sein.

Fristen
Die Fristen im Gesetz sind alle (biologisch richtig) post conceptionem festgelegt.
Medizinische Indikation: keine Fristbegrenzung
Eugenische Indikation: bis zur **24. Woche p.m.** (post menstruationem = 22. Woche nach Konzeption!)
Kriminologische Indikation: bis zur **14. Woche p.m.** = 12. Woche p.c.
Notlagenindikation: ebenfalls bis **14. Woche p.m.**
Achtung: Für die Beantwortung der Fragen genau darauf achten, ob **p.m.** oder **p.c.**!
Vor einem legalen Abbruch muß sich die Frau um folgendes kümmern:
- Schwangerschaftstest
- Blutgruppenbestimmung
- Bescheinigung über das Vorliegen einer „Indikation"
- Bescheinigung über soziale Beratung (mindestens 3 Tage vorher)
- Krankenschein oder Überweisung

Medizinische Indikation erfolgt bei folgenden Erkrankungen:
- Lungentuberkulose (respiratorische und kardiale Insuffizienz)
- Diabetes (bei therapiesierender Dekompensation, z.B. schwere progrediente Retinopathie)
- Herzerkrankungen (unbedingt nur bei Schweregrad IV mit Zeichen der Ruhedekompensation)
- EPH-Gestose
- Hepatitis, akuter Fettleber
- Nephropathien (z.B. schwerer Niereninsuffizienz mit Retinopathie)
- Lebensbedrohlichen Unfallverletzungen
- Hirntumoren (schwangerschaftsbedingte Ödemneigung erhöht den Hirndruck zusätzlich)
- Multipler Sklerose; Myasthenia gravis; schweren aufsteigenden Polyneuritiden

Methoden des Schwangerschaftsabbruchs

Absaugmethode (Aspirationskürettage):
Leichte Aufdehnung des Muttermundes und Absaugen des Gebärmutterinhalts mit Vakuumsystem, durchgeführt ohne Betäubung (in der BRD selten), in örtlicher Betäubung oder Vollnarkose. Bis zur 12. Woche gebräuchlichste, schonendste (kaum Blutverlust) und schnellste (etwa 10 min.) Methode. Nach der 12. Woche muß bei Frauen, die noch nicht geboren haben, „zweizeitig" vorgegangen werden, d.h. zuerst Dehnung des Zervikalkanals mit über 12–24h eingelegten Quellstäben oder mit Prostaglandinpräparaten.

Zervixdilatation und Kürettage
In Vollnarkose Ausdehnung des Muttermundes mit sog. Hegar-Stiften (stumpfe Metallstifte mit zunehmendem Kaliber, z.B. von 4–12 mm Durchmesser) und Ausschabung der Gebärmutterhöhle mit einer stumpfen Kürette. Größere Perforationsgefahr. Nach der 12. Woche „zweizeitig" (s.o.: erst Dehnung, später Kürettage).

Intraamniale Instillation von Kochsalzlösung
In Lokalanästhesie Amniozentese und Einspritzen hypertoner Salzlösung, Ausstoßung des Fetus (evtl. Oxytozin zur Unterstützung der Wehen). Risikoreiche Methode. Versuche, hochdosierte Prostaglandine intraamnial anzuwenden, haben zu schweren Komplikationen und sogar zu Todesfällen geführt. Daher heute:

Extraamniale Instillation von Prostaglandinen
Über einen Katheter, der zwischen Uteruswand und Eihäute geschoben wird, Einbringen von Prostaglandine PgE_2. Dauert sehr lange (etwa 20h) und führt längst nicht in allen Fällen zu Ausstoßung.

Wenn alle anderen Methoden versagen, kommt die **Sectio parva** (abdominale Hysterotomie) oder sogar die **Entfernung** des gesamten Uterus in Frage.

Welche Methode wann?

Dauer der Schwangerschaft (ab 1. Tag der letzten Regel)	Methode
6.–12. Woche (ambulant oder stationär)	Saugkürettage
12.–16. Woche (stationär)	Kürettage „zweizeitig": „Weichmachen" des Muttermundes durch Prostaglandinapplikation, dann Kürettage oder Saugkürettage
Ab 16. Woche	Prostaglandininstallation Kochsalzlösung einspritzen Sectio parva

Komplikationen des Schwangerschaftsabbruchs

Frühkomplikationen
In 5–15% (plötzliche, schwere Hämorrhagien; Endometritis; Sepsis; Perforation; unvollständige Entfernung des Fetus).

Spätkomplikationen
Sterilität, Zervixinsuffizienz und Plazentationsstörungen bei nachfolgenden Schwangerschaften.

Mortalität
Zwischen 4 und 28/100000 Eingriffen.

Die Gesamtkomplikationsrate beim klinisch durchgeführten Abbruch liegt bei 8–20%.

Frage 4.70: Lösung E

Eine Herzerkrankung bedeutet immer ein erhöhtes Risiko für eine schwangere Frau. Der *Schweregrad* der Erkrankung wird folgendermaßen eingeteilt:
Grad I: Organische Herzkrankheit ohne Symptome
Grad II: Erkrankung führt bei körperlicher Aktivität zu rascher Ermüdung und Dyspnoe
Grad III: Beschwerden bereits bei leichter körperlicher Tätigkeit
Grad IV: Bereits in Ruhe Zeichen der Dekompensation

Schon bei einem Herzfehler des Grades II–III beträgt die mütterliche Mortalität 5,5%! Bei optimaler Betreuung der Schwangeren ist das Risiko für eine Frau mit einem Herzfehler des Grades II (meist handelt es sich um Mitralstenosen) wohl tragbar, doch wird ein Schwangerschaftsabbruch natürlich nicht verweigert, wenn die Frau ihn möchte.

F 85
Frage 4.71: Lösung B

Es gelten folgende Fristen:
- Bei Notlagenindikation bis zur 12. Woche post conceptionem oder, und das bedeutet ja dasselbe, bis zur 14. Woche post menstruationem
- Bei kriminologischer Indikation (z.B. nach Vergewaltigung) wie bei der Notlagenindikation
- Bei eugenischer Indikation bis zur 22. Woche p.c. oder 24. p.m., z.B. bei Rötelninfektion in der Frühschwangerschaft
- Bei medizinischer Indikation: keine Fristbegrenzung

Frage 4.72: Lösung E

Es ist richtig, daß Schwangerschaftsabbrüche aus medizinischer oder eugenischer Indikation bis zur 22. Woche post conceptionem (das entspricht der 24. Woche post menstruationem) legal sind. Das IUP induziert jedoch keine Mißbildungen und gibt also keine Grundlage für eine eugenische Indikation. Eine mütterliche Indikation wegen des Infektionsrisikos ist umstritten. Zieht man das Pessar in der Schwangerschaft, besteht allerdings die Gefahr, daß man damit einen Abort induziert.

Frage 4.73 W: Lösung C

Ein Abbruch nach der Notlagenindikation ist nur bis zum Ende der 12. Woche p.c. erlaubt. Die meisten legalen Schwangerschaftsabbrüche in der Bundesrepublik erfolgen aufgrund der Notlagenindikation (auch „soziale Indikation" genannt). Diese Indikation soll „die Gefahr einer schwerwiegenden, unzumutbaren und anderweitig nicht abwendbaren Notlage von der Schwangeren abwenden".

Frage 4.74: Lösung E

Nach der 12. Woche steigt das Komplikationsrisiko eines Schwangerschaftsabbruchs steil an. Die schonendste Methode, die Absaugmethode, ist danach wegen der erhöhten Perforationsgefahr und der Größe des Fetus zu gefährlich. Dann bleibt nur die konventionelle Kürettage oder die intrauterine Instillation von **Prostaglandinen**. Diese erfolgt:
- transzervikal und extraamnial (mit Kunststoffkatheter),
- transabdominal und intraamnial (Amniozentese).

Außerdem gibt es Prostaglandinzäpfchen und -gel zum Auflockern des Muttermundes. Die Anwendung von Prostaglandinen ist mit erheblichen Nebenwirkungen belastet (Übelkeit, Kollaps, selten Gebärmutter- und Scheidenrisse), in der Bundesrepublik stehen aber alternativ nur Methoden zur Verfügung, die noch gefährlicher sind (Hysterektomie, Sectio parva).
In den USA und in Holland kommt gelegentlich bei späten Abruptiones ein Instrument zur Anwendung, mit dem bei geringer Dilatation gleichzeitig eine Zerkleinerung und Absaugung vorgenommen werden kann.

Frage 4.75: Lösung D

Die Indikationsstellung zum Schwangerschaftsabbruch ist eine eugenische, soziale, ethische und moralische Frage; sie sollte von der zur Verfügung stehenden Methode unabhängig sein.
Die Saugkürettage ist wirklich schonender und mit weniger Komplikationen verbunden als die konventionelle Kürettage.

Frage 4.76: Lösung E

Ein schwangerer Uterus ist weicher und weitaus besser durchblutet als ein nicht schwangerer Uterus, deshalb die erhöhte Verletzungsgefahr bei der Kürettage. Außerdem besteht die Gefahr aufsteigender Infektionen mit dem später erhöhten Risiko von Sterilität und Extrauteringraviditäten. Die später erhöhte Rate von Aborten und Frühgeburten kann einerseits verursacht sein durch eine zu massive Ausräumung mit Zerstörung von Endometriumschichten, andererseits durch die künstlich erzwungene Dehnung des Muttermundes mit der Folge späterer Zervixinsuffizienz.

Frage 4.77: Lösung A

Die kriminologische Indikation ist genau wie die Notlagenindikation bis zur 14. Woche nach der letzten Regel, also bis zur 12. Woche nach Empfängnis zulässig (siehe Lerntext S. 181).

Frage 4.78: Lösung D

Nach einer Rötelinfektion in der 3.–12 Schwangerschaftswoche ist bei nichtgeimpften Frauen mit hoher Wahrscheinlichkeit mit einer Rötelnembryopathie zu rechnen. Dies würde, wenn die Frau es möchte, einen Abbruch aus eugenischer Indikation (bis 22. Woche p.c.) rechtfertigen.

Zu (C)
Keine Fristbegrenzung gilt für einen Schwangerschaftsabbruch aus medizinischer Indikation, also bei einer schweren Krankheit der Mutter, die sich durch die Schwangerschaft verschlimmern würde (z.B. AIDS, MS).

[F 88]
Frage 4.79 W: Lösung C

Bei der medizinischen Indikation, d. h. bei ernsthafter Gefahr für die Gesundheit oder das Leben der Mutter, gibt es keine Fristbegrenzung zur Durchführung eines Schwangerschaftsabbruches, da nach unseren ethischen Vorstellungen das Leben der Mutter in jedem Fall vor dem des Ungeborenen geht.

[F 88]
Frage 4.80 W: Lösung A

Bei der Notlagenindikation, in der Umgangssprache auch „soziale Indikation", ist die Frist die 12. Schwangerschaftswoche nach Empfängnis = 14. Woche nach Menstruation.

[H 85]
Frage 4.81: Lösung D

Nach der 13. Woche steigen die Komplikationen eines Schwangerschaftsabbruchs sehr stark an. Die schonendste Methode, die **Absaugmethode,** wird nach der 12. Woche wegen der erhöhten Perforationsgefahr und der Größe des Embryos bzw. Fetus zu problematisch. Bei **„einzeitiger" Dilatation,** d. h. ohne Vorbehandlung mit Prostaglandin, muß der Muttermund sehr stark aufgedehnt werden (etwa auf 18 mm). Das kann für eine spätere Schwangerschaft sehr ungünstig sein (Zervixinsuffizienz).
Besser ist dann das **„zweizeitige"** Vorgehen, d. h. die intrauterine Instillation von **Prostaglandin** zur Auslösung von Wehen und zur Eröffnung des Zervikalkanals mit daran anschließender Kürettage.
Die vor einigen Jahren praktizierte intravenöse Prostaglandingabe wird heute nicht mehr durchgeführt, da ernste Komplikationen und sogar Todesfälle vorgekommen sind. Schon bei lokaler Applikation können Prostaglandine folgende Nebenwirkungen haben:
Erbrechen und spastische Magen-Darm-Beschwerden, Fieber, Kopfschmerzen, Muskelkrämpfe, Dyspnoe (u. U. Asthmaanfälle), Herz- und Kreislaufbeschwerden. Seltener: Schockzustände, epileptische Anfälle, Uterusrisse. Einige Todesfälle wurden beschrieben.
Zu (E)
Eine Abortinduktion mit *Sekalepräparaten* (Methergin®) ist bei so weit fortgeschrittener Schwangerschaft nicht möglich.
Zu (B)
Die Uterusexstirpation wird nur sehr selten bei Versagen aller anderen Methoden vorgenommen.

[F 86]
Frage 4.82: Lösung D

Zu (A)
Für eine **Saugküretttage** sind Fetus und Plazenta ungefähr ab der 14. Woche zu groß, sie könnten nicht mehr vollständig entfernt werden.
Zu (B)
Die **Uterusexstirpation** wäre viel zu radikal.
Zu (C)
„Einzeitig" bedeutet hier: ohne vorhergehende medikamentöse Abortauslösung. Instrumentell: mit Abortzange und Kürette. Bei einzeitigem Vorgehen würde ein intrauterines Zerstückeln des Fetus nötig. Die Gefahr einer Uterusperforation ist dabei zu groß.
Zu (D)
Das Auslösen einer Fehlgeburt mit Hilfe von Prostaglandinen ist die Methode der Wahl. Die Prostaglandine werden nicht mehr i. v. verabreicht, sondern als Vaginalzäpfchen oder über einen dünnen intrauterinen Katheter. Nach der Ausstoßung Kürettage, um sicherzugehen, daß der Uterus vollständig entleert ist.
Zu (E)
Der Uterus spricht in der 20. Woche noch nicht ausreichend auf Oxytozin an, die Empfindlichkeit nimmt mit der Schwangerschaftsdauer zu.

[F 87]
Frage 4.83: Lösung A

Prostaglandine haben den Vorteil, eine Zervixreifung zu bewirken, ohne zunächst Wehen auszulösen. Es setzen dann Wehen ein, die häufig zur Ausstoßung der Frucht führen. Eine Oxytozineinleitung in der 20. SSW ist oft dadurch unwirksam, daß die Gebärmuttermuskulatur dem Oxytozin gegenüber noch unsensibel ist, somit erstens sehr hohe Dosen benötigt werden und wenn es dann zur Wehentätigkeit kommt, nur sehr schwer eine Muttermundsöffnung erreicht wird. Die Prostaglandinmethode ist also für die Frauen schonender.

Frage 4.84: Lösung D

Die Prozentangaben für die Komplikationsrate sind, wie die Ergebnisse aller statistischen Erhebungen, stark beeinflußt von der Einstellung des Untersuchers...
Häufigste Komplikation ist die Endometritis, die zur Sterilität führen kann, wenn die Infektion auch die Eileiter befällt.

5 Geburt und Risikogeburt

5.1 Die regelhafte Geburt

Geburtskanal und Geburtsobjekt

Normalerweise (96% der Fälle) werden Kinder aus der Längslage mit vorangehendem Kopf geboren. In den letzten Schwangerschaftsmonaten lockert sich der Beckenring (besonders Symphyse und Steißbein) unter dem Progesteroneinfluß etwas.

Wichtige Orientierungsebenen des **knöchernen Beckens** in der Geburtshilfe sind:
- Beckeneingang, querovaler Durchmesser
- Beckenmitte mit dem runden Durchmesser
- Beckenausgang, geradovaler bzw. längsovaler Durchmesser, vordere Begrenzung ist die Symphyse, hintere das Steißbein und seitliche die Tubera ischiadica

Die **weichen Geburtswege** (Zervix, Vagina, Beckenboden, Vulva) müssen sich während der Geburt erheblich dehnen, ihr Widerstand ist individuell sehr unterschiedlich und von Alter, Konstitution, Training, Entspannungsfähigkeit, Schmerzen und Angst abhängig.

Hauptorientierungspunkte am **kindlichen Kopf** bei der vaginalen Untersuchung sind:
- Große Fontanelle, vorne, viereckig
- Pfeilnaht, verbindet große und kleine Fontanelle
- Kleine Fontanelle, hinten, dreieckig

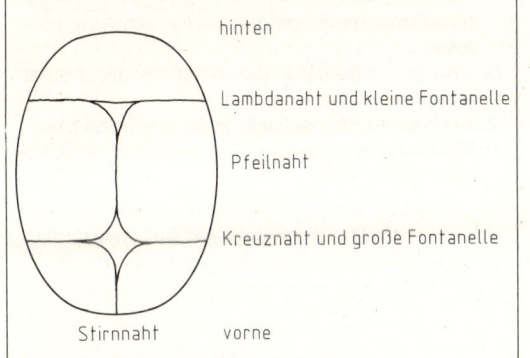

Abb. 17. Skizze der Schädelnähte

Haltung des Kindes
Beziehung der einzelnen Kindsteile zueinander. Dabei ist die Beurteilung der Haltung des Kopfes am wichtigsten, sie muß aber in Relation zum Höhenstand im Geburtskanal erfolgen; zur Beurteilung dienen Fontanellen und Pfeilnaht.

Lage des Kindes
Beziehung der Längsachse des Kindes zur Längsachse des Geburtskanals, meist Längslage, regelwidrig sind Querlage und Schräglage, Beurteilung durch die Leopold-Handgriffe.
Poleinstellung besagt, welches der vorangehende kindliche Teil ist, normalerweise also der Schädel.

Stellung
Lage des kindlichen Rückens zur Uterusinnenwand.

Einstellung
Beziehung des vorangehenden Kindsteiles zum Geburtskanal.

Geburtskräfte

Die Gebärmutter befindet sich in einer leichten Dauerspannung, dem Ruhe- oder Basistonus. Wehen sind zusätzliche Kontraktionsvorgänge, dabei werden unterschieden:
- **Schwangerschaftswehen,** schon ab dem 1. Trimenon, schmerzlos, können als Anspannung getastet werden.
- **Senkwehen,** hauptsächlich in den letzten 4 Wochen vor der Geburt, treten nur unregelmäßig auf, etwas schmerzhaft.
- **Eröffnungswehen,** stärker werdende Wehen in geringeren Abständen kurz vor der Geburt bei Öffnung des Muttermundes.
- **Preßwehen,** nach vollständiger Eröffnung des Muttermundes, in Abständen von 1–2 min, häufig sehr schmerzhaft und bis zu 60 s dauernd.
- **Nachwehen,** nach der Geburt zur Ausstoßung der Plazenta und Kontraktion der Gebärmutter.

Wehen gehen hauptsächlich von den Tubenecken des Fundus uteri aus, sind im Fundusbereich am stärksten und dauern dort am längsten. Sie breiten sich zur Zervix hin aus und werden dabei schwächer.

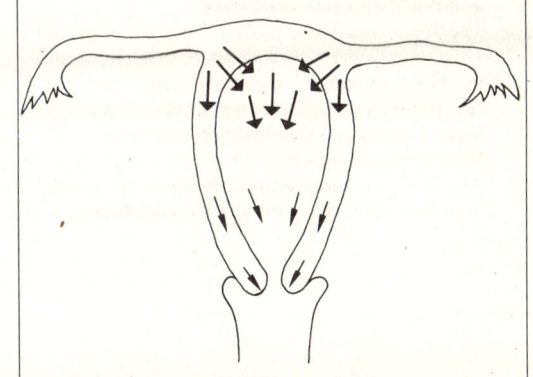

Abb. 18. Richtung der Wehenkräfte im Uterus

Die Gebärmutter- und Plazentadurchblutung sind während einer starken Wehe beträchtlich eingeschränkt, ein gesundes Kind hält das aber problemlos aus.

Wenn die Wehentätigkeit ineffektiv ist, führt das zur Geburtsverzögerung und u. U. zu Komplikationen:
- **Hypoaktivität,** d. h. bei normalem Basaltonus sind die Wehen nicht intensiv genug oder zu selten. Tritt auf bei Hydramnion, Mehrlingsschwangerschaften, großem Kind, körperlicher Erschöpfung, Tokolyse, zu starker Sedierung. Therapeutisch wird Oxytozin, ein Hypophysenhinterlappenhormon, gegeben, womit der Basaltonus, die Wehenfrequenz und die Wehenintensität gesteigert werden können.
Vorsicht! Bei Überdosierung Gefahr des Gebärmuttertetanie!
- **Hyperaktivität;** bei Verzögerung der Geburt kann es durch verminderte Sauerstoffzufuhr zu kindlichen Notfallsituationen kommen. Häufige Ursachen für Hyperaktivität sind Mißverhältnis, Lage- und Einstellungsanomalien, Oxytozinüberdosierung.
- **Hypertone Motilitätsstörung** mit erhöhtem Basaltonus, stark verminderte Sauerstoffzufuhr durch die verminderte uteroplazentare Durchblutung. Häufigste Ursache: Oxytozinüberdosierung.
Gefahren: Gebärmuttertetanie, Gebärmutterruptur.
Therapie: Wehenhemmer.
- **Koordinationsstörungen:** ungeordneter Kontraktionsablauf, kann häufig durch Oxytozinzufuhr rhythmisiert werden.

Medikamentöse Beeinflussung der Wehentätigkeit ist möglich durch:
- **Oxytozin,** HHL-Hormon, wird normalerweise auf verschiedene Reize, wie Dehnung der Gebärmutter, Saugen an der Brust, emotionale Reize freigesetzt und steigert Frequenz und Stärke der Wehen und den Basaltonus des Uterus.
Therapeutisch, d. h. zur Wehenindukion und zur Verstärkung oder Koordination der Wehen werden meistens synthetische Oxytozinpräparate verwendet. Östrogene sensibilisieren die Gebärmutter für Oxytozin, Progesteron desensibilisiert sie.
- **Betasympathomimetika;** die Gebärmuttermuskulatur besitzt Betarezeptoren, durch deren Stimulation die Wehen gehemmt werden (Tokolyse).

Geburtsreife, Geburtsbeginn

Nur etwa 4% der Frauen entbinden am errechneten Termin, nur 66% in ± 10 Tagen um den errechneten Termin. Zeichen des Geburtsbeginns können sein:
- „Zeichnen", d.h. Abgang des blutig gefärbten Schleimpfropfes aus dem Muttermundkanal.
- Einsetzen regelmäßiger Wehen
- Blasensprung

Bei einem oder mehreren dieser Zeichen sollten Hebamme oder Arzt oder Klinik verständigt werden, weil die Geburt wahrscheinlich nahe bevorsteht.

Noch einmal werden Kindsgröße, -lage und Beziehung zum Beckeneingang, das kindliche Befinden (Herztöne, evtl. Amnioskopie) untersucht und eine vaginale Untersuchung durchgeführt.

Durch die vaginale Untersuchung kann die Geburtsreife am besten beurteilt werden.
- Der Muttermund „zentriert sich", d. h. er rückt aus der nach dorsal gerichteten Position in die Führungslinie
- Die Portio wird weicher und verkürzt sich („Aufbrauchen" der Portio)

Zur Einleitung der Geburt gibt es bestimmte Indikationen wie chronische Plazentainsuffizienz, EPH-Gestose, Diabetes mellitus, mütterliche Erkrankungen während der Schwangerschaft, Verdacht auf Übertragung, Rhesusinkompatibilität, intrauteriner Fruchttod.

Es gibt mehrere Möglichkeiten, eine Geburt einzuleiten, die teilweise auch miteinander kombiniert werden können:
- Einschleichende i. v.-Infusion von Oxytozin, die je nach Reaktion der Gebärmutter gesteigert werden kann
- Vorsichtige Dehnung des Muttermundes mit der Hand
- Eröffnen der Fruchtblase, also Blasensprengung
- Lokale Applikation von Prostaglandin E_2-haltigem Gel in die Zervix

Diese Maßnahmen werden zwar häufig auch zur Einleitung „normaler" Geburten verwendet, sind da aber nicht notwendig. Indikationsstellungen überprüfen!

Eröffnungsperiode

Die Eröffnungsperiode dauert bei Erstgebärenden 5–12 h, manchmal sogar bis zu 24 h, bei Mehrgebärenden 2–6 h. Bei Beginn der Eröffnung ist der Muttermund 1–4 cm weit, bei vollständiger Eröffnung 10 cm. Meistens kommt es erst gegen Ende der Eröffnungsperiode zum Blasensprung (rechtzeitiger Blasensprung). Der Kopf ist mit querlaufender Pfeilnaht in den Beckeneingang eingetreten (kleine Fontanelle liegt also entweder rechts oder links).

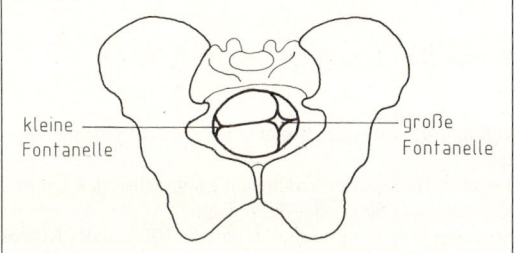

Abb. 19a. Stand des kindlichen Kopfes im Beckeneingang

Während der Eröffnung geht der kindliche Kopf beim Tiefertreten in eine Flexionshaltung über, so daß das Kinn auf der Brust zu liegen kommt. Dadurch wird die Haltung des Kopfes der runden Form der Beckenmitte angepaßt. Außerdem beginnt das Hinterhaupt nach vorne zu rotieren, so daß die kleine Fontanelle schließlich in Richtung Symphyse zeigt und die Pfeilnaht senkrecht steht.

Austreibungsphase

In der Austreibungsphase werden die Wehen noch wesentlich stärker. Der kindliche Kopf setzt die Beugung und Drehung fort und tritt tiefer.

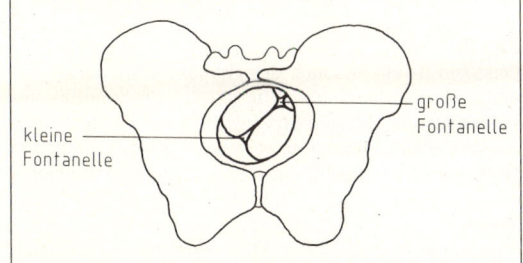

Abb. 19b. Stand des kindlichen Kopfes in Beckenmitte

Dabei entsteht der Preßdrang. Zuerst ist der kindliche Hinterkopf nur während der Wehe im Scheideingang sichtbar, (**Einschneiden** des kindlichen Kopfes), dann auch in den Wehenpausen (**Durchschneiden** des kindlichen Kopfes). Wenn der Kopf geboren ist (kindliches Gesicht ist dem Damm zugewendet), dreht er sich zur Seite, um der Rumpfdrehung wieder zu entsprechen:

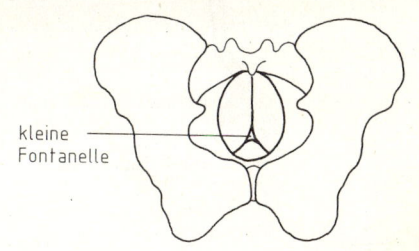

Abb. 19c. Stand des kindlichen Kopfes im Beckenausgang

Beckeneingang:	querovale Form, Kopf quer, Schultern quer
Beckenmitte:	runde Form, Kopf gebeugt und rotiert, Schultern drehen sich halb
Beckenausgang:	längsovale Form, Kopf senkrecht, Schultern stehen senkrecht, die vordere Schulter wird unter der Symphyse geboren, die hintere über dem Damm

Nachgeburtsperiode

Die Nachgeburtsperiode beginnt, wenn das Kind geboren ist, und endet, wenn die Plazenta ausgestoßen ist, sie dauert meist nicht länger als 30 min. Durch die Kontraktion der Gebärmutter und die Nachwehen löst sich die Plazenta (Blutverlust ca. 200–300 ml).

Lösungszeichen sind:
- Die Gebärmutter wird schmal und hart und hebt sich nach rechts über die Nabelhöhe hinauf (Schröder).
- Bei tiefem Eindrücken der Bauchwand oberhalb der Symphyse weicht die Nabelschnur nicht mehr in die Scheide zurück (Küstner). Tut sie es doch, so ist die Plazenta noch nicht vollständig gelöst.

Die Ausstoßung der Plazenta erfolgt durch Mitpressen der Frau. Manchmal kann die Ausstoßung der Plazenta durch leichten Druck auf die Gebärmutter (Vorsicht! Nicht massieren! Gefahr von Koordinationsstörungen bei der Kontraktion) oder durch Zug an der Nabelschnur (Vorsicht! Kann reißen!) unterstützt werden.
Es gibt Ärzte, die eine Metherginprophylaxe (1 mg i.v. unmittelbar nach Geburt des Kindes) befürworten, damit sich die Gebärmutter nach der Geburt kontrahiert. Die soll den Blutverlust in der Nachgeburtszeit vermindern.

F 87
Frage 5.1: Lösung C

[Abbildung: Beckeneingangsebene, Interspinalebene, Spinae ischiadicae]

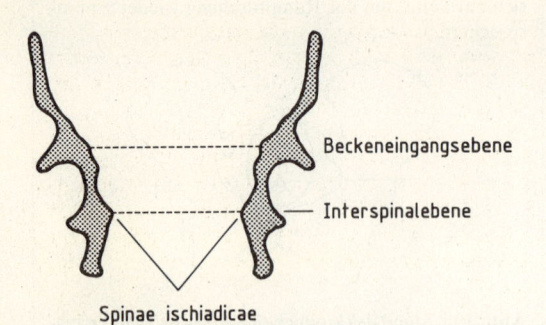

Die **Interspinalebene** dient der Höhenbeurteilung des kindlichen Kopfes bei der vaginalen Untersuchung. Der Kopf steht im Beckeneingang, wenn die Leitstelle des Kopfes in der Interspinalebene zu tasten ist. Der Kopf steht auf der Beckenmitte, wenn man die Spinae ischiadicae nicht mehr oder nur mit Mühe tasten kann. Der Kopf steht auf dem Beckenboden, wenn er der Beckenbodenmuskulatur fest aufsitzt.

H 87
Frage 5.2: Lösung C

Regelrecht ist die **vordere Hinterhauptslage** (Abk. aHHL). Der kindliche Kopf beugt sich dabei, so daß das Hinterhaupt mit der kleinen Fontanelle die Führung übernimmt. Die kleine Fontanelle liegt dabei vorn, also symphysenwärts.
Bei der **hinteren HHL** (bHHL) führt zwar auch das Hinterhaupt, die kleine Fontanelle liegt aber zum Steißbein hin, wodurch die Austreibung erschwert ist, weil das Kind sich mit dem Gesicht schlechter um die Symphyse herumhebeln kann. Geburt mit dem Gesicht nach oben (symphysenwärts).
Zu (3) und (4)
Streckungshaltung und Deflexionslage bezeichnen den gleichen Sachverhalt: Der kindliche Kopf ist nicht gebeugt, sondern mehr oder weniger gestreckt (Haltungsanomalie). Je nach Grad der Streckung unterscheidet man: Vorderhauptslage, Stirnlage, Gesichtslage.

H 85
Frage 5.3: Lösung C

Vordere Hinterhauptslage bedeutet: der kindliche Rücken liegt zur mütterlichen Bauchwand gerichtet, das Hinterhaupt des Kindes (vom vaginalen Tastbefund her die kleine Fontanelle) führt. Das ist eine Flexionshaltung, um den kleinstmöglichen Durchmesser zu erreichen. Bei den Deflexionshaltungen (z.B. Stirnlage) ist zwar der Durchmesser größer, eine vaginale Entbindung aber meistens trotzdem möglich.

Frage 5.4: Lösung E

Kleine Begriffserklärung:
Haltung: Beuge- oder Streckhaltung des kindlichen Kopfes
Lage: Verhältnis der kindlichen Längsachse des Uterus, also Längs-, Quer- oder Schräglage
Stellung: I. Stellung bedeutet, daß der Rücken des Kindes links ist, II. Stellung heißt, daß der Rücken rechts ist
Einstellung: Verhältnis des vorangehenden kindlichen Teils zum Geburtskanal (z.B. Kopf im Beckeneingang)

Frage 5.5: Lösung E

Eine Wehenhemmung (Tokolyse) wird z.B. bei drohender Frühgeburt vorgenommen. Über eine **Stimulation der β_2-Rezeptoren** an der glatten Uterusmuskulatur wird die Gebärmutter relaxiert. Dabei werden immer auch β_1-Rezeptoren mitstimuliert, so daß es zu folgenden systemischen Nebenwirkungen kommt:
- Unruhe, Angstgefühl
- Steigerung der Herzfrequenz!
- Kopfschmerzen, Übelkeit

Frage 5.6: Lösung D

Zu (D)
Oxytozin ist ein Hormon des Hypophysenhinterlappens und wirkt auf die Gebärmuttermuskulatur kontraktionskraftsteigernd. Zur Geburtseinleitung mit Oxytozin sollten synthetische Präparate verwendet werden, da in den HHL-Extrakten noch Vasopressinaktivitäten enthalten sind.
Zu (A)
Vasopressin ist ebenfalls ein HHL-Hormon, das in unphysiologisch hohen Dosen auch auf glatte Muskulatur wirkt.
In der Geburtshilfe kann es manchmal benutzt werden, um die gefäßrelaxierende Wirkung von Oxytozin aufzuheben.
Zu (B)

Zu (C)
Ergometrin ist ein Sekalealkoloid, das über α-Rezeptoren eine kontrahierende Wirkung auf die Gebärmuttermuskulatur hat. Zur Geburtseinleitung darf es wegen der Gefahr des „Tetanus uteri" heute nicht mehr genommen werden, wohl aber zur Kontraktionsförderung bei der postpartalen Blutstillung.
Zu (E)
Fenoterol ist ein $β_2$-Sympathomimetikum. Die Stimulation der $β_2$-Rezeptoren am Uterus führt zur Erschlaffung der Muskulatur. Fenoterol wird zur Tokolyse eingesetzt.

F 84
Frage 5.7: Lösung E

Inzwischen wird man bei einer Pluripara bei Beckenendlage **wieder** eine vaginale Entbindung anstreben, wenn auch die Risiken höher sind als bei einer Entbindung aus Schädellage.
In der Bundesrepublik und in vergleichbaren Ländern wird es aber nicht möglich sein, bei Beckenendlage zu Hause zu entbinden, da die Risiken für Mutter und Kind als zu hoch eingeschätzt werden.

F 84
Frage 5.8: Lösung E

Wenn eine Frühgeburt vor der 36. SSW droht, scheint sich die Gabe von Glukokortikoiden günstig auszuwirken, um ein Atemnotsyndrom beim Kind zu vermeiden.
Glukokortikoide werden der Mutter intramuskulär gegeben! Sie können die Plazentarschranke passieren, sonst wäre ja kein lungenreifungsfördernder Effekt beim Kind möglich.

F 84
Frage 5.9: Lösung E

Normalerweise, d.h. bei normal gebeugtem Kopf, stellt sich das Kind in dorsoanteriorer Lage ein (3).
Bei den Deflexionslagen **(1)** (verschiedene Streckhaltungen des kindlichen Kopfes wie Stirnhaltung, Gesichtshaltung, Vorderhauptshaltung) dreht sich der Rücken nach hinten, d.h. in dorsoposteriore Einstellung **(2)**. Häufig ist auch dann noch eine vaginale Entbindung möglich, die Austreibungsperiode dauert aber länger als normal.
Zu (5)
Als einzig wirklich geburtsunmögliche Einstellung gilt die mento-posteriore Gesichtslage, d.h. die Gesichtslage, bei der der kindliche Rücken sich nach vorne gedreht hat (dorsoanterior).

H 84
Frage 5.10: Lösung D

Bei den Deflexionslagen werden unterschieden: Scheitellage, Vorderhauptslage, Stirnlage und Gesichtslage. Bei der Gesichtslage ist der kindliche Kopf maximal gestreckt = deflektiert (in den Nacken). Nach Lage des Kinns (lat. mentum) werden unterschieden: mentoanteriore und mentoposteriore Gesichtslage. Die Geburt aus mentoanteriorer Gesichtslage erfolgt im allgemeinen komplikationslos, während die mentoposteriore Lage eine gebärunfähige Lage ist, weil der Austritt des maximal gestreckten Kopfes nur durch weitere Streckung erfolgen könnte.

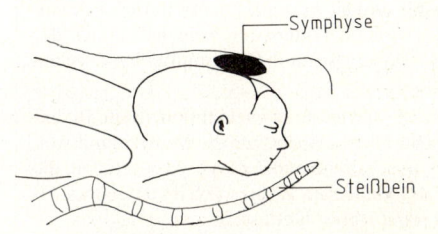

Abb. 20. Schema zur mentoposterioren Lage

5.2 Leitung und Überwachung der Geburt

Aufnahmeuntersuchung

Bei der Aufnahmeuntersuchung soll versucht werden zu entscheiden, ob eine normale Schwangerschaft vorliegt oder ob Faktoren vorhanden sind, die zu Komplikationen führen können. Dazu dienen folgende Untersuchungen:
- Anamnese, Geburtstermin?
- Lage des Kindes, Beziehung des Kopfes zum Becken, Größe des Kindes
- Allgemeinuntersuchung der Frau
- Wehenkontrolle und fetale Herzkontrolle (Kardiotokographie), normal 120–160 Schläge/min, normale Fluktuation
- Vaginale oder rektale Untersuchung zur Beurteilung der Portio (zentriert?), der Zervix (verkürzt, weich?), des vorangehenden Kindsteiles, des Höhenstandes
- Evtl. Amnioskopie (klares Fruchtwasser?)

Da die Möglichkeit, die Geburt positiv zu erleben und die Schmerzen zu ertragen, auch stark von der Umgebung abhängt, wäre es gut, wenn im Kreißsaal eine ruhige Atmosphäre geschaffen werden könnte, in der die notwendigen Maßnahmen offen besprochen werden.

Eröffnungsperiode

Es ist günstig für die Frau, sich auf die Seite zu legen, um einem Vena-cava-Syndrom vorzubeugen. Die meisten Ärzte sind für strenge Nahrungskarenz, damit im Falle von Komplikationen eine Vollnarkose gegeben werden kann. Viele befürworten routinemäßig einen intravenösen Zugang zur Geburtsinduktion, Wehenregulierung, Volumenersatz und bei verlängertem Geburtsverlauf zur Gabe von Glukose und Elektrolyten. Während der Eröffnungsperiode werden Blutdruck, Puls und Temperatur regelmäßig kontrolliert. Die Wehen werden entweder **extern** kontrolliert durch das Auflegen der Hand, durch einen Gürtel, der einen Wehentaster enthält und um das mütterliche Abdomen gelegt wird, oder **intern** durch einen Katheter, der zwischen Fruchtblase und Gebärmutterwand gelegt wird (selten!).

Etwa alle 2h wird die Frau vaginal (auf sterile Bedingungen achten!) untersucht, um die Muttermundsweite und die Beschaffenheit der Zervix zu beurteilen, die Haltung des kindlichen Kopfes (Pfeilnaht, Fontanellen) und seine Höhe zu erfassen:
Beckeneingangsebene: zwischen Promontorium und oberem Rand der Symphyse
Interspinalebene: zwischen den Spinae ischiadicae (Beckenmitte)
Beckenbodenebene: in Höhe der Steißbeinspitze

Austreibungsperiode

Häufig fühlt die Frau schon einen Preßdrang, wenn der Muttermund noch nicht vollständig geöffnet ist; es sollte mit dem Pressen aber gewartet werden, bis der Muttermund vollständig geöffnet ist, der Kopf vollständig rotiert ist (Pfeilnaht steht senkrecht) und auf dem Beckenboden steht. Die Austreibungsperiode dauert bei Erstgebärenden 1–3h, bei Mehrgebärenden wesentlich kürzer. Zwischen den Wehen werden die Herztöne des Kindes kontrolliert, evtl. auch mit Hilfe eines kontinuierlichen Kardiotographen, um eine durch Sauerstoffmangel während der Wehe entstandene Schwäche frühzeitig zu erkennen. In der Austreibungsperiode sollte die Frau die für sie angenehmste Stellung wählen dürfen: auf dem Rücken liegend, auf der Seite liegend, Hockstellung, Sitzstellung. Die Anleitung der Hebamme kann der Frau helfen, im richtigen Moment zu pressen, die Kraft richtig einzuteilen, sich in den Wehenpausen zu entspannen.
Kristeller-Handgriff: unterstützender Handgriff, um den Durchtritt des Kopfes zu beschleunigen (z. B. bei Nachlassen der Preßwehen). Dabei wird von einer Hilfsperson die Wehe abgewartet, dann mit einer oder beiden Händen der Fundus uteri gefaßt und mit langsam zunehmenden Druck in Richtung Damm gedrückt. Cave Dammschutz!

Dammschutz

Der Dammschutz soll vermeiden, daß der Damm plötzlich überdehnt wird und deshalb zerreißt und daß der kindliche Kopf zu plötzlich vom hohen Druck entlastet wird (Gefahr von Tentoriumseinriß und Subarachnoidalblutungen).

Dazu liegt die rechte Hand der Hebamme über dem Damm, die linke auf der Leitstelle des kindlichen Kopfes, um durch vorsichtigen Druck den Durchtritt zu regulieren. Dabei sollte die Frau möglichst durch hechelndes Atmen den Preßdrang unterdrücken.

Für einen Dammschnitt gibt es bestimmte Indikationen, u. a. Beschleunigung der Geburt bei kindlichem Streß, bei Frühgeborenen zum Schutz des sehr weichen Schädels, bei Gefahr eines Dammrisses, bei Zangenentbindung, Vakuumentbindung usw. Der Schnitt der Episiotomie kann sein:

- median — postpartal weniger schmerzhaft, kann leicht weiterreißen, dann Gefahr von Sphinkterverletzung
- medio-lateral ⎫ entlasten mehr als die mediane Episiotomie, Gefahr der
- lateral ⎭ Sphinkterverletzung kleiner

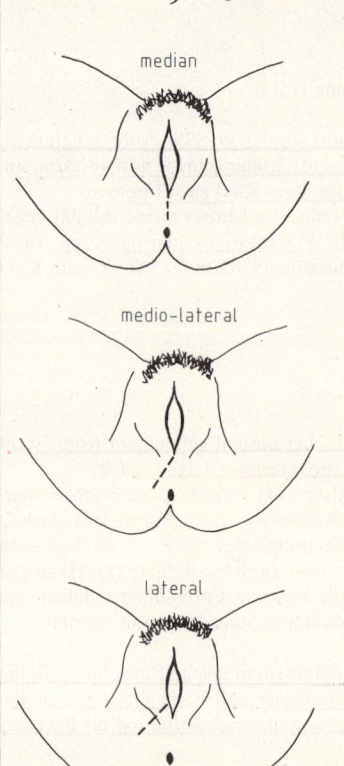

Abb. 21. Dammschnitte

Bei Dammschnitten und Dammrissen sofortige Wundversorgung nach der Entbindung, da sonst die Gefahr von Sekundärinfektion, Nachblutung und späterer Nahtinsuffizienz besteht.

Dammriß 1. Grades:
Haut und Subkutangewebe eingerissen
Dammriß 2. Grades:
Dammuskulatur eingerissen, Musculus sphincter ani intakt, keine Inkontinenzgefahr
Dammriß 3. Grades:
Dammuskulatur und Musculus sphincter ani eingerissen, Gefahr der bleibenden Inkontinenz

Bei der Dammnaht werden zuerst die vaginalen Wundränder vereinigt, dann die Dammuskulatur und zuletzt die Haut des Dammes. Sorgfältige Blutstillung!

Das Kind

Häufig wird bei Aufnahme in die Klinik eine **Amnioskopie** (d. h. durch die Zervix wird ein tubusartiges Endoskop eingeführt, mit dem die durchsichtige Fruchtblase durchleuchtet wird) durchgeführt. Eigentliche Indikationen sind Übertragung, Verdacht auf Plazentainsuffizienz (Diabetes, EPH-Gestose), Rh-Inkompatibilität.
Kontraindikationen: vor der 37. Woche (Gefahr der Auslösung von Wehen), Placenta praevia.
Normaler Befund:
Klares Fruchtwasser, evtl. Vernix-caseosa-Flocken
Pathologisch:
Grünverfärbung: durch Mekoniumabgang bei vorausgegangener Hypoxie
Gelbfärbung: meist Morbus haemolyticus fetalis
Rotbraunfärbung: intrauteriner Fruchttod

Die Überwachung der kindlichen Herztöne ist eine der wenigen Möglichkeiten, Informationen über das Befinden zu erhalten (normal 120–160 pro min; ständige Fluktuation von 10–20 pro Minute; **undulatorischer Oszillationstyp;** wenn sich das Kind bewegt, tritt eine leichte Frequenzsteigerung ein; während der Wehe evtl. Frequenzverminderung: **frühe Dezeleration,** diese ist nicht bedrohlich, wenn bei Abklingen der Wehe sofortige Erholung eintritt).

Pathologisch sind:
- Anhaltende **Bradykardien,** d. h. < 120 Herztöne pro min
- Anhaltende **Tachykardien**
- Verminderte Fluktuation (**silent**), d. h. die Herzfrequenz schwankt weniger als 5 pro Minute, das deutet auf verminderte Regulationsfähigkeit des Kreislaufes hin; Achtung! kann auch sein, wenn das Kind schläft
- **Starre Undulation:** ist ein Hinweis auf Plazentainsuffizienz
- Bradykardie, wenn die Wehe schon schwächer wird (**späte Dezeleration**)

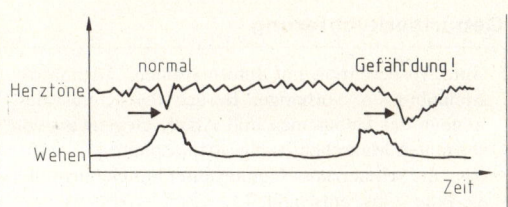

Abb. 22. Dezelerationen

- **Saltatorische Oszillationen,** d. h. starke Schwankungen der Herztöne unabhängig von den Wehen.

Die Herztöne können folgendermaßen abgeleitet werden:
- Äußerlich: auskultatorisch mit einem Hörrohr zwischen den Wehen oder kontinuierlich mittels **Phonokardiographie** oder **Ultraschallkardiographie,** wobei durch einen Gurt um den Bauch der Schwangeren ein Mikrophon und evtl. auch ein Wehenzeichner gehalten werden und Wehen und Herztöne gleichzeitig aufgezeichnet werden.
- Innerlich: nach dem Blasensprung kann mit einer **Skalpelelektrode** am kindlichen Kopf das EKG direkt abgeleitet werden.

Mikroblutuntersuchung
Blutentnahme unter der Geburt aus der Kopfhaut des Kindes. Am **pH** (Ausmaß der Azidose) erkennt man die kindliche Gefährdung und die Dringlichkeit der Entbindung.

Abnabeln

Es bestehen unterschiedliche Meinungen über den Zeitpunkt der Abnabelung.
Bei dringender Reanimation sofort abnabeln. Bei gesundem Kind kann gewartet werden, bis die Nabelschnur aufhört zu pulsieren, d. h. mehrere Minuten. Vorteil: Dadurch steigert sich das kindliche Blutvolumen bis zu 30% (plazentares Reserveblut). Um einer Aspiration von Sekreten, Fruchtwasser, evtl. Mekonium vorzubeugen, werden Mund-, Rachen- und Nasenhöhle abgesaugt.

Geburtserleichterung

Gute Vorbereitung mit Informationen, Gymnastik, Atemübungen, vorheriger Besuch des Kreißsaales, Kennen der Hebammen und Ärzte, Gegenwart von vertrauten Menschen, ruhige Atmosphäre.
Über die **Schmerzausschaltung** unter der Geburt sollte die Frau selbst entscheiden.
Möglichkeiten
- **Analgesie und Sedierung.**
  Wegen der Stärke des Schmerzes genügen Pyrazolone und Phenazetinderivate meistens nicht.
  Meist Opiatgruppe **(Pethidin).**
  Problem: gehen auf das Kind über, **atemdepressorische** Wirkung. Deshalb nur bei gesunden Kindern und nicht mehr kurz vor der Geburt!
  Evtl. **Psychopharmaka** wie Meprobamate, Haloperidol, Benzodiazepine. Nachteil: machen **schläfrig**, die Frau kann nicht so gut mitarbeiten, kann auch die Geburt nicht so wach erleben, auch sie wirken z. T. **atemdepressiv** auf das Kind.
  Lachgas-Sauerstoff-Inhalation, gute Analgesie, Vorteil: die Frau kann selbst nach Bedarf dosieren und braucht weniger! Nachteil: Übelkeit, Leichtigkeitsgefühl, geringere Wahrnehmungsfähigkeit.
- **Parazervikalanästhesie, Peridualanästhesie** in der Eröffnungsperiode, Vorteil; evtl. schnellere Eröffnung durch die Schmerzlosigkeit, Nachteile beim Parazervikalblock; negativ chronotrope und negativ inotrope Wirkung am mütterlichen und kindlichen Herzen **(Bradykardien!)** durch das Lokalanästhetikum. Nachteile bei der Peridualanästhesie: Lähmung der Bauchmuskulatur, die Frau verliert den Preßdrang, häufiger **verlängerte Austreibungsperiode**, häufiger Einstellungs- und Lagenanomalien, häufiger **operative Entbindung** (Zange, Saugglocke) notwendig; maskiert eine evtl. Uterusruptur, außerdem ist bei der Peridualanästhesie Volumensubstitution wegen der Hypovolämiegefahr notwendig.
- **Pudendusblock,** in der Austreibungsperiode und evtl. zum Nähen des Dammschnittes oder -risses; der Nerv wird in der Nähe der Spina ischiadica transvaginal infiltriert, er versorgt das untere Drittel der Vagina, Vulva und Perianalbereich.

Besonders bei Hausgeburten Vorsicht mit Medikamenten, die Atemdepressionen oder Bradykardien zur Folge haben können.

F 87
Frage 5.11: Lösung C

Ein **tiefer Querstand** liegt vor, wenn die Pfeilnaht des auf dem Beckenboden stehenden Kopfes quer verläuft, die beiden Fontanellen sind dann etwa gleich hoch. Dieser Zustand muß über längere Zeit fortbestehen und die Geburt verzögern, das gehört zur Definition.
Bei der Beurteilung des Höhenstandes des Kopfes richtet man sich nicht nach dem tiefsten Punkt (das könnte ja auch eine ausgedehnte Geburtsgeschwulst sein), sondern nach dem breitesten Teil des Kopfes, dem größten Durchmesser. Wenn also der führende Teil erst in der Interspinalebene angekommen ist, so steht der Kopf noch im Beckeneingang **(C).**

F 85
Frage 5.12: Lösung E

Bei Mehrgebärenden tritt der Kopf oft erst unter der Geburt fest ins kleine Becken ein, das ist physiologisch. Bei einer Erstgebärenden soll der Kopf allerdings mit Senkung des Leibes, also 4 Wochen vor der Geburt, ins Becken eintreten und unbeweglich werden.

Frage 5.13 W: Lösung E

Hier liegt folgende Notfallsituation vor:
- Der Muttermund ist fast vollständig eröffnet, während offensichtlich eine **Einstellungskomplikation** vorliegt. Der kindliche Kopf ist im Verhältnis zum Beckeneingang der Frau zu groß und kann nicht tiefertreten.
- Das Kind ist anscheinend akut gefährdet (Herzfrequenz). Schlimmstenfalls kann eine solche Situation mit einer Uterusruptur enden. Der Kaiserschnitt ist nötig, darum: Transport in die Klinik und bis dahin, um die Geburtsvorgänge zu bremsen, Beckenhochlagerung und Gabe von β-Sympathomimetika.

Eine Muttermundinzision wird nur vorgenommen, wenn eine Sectio caesarea nicht mehr möglich ist (vorangehender Teil steht unterhalb der Tubera ischiadica z. B.) und die Geburt unbedingt und sehr schnell beendet werden muß. Eine Vakuumextraktion oder eine Zangenentbindung sind aber nur bei vollständig eröffnetem Muttermund möglich, weil man sonst ein Instrument nicht richtig ansetzen kann, der kindliche Kopf evtl. hängenbleibt oder die weichen Geburtswege der Frau grob verletzt werden.

Frage 5.14: Lösung B

Als erstes muß sich die Hebamme oder Ärztin (Arzt) über das kindliche Befinden orientieren, auch wenn alles normal erscheint. Also zunächst:
Kontrolle der **kindlichen Herztöne,** besser noch CTG **(1)**. In der Spätschwangerschaft sollte ein CTG immer in Seitenlage geschrieben werden zur Vermeidung eines Vena-cava-Syndroms.
Danach muß man sich ein Bild vom **Geburtsfortschritt** und Klarheit über die kindliche Lage und Einstellung verschaffen:
– Äußere Untersuchung (Leopold-Handgriffe) **(5)**
– Vaginale oder rektale Untersuchung **(2)**
Zu (3)
Falls die Geburt noch nicht zu weit fortgeschritten ist und die letzte Ultraschalluntersuchung länger als ca. 2 Wochen zurückliegt, kann ein Ultraschall zur Sicherheit sinnvoll sein und wird auch an den meisten Kliniken gemacht (Größe des Kindes? Plazenta? ect.). Die Frage soll aber wohl richtigerweise nahelegen, daß *zunächst* einfache Untersuchungen ohne großen apparativen Aufwand das Wichtigste sind.
Zu (4)
Amniotomie nie routinemäßig, sondern nur, wenn ein internes CTG gelegt werden muß, eine Geburtsbeschleunigung erzielt werden muß oder die Fruchtblase bei vollständigem Muttermund nicht von selber springt.

Frage 5.15: Lösung C

Methoden der Geburtserleichterung:
In der **Eröffnungsperiode**
● Analgetika (z. B. Dolantin)
● Psychopharmaka (z. B. Valium)
● Inhalationsanalgetika (z. B. selbstgesteuerte Lachgasinhalation)
● Lokalanästhesie (Parazervikalblock)
● Leitungsanästhesie (Peridural-, Spinalanästhesie u. a.)
In der **Austreibungsperiode**
● Pudendusanästhesie
● Damminfiltration
● Durchtrittsallgemeinnarkose
Zu (1)
Eine Allgemeinnarkose kommt zum Einsatz, wenn eine operative Entbindung vorgenommen werden muß (Sectio, Zange), seltener bei einer zu erwartenden Totgeburt oder starken Mißbildung.

Zu (2)
Der Parazervikalblock ist eine Blockade des Nervenplexus um den Muttermund (Spezialnadel, Injektion von Scandicain), um den Wehenschmerz in der Eröffnungsperiode zu vermindern. Gefahr: fetale Bradykardie.
Zu (3)
Der N. pudendus versorgt das untere Drittel der Vagina, die Vulva und den Damm sensibel. Die Blockade erfolgt mit einer Spezialnadel mit Führungshülse (Technik nicht ganz einfach) durch Scandicaininfiltration.
Zu (4)
Die Dammanästhesie kann zur Episiotomievorbereitung in der Austreibungsphase vorgenommen werden.
Zu (5)
Bei der Periduralanästhesie (Epiduralanästhesie) wird in den Epiduralraum (in Höhe L4/L5) ein Lokalanästhetikum gespritzt. Ausschaltung der sympathischen Nervenfasern (zu den Spinalnervenwurzeln T11/T12), die in der Eröffnungsphase den uterinen Wehenschmerz leiten. Gefahr von Kreislaufkomplikationen.

Frage 5.16: Lösung C

Zu (C)
Unter Austreibungsperiode versteht man den Zeitraum nach vollständiger Eröffnung des äußeren Muttermundes bis zur Geburt des Kindes. Er sollte bei Erstgebärenden 2–3 Stunden, bei Mehrgebärenden 1/2 bis 1 Stunde nicht überschreiten.
Zu (A)
Unter Einschneiden des kindlichen Kopfes versteht man, daß der Kopf zwischen den Labien in der Tiefe der Scheide sichtbar wird. „Durchschneiden" bedeutet, daß der Kopf auch in der Wehenpause nicht mehr zurückweicht, sondern in der Vulva sichtbar bleibt.
Zu (B)
Der Preßdrang stimmt nicht immer mit dem Befund eines vollständig geöffneten Muttermundes überein, er kann viel früher einsetzen, was für das Kind anstrengend ist und zu Zervixverletzungen führen kann oder nur schwach ausgeprägt sein oder ganz fehlen; es ist daher verständlich, daß das Einsetzen des Preßdranges nicht als Definitionsgrundlage hier dienen kann.
Zu (D)
Hier wurden viele Fehler gemacht! Die Zervix besteht ja aus dem äußeren Muttermund (äuß. MM), Zervikalkanal (ZK) und innerem Muttermund (in. MM).
Zu (E)
Zeitlich gesehen ist es sogar richtig, denn definitionsgemäß erfolgt ein rechtzeitiger Blasensprung kurz nachdem der Muttermund vollständig ist, also bei Beginn der Austreibungsperiode. Aber: Hauptkriterium dafür, ob gepreßt werden darf oder nicht und wie lange zugewartet werden kann, ist der Muttermund und nicht der Blasensprung (in Bezug auf die Austreibungsperiode).

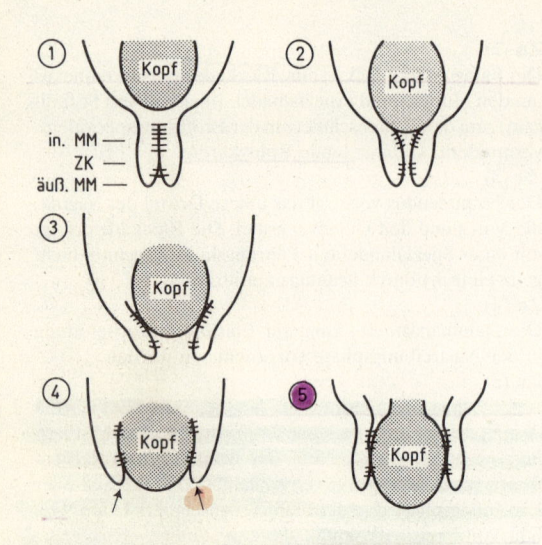

Abb. 23. ①, ② und ③ Phasen der Eröffnung
④ Geöffneter Zervikalkanal, aber an den mit Pfeilen gekennzeichneten Stellen ist noch eine Muttermundslippe tastbar. Wenn bereits jetzt gepreßt wird, besteht die Gefahr des Muttermundeinrisses.
⑤ Muttermund vollständig. Beginn der Austreibungsperiode.

[H 87]
Frage 5.17: Lösung B

Zu (1)
Eine anhaltende Tachykardie ist genauso wie die häufigere Bradykardie (< 120 SpM) ein Zeichen kindlichen Stresses, wenn sie länger als einige Minuten anhält.
Zu (2)
Normal sind dagegen Frequenzanstiege bei Bewegungen des Kindes (die Mutter fragen und Hand auf den Bauch legen!).
Zu (3)
Späte Dezelerationen sind ein sicheres Warnsignal! Dabei sinken die Herztöne erst gegen Ende einer Wehe ab und steigen nur mit Verzögerung nach ca. 30 sec. wieder an.
Zu (5) und (6)
Die Oszillationsamplitude als Ausdruck minimaler Herzfrequenzschwankungen sollte > 5 SpM sein. Ein silenter Oszillationstyp (< 5 SpM) spricht für eine mangelnde Anpassungsfähigkeit des kindlichen Kreislaufs an unterschiedliche hämodynamische Erfordernisse. Anders ausgedrückt: Das „erschöpfte Kind" hat auf normalerweise ständig leicht schwankende Blutvolumina nur noch *eine* stereotype Antwort, z. B. eine Herzfrequenz von konstant 120 SpM.
Nicht vergessen: wenn das Kind schläft, ist die Oszillationsfrequenz genauso eingeschränkt! Weckversuch!

[F 85]
Frage 5.18: Lösung B

Vorzeitiger Blasensprung – Blasensprung vor Beginn der Wehentätigkeit (A) und (C)
Frühzeitiger Blasensprung – Blasensprung nach Beginn der Eröffnungswehen aber vor vollständiger Eröffnung des Muttermundes (B)
Rechtzeitiger Blasensprung – Blasensprung bei vollständig eröffnetem Muttermund (D)

[F 85]
Frage 5.19 W: Lösung E

Natürlich sollte eine Operation wie der Kaiserschnitt, der ja immerhin die Komplikationen der Anästhesie, der Blutung, der Thrombose und der Gebärmutterruptur in einer nachfolgenden Schwangerschaft beinhaltet, nicht einfach auf Wunsch der Gebärenden durchgeführt werden, sondern bei entsprechender Indikation.
Für das Kind ist eine Schnittentbindung nicht unbedingt der beste Weg, das Licht der Welt zu erblicken. Ihm droht die Gefahr der Blutung. Außerdem wird nicht wie bei einer vaginalen Entbindung das Fruchtwasser aus den Lungen des Kindes herausgepreßt, sondern es bleibt in den Alveolen und muß erst über die Lymphbahnen resorbiert werden. Das führt gehäuft zu Atemstörungen und Pneumonien.

[F 86]
Frage 5.20: Lösung D

Da der N. pudendus das äußere Genitale versorgt, wird er – wenn nötig – erst in der Austreibungsphase kurz vor Durchtritt des kindlichen Kopfes betäubt.

[F 85]
Frage 5.21: Lösung C

Zu (1), (3) und (5)
Regelmäßige Wehen, ein sich öffnender Muttermund und der Abgang von Fruchtwasser, welches ja mit Lackmuspapier nachgewiesen werden kann, sollten Verdacht erregen und zur Klinikeinweisung führen.
Zu (2)
Als Frühgeborene gelten Kinder, die vor Vollendung der 37. SSW geboren werden, d. h. bei Abgang von grünlichem Fruchtwasser in der 38. SSW handelt es sich definitionsgemäß nicht mehr um eine Frühgeburt.
Zu (4)
Ein silenter Oszillationstyp, d. h. eine Frequenzänderung der kindlichen Herztöne um weniger als 5, deutet darauf hin, daß es dem Kind schlecht geht und sollte u. U. zu einer Geburtseinleitung führen, ist aber selbst kein Zeichen für eine Frühgeburt.

Frage 5.22: Lösung A

Bei einer Erstgebärenden ist eine Eröffnungsdauer zwischen 5 und 10 Stunden normal.
Diesem Kind geht es ganz offensichtlich so schlecht, daß man davon ausgehen muß, daß es eine normale Geburtsarbeit und wahrscheinlich auch den schnelleren Weg durch die Vakuumextraktion nicht lebend überstehen würde. Anzeichen für den schlechten Zustand des Kindes sind der silente Oszillationstyp, d. h. eine Schwankung der kindlichen Herzfrequenz um weniger als 5 Schläge, weiterhin die tiefen Dezelerationen unter den Wehen (deshalb die wehenhemmenden Medikamente) und die Blutgasanalyse mit der ausgeprägten Azidose (normal ist beim Fetus ein pH über 7,25).

Frage 5.23: Lösung E

Wegen des jungen Alters der Schwangeren handelt es sich um eine Risikogeburt.
Der kindliche Kopf steht hier viel zu hoch, die Pfeilnaht sollte im Beckeneingang nicht gerade, sondern quer stehen.
Unter Spätdezelerationen versteht man das Absinken der kindlichen Herztöne im Anschluß an eine Wehe. Im Gegensatz zum Dip I (Absinken der Herztöne unter der Wehe) sind Spätdezelerationen Hinweise auf eine kindliche Gefährdung, die eine sofortige Entbindung notwendig machen; in diesem Fall also eine Schnittentbindung.

Frage 5.24: Lösung A

Man geht davon aus, daß die vaginale Geburt für ein Kind in Beckenendlage zumindest bei Erstgebärenden eine größere Belastung bedeutet. Nun könnte man denken, ein kleineres Kind würde besser durch den Geburtskanal passen und wäre damit weniger belastet. Es gilt jedoch: *Je kleiner und unreifer der Fetus, desto schonender muß die Geburt sein!*
Die Gefahr intrakranieller Blutungen ist größer und Asphyxie wird schlechter toleriert. Gerade bei untergewichtigen Feten ist schon eine intrauterine Mangelversorgung etwa durch Plazentainsuffizienz anzunehmen, so daß diese Kinder sowieso schon vorbelastet sind.

Frage 5.25: Lösung E

Bei Leitung einer Geburt aus Beckenendlage, solange die kindlichen Herztöne gut sind, lasse man die Finger weg von Füßen und Steiß bis das vordere Schulterblatt sichtbar wird! Bei zu früher Intervention riskiert man Komplikationen bis hin zum Sterben des Kindes! Mit Sichtbarwerden des vorderen Schulterblattes, bzw. mit Eintritt des Kopfes in das kleine Becken besteht allerdings akute Hypoxiegefahr, da nun der Kopf die Nabelschnur gegen die Beckenwand komprimiert. Nun ist schnelle Manualhilfe zur Lösung der Schultern, der Arme und des Kopfes angebracht.

Frage 5.26: Lösung B

Die Methode nach Bracht zur Unterstützung der Spontangeburt aus Beckenendlage:
Wenn der Steiß und der Rumpf bis zu den Armen geboren sind, werden sie mit beiden Händen zusammengefaßt. Dann wird der noch nicht geborene Kopf des Kindes um die Symphyse gedreht. Oft fallen die Arme dann mit heraus und es ist keine zusätzliche Manualhilfe (etwa zur Armlösung) nötig.

Frage 5.27: Lösung A

Procain ist ein relativ kleines Molekül, das plazentagängig ist. Es kann also, auch wenn es der Mutter intravasal injiziert wird, beim Fetus Nebenwirkungen hervorrufen. Zeichen der ZNS-Intoxikation sind Unruhe, Schwindel, Krämpfe bis zum Koma und Atemlähmung; am Herzen kommt es zu chinidinartigen Wirkungen wie Verlängerung der Überleitungszeit, verminderte Erregbarkeit und verminderte Kontraktionskraft. Außerdem können allergische Reaktionen vorkommen.

Frage 5.28: Lösung D

Wenn eine Episiotomie „rechtzeitig", also bei Krönung des Kopfes und während des Pressens geschnitten wird, sollte die Frau den Schnitt nicht schmerzhaft spüren, unabhängig davon, wie man schneidet. Die mediane Episiotomie, die in Richtung auf den Anus verläuft, ist in der Regel leichter zu nähen, heilt komplikationsloser ab und macht den Frauen weniger Beschwerden (A, B, C). Der Nachteil ist aber, daß, wenn sie weiterreißt, sie in Richtung Anus reißt und somit die Gefahr eines Dammrisses III. Grades in sich birgt, also dem Sphinkterdurchriß. Einem Zervixriß kann man mit einer Episiotomie nicht vorbeugen, eine wichtige Prävention ist, mit der Preßphase erst bei vollständiger Muttermundsöffnung zu beginnen.

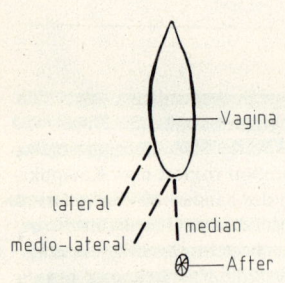

Abb. 24. Dammschnitt

[F 88]
Frage 5.29: Lösung E

Ob eine Episiotomie nötig ist oder nicht, sollte in der Situation in Abhängigkeit von der Vorbereitung der Mutter, der Dehnbarkeit des Gewebes, von den Herztönen und den Fähigkeiten der Geburtshelfer/innen entschieden werden!
Unter hohem Damm versteht man ein breites Perineum, das Bindegewebe zwischen After und Scheideneingang ist breiter und damit häufig auch straffer ausgebildet. Bei einer Erstgebärenden ist der Widerstand des Gewebes sowieso stärker, einfach weil noch keine Vordehnung wie bei der zweiten Geburt stattgefunden hat.
Und zudem ein großes Kind ... Das eher straffe Gewebe und das große Kind sprechen schon für einen Schnitt, um einen Riß zu vermeiden, denn wenn es erst reißt, hat man die Ausdehnung des Risses nicht unter Kontrolle, egal, wie hoch der Damm ist.

[F 86]
Frage 5.30: Lösung D

Ursachen der protrahierten (verlängerten) Geburt (Dystokie) sind:
- Hypokinetische Wehen
- Hyperkinetische Wehen (1)
- Koordinationsstörungen der Wehentätigkeit
- Erhöhter Weichteilwiderstand wie z.B. Zervixdystokie (2), d.h. das elastisch-kollagene Fasersystem der Cervix uteri lockert sich nicht genügend auf
- Mißverhältnis (3)
- Einstellungsanomalien
- Zu großzügige Gabe von Analgetika schon zu Beginn der Wehen

Zu (1)
Bei der hypertonen Wehentätigkeit besteht ein erhöhter Basisdruck, der Uterus wird nicht mehr richtig weich, die Wehen selber bringen nur noch wenig zusätzliche Kontraktion und Geburtskraft. Therapie: Entspannungshilfe, Analgetika, Tranquilizer.

Zu (2)
Bei der Zervixdystokie bestehen kräftige, schmerzhafte Wehen, die nicht für die Muttermundseröffnung wirksam werden. Die Kontraktionen verlaufen ungeordnet im Zervixbereich, häufig „rückwärts", d.h. von der Zervix zum Fundus.

Zu (3) und (4)
Ein relatives Mißverhältnis, das zu einer Einstellungsanomalie führen kann (z.B. hoher Gradstand) bewirkt einen Geburtsstillstand in der Eröffnungsphase. Der Muttermund öffnet sich nicht richtig, wenn der kindliche Kopf nicht in den Beckeneingang eintreten kann.

5.3 Risikofaktoren und Notfälle unter der Geburt

Geburtskanal

Form und Größe des Beckens können eine „normale" Geburt beeinträchtigen, allerdings nur, wenn es sich um ein entsprechend großes Kind handelt. Typische Beckeneingangsformen sind:
das sogenannte **gynäkoide** Becken (55–65%), querovaler Beckeneingang,
das **androide** Becken (15–20%), fast dreieckiger Beckeneingang und
das **anthropoide** Becken (15–25%) mit längsovalem Beckeneingang.

Früher war die Rachitis durch die Ausbildung eines platten Beckens Ursache der Geburtskomplikationen. Die absolute Form des Beckens wird heute als viel weniger wichtig betrachtet als das Verhältnis der Kindsgröße zum Becken.
Frakturen, Knochentumoren, Skeletterkrankungen, Wachstumsstörungen und Anlagestörungen können zu allgemeinverengten, querverengten, schrägverengten, langen oder Trichterbecken führen.
Geschwülste wie zervikale Uterusmyome, Adnextumoren, Knochentumoren, postoperative Narbenstrikturen, Placenta praevia oder auch Fehlbildungen im Urogenitaltrakt wie Uterus bicornis und Scheidensepten können Geburtshindernisse sein.

Mißverhältnis

Ein Mißverhältnis zwischen der Größe des Kindes und dem Geburtsweg bedeutet ein Risiko für Mutter und Kind, es führt zum Geburtsstillstand, evtl. sogar Uterusruptur, wenn es nicht frühzeitig erkannt wird, oder bei Grenzfällen zu einer verlängerten Geburt. Mütterliche Ursachen sind Beckenanomalien.
Kindliche Ursachen: Gewicht über 4500 g (z.B. bei Diabetes mellitus der Mutter), Hydrozephalus, Meningomyelozele, Doppelbildung (sehr selten).
Ein Mißverhältnis auf Beckeneingangsebene ist zu erkennen am hochstehenden Kopf, auffallende Beweglichkeit des Kopfes, Vorspringen des Schädels über die Symphyse.

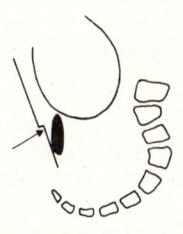

Abb. 25. Mißverhältnis

Bei absolutem Mißverhältnis primäre Schnittentbindung, bei relativem Mißverhältnis ist häufig ein vaginaler Entbindungsversuch mit entsprechender Überwachung möglich.

Haltungsanomalien

Deflexionshaltungen, d.h. Streckhaltungen des kindlichen Kopfes: die Beugung beim Eintritt ins kleine Becken findet nicht statt, der geburtswirksame Durchmesser des kindlichen Kopfes ist größer als bei der physiologischen Beugehaltung, der Hinterhauptslage.

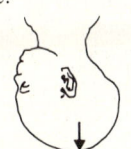

Scheitellage, Leitstelle Pfeilnaht

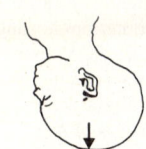

Vorderhauptslage, Leitstelle große Fontanelle

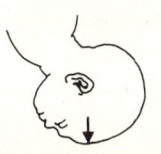

Stirnlage, Leitstelle Stirn

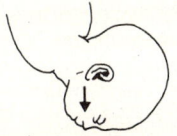

Gesichtslage, Leitstelle Gesicht

Abb. 26. Haltungsanomalien

Meistens ist eine vaginale Entbindung auch aus einer Deflexionslage möglich, selbst wenn der Durchmesser dann vergrößert ist. *Der kindliche Rücken dreht sich dabei dem mütterlichen Rücken zu! und nicht, wie normalerweise, der Symphyse.*
Die einzig wirklich geburtsunmögliche Stellung ist die, bei der sich bei Gesichtslage der kindliche Rücken nach vorne dreht, die sogenannte **mentoposteriore Gesichtslage**, d.h. Rücken vorn, Kinn hinten. Beim „Hebeln" um die Symphyse herum ist kein Spielraum mehr vorhanden. Es kommt zum Geburtsstillstand im Beckenausgang.

Einstellungsanomalien

Am wichtigsten sind der
- **hohe Geradstand,** Beckeneingangskomplikation: der Kopf stellt sich nicht mit querverlaufender Pfeilnaht wie normal, sondern mit senkrecht verlaufender Pfeilnaht in den querovalen Beckeneingang ein. Gründe: Beckenanomalien, Zufall; wenn die Drehung noch erfolgt → vaginale Entbindung; wenn der hohe Geradstand bestehen bleibt → Schnittentbindung.
- **tiefe Querstand,** Beckenausgangskomplikation: die Pfeilnaht steht quer im längsovalen Beckenausgang, die kleine Fontanelle steht rechts oder links. Wenn die Drehung noch erfolgt → Spontangeburt, andernfalls operativer Eingriff mit Zange oder Vakuumextraktion.

Eklampsie

Ein eklamptischer Anfall kann in der Schwangerschaft und unter der Geburt auftreten, immer sind Mutter und Kind vital gefährdet. Häufig, jedoch nicht immer ist eine Präklampsie vorausgegangen.

Gefahren beim eklamptischen Anfall: Zunahme des Hochdruckes, respiratorische und metabolische Azidose, Hypoxie, Hirnblutung, Aspiration.

Maßnahmen:
- Unterbrechung des Anfalls durch i.v.-Gabe von Magnesium (z.B. Magnorbin, Magnesium-5-Sulfat), dann als Dauertropf, um weitere Anfälle zu verhindern
- Atemwege freimachen und beatmen
- Blutdruck senken
- Diurese

Bei lebensfähigem Kind die Geburtseinleitung erwägen. Zunächst Versuch der vaginalen Entbindung, spricht die Frau darauf nicht an, großzügige Sektioindikation.

Beckenendlage

Bis zur 32. SSW liegen viele Kinder in Beckenendlage, die meisten drehen sich noch in die Schädellage, 3–4% bleiben in Beckenendlage.

Ursachen
- Verhinderung der Drehung durch Uterusmißbildungen, Myome, Placenta praevia, zu großes Kind, Oligohydramnie (zu wenig Fruchtwasser)
- Zu große Beweglichkeit des Kindes, z. B. bei Polyhydramnie, vermindertem Gebärmuttertonus
- Beckenanomalien wie zu enges Becken oder abnorme kindliche Kopfform wie Anenzephalus

Gefahren
Steiß oder Füße sind ungeeigneter als der Kopf, um die Geburtswege zu dehnen. Besonders ungünstig ist, wenn beide Beine ausgestreckt sind. Gefahr besteht wegen
- Vorzeitigem Blasensprung
- Nabelschnurkompression
- Nabelschnurvorfall
- Hoher Druckbelastung für den kindlichen Kopf, besonders weil er wegen der Hypoxiegefahr so schnell wie möglich entwickelt werden sollte

Befund
Beim Tasten mit 3. Leopold-Handgriff wird ein weicher vorangehender Teil gefühlt, der Kopf läßt sich unter dem Rippenbogen balottieren. Bei Mehrgebärenden kann in der 37. und 38. Woche eine äußere Wendung einer Beckenendlage in die Schädellage versucht werden. Kontraindikationen: Placenta praevia, Verdacht auf Mißverhältnis, Risikoschwangerschaft, drohende Fehlgeburt.

Vorgehen
Keine Hausgeburt, Klinikeinweisung.
Häufig wird die Indikation zur Schnittentbindung großzügig gestellt, das hat aber zur Folge, daß immer weniger Geburtshelfer Erfahrung bei der Entwicklung von Beckenendlagen haben und die Komplikationsrate bei den tatsächlich durchgeführten vaginalen Entbindungen entsprechend ansteigt (Frakturen, Plexuslähmungen, Weichteilverletzungen).
Als Indikationen zum Kaiserschnitt werden angesehen:
- Erstgebärende
- Verdacht auf Mißverhältnis, großes Kind
- Risikoschwangerschaft

Entbindung
Bei guten Herztönen viel Geduld in die Eröffnungsperiode, so daß sich der Muttermund vollständig öffnen kann. **Manuelle Hilfe nach Bracht:** Es wird gewartet, bis der Steiß geboren ist und das hintere Schulterblatt zu sehen ist. Jetzt Gefahr der Nabelschnurkompression und Hypoxie! Wenn nötig, jetzt Episiotomie. Körper ohne Zug in die Führungslinie anheben, bei Geburt des Kopfes soll die Frau kräftig pressen, evtl. abdominaler Druck durch eine Hilfskraft (Kristeller-Handgriff). Gelingt die Hilfe nach Bracht nicht, ist eine andere Methode notwendig: Arme lösen, **Kopfentwicklung nach Veit-Smellie:** Kind „reitet" auf dem rechten Unterarm des Geburtshelfers, der rechte Mittelfinger wird in den Mund des Kindes geführt, die linke Hand umgreift die beiden kindlichen Schultern. Kopf erst steil nach unten ziehen, dann anheben. Das Gesicht wird über den Damm geboren.

Querlage

Häufigkeit etwa 1%. Ohne therapeutische Beeinflussung keine Spontangeburt möglich.
Gründe: kleines Kind, Zwillinge, Hydramnion, Placenta praevia, enges Becken.
Bei intakter Fruchtblase und wehenlosem Uterus kann eine äußere Wendung zur Schädellage versucht werden. Kontraindikationen: jede weitere Komplikation. Bei Gelingen der äußeren Wendung baldige Geburtseinleitung, um ein Zurückdrehen zu vermeiden. Bei weiterbestehender Querlage Wehenhemmung, um den Blasensprung zu vermeiden und Vorbereitung zur Schnittentbindung.
Als **verschleppte Querlage** wird eine Querlage bezeichnet, bei der nach dem Blasensprung und nach dem Einsetzen der Wehen ein kindlicher Teil, meist Arm oder Schulter, vorgefallen ist. Das Kind ist im Beckeneingang eingekeilt. Gefahr der Uterusruptur! Wendungsversuche sind kontraindiziert. Wenn das Kind noch lebt, Schnittentbindung: sonst Embryotomie.

Protrahierte Geburt (Dystokie)

Ursachen
Gestörte Wehentätigkeit wie Hypoaktivität, Hyperaktivität, Koordinationsstörungen; sekundäre Wehenschwäche, wenn die Frau erschöpft ist oder wenn zuviel Analgetika (Opiate, Sedativa) gegeben worden sind; Hyperaktivität kann auch durch Oxytozinüberdosierung verursacht sein.
Hoher Weichteilwiderstand (Zervix oder Damm) durch Entspannungsschwierigkeiten, bei sehr jungen oder älteren Frauen, durch Narben (Episiotomie).
Risiken sind kindliche Hypoxie, Infektion der Geburtswege, Uterusruptur. Abwägen, ob eine relativ gefahrlose Möglichkeit zur vaginalen Entbindung noch besteht, sonst Schnittentbindung.

Frühgeburt

Frühgeburtlichkeit ist der häufigste Grund für das Sterben von Kindern in der Perinatalperiode.
Frühgeburt: vor dem Ende der **37. SSW** geborene, also unreife Kinder.
Mangelgeburt: Kinder, deren Geburtsgewicht unter der **10. Perzentile** des erwarteten Gewichtes liegt.
Ursachen für Früh- und Mangelgeburten:
- Alter der Mutter, unter 18 und über 32
- Erstgebärende
- Mehrlingsschwangerschaft
- Uterusfehlbildungen
- Zervixinsuffizienz
- Vorzeitiger Blasensprung
- EPH-Gestose, Allgemeinerkrankungen der Mutter
- Pränatale Infektionen
- Mangelernährung
- Sozioökonomische Faktoren
- Berufliche oder/und psychische Überlastung
- Nikotin

Risiken sind die Organunreife des Kindes, besonders Leber und Lunge (**Atemnotsyndrom**), Hypothermie (Mangel an subkutanem Fettgewebe), Hypoglykämien, später Störungen der Entwicklung.

Therapie
Bei drohender Frühgeburt Entbindung möglichst lange aufschieben, besonders wenn die Fruchtblase noch nicht gesprungen ist. Tokolyse (medikamentöse Wehenhemmung) mit β-Sympathomimetika wie Fenoterol (Partusisten). Vorsicht: Hypotension, Tachykardien.

Nabelschnurkomplikationen

„**Vorliegen der Nabelschnur**" bedeutet, daß bei stehender Fruchtblase ein Teil der Nabelschnur zwischen kindlichem Kopf und Beckenwand zu liegen kommt. Symptom: bei kindlichen Bewegungen kommt es zu Herztonveränderungen, meistens Bradykardien.

Beim **Nabelschnurvorfall** kommt die Nabelschnur nach dem Blasensprung zwischen Schädel und Beckenwand zu liegen, sie wird also beim Tiefertreten des Kopfes und während der Wehen komprimiert. Dadurch wird die Blutzufuhr zum Kind unterbunden (Hypoxie, Bradykardie). Prädisponierend sind Mehrlingsschwangerschaften, Polyhydramnion, Querlage, Beckenendlage, Mißverhältnis, Mehrgebärende.

Therapie
Becken hochlagern, Tokolyse, Seitenlagerung, evtl. sogar den Kopf manuell zurückhalten, sofortige Schnittentbindung.

Bei einer **Nabelschnurumschlingung** legt sich die Nabelschnur um den kindlichen Hals und zieht sich bei Tiefertreten des Kopfes fester.

Therapie
Entweder manuell versuchen, die Nabelschnur zu lösen oder gleich nach Durchtritt des Kopfes schon abnabeln und das Kind zügig entbinden.

Uterusruptur

Bei Mißverhältnis zwischen der Belastbarkeit der Gebärmutterwand und der Belastung kann es zu einer kompletten oder inkompletten (d.h. der Serosaüberzug ist noch intakt) Ruptur kommen.
Eine wehenlose Gebärmutter, d.h. noch während der Schwangerschaft, ruptuiert nur nach Vorschädigungen wie vorausgegangenen Schnittentbindungen, Myomoperationen, operativen Korrekturen von Mißbildungen usw. Vorsicht! Besonders bei Gebärmutternarben kann es zur **stillen Ruptur** kommen!
Unter der Geburt können neben den oben genannten Gründen Oxytozinüberdosierungen, hyperaktiver Uterus und Geburtshindernisse wie Querlage, Hydrozephalus, mentoposteriore Gesichtslage (geburtsunmöglich!), zu enges Becken, Tumoren im Geburtskanal dazu führen, daß die Wehentätigkeit extrem stark wird und der Uterus schließlich ruptuiert.

Symptome
- Außer bei der stillen Ruptur plötzlicher, extrem starker abdominaler Schmerz
- Druckempfindlichkeit
- Schock, traumatisch und hämorrhagisch bedingt
- Unruhe, Todesangst
- Bei eingetretener Ruptur „Erleichterungsgefühl"
- Fehlende kindliche Herztöne
- Kindliche Teile sind durch die Bauchdecke tastbar

Therapie
- Bei drohender Ruptur Tokolyse, rasche Schnittentbindung
- Bei eingetretener Ruptur Laparatomie, Reanimationsmaßnahmen

Blutungen kurz vor und während der Geburt

Blutungen bedeuten meist ernste Gefahr für Mutter (Verblutungsschock) und Kind (Verbluten, Asphyxie).
Schwangerschaftsabhängige Ursachen sind: Placenta praevia (etwa 25% aller Blutungsursachen), Abruptio placentae, Uterusruptur (s.o.), Plazentarandblutungen, Insertio velamentosa.

Bei der **Placenta praevia** unterscheidet man:
- Placenta praevia totalis, d.h. der innere Muttermund ist vollständig von der Plazenta überdeckt (20%)
- Placenta praevia partialis, d.h. der innere Muttermund ist teilweise von der Plazenta überdeckt (30%)
- Placenta praevia marginalis und „tiefer Sitz", d.h. der Rand der Plazenta erreicht den inneren Muttermund.

Normalerweise befindet sich die Plazenta im Fundus uteri, das untere Uterussegment dehnt sich gegen Ende der Schwangerschaft und unter der Geburt, so daß es zu Abscherungen von Plazentabereichen kommt (schmerzlos!), die dabei entstehende Blutung stammt aus dem mütterlichen und dem kindlichen Kreislauf.

Symptome sind die **schmerzlose Blutung** im letzten Schwangerschaftsdrittel oder während der Geburt (Schmierblutung, mäßige oder starke Blutung, intermittierend oder konstant)

Prädisponierend sind:
- Mehrlingsschwangerschaften durch die großen Plazentaflächen
- Hohes Lebensalter
- Mehrgebärende
- Entzündliche Endometriumsveränderungen oder andere Endometriumsdefekte
- Vorherige Operationen an der Gebärmutter wie Kürettagen, Myomoperationen, Kaiserschnitte, manuelle Plazentalösungen

Diagnose
Bei Verdacht auf Placenta praevia (schmerzlose Blutung, hochstehender Kopf, Lageanomalien) kann mit dem Ultraschall der Sitz der Plazenta gut lokalisiert werden.
Vorsicht bei der Spekulumeinstellung! Vaginale Tastuntersuchung nur unter Operationsbereitschaft, die Gefahr, die Plazenta zu verletzen, ist sehr groß!

Therapie
Abhängig vom Zeitpunkt und Stärke der Blutung sowie dem Grad der Placenta praevia:
- Bei schwacher Blutung vor der 36. Woche die Geburt möglichst herauszögern, Bettruhe, Tokolyse, Blutkonserven bereitstellen: Hb, Hk, Erythrozyten laufend kontrollieren, kindliche Herztöne häufig kontrollieren
- Bei starken Blutungen unabhängig vom Alter des Kindes sofort entbinden
- Nach der 38. Woche: entbinden
- Bei Placenta praevia marginalis kann u.U. eine vaginale Entbindung unter Operationsbereitschaft angestrebt werden

Das Kind muß postpartal gut überwacht werden (Blutverlust!?).

Abruptio placentae

Vorzeitige Lösung der normal sitzenden Plazenta nach der 28. Schwangerschaftswoche. Es kann die ganze Plazenta abreißen oder nur ein Teil, mit arterieller Blutung. Prädisponierende Faktoren sind exogener Art wie Traumen, Stoß, Sturz oder endogener Art wie extreme Blutdruckschwankungen (Vena-cava-Syndrom), Gefäßschäden (bei Diabetes mellitus, Nierenkrankheiten, EPH-Gestosen) und plötzlicher intrauteriner Druckabfall (z.B. nach der Geburt des 1. Zwillings, Punktion eines Polyhydramnions, usw.).

Symptome
- Je nach Ort der Ablösung vaginale Blutung (80%) oder auch nur innere Blutung mit Ausbildung eines retroplazentaren Hämatoms
- Plötzlicher, starker Abdominalschmerz
- Tetanische Uteruskontraktion, bretthalter Uterus
- Druckempfindlicher Uterus
- Schocksymptome, kalter Schweiß, Tachykardie, Blutdruckabfall
- Akute Plazentainsuffizienz mit Zeichen kindlicher Gefährdung
- Gefahr von Kreislaufversagen, Nierenversagen, Verbrauchskoagulopathie

Therapie
- Bei akuter Symptomatik schnellste Entbindung!
- Bei lebendem Kind Kaiserschnitt, bei totem Kind, wenn möglich, vaginale Entbindung (Vermeidung des Operationsrisikos für die Mutter und einer Uterusnarbe, besonders im Hinblick auf eine weitere Schwangerschaft)
  - venöser Zugang mit Volumensubstitution, Blut
  - Kreislaufkontrolle
  - Hb, Hk, Fibrinogen, Gerinnungsstatus
  - Wenn nötig Fibrinogen, Thrombozyten substituieren
  - Kontrolle der Nierenfunktion

Manchmal kann es auch nach der Geburt noch zur Verbrauchskoagulopathie kommen. Die Frauen haben postpartal ein erhöhtes Risiko von thromboembolischen Komplikationen.

Plazentarandblutungen

Es handelt sich meistens um eine venöse Blutung aus dem Plazentarand, besonders bei tiefem Sitz der Plazenta. Wenn die Blutung nicht zu stark wird, häufig harmlos, oft wird die Diagnose erst postpartal bei Inspektion der Plazenta gestellt.

Insertio velamentosa

Die Nabelschnur setzt nicht direkt an der Plazenta an, sondern an den Eihäuten und läuft ein Stück an diesen entlang, bevor sie die Plazenta erreicht. Gefahr des Einrisses der Gefäße beim Blasensprung. Das Kind verblutet dann. Die Diagnose ist pränatal nur selten zu stellen. Besteht Verdacht auf Insertio velamentosa (schnelle Verschlechterung der kindlichen Herztöne!), dann sofortige Schnittentbindung.

Fruchtwasserembolien (Amnioninfusionssyndrom)

Voraussetzung ist, daß größere Mengen von Fruchtwasser in den mütterlichen venösen Kreislauf gelangen können, also Verletzungen wie Scheidenrisse, Zervixrisse, Schnittentbindungen, Uterusruptur, partielle Plazentalösung oder hoher Druck wie bei Oxytozinüberdosierung, Kristellern, usw.
Die fetalen Bestandteile des Fruchtwassers (korpuskuläre Beimengungen, Lanugohaare, Epidermisschuppen), seine thromboplastischen Eigenschaften und sein potentieller Antigencharakter kann zu folgenden Komplikationen führen:
- Verlegung der mütterlichen Lungenkapillaren
- Pulmonale Hypertension mit Rechtsherzbelastung
- Verbrauchskoagulopathie
- Evtl. anaphylaktische Reaktion.

Symptome sind Atemnot, Unruhe, Angst, Zyanose, Übelkeit, Erbrechen und Schock.
Die **Therapie** kann nur symptomatisch sein mit Sedation, O$_2$-Gaben, evtl. Volumensubstitution, Herzglykoside, zur Erweiterung der Lungenstrombahn Papaverin oder Atropin, antifibrinolytische Therapie.
Komplikationen sind Kreislaufinsuffizienz, Nierenversagen, hämorrhagische Diathese mit Verbrauchskoagulopathie.

Frage 5.31: Lösung E

„Relativ" bezieht sich auf das Verhältnis zwischen kindlichem Kopf und mütterlichem Becken!
Zu (B)
Entspricht die Kindsgröße nicht der Amenorrhöedauer, spricht man von „Plus (bzw. Minus-)differenz".
Zu (C)
Wenn die Plazentaleistung nicht dem Substratbedarf entspricht, liegt eine Plazentainsuffizienz vor.

Frage 5.32: Lösung E

Der Zangemeister-Handgriff kommt unter der Geburt nach dem Blasensprung zur Anwendung:
Eine Handfläche wird auf die Symphyse gelegt, die andere parallel daneben auf den kindlichen Kopf. Dabei muß die Kopfhand tiefer liegen als die Symphysenhand. Dann steht der Kopf **im** Beckeneingang und es liegt kein Mißverhältnis vor.

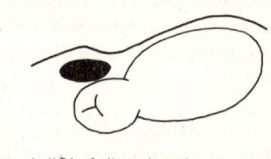

Normal: "Stufe" nach <u>unten</u>

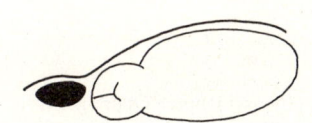

Mißverhältnis: "Stufe" nach <u>oben</u>

Abb. 27. Befund beim Zangemeister-Handgriff

Frage 5.33: Lösung C

Der 1. Leopold-Handgriff dient zur Feststellung des Fundusstandes. Dazu wird mit den Kanten beider Hände der Fundus durch die Bauchdecke umfaßt.

Frage 5.34: Lösung A

Der 2. Leopold-Handgriff prüft die Stellung des kindlichen Rückens. Dazu werden die Hände dem Uterus seitlich angelegt und man tastet dann vorsichtig nach einem größeren glatten Teil (dem Rücken) und nach den kleinen Teilen (den Extremitäten).

Frage 5.35: Lösung B

Der 3. Leopold-Handgriff unterscheidet zwischen Kopf- und Beckenendlage. Der Daumen und die abgespreizten Finger tasten knapp über der Symphyse nach dem vorangehenden Teil **(B)**.
Zu (D)
Die Prüfung der Einstellung des vorangehenden Teiles im Geburtskanal erfolgt mit dem Zangemeister-Handgriff, der im Kommentar zu Frage 5.32 beschrieben ist.
Zu (E)
Die Prüfung der Haltung des vorangehenden Kindsteiles im Geburtskanal, d.h. ob der Kopf flektiert ist oder nicht, erfolgt mit dem 4. Leopold-Handgriff.

Frage 5.36: Lösung C

Bei einer Querlage muß meistens per Kaiserschnitt entbunden werden. Bis die OP beginnen kann, wird die Geburt durch Wehenhemmung und Beckenhochlagerung gestoppt. Eine äußere Wendung darf nur bei Zwillingsgeburten versucht werden, bei denen das 2. Kind in Querlage liegt und die Geburtswege durch das 1. Kind schon ausreichend vorgedehnt sind.
Zu (C)
Die Eröffnung der Fruchtblase kann bei einer Querlage verhängnisvolle Folgen haben: Es droht ein Armvorfall mit Einklemmung des Kindes. Bei fortgesetzter Wehentätigkeit besteht dann die Gefahr einer lebensbedrohlichen Uterusruptur!

Frage 5.37: Lösung E

Eine äußere Wendung bei verschleppter Querlage wäre der absolute Kunstfehler, weil die große Gefahr einer Uterusruptur besteht. **Einzig** richtige Maßnahme ist die sofortige Laparatomie!

H 88
Frage 5.38 W: Lösung A

Die verschleppte Querlage ist das Ergebnis einer nicht oder falsch behandelten Querlage. Nach Eröffnung des Muttermundes und Blasensprung kommt es zum Armvorfall oder/und Einkeilen der Schulter und zum Abknicken des Kindes, das dann im unteren Uterussegment so umklammert ist, daß keine Bewegung mehr möglich ist.
Diese Situation ist lebensgefährlich für Mutter und Kind, für die Mutter wegen der drohenden Uterusruptur und Verblutungsschock, für das Kind wegen des relativ häufigen Nabelschnurvorfalls bei Querlage und wegen der unphysiologisch einwirkenden Geburtskräfte.
Jeglicher Wendungsversuch ist kontraindiziert. Die einzige Möglichkeit ist eine sofortige Laparotomie oder, wenn auch das nicht möglich ist, die Embryotomie, um wenigstens die Mutter zu retten.

H 86
Frage 5.39: Lösung A

Das ist einfach einleuchtend. Bei einer Erstgravida ist es allerdings eher unwahrscheinlich, daß sich das Kind nach der 36. SSW noch dreht, da das Gewebe relativ straff ist. Bei einer Pluripara ist das Gewebe (die Bauchdecken) einfach „ausgeleierter", dadurch können sich die Kinder manchmal noch kurz vor dem Termin drehen.

H 88
Frage 5.40: Lösung B

Hier wurde von fast der Hälfte der Prüflinge fälschlicherweise (E) angekreuzt, das IMPP hat es anscheinend geschafft, Verwirrung zu stiften.
Zu (E)
Bei einer **verschleppten Querlage**, d.h. wenn der Arm des Kindes vorfällt, ist der Versuch der Wendung kontraindiziert. Weil es nämlich zur Uterusruptur und zu schwersten Verletzungen des Kindes kommen kann. Wenn sich aber der zweite Zwilling in Querlage befindet, ohne daß kindliche Teile vorfallen, ist die Situation gänzlich anders zu beurteilen: Die Gebärmutter ist durch die zwei Kinder stark vorgedehnt, d.h. es ist viel „Platz" intrauterin vorhanden, und das Kind ist in der Regel klein, es ist also **die geburtshilfliche Situation, wo eine äußere Wendung indiziert ist.**
Zwillinge mit zwei Chorien können sowohl eineiig als auch zweieiig sein. Der zweite Zwilling ist mit einer relativ hohen Mortalität belastet, ein Grund dafür ist, daß es relativ häufig durch das Zusammenziehen der überdehnten Gebärmutter zur vorzeitigen Plazentalösung und damit zur Hypoxämie des zweiten Kindes kommt. Richtlinie ist, daß das zweite Kind ca. 30 min nach dem ersten geboren werden sollte, deshalb sollte die Geburtsleitung aktiv sein, also Anregung der Wehentätigkeit durch Oxytozin **(B)**. Bei Zwillingsentbindungen ist die Wehentätigkeit häufiger vermindert, da der Uterus überdehnt ist, in der Austreibungsperiode zudem die Mutter erschöpft ist.
Die Plazenta des ersten Kindes löst sich nur selten vor Geburt des zweiten und auch nur dann, wenn beide Plazentae vollständig getrennt sind. In der Regel lösen sich beide Mutterkuchen nach Geburt beider Kinder gleichzeitig (A).
Wenn der zweite Zwilling in Beckenendlage liegt, werden auch operationsfreudige Geburtshelfer versuchen, ihn spontan zu entbinden, eben weil die Geburtswege vorgedehnt sind und das Kind klein ist, eine Wendung ist nicht indiziert (C, D).

Frage 5.41: Lösung C

Da bei operativen Entbindungen wie Zange oder Vakuum entweder ein Gefahrenzustand für das Kind vorliegt oder ein mangelnder Geburtsfortschritt, außerdem die Gefahr von Gewebsverletzungen groß ist, ist bei operativen Entbindungen immer eine Episiotomie indiziert (B).
Auch der Kristeller-Handgriff wird zur Unterstützung der Austreibung genommen, in diesen Situationen ist eine Episiotomie ebenfalls indiziert, außerdem ist es beim Kristellern schwer, den Damm so gut zu kontrollieren, daß ein Riß ziemlich sicher vermieden wird (A).
Die manuelle Dehnung des Dammes kann im Rahmen der Geburtsvorbereitung in den letzten Schwangerschaftsmonaten von der Frau selber durchgeführt werden; unter der Geburt ist es Aufgabe der Hebamme, den Damm beim Einschneiden des Kopfes manuell zu dehnen, insbesondere, wenn ein intakter Damm angestrebt wird (D).
Zu **(C), (E)**
Wenn man auf keinen Fall einen Dammriß riskieren will, muß man rechtzeitig, d.h., beim Durchschneiden des Kopfes, in dem Moment, wo der Damm sich weißlich verfärbt, die Episiotomie durchführen. Sie tut in diesem Augenblick **nicht** weh, eine lokale Infiltration des Dammes oder ein Pudendus sind also nur wirklich nötig, wenn die Episiotomie aus Gründen des Geburtsfortschrittes oder des kindlichen Wohlergehens frühzeitig geschnitten werden muß.

Frage 5.42: Lösung D

Vorsicht! Verwirrung!:
Es gibt auch den **früh**zeitigen Blasensprung nach Beginn der Wehentätigkeit aber vor Eröffnung des Muttermundes!
Ein **vor**zeitiger Blasensprung liegt vor, wenn das Fruchtwasser **vor** Beginn regelmäßiger Eröffnungswehen abgeht. Zwar ist die Gefahr einer aufsteigenden Infektion, einer Chorionamnionitis gegeben, ob jedoch die Geburt eingeleitet werden muß, hängt von den Umständen ab. Generell gilt: strenge Bettruhe, prophylaktische Gabe von Antibiotika zur Vermeidung aufsteigender Infektion. Nach der 38. Schwangerschaftswoche bei termingerecht entwickeltem Kind ist die Geburtseinleitung abzuwägen.

Frage 5.43 W: Lösung C

Die Fruchtwasserembolie oder auch Amnionfusionssyndrom ist eine eher seltene Komplikation. Dabei kommt es zur Einschwemmung von Fruchtwasser in den mütterlichen Kreislauf (A). Als Ursache werden Verletzungen des mütterlichen Genitaltraktes (B), eine vorzeitige partielle oder totale Plazentalösung und die Ausübung von Druck auf das Fruchtwasser (z.B. zu hohe Oxytozingaben) angesehen. Durch die besonderen Eigenschaften des Fruchtwassers und durch seinen Gehalt an korpuskulären Elementen kommt es zum Schockgeschehen, zur Lungenembolie (D), zur disseminierten intravasalen Gerinnung **(C)** und bei schwerem Verlauf zur Nierenschädigung (E).

Frage 5.44: Lösung E

Dammriß 1. Grades: Einriß von Haut und Subkutangewebe
Dammriß 2. Grades: Einriß der Dammuskulatur, insbesondere des M. bulbospongiosus, ohne Sphinkterbeteiligung
Dammriß 3. Grades: Zerreißung der Dammuskulatur und des M. sphincter ani externus, unter Umständen mit Rektumeinriß

Frage 5.45 W: Lösung C

Therapie der postpartalen, atonischen Nachblutung (gehäuft nach Hydramnion, Mehrgebärenden, Zwillingen) bei vollständiger Plazenta:
- Kontraktionsmittelgabe, z.B. Methergin = Sekalealkaloid
- Braunüle und Kontraktionsmittel per Infusion, z.B. Oxytozintropf, Eisblase und Sandsack auf die Gebärmutter
- Kürettage (doch noch Gewebereste, Eihautreste?), Reiz zur Kontraktion durch die Ausschabung
- Nicht allgemein üblich: kalte NaCl-Ausspülung des Cavum uteri
- Hysterektomie als Ultima ratio, wenn die Blutung nach den erstgenannten Maßnahmen immer noch nicht steht.

[H 85]
Frage 5.46: Lösung B

Da bei der Placenta praevia der Mutterkuchen den Muttermund teilweise oder ganz bedeckt, kommt es spätestens in der Eröffnungsphase zu starken, manchmal lebensbedrohlichen Blutungen. Diese Blutungen stammen hauptsächlich aus der Haftstelle zwischen Plazenta und Uterus, die Blutung also hauptsächlich von der Mutter. Erst wenn auch die Zottengefäße mit einreißen, kommt die Blutung auch aus dem kindlichen Kreislauf. Diese Unterscheidung kann man jedoch im Moment der Blutung nicht treffen, sondern erst, wenn man die Plazenta in der Hand hält.

[H 86]
Frage 5.47: Lösung D

Zwar stammt das Blut einer Blutung bei **Placenta praevia** hauptsächlich von der Mutter, es blutet ja aus der Ablösungsstelle der Plazenta vom sich eröffnenden Muttermund oder iatrogen durch eine vaginale Untersuchung, aber die Mutter hat mehr Blut und zu ihr hat man Zugang (sofort bei stärkerer Blutung Braunülen, gekreuztes Blut, Plasmaexpander, Sectio). Trotz allem ist die Frau in Lebensgefahr. Die kindliche Mortalität ist aber höher, da zusätzlich zur Blutungsgefahr die der Asphyxie besteht. Es ist also ein Wettlauf gegen die Zeit, ob man ein Kind dann per Notsectio retten kann. Häufige Handhabung: die Frauen befinden sich in den letzten vier Wochen vor dem Termin stationär im Krankenhaus, halten Bettruhe ein und werden in der 38. SSW elektiv operiert.

[H 88]
Frage 5.48: Lösung C

Vorgehen bei einer schweren postpartalen atonischen Nachblutung bei vollständiger Plazenta:
1. Braunüle legen und Kontraktionsmittel i. v. geben (entweder Methergin oder/und Oxytozin per Dauerinfusion oder Prostaglandin E$_2$-Dauerinfusion **(C)**, außerdem Plasmaexpander.
2. Harnblase katheterisieren, Gebärmutter ausdrücken, Wehen antreiben und Eisblase auflegen.

Wenn das nicht hilft:
– Gebärmutter weiter überwachen, Spekulumeinstellung (Zervixriß?)
– Nachtasten, Kürettieren (A), (Blutkoagula, Eihautreste, Reiz für die Muskulatur, sich zu kontrahieren), evtl. aus demselben Grund intrauterine Spülung, Aortenkompression
– Uteruskompression
– Gerinnungsstörung? Bei Verlust von 1000 ml Bluttransfusion (D)
– Als ultima ratio Hysterektomie (E)

Frage 5.49: Lösung A

Ursachen von verstärkten Lösungsblutungen oder Nachblutungen sind:
- Plazentaretention wegen eines Zervikalspasmus oder aus anatomischen Gründen (Placenta accreta, bei der die Zotten bis ins Myometrium vorgewachsen sind) oder verbleibende Plazentareste
- Uterusatonie, besonders nach Überdehnung der Gebärmutter durch Mehrlingsschwangerschaften oder Hydramnion
- Geburtsverletzungen wie Uterusruptur, Zervix-, Scheiden- und Dammrisse
- Nach Schwangerschaftsabbrüchen kommt es gehäuft zu Plazentationsstörungen, was dann zur Plazentaretention führen kann

Zu (3) und (4)
Bei Plazentainsuffizienz und bei Übertragung reicht die Plazentafunktion nicht mehr aus, um das Kind zu ernähren. Zu Blutungen führt das nicht.

Frage 5.50: Lösung A

Normalerweise sitzt die Plazenta im oberen und mittleren Bereich des Corpus uteri. Von einer Placenta praevia wird gesprochen, wenn die Plazenta sehr tief im Uterus sitzt und dabei teilweise oder ganz den Zervikalkanal überlagert. Das charakteristische Leitsymptom der Placenta praevia sind **schmerzlose Blutungen nach dem 7. Schwangerschaftsmonat.** Bei Verdacht auf Placenta praevia ist eine sofortige Klinikeinweisung notwendig, die Diagnose wird dann mit dem Ultraschall gestellt.
Eine Spekulumuntersuchung und eine vaginale Untersuchung [Nichterreichbarkeit des vorangehenden Teils (4)] sind kontraindiziert, so lange die Placenta praevia nicht ausgeschlossen ist, da durch die Tastuntersuchung eine lebensgefährliche Blutung ausgelöst werden kann.

[F 86]
Frage 5.51: Lösung E

Zu (1) und (4)
Geburtstraumatische Verletzungen müssen mit Hilfe von Spekula dargestellt und chirurgisch versorgt werden.
Zu (2)
Eine Koagulopathie kann z. B. bei einer Fruchtwasserinfusion (wenn es zu größeren Verletzungen im Geburtstrakt gekommen ist) entstehen.
Zu (3)
Die Gefahr einer atonischen Nachblutung durch mangelnde Uteruskontraktion ist nach einer übermäßigen Vergrößerung der Gebärmutter (Riesenkind, Hydramnion, Zwillinge) besonders groß.

Frage 5.52: Lösung B

Bei der Insertio velamentosa, bei der Nabelschnurgefäße frei über die Eihäute verlaufen und damit einreißen können, ist kennzeichnend: die Blutung tritt nach dem Blasensprung (B) auf. An alle anderen Ursachen hat man zu denken.

Frage 5.53: Lösung B

Zu (B)
Für eine beim Blasensprung auftretende vaginale Blutung gibt es fast nur eine Erklärung, die schnellstes Handeln fordert: den **Einriß fetaler Gefäße**, z. B. bei **Insertio velamentosa** oder bei einer **Nebenplazenta**, wo jeweils Gefäße frei über die Eihäute verlaufen. Alle anderen genannten Blutungen treten normalerweise unabhängig vom Blasensprung auf.
Zu (E)
Vorzeitige Lösung der normal sitzenden Plazenta (Abruptio placentae): Lösung der Plazenta nach der 28. Schwangerschaftswoche. Die arterielle Blutung aus den Deziduagefäßen führt zur Bildung eines retroplazentaren Hämatoms, welches sich ausbreiten kann und schließlich durch die Zervix nach außen Abfluß findet.

Frage 5.54: Lösung C

Zu (C)
Eine EPH-Gestose ist neben Trauma, Diabetes und Hypertonie einer der prädisponierenden Faktoren für eine vorzeitige Plazentalösung. Je nach Ausmaß der Plazentalösung kann eine Schocksymptomatik mit Verblutungsgefahr entstehen.
Die vorzeitige Plazentalösung geht meistens mit Schmerzen einher, nicht immer mit vaginalen Blutungen, denn es kann sich auch ein retroplazentares Hämatom bilden, welches das Ausmaß der Blutung kaschiert.
Zu (A)
Uterusruptur: bei Narbenruptur evtl. symptomlos, sonst Vernichtungsschmerz, brettharter Bauch.
Zu (B)
Harnleitersteinkolik: eher krampfartige Schmerzen, keine Schocksymptomatik.
Zu (D)
Das Vena-cava-Syndrom tritt auf, wenn sich die Schwangere auf den Rücken legt und die Gebärmutter die Vena cava komprimiert: Schwindelgefühl, Blutdruckabfall. Therapie: auf die Seite legen.
Zu (E)
Zur präklamptischen Symptomatik gehören Kopfschmerz, Sehstörungen, Übelkeit, Erbrechen, epigastrische Schmerzen, Ohrensausen, Benommenheit.

Frage 5.55: Lösung B

Die vorzeitige Lösung einer normal sitzenden Plazenta (Abruptio placentae) ist sowohl für die Mutter (hypovolämischer Schock mit Verbrauchskoagulopathie) als auch für das Kind (Hypovolämie) eine lebensgefährliche Situation. Anzeichen dafür sind z. B. plötzlicher uterin-abdominaler Schmerz wegen der plötzlichen intrauterinen Druckerhöhung mit der Folge der tetanischen Uteruskontraktion (Holzuterus). Eine vaginale Blutung kann, muß aber nicht auftreten je nach Sitz und Ausdehnung der Blutung, oft bildet sich ein retroplazentares Hämatom. Daß blutdrucksteigernde Medikamente die Blutung nur verstärken würden, ist wohl klar (C)! Maßnahmen: Braunüle legen, Klinikeinweisung (B); weiteres Vorgehen ist abhängig davon, wie der Allgemeinzustand, wie schwer die Blutung, wie weit fortgeschritten die Schwangerschaft ist.
Zu (D)
Schmerzmittel sollte man nicht geben, da der Schmerz hier ein äußerst wichtiges Warnsymptom ist.
Zu (E)
Eine vaginale Untersuchung bringt in dem Moment keine wichtige, neue Information, sondern kostet Zeit. Eher angezeigt wäre ein Ultraschall, wo man das Ausmaß und evtl. das Fortschreiten der Lösung sehen kann.

Frage 5.56: Lösung C

Bei der vorzeitigen Lösung der normal sitzenden Plazenta besteht wie bei jeder anderen starken Blutung in der Schwangerschaft und post partum die Gefahr einer Gerinnungsstörung und Verbrauchskoagulopathie. Die Genese der zunächst disseminierten intravasalen Gerinnung und nachfolgenden Gerinnungsstörung ist noch nicht ganz geklärt. U. a. wird diskutiert, daß bei der Lösung der Plazenta gerinnungsaktive Substanzen („Thromboplastin") freigesetzt werden, in den mütterlichen Kreislauf gelangen und dort zunächst die DIC auslösen. Bei Gerinnungsstörungen in der Nachgeburtsperiode hält man das Plasminogen, ein Profibrinolysin, das sich aber bereits im Retroplazentarblut befindet und durch Gewebsaktivatoren aus Dezidua und Gebärmuttermuskulatur aktiviert wird, für einen ursächlichen Faktor.

Frage 5.57 W: Lösung D

Die Eklampsie tritt meist nicht blitzartig auf, sondern fast immer nach Prodromalsymptomen:
- Schwindelgefühl, Bewußtseinsstörung
- Zunehmende Kopfschmerzen
- Ohrensausen, Sehstörungen
- Oberbauchbeschwerden, Übelkeit, Erbrechen
- Hyperreflexie, motorische Unruhe
- Meist ansteigender Blutdruck

Zu (1) und (2)
Schmerzen in der Nieren- oder Herzgegend gehören nicht zu den typischen Prodromalsymptomen.

Frage 5.58: Lösung A

Ein eklamptischer Anfall ist einer der schwersten Notfälle der Geburtshilfe mit einer Mortalität für die Mutter von ca. 5%, sie steigt mit jedem weiteren Anfall. Gefahren während des Anfalles: Hypoxie, Azidose, Zunahme der Hypertonie, Hirnblutung, Herzstillstand, Aspiration. Deshalb stehen zunächst lebensrettende Maßnahmen im Vordergrund:
- Unterbrechung des Krampfanfalles durch i. v. Gabe von Magnesiumsulfat und/oder Diazepam
- Verhinderung von Verletzungen, Gummikeil, Sturz verhindern
- Atmung überprüfen, O_2-Gaben, Intubation
- Blutdruck senken
- Urinausscheidung überprüfen, Legen eines Blasenkatheters, Diurese

Die perinatale Mortalität bei der Eklampsie beträgt etwa 20%. Wenn sich der Zustand der Mutter stabilisiert hat, kann man in Abhängigkeit von allen Faktoren entscheiden, wann und wie entbunden werden soll. Noch einmal, weil es von etwa der Hälfte falsch gemacht wurde: **Magnesium (Magnorbin oder Magnesiumsulfat) ist das Mittel der Wahl zur Unterbrechung eines eklamptischen Anfalles** und zur Verhütung weiterer Anfälle.

Frage 5.59: Lösung E

Zu (E)
Das Hinlegen der Patientin (in Rückenlage) verursacht ein Absinken des Uterus und somit eine Kompression der Vena cava caudalis (Vena-cava-Syndrom). Dadurch entstehen die beschriebenen Kreislaufstörungen; darüber hinaus besteht die Gefahr der kindlichen Asphyxie, welche sich in der Veränderung der fetalen Herztöne äußert. Die Symptome des Vena-cava-Syndroms schwinden, wenn sich die Patientin auf die linke Seite legt. Prädisponiert zum Vena-cava-Syndrom sind Frauen mit Varizen und Asthenikerinnen.
Zu (A)
Lungenembolie: plötzlicher thorakaler Schmerz, Atemnot, Angst, Schock.

Zu (B)
Uterusruptur: akuter Abdominalschmerz mit Schocksymptomatik.
Zu (C)
Orthostatische Regulationsstörungen treten beim Aufstehen auf, nicht im Liegen.
Zu (D)
Vorzeitige Plazentalösung: plötzlicher uterin-abdominaler Schmerz, brettharter Uterus, evtl. geringe vaginale Blutung.

5.4 Notfälle in der Plazentar- und Postplazentarperiode

Verstärkte Blutungen

Ursachen können sein:
- Plazentaretention durch Zervikalspasmus, Placenta accreta oder increta (s. u.), Plazentareste. Erklärung: Placenta accreta oder increta sind Folgen eines fehlerhaften, zu tiefen Einwachsens der Plazentazotten in die Uteruswand, z. B. bei Wandschwäche nach Ausschabungen. Die Plazenta muß manuell gelöst werden.
- Uterusatonie bei Kontraktionsschwäche nach der Geburt von Kind und Plazenta. Der Uterus „blutet voll". Sofort Wehenmittel (Oxytozin) und Kontraktionsmittel (Sekalepräparate) i. v., Eisblase und bimanuelle Kompression, sonst verblutet die Frau!
- Rißverletzungen (Uterusruptur, Scheiden-, Zervix- oder Dammriß) häufiger nach Zangen- oder Vakuumextraktion. Uterusruptur z. B. nach verschleppter Querlage, sofortige OP, lebensbedrohlich!
- Koagulopathien führen zu schweren unstillbaren Blutungen, Schockbekämpfung!

Schockerscheinungen

- Durch Koagulopathien, häufig generalisierte **Verbrauchskoagulopathie.** Diese läuft in 3 Stufen ab:
  1. Stufe: Einschwemmung von Gewebsthrombokinase aus Uterus oder Fruchtwasser in das mütterliche Blut, dadurch disseminierte intravasale Gerinnung (DIC).
  2. Stufe: Dabei Verbrauch des Fibrinogens, das Blut wird ungerinnbar.
  3. Stufe: Gesteigerte Fibrinolyse zerstört das eigene endogene und das therapeutisch zugeführte Fibrinogen.

Zur Therapie Heparin (Stufe 1), Fibrinogen und Fibrinolysehemmer (z. B. Kallikrein).

- **Hypovolämischer Schock** nach größeren Blutverlusten
- Dabei zuerst Zentralisation des Kreislaufs (Puls erhöht, Blutdruck fast normal, Schockindex etwa 1,0).
- Danach durch verminderte Durchblutung der Niere Auftreten von Oligurie oder akutem Nierenversagen (Pulsfrequenz erhöht, systolischer Blutdruck bei 60–80 mm Hg, Schockindex bei 1,5).
- Kann übergehen in irreversible, metabolische Azidose durch vollständige Blutstase (Puls hochfrequent, Blutdruck unter 50 mm Hg, Anurie, Schockindex etwa 2,5).
Errechnung des Schockindex:
$$\frac{Puls}{syst.\ RR}\ z.\ B.\ \frac{Puls\ 100}{RR\ 70} = 1,5$$
Übliche Schockbekämpfung mit: Plasmaexpandern, Vollblut, Kortikosteroiden, Puffersubstanzen, evtl. Osmodiuretika.

Kindliche Gefahrenzustände

Ursachen
- Chronische Plazentainsuffizienz, die unter der Geburtsbelastung manifest wird
- Akute Plazentainsuffizienz, bei vorzeitiger Plazentalösung oder Nabelschnurkompression
- Blutverlust, vor allem nach Blutungen aus einer Insertio velamentosa, also einer Nabelschnur, die nicht an der Plazenta ansetzt, sondern davon entfernt an den Eihäuten und typischerweise zu einer starken Blutung beim Blasensprung führt
- Mütterliche Krankheiten (Herzvitien, Anämie)
- Kindliche Fehlbildungen (Herz), Infektionen oder Anämien (Morbus haemolyticus neonatorum)

Meist kommt es zur Gefahr des Kindes durch **Asphyxie** (heißt eigentlich „Pulslosigkeit", bezeichnet den drohenden Erstickungszustand des Kindes). Diese wird am häufigsten ausgelöst durch Störungen des diaplazentaren Stoffaustausches.

Folgen
- Absinken des O_2 im kindlichen Blut
- Stimulierung anaerober Stoffwechselwege, dadurch Anhäufung saurer Stoffwechselprodukte und Entstehung einer metabolischen Azidose
- Bei CO_2-Abgabe-Störung gleichzeitig respiratorische Azidose

Fast die Hälfte aller perinatalen Todesfälle sind Folgen einer intrauterinen Asphyxie. Wird das Kind noch lebend geboren, geht die Störung in die extrauterine Asphyxie (Neugeborenenasphyxie) über.

Diagnostik
Hinweise auf Störung des kindlichen Befindens:

Mekoniumabgang
Grünfärbung des Fruchtwassers, zu sehen am abfließenden Fruchtwasser nach Blasensprung oder amnioskopisch.
Achtung: Bedeutungslos bei Beckenendlagen in der Austreibungsperiode
Veränderung der Herzfrequenz:
- Erhöhung auf über 180 Schläge/min
- Späte Dezelerationen, d. h. die Herzfrequenz sinkt nach der Wehe ab und hat 30 s nach der Wehe noch nicht wieder die Ausgangsfrequenz erreicht.
- Silenter Oszillationstyp. Normalerweise schwanken die Herztöne um 10–20 Schläge/min, also z. B. zwischen 130–150 Schlägen. Bei einer Fluktuation von weniger als 5 Schläge ist die Regulationsfähigkeit des kindlichen Kreislaufs eingeschränkt (latente Gefährdung).
- fetale Bradykardien, d. h. Absinken der kindlichen Herztöne auf < als 120/min über 3 min und länger

Veränderung des pH-Wertes
Ausmaß der Azidose zeigt den Grad der Gefährdung:

pH	Bewertung
über 7,25	normal, keine Gefahr
7,24–7,20	Achtung! Präazidose
7,19–7,10	Azidose! Kontrolle
unter 7,10	Schwere Azidose, höchste Gefahr! Sofort entbinden!

Erste Maßnahmen
Sauerstoffmaske für die Mutter, Lageänderung (Seitenlage kann Nabelschnurzirkulation verbessern).
Wenn die Geburt operativ beendet werden muß (Zange, Vakuum), müssen folgende Voraussetzungen erfüllt sein:
- Muttermund vollständig eröffnet
- Vorangehender kindlicher Teil auf dem Beckenboden (mindestens aber in der Interspinalebene)
- Kein Mißverhältnis
- Fruchtblase gesprungen (oder gesprengt)

Sind diese Bedingungen nicht erfüllt: Kaiserschnitt!

Kurz zur Technik der **Zangenentbindung:**
- Desinfektion, Blasenentleerung
- Laterale Episiotomie
- Halten der Zange (geschlossen vor die Vulva)
- Einführen des linken Löffels (linke Hand führt den linken Zangenlöffel auf die linke Seite der Kreißenden ein)
- Einführen des rechten Zangenlöffels (entsprechend, rechter Löffel, rechte Hand, rechte Seite)
- Schließen der Zange
- Extraktion, dabei Zug in Richtung zum Operateur bis Nacken-Haargrenze sichtbar, dann Anheben der Griffe, um den Kopf unter langsamer Deflexion über den Damm zu leiten
- Abnehmen der Zange, Geburt wird wie üblich zu Ende geleitet

Frage 5.60: Lösung C

Mekoniumabgang bei Beckenendlage in der Austreibungsperiode ist durch Kompression des Körpers fast physiologisch (A), desgleichen ist eine Kopfgeschwulst nach vorzeitigem Blasensprung zwar zu beobachten, meistens aber einfach dadurch zu erklären, daß dann der Kopf selbst zum führenden Teil wird und nicht mehr durch die Fruchtblase geschützt wird (E).
Einen kurzfristigen Anstieg der fetalen Herzfrequenz auf 140 bis 150 bezeichnet man auch als Akzeleration, diese sind, solange sie sporadisch auftreten, ein Zeichen des Wohlergehens des Kindes (D).
Zu (B)
Bei einzelnen **wehensynchronen Dezelerationen** sollte sich zwar die Aufmerksamkeit des Geburtshelfers erhöhen, sie können ein Warnzeichen sein. Oft sind sie aber auch erklärbar durch eine plazentare Minderdurchblutung während der Wehen.
Zu (C)
Verzögert einsetzende, also **späte Dezelerationen** sind häufig ein Hinweis für einen kindlichen Gefahrenzustand. Insbesondere, wenn sie nach jeder Wehe auftreten, tief sind und die Herzfrequenz sich nur langsam wieder erholt, sollte die Geburt des Kindes unmittelbar erfolgen.

Frage 5.61: Lösung E

Die **Uterusruptur** (Häufigkeit 1:1500) kommt bei einem nicht zu überwindenden Austreibungshindernis, nach vorausgegangenen Uterusoperationen, bei unsachgemäßer Anwendung von Wehenmitteln u. ä. zustande. Fast immer erfolgt die Ruptur im unteren Uterinsegment, da dieses während der Wehentätigkeit besonders dünn ausgezogen ist. **Zeichen:** Wehensturm (Geburtshindernis!), Unruhe der Frau, druckschmerzhaftes unteres Uterinsegment, Hochsteigen der Bandlschen Furche (die obere Grenze des unteren Uterinsegments), Todesangst der Frau.
Zu (E)
Wenn es aus so einer Situation heraus zum plötzlichen Sistieren der Wehentätigkeit kommt, dann ist das ein Zeichen für die eingetretene Ruptur.

Frage 5.62: Lösung E

Diese Drittgebärende hat also zwei Probleme: den vorzeitigen Blasensprung, der immer die Gefahr des Amnioninfektionssyndroms in sich trägt, und das grüne Fruchtwasser, ein Zeichen für eine Streßsituation des Kindes, in der es Mekonium abgesetzt hat. Da spontan eine regelmäßige Wehentätigkeit eingesetzt hat, ist eine Gabe von Wehenmitteln überflüssig bzw. sogar schädlich (C). Betamimetika wären nur indiziert, wenn es aus irgendwelchen Gründen zu einer Dauerkontraktion der Gebärmutter mit kindlicher Bradykardie käme; man würde dann eine i. v.-Tokolyse versuchen, um dem Kind zu helfen (B). Da das CTG unauffällig aussieht, kann man annehmen, daß es dem Kind im Moment gut geht. Bei einer Drittgebärenden ist ja außerdem ein eher zügiger Geburtsverlauf zu erwarten, deshalb kann man unter kontinuierlicher CTG-Kontrolle ruhig zuwarten (E) und auf Interventionen verzichten (A, D).

Frage 5.63: Lösung D

Die Östriolbestimmung im Urin ist eine langfristige Möglichkeit, die Funktion der fetoplazentaren Einheit zu überwachen; man wendet sie z. B. in den letzten Wochen der Schwangerschaft an, um eine Plazentainsuffizienz zu erkennen oder zu überwachen (2). Unter der Geburt benötigt man Parameter, die sofort reagieren, wenn sich der Zustand des Kindes verschlechtert: das **fetale EKG,** das entweder abdominal oder nach dem Blasensprung per Kopfschwartenelektrode abgeleitet werden kann, die Beurteilung der **Fruchtwasserfarbe** (durch Mekoniumabgang grünlich verfärbtes Fruchtwasser weist auf eine vorausgegangene kindliche Hypoxie hin) und nach dem Blasensprung die **Fetalblutanalyse,** mit der man das Ausmaß einer kindlichen Azidose nach vorausgegangener Hypoxie bestimmen kann **(1, 3, 4).**

Frage 5.64: Lösung D

Die obere Linie ist die Herztonkurve, die untere die Wehenkurve, auf der einzelne Erhebungen, also Kontraktionen, zu sehen sind. Im abgebildeten CTG schwankt die Herzfrequenz zwischen 120 und 160, ist also normal (Frequenzen zwischen 120 und 160 sind normal). Es ist keine einzige Dezeleration (Abweichung von der Basalfrequenz nach unten) zu sehen, hingegen einzelne sporadische Akzelerationen, das sind Beschleunigungen der fetalen Herzfrequenz, ein positives Zeichen. Es liegt ein normaler undulatorischer Oszillationstyp vor; ein silenter Typ sieht fast wie ein gerader Strich aus und ist ein ausgesprochenes Warnsymptom. Bei einem saltatorischen Oszillationstyp ist die Amplitude der Ausschläge größer als 25, hier ist sie etwa 20. Also ein ganz schönes, normales CTG mit einzelnen unregelmäßigen Kontraktionen!

Frage 5.65: Lösung A

Die Abbildung zeigt ein „internes" Kardiotokogramm (CTG), bei dem die Wehentätigkeit an der Bauchwand registriert wird und die kindlichen Herztöne mittels einer in die Kopfschwarte eingestochenen Elektrode abgeleitet werden.
Normalerweise
- liegt die basale **Frequenz** zwischen **120 und 160** Schlägen/min),
- schwankt die Frequenz wehenabhängig (Akzelerationen und Dezelerationen),
- schwankt die Frequenz wehenunabhängig um etwa 20 Schläge/min (Oszillation).

Die Befunde sind vollkommen normal. Die basale Herzfrequenz liegt ungefähr bei 125 Schlägen/min und oszilliert um etwa 15 Schläge/min.
Dieser physiologische Oszillationstyp heißt „*undulatorisch*". Wehensynchron treten kurze Herzfrequenzabfälle (Dezelerationen) auf **(A)**.
Pathologisch sind „*späte Dezelerationen*", die erst nach dem Wehen**höhepunkt** einsetzen und bis 30 s nach der Wehe noch nicht völlig verschwunden sind. Sie sind Ausdruck einer uteroplazentaren Durchblutungsstörung und ein Alarmzeichen!
Zu (B)
Eine einfache **Bradykardie** liegt bei einer Herzfrequenz von **120 und darunter** vor. Variable Dezelerationen sind Frequenztiefs, die in der Form gegenüber der Wehendruckkurve variieren. Sie lassen auf eine Nabelschnurkomplikation schließen!
Zu (C)
Die Aussage ist auch fast richtig. Es stimmt, daß hier die fetale Herzfrequenz normale Schwankungen zwischen 90 und 125 Schlägen/min durchmacht und eine Normosystolie vorliegt. Über den Herzrhythmus kann man aber keine Aussagen machen, da im CTG nur die R-Zacken des kindlichen EKGs dargestellt werden. Jede von den winzigen Zacken ist eine R-Zacke.
Zu (D)
Ein **saltatorischer Oszillationstyp** liegt vor, wenn die kindliche Herzfrequenz sehr stark schwankt, und zwar um mehr als 25 Schläge/min. Er kann Ausdruck einer Nabelschnurkomplikation sein! Hier liegt aber ein undulatorischer Oszillationstyp vor. Auch eine Polysystolie ist nicht zu sehen. Dabei müßte die Herzfrequenz über 160 liegen.
Zu (E)
Die Herzfrequenz ist normal. Über einem AV-Block kann man nichts sagen, da das CTG nur die R-Zacken des kindlichen EKGs registriert.
Weitere pathologische Befunde können sein:
- **Ein silenter Oszillationstyp,** bei dem die Frequenz um weniger als 5 Schläge/min schwankt. Wenn das Kind nicht schläft, ist dieser Typ Ausdruck einer Hypoxie.
- Der **eingeschränkt undulatorische** Oszillationstyp mit einer Frequenz zwischen 5 und 10 Schlägen/min.

F 88
Frage 5.66: Lösung A

3–4 cm Muttermundweite und unregelmäßige Wehen sind bei einer Erstgebärenden ein Anfangsbefund, d. h. es steht noch der größte Teil der Eröffnungsperiode und die Austreibung bevor.
Das CTG kann fast nicht mehr furchtbarer aussehen, das Kind ist in akuter Lebensgefahr! Der pH von 7,15 zeigt eine Azidose und damit ebenfalls die Gefährdung des Kindes.
Zu (A)
Ausschlaggebend dafür, daß sofort eine Tokolyse erfolgen muß, da jede weitere Wehe dieses schwerkranke Kind noch mehr gefährdet, und daß dann so schnell wie möglich eine Schnittentbindung erfolgen muß, ist das CTG: Die Frequenz ist zwar normal, zwischen 120 und 160, aber der Verlauf ist extrem silent, d. h. die Schlagfolge weist fast keine Fluktuation auf (normal ist 10–20/min) und nach jeder Wehe tritt eine späte, also nach dem Wehenhöhepunkt einsetzende Dezeleration auf, zudem erholt sich die Herzfrequenz nur langsam von der späten Dezeleration. Eine zusätzliche Oxytozininfusion bringt dieses Kind um (C), aber es würde sicher auch nicht die Dauer der Eröffnungsperiode bis zum vollständigen Muttermund überleben, denn erst dann kann man eine Vakuumextraktion oder Zangenentbindung durchführen (B, D).
Bei diesem CTG-Befund mit vollständigem Muttermund und Kopf auf Beckenmitte oder Beckeneingang: Indikation für Vakuum oder Zange mit großzügiger Episiotomie.
Vergleiche CTG zu Frage 5.64, welches ganz normal ist.

Untersuchung und Beurteilung des Neugeborenen

- *Meßbare* Reifezeichen: Gewicht, Körpermaße
- *Unsichere anatomische* Reifezeichen: subkutane Fettpolster, Lanugohaare spärlich, Finger- und Zehennägel erreichen oder überragen die Kuppen, Ohrknorpel angelegt, bei Mädchen bedecken die Labia majora die Labia minora, bei Jungen sind die Hoden in den Hodensack deszendiert.
- *Funktionelle* Reifezeichen: aktiver Muskeltonus (Körperstreckung im Liegen), passiver Muskeltonus (Beugehaltung in den Gelenken), Körpertemperatur konstant 35,5°C - 36,5°C, Augen können fixieren und akkomodieren, erschreckt sich bei lauten Geräuschen, Neugeborenenreflexe unauffällig (z. B. Such-, Saug-, Schreitreflex, Greifreflex, Mororeflex).

Beurteilung nach **Apgar-Schema** (Asphyxie-Index): Das Befinden des Kindes wird 1, 5 und 10 min nach der Geburt registriert.

	0	1	2
Hautkolorit	blau oder weiß	Stamm rosig, Extremitäten blau	rosig
Atmung	keine	Schnappatmung unregelmäßig	regelmäßig, kräftig schreiend
Muskeltonus	schlaff	mittel, träge Flexionsbewegungen	gut, Spontanbewegungen
Reflexe beim Absaugen	keine	Grimassen	Schreien, Husten, Niesen
Herzfrequenz	keine	<100	>100

Werte von 7–10: lebensfrisches Kind
5–6: Asphyxie mittleren Ausmaßes
unter 4: schwere bedrohliche Asphyxie

Erstuntersuchung: (wird meist vom Geburtshelfer durchgeführt):
- Haut (Käseschmiere? straff? rosig?)
- Schädel (Fontanellen gespannt? Frakturen?)
- Herzauskulation
- Thorax (normale Atmung? Rasselgeräusche? Frakturen?)
- Abdomen (Leber normal 2 QF unter Rippenbogen)
- Neurologische Untersuchung
- Genital- und Analregion (Prüfung von Harnröhren- und Analöffnung)
- Untersuchung des Skelettsystems (Ortolani-Phänomen?)
- Mundinspektion
- Magensondierung (Ösophagusatresie?)

Atemnotsyndrom (ANS)

- Zerebrale Ursachen: Unreife des Atemzentrums (Frühgeborene), Narkose der Mutter, intrakranielle Blutungen
- Pulmonale Ursachen: Fruchtwasseraspiration, Atelektasen durch ungenügende Ausbildung phospholipidhaltiger Oberflächenstabilisatoren („surfactant factor")
- Kardiovaskuläre Ursache: pulmonale Minderdurchblutung

Symptome
- Apnoische Anfälle
- Tachypnoe (über 60/min)
- Inspiratorische Thoraxeinziehung
- Exspiratorisches Stöhnen
- Zyanotische Hautfarbe
- Nasenflügelatmung

Geburtsverletzungen

- Kephalhämatom (subperiostale Blutungen), Ausdehnung durch Schädelnähte begrenzt! (wichtig für Differentialdiagnose zur harmlosen Geburtsgeschwulst!)
- Frakturen und Luxation: am häufigsten bei Beckenendlagen. Meist Humerus, Hüftgelenk oder Klavikula (Klavikulafrakturen ohne Dislokation müssen nicht behandelt werden.)
- Paresen
  Selten: periphere Faszialisparese
  Häufiger: Lähmungen des Plexus brachialis
  a) Obere Plexuslähmung (Erb-Duchenne): Arm schlaff und innenrotiert, Handmotorik ungestört
  b) Untere Plexuslähmung (Klumpke): Lähmung von Arm- und Handmuskulatur, Pfötchenstellung
  c) Totale Plexuslähmung: vollständige Lähmung bei erhaltener Sensibilität

Zentrale Schäden

Intrakranielle Blutungen
- Erste Symptome: Atemstörungen, Stöhnen, schrilles Schreien, Hyper- und Areflexie, Krämpfe, Vorwölbung der Fontanelle
- Primäre Mortalität hoch
- Defektheilungen lassen oft Krampfleiden und seelische Störungen zurück
- Schäden der Stammganglien machen sich oft erst im 2. Lebensjahr bemerkbar (Störung der motorischen Entwicklung)

In der Schwangerschaft erworbene Erkrankungen

Das wichtigste ist hierbei die Blutgruppeninkompatibilität
a) Rh-Erythroblastose (hämolytische Anämie, Icterus gravis, Hydrops congenitus universalis) – Erstmaßnahmen sind Bestimmungen von Hk, Blutgruppe und direkter Coombs-Test, bei Hydrops Aszitespunktion, Blutaustausch; später Phototherapie zur Beschleunigung des Bilirubinabbaus.
b) AB0-Erythroblastose (Mutter 0, Kind A oder B), Phototherapie, selten Blutaustausch

Früh- und Mangelgeburt

Definition:
Frühgeburt, wenn zwischen 28. und 38. Woche geboren.
Mangelgeburt (small-for-date-baby), wenn das Kind weniger wiegt als nach der Schwangerschaftsdauer erwartet.
Es muß vor allem darauf geachtet werden, daß die Kinder nicht auskühlen. Zur Spezialpflege in den ersten Stunden gehören:
Inkubatoraufenthalt („Brutkasten"), Sauerstoffversorgung (bis 60% O_2), Infusion.

Reanimation des Neugeborenen

- Sauerstoffzufuhr, bei Apnoe oder Atemstörungen Handbeatmung (Ambubeutel), Wechsel- oder Überdruckbeatmung (in schweren Fällen)
- Azidosebehandlung durch Zufuhr alkalischer Puffersubstanzen (Natriumbikarbonat, Trispuffer)
- Wärme! (Alufolie, Wärmebetten, Inkubator)
- Medikamente nur bei Atemdepression durch mütterliche Narkose (z.B. Lorphan) oder bei pulmonaler Vasokonstriktion (Alupent z.B.)

Pädiatrische Behandlung

Die Neugeborenen müssen einem Kinderarzt vorgestellt werden, wenn ein oder mehrere der folgenden Leitsymptome vorliegen:
Atemstörungen, Blässe, Blutungsneigung, Erbrechen, Ikterus, Krämpfe, Muskelhypotonie, Ödeme, Temperaturlabilität, Zyanose.
Sofort operiert werden muß bei:
Angeborenen Atresien und Stenosen des Magen-Darm-Traktes (z.B. Ösophagus, Rektum), Zwerchfellhernie, Ileus; frühzeitige OP bei Hydrozephalus und Spaltbildungen im Neuralrohr.

Achtung: Der **pathologische** Ikterus unterscheidet sich vom **physiologischen** durch:
- Zeitpunkt des Auftretens: Icterus praecox am 1. Tag, Bilirubin über 7 mg%.
- Ausmaß: Icterus gravis am 1. Tag über 10 mg%, am 6. Tag über 20 mg% (350 µmol/l)
- Dauer: Icterus prolongatus dauert länger als 10 Tage

Der normale Neugeborenenikterus durch verstärkten Erythrozytenabbau und relative Unreife der Leberenzymsysteme hat sein **Maximum zwischen dem 4. und 6. Lebenstag.**

H 86
Frage 5.67: Lösung B

Variable Dezelerationen am Ende der Eröffnungsperiode bei einer Mehrgebärdenden, zu einer Zeit also, wo das kindliche Köpfchen tiefer tritt, weisen meistens auf **Nabelschnurkomplikationen** wie Knoten oder Nabelschnurumschlingung hin. Diese sind häufiger als man denkt: sie treten in 15–25% der Fälle auf.

H 85
Frage 5.68 W: Lösung B

Zu (2) und (5)
Unter der Geburt braucht man kurzfristig abrufbare Parameter: das Kardiotokogramm, die Herzton-Wehen-Kurve ist jederzeit einsehbar und man kann am Verlauf der kindlichen Herztonkurve recht gute Aussagen über den kindlichen Zustand treffen. Bei der Fetalblutanalyse entnimmt man Blut aus der Kopfschwarte des Ungeborenen und läßt es auf Hb, pH, O_2, CO_2 untersuchen.
Zu (3)
HPL- und Östriolkonzentrationsbestimmung im Blut der Mutter dienen zur pränatalen Zustandskontrolle des Kindes, z.B. bei Plazentainsuffizienz.
Zu (4)
Der L/S-Quotient ist ebenfalls Bestandteil der pränatalen Diagnostik z.B. bei drohender Frühgeburt; er gibt Auskunft über das Ausmaß der fetalen Lungenreifung.

H 85
Frage 5.69: Lösung D

Bei Hepatitis-B-Infektion der Mutter in den letzten Schwangerschaftsmonaten ist eine fetale Miterkrankung in knapp 80% der Fälle zu befürchten, allerdings in abgeschwächter Form, da auch die mütterlichen Antikörper diaplazentar übertragen werden.
Deshalb sind alle perinatalen Trennungsmaßnahmen recht sinnlos. Statt dessen sorgfältige pädiatrische Überwachung des Kindes im ersten Lebensjahr, Leberbiopsie zur Sicherung der Diagnose und der Verlaufsform und sofort nach der Geburt Impfung des Kindes mit Hepatitis-B-Hyperimmunglobulin, neuerdings gleichzeitige aktive Immunisierung.

[H 87]
Frage 5.70: Lösung A

Zu (1)
Eine Plazenta accreta ist zu fest mit der Uteruswand verbunden, so daß es nach ihrer Lösung, die meist manuell erfolgen muß, oft zu Nachblutungen kommt.
Zu (2)
Bei **allen Überdehnungen des schwangeren Uterus** (Zwillinge, Hydramnion, Riesenkind, Multigravidität) besteht die Gefahr **mangelnder Kontraktionsfähigkeit der Gebärmutter und damit verstärkter Nachblutungen (atonische Nachblutungen).**

[H 86]
Frage 5.71: Lösung E

Das am meisten zur Beurteilung der Lebensfrische eines Neugeborenen verwandte Schema ist das sogenannte **Apgar-Schema,** bei dem **Atmung, Herzfrequenz, Muskeltonus, Hautkolorit** und **Reflexverhalten bei Absaugen (2, 3 und 5)** ein, fünf und zehn Minuten nach der Geburt mit Punkten bewertet werden.
Ist das Kind vital, so erfolgt etwas später eine klinische Untersuchung, die U_1, bei der u.a. der Reflexstatus auf Reife und Seitendifferenzen geprüft wird (1, 4).

[H 84]
Frage 5.72: Lösung B
[H 84]
Frage 5.73: Lösung E

Gemeinsamer Kommentar

Mit dem Apgar-Schema werden Atmung, Herzfrequenz, Muskeltonus, Reflexe beim Absaugen und Hautfarbe nach 1,5 und 10 Minuten mit Punkten von 0–2 bewertet. Dabei bedeutet:

Apgar-Note	Beurteilung
0	Totes Kind
1–2	Schwerster Depressionszustand
3–4	mittelschwerer Depressionszustand
5–6	leichter Depressionszustand
7–10	Lebensfrisches Neugeborenes

[H 86]
Frage 5.74: Lösung D

Bei der **ABO-Erythroblastose** ist die häufigste Blutgruppenkonstellation: **Mutter 0,** d.h. das mütterliche Blut enthält Anti-A und Anti-B, das **Kind hat Blutgruppe A,** in selteneren Fällen A oder AB (1). Der intrauterine Fruchttod ist selten, die Serumbilirubinwerte können jedoch bereits im Nabelschnurblut deutlich erhöht sein (2), meist ist die Phototherapie ausreichend. Der Coombstest kann positiv sein, in jedem Fall stark positiv ist er jedoch bei der Rh-Inkompatibilität (4). Da die Hämolyse nicht so ausgeprägt ist, handelt es sich meist auch nur um leichte Anämien (3).

[H 85]
Frage 5.75: Lösung E

Gründe für eine postpartale Asphyxie gibt es viele: Atemdepression durch unter Geburt gegebene Medikamente, Störung der Lungenentfaltung (Atelektasen), Aspiration von Fruchtwasser (routinemäßiges Absaugen!), Störung des Atemzentrums bei Hirnblutung oder Unreife des Kindes, Anämie, Fehlbildungen wie Enterothorax, beidseitige Choanalatresie, Herzfehler.

[H 88]
Frage 5.76: Lösung A
[F 84]
Frage 5.77: Lösung A

Gemeinsamer Kommentar

Infolge der Rhesus-Inkompatibilität kommt es beim Kind zur Hämolyse und zum Ansteigen des Serumbilirubins. Da die Blut-Hirn-Schranke noch nicht voll ausgereift ist, ist sie noch durchlässig für Bilirubin (Kernikterus!); der Grenzwert für die Notwendigkeit einer Austauschtransfusion ist abhängig vom Alter des Kindes.
Auch bei Vorliegen einer Rhesus-Inkompatibilität kann das Ausmaß der Krankheit sehr unterschiedlich sein, deshalb muß man sich zur Therapie und Prognose immer direkt am Zustand des Kindes und seinem Serumbilirubin orientieren.

Frage 5.78: Lösung C

Nach der Geburt kommt es zum vermehrten Erythrozytenabbau. Oft reicht die Glukuronidierungsfähigkeit der kindlichen Leber nicht aus, um das beim Hämoglobinabbau anfallende Bilirubin in die ausscheidungsfähige Form zu überführen. Der Ikterus beginnt dann am 3. Tag, hat etwa am 5. Tag seinen Höhepunkt und soll nicht länger als 10 Tage dauern.
Als Icterus neonatorum simplex bezeichnet man den physiologischen Neugeborenenikterus, der zwischen dem 3. und 6. Lebenstag auftritt. Das Maximum liegt am 5. Tag, auch dann soll das Serumbilirubin 13,5 mg/dl nicht überschreiten.

Frage 5.79: Lösung C

Bei Neugeborenen wird der Bilirubinwert in Zusammenhang mit dem Lebensalter des Kindes und seinem Körpergewicht beurteilt.
Der physiologische Neugeborenenikterus tritt 2 bis 3 Tage nach der Geburt auf und erreicht nur selten einen behandlungsbedürftigen Bereich. Eine Rhesusinkompatibilität ist bei einer I.-Gravida I.-Para, bei der keine Antikörper nachgewiesen wurden, sehr unwahrscheinlich, auch wenn die entsprechende Blutgruppenkonstellation bei den Eltern vorliegt (B). Außerdem beginnt der Ikterus dann häufig schon intrauterin.
Zu (D)
Die beschriebene Symptomatik könnte auch zu einer kongenitalen Gallengangsatresie passen, diese ist aber sehr viel seltener als Hyperbilirubinämien bei Blutgruppenkonstellationen.
Zu (E)
Intrauterin geht eine Hepatitis nur in seltensten Fällen auf das Kind über, für eine extrauterin erworbene Hepatitis ist der Bilirubinanstieg zu früh.
Einer der häufigsten Gründe für einen Ikterus präcox ist eine Inkompatibilität im ABO-System, wobei die Mutter die Blutgruppe 0 hat, das Kind A oder B oder AB. Zu einem intrauterinen Ikterus kommt es nur in seltensten Fällen, meist tritt er nach der Geburt auf; eine Phototherapie ist in der Regel ausreichend.

Frage 5.80: Lösung B

Zu Paresen des Plexus brachialis kann es z.B. nach Zangenextraktionen oder Armlösungsversuchen kommen. Es werden unterschieden:
- **Obere Plexuslähmung** (Erb-Duchenne):
  Der Arm ist schlaff und innenrotiert, die Motorik der **Hand ist ungestört.**
- **Untere Plexuslähmung** (Klumpke):
  Lähmung der Arm- und Handmuskulatur mit Pfötchenstellung.

Die untere Plexuslähmung hat eine schlechtere Prognose, die obere bildet sich meist vollständig zurück.

Frage 5.81: Lösung B

Caput succedaneum: Diffuse, meistens ödematöse Schwellung der Kopfhaut, hauptsächlich im Bereich des führenden Teiles, Hämatom ist seltener. Kommt bereits nach protrahierten Geburtsverläufen vor, ist ungefährlich und bildet sich innerhalb von Stunden bis wenigen Tagen spontan zurück.

Kephalhämatom: Subperiostale, deshalb durch die Schädelnähte begrenzte Blutung („streng einseitig"), besonders nach Saugglockenentbindungen, aber auch nach normalen Entbindungen. In der Regel ebenfalls harmlos mit spontaner Resorption. Bei ausgedehnten Hämatomen jedoch Gefahr der Anämie, Hyperbilirubinämie und Infektion des Hämatoms. Nur im Notfall Inzision und Ausräumung.

Frage 5.82: Lösung B

Das **Kephalhämatom** ist eine subperiostale Blutung (kein Ödem!), das klinisch als eine mit den Grenzen des Schädeldaches übereinstimmende Schwellung imponiert. Es ist häufiger nach Saugglockenentbindungen und meistens ohne Bedeutung, kann jedoch auch mal zu einer Anämie oder/und einer Hyperbilirubinämie führen.
Die sogenannte **Geburtsgeschwulst** (Caput succedaneum) ist wirklich nur ein Ödem, das sich meistens innerhalb von Stunden zurückbildet. Ursache: Kompressionen des Kopfes im Geburtskanal.

Frage 5.83: Lösung E

Erythema toxicum neonatorum klingt zugegebenermaßen ausgesprochen gefährlich. Man versteht darunter ein in den ersten beiden Lebenstagen auftretendes, flüchtiges makulo-papulöses Exanthem, das ganz ungefährlich ist und nach wenigen Tagen wieder verschwindet ohne jegliche Therapie.

Frage 5.84: Lösung B

Die **angeborene primäre Hypothyreose,** deren Häufigkeit etwa 1:4000 beträgt (2), wird im Rahmen des Neugeborenenscreenings mit der Filterkartenmethode bis zum 5. Lebenstag miterfaßt (1). Es wird der TSH-Spiegel nachgewiesen, der bei den meisten Hypothyreoseformen erhöht ist. Häufigste Ursachen für die kongenitale Hypothyreose sind:
– Morphologische Entwicklungsstörungen wie z.B. Ektopien
– Genetisch bedingte Störungen der Hormonsynthese
– Durch exogene Noxen bedingte Erkrankungen (4)
Da die Schilddrüsenhormone sowohl für die körperliche als auch für die geistige Entwicklung von essentieller Bedeutung sind, muß so früh wie möglich mit der Substitutionstherapie begonnen werden, sonst entstehen organische, psychomotorische und geistige Entwicklungsrückstände (3 und 5).

Frage 5.85: Lösung A

Bei den meist zu früh geborenen **lueskranken Kindern** kann die Symptomatik unterschiedlich ausgeprägt sein. Im schlimmsten Fall sind die Organe miterkrankt: Hepatomegalie, Herdnephritis, Pneumonie, Skelettbefall wie Osteochondritis luica. Zur „Parrotschen Pseudoparalyse" kommt es, wenn die betroffenen Gliedmaßen dann geschont werden und so eine schlaffe Lähmung vorgetäuscht wird.

Frage 5.86: Lösung B

Zur diaplazentaren Infektion kommt es bei der **Toxoplasmose** in der **zweiten Schwangerschaftshälfte**. Es kommt zwar selten zum intrauterinen Tod infizierter Kinder, sie werden aber häufig zu früh geboren und haben dann schwere Krankheitsverläufe. Zum Teil haben sie bereits bei der Geburt die intrazerebralen Verkalkungen. Es kann dann zu **Enzephalitis mit Krämpfen und Erbrechen** und als Folge zu einem **Hydrozephalus kommen**, außerdem zur **Hepatosplenomegalie** mit **Ikterus** und **Blutungen**. Eine dann einsetzende Therapie kann evtl. die Krankheit zum Stillstand bringen, bereits entstandene Schäden aber auch nicht mehr bessern.

6 Wochenbett

Postpartale Umstellung

Unter **Wochenbett** versteht man die Zeit nach der Geburt bis etwa **5–6 Wochen** post partum. Am Ende dieser Zeit sollten die endokrine Umstellung und die strukturellen und funktionellen Rückbildungsvorgänge abgeschlossen sein.

Durch den plötzlichen Ausfall der Plazenta als Hormonproduzent kommt es zu folgenden Erscheinungen:
● Schnelle Eliminierung von HCG
● Steiler Abfall des Östrogenspiegels
● Abfall des Progesteronspiegels
● HPL bleibt in geringen Mengen noch eine Weile nachweisbar

Wird nicht gestillt, so beginnt 6–8 Wochen post partum die 1. Follikelreifung, 6–9 Wochen post partum erfolgt die 1. Menstruation, dieser erste Zyklus ist meistens noch anovulatorisch. Der steile Hormonabfall in der kurzen Zeit trägt sicherlich zu der in der ersten Woche auftretenden **Wochenbettdepression** bei.

Wenn die Frau stillt, dann führt der erhöhte Prolaktinspiegel zur Hemmung der Gonadotropinsekretion aus der Hypophyse und damit zur Amenorrhöe. Dadurch sind die meisten Frauen in dieser Zeit unfruchtbar, als Konzeptionsschutz reicht das aber nicht aus.

Das **Sheehan-Syndrom** ist eine schwere postpartale Störung mit ischämischer Nekrose der Adenohypophyse wegen starker Blutverluste während oder nach der Geburt. Da alle in der Adenohypophyse gebildeten Hormone betroffen sein können, ist die Symptomatik vielfältig (Amenorrhöe, Agalaktie, Hypothermie, Hypoglykämie, Adynamie, Pigmentstörungen usw.).

Zur **Rückbildung der Gebärmutter** führen:
● Ausfall der plazentaren Hormone
● Durch Oxytozin (Stillen) hervorgerufene Nachwehen

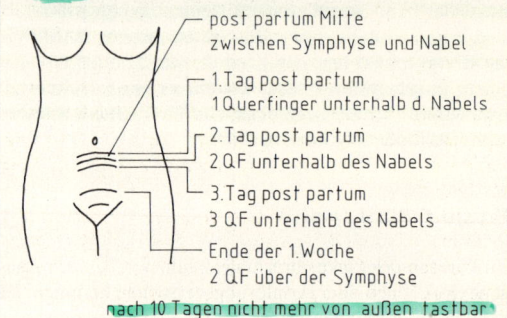

```
post partum Mitte
zwischen Symphyse und Nabel
1.Tag post partum
1 Querfinger unterhalb d. Nabels
2.Tag post partum
2 QF unterhalb des Nabels
3.Tag post partum
3 QF unterhalb des Nabels
Ende der 1.Woche
2 QF über der Symphyse
nach 10 Tagen nicht mehr von außen tastbar
```

Abb. 28. Rückbildung der Gebärmutter

Die normale Größe soll 4–6 Wochen nach der Geburt erreicht sein, allerdings geht die Rückbildung nach Mehrlingsschwangerschaften, Schnittentbindung und bei Vielgebärenden oft langsamer vor sich, ohne daß dieses pathologisch wäre.

Bei den Rückbildungsvorgängen bildet sich der **Wochenfluß** (Lochialsekret). Er besteht aus Blut, Exsudat und Gewebetrümmern und beträgt anfangs ungefähr 300 ml/ pro Tag. Er ist nie keimfrei (häufig anaerobe Staphylokokken und Streptokokken), d.h. Vagina und Cavum uteri sind mit diesen Keimen besiedelt und sollten als hochinfektiös betrachtet werden.

Farbe: 1. Woche: blutig (Lochia rubra)
2. Woche: braun-rot (Lochia fusca)
Ende 2. Woche: gelblich (Lochia flava)
3. Woche durchsichtig (Lochia alba)

Eine länger anhaltende Blutbeimengung, nicht aber eine Blutung!, ist nicht unbedingt pathologisch.

Die Haltebänder der Gebärmutter, die ileosakralen und die symphysären Verbindungen festigen sich wieder. Die Tonisierung und Kontraktilität der Vagina nimmt wieder zu, die Döderlein-Flora vermehrt sich wieder.

Extragenitale Umstellung
- Die Atmung geht vom kostalen Typ wieder zum abdominalen Typ über.
- Die Bauchmuskulatur tonisiert sich.
- Das Körpergewicht sinkt.
- Hyperpigmentationen der Haut bilden sich zurück.
- Hämatokrit und Leukozytenzahlen sinken.
- Die Thrombozytenzahl steigt wieder.

Um die Rückbildung der Organe zu unterstützen, sollte die Frau sich bald bewegen (Rückbildung der Gebärmutter, Wochenfluß), sie sollte Wochenbettgymnastik durchführen, möglichst stillen (Nachwehen) und für regelmäßige Blasen- und Darmentleerung sorgen.

Frage 6.1: Lösung C

Gerade bei der instrumentellen Entfernung von Plazentaresten ist die Gefahr der Uterusruptur gegeben, und auch die Gefahr der Puerperalsepsis, wenn nicht sehr sorgfältig steril gearbeitet wird.
Retinierte Plazentareste bilden einen Infektionsherd, die Gebärmutter kann sich nicht genügend kontrahieren, was zu Blutungen führen kann. Außerdem können sich aus retinierten Plazentaresten Polypen entwickeln.
Zu (4)
Chorionepitheliome entstehen aus Blasenmolen, nach Fehlgeburten und auch nach normalen Schwangerschaften, nicht aber aus Plazentaresten.

F 88
Frage 6.2: Lösung D

Eine Portioektopie kann zu blutigem Schleim, Zwischenblutungen und in seltenen Fällen auch zu einer stärkeren Blutung führen.
Bei einer **starken** Blutung in der **Geburtshilfe** jedoch sind die Frauen in Gefahr! Da ist eine Potioektopie als Ursache sehr unwahrscheinlich. Alle anderen genannten möglichen Blutungsursachen können auch nach Geburt eines lebenden Kindes auftreten, doch müssen meistens bei der Geburtsleitung bei einem toten Kind wesentlich mehr Maßnahmen getroffen werden (Sedativa, Schmerzmedikamente, Wehenmittel, Periduanästhesie und ggfs. operative Beendigung mittels Zange, Sauggloke, Kürettage je nach Gestationsalter), so daß das Risiko von Komplikationen größer ist.

Zu (A)
Zervixrisse treten besonders auf, wenn bei noch unvollständig geöffnetem Muttermund bereits gepreßt wurde; außerdem nach Zangen- oder Saugglockenentbindungen.
Zu (B)
Afibrinogenämie bedeutet eine Verminderung des Fibrinogengehaltes im Blut und damit eine verminderte Gerinnbarkeit. Im Retroplazentarblut befinden sich eine große Anzahl fibrinogen- und fibrinspaltender Enzyme, in der Uterusmuskulatur und Dezidua viele Gewebsaktivatoren, die zur proteolytischen Zerstörung des Fibrinogens bzw. Fibrins im Blut führen können. Durch Eingriffe an der Gebärmutter scheint die Aktivierung gefördert zu werden.
Therapie: Fibrinolysehemmer wie Trasylol oder Ugorol.
Zu (C)
Zu atonischen Nachblutungen kommt es gehäuft, wenn kurz vor Geburtsende Spasmolytika gegeben wurden, wenn im Geburtsverlauf die Gebärmutter durch übermäßigen Gebrauch von Oxytozin überstimuliert wurde und nun wehenschwach ist, wenn Gewebsreste in der Gebärmutter geblieben sind **(D)**, nach Überdehnung bei Zwillingen oder Hydramnion, nach zu schneller Entleerung bei operativen Entbindungen, bei Mißbildungen der Gebärmutter oder Geschwülsten wie z.B. Myomen.

H 87
Frage 6.3: Lösung C

Plazentainfarkte sind makroskopisch weißliche, fühlbar harte Plazentabezirke. Sie entstehen durch Perfusionsstörungen und sind zwischen wenigen Millimetern und 2–3 Zentimetern groß.
Zu (2) und (3)
Mehr als die Hälfte aller Plazenten weist kleine infarzierte Bezirke auf, ohne daß dem Kind daraus Schaden entsteht. Auffallend ist eine schon makroskopisch sichtbare vermehrte und ausgedehntere Infarzierung bei Raucherinnen.
Wenn mehr als ein Drittel der Plazentaaustauschfläche betroffen ist, liegt in der Regel klinisch eine Plazentainsuffizienz vor.
Zu (4)
Eine Rhesusfaktorinkompatibilität führt durch Antikörperbildung bei der Mutter zur Hämolyse im kindlichen Blut.

Frage 6.4: Lösung B

Hier wurde bei der letzten Prüfung von den meisten Prüflingen nicht erkannt, daß das Stillen auf Grund der hypophysären Oxytozinausschüttung ein sehr wichtiger Faktor für die Rückbildung der Gebärmutter ist (A)! D.h., wenn frühzeitig abgestillt wird, ist das ein Grund für eine verzögerte Gebärmutterrückbildung (= Uterusinvolution).

Zu (B)
Die Thrombosierung uteriner Gefäße im Wochenbett ist eine exotische Erkrankung, eher kommt sie durch Abflußbehinderungen bei Karzinomerkrankungen vor. Jedoch ist die Rate thromboembolischer Komplikationen (Lungenembolien, Beinvenenthrombosen) im Wochenbett durch die massiven Hormonumstellungen und die Neigung zur Immobilisation deutlich erhöht.

Zu (C)
Die Endometritis ist eine recht häufige Komplikation im Wochenbett. Zeichen: Lochialstau, übel riechender Wochenfluß, Fieber, Kopfschmerzen, Krankheitsgefühl und vergrößerte Gebärmutter.

Zu (D)
Adenomyosis uteri (Endometriose) ist eine der wochenbettunabhängigen Erkrankungen, die zu einer Subinvolutio uteri, einer verzögerten Rückbildung, führen können.

Zu (E)
Unter Plazentapolyp versteht man einen verbliebenen Plazentarest, um den sich mehrere Schichten geronnenen Blutes gelegt haben. Folgen: Gefahr von verzögerter Rückbildung, Blutungen und Infektionen.

Frage 6.5: Lösung C

Zu (C)
Der **innere Muttermund** ist normalerweise nach einer Woche geschlossen, die **Portio** hat schon ihre frühere Form wieder angenommen, der **äußere Muttermund** kann aber noch für zwei Finger durchgängig sein.

Zu (A)
Der Wochenfluß sieht blutig-bräunlich aus, einige Tage später wird er gelblich-schleimig.

Zu (D)
Die gesamte Gebärmutterhöhle und die Lochien sind sehr stark bakterienhaltig.

Zu (E)
Die Schamspalte (Vulva) sollte sich nach der ersten Geburt im Verlauf der sechswöchigen Wochenbettzeit wieder schließen, so daß sie beim Spreizen der Beine nicht mehr klafft (wichtig: Rückbildungsgymnastik!). Nach mehreren Entbindungen bleibt die Vulva oft klaffend.

Frage 6.6: Lösung D

Zu (D)
Eine **Endomyometritis** entsteht relativ selten durch Übergreifen einer Endometritis puerperalis auf das Myometrium. Während bei der reinen Endometritis subfebrile Temperaturen und eine mäßige Druckschmerzhaftigkeit des Uterus im Vordergrund stehen, sprechen folgende Symptome für eine Beteiligung des Myometriums:
- Temperaturerhöhung über 38°
- Verzögerte Involution (Gebärmutter steht zu hoch und ist weich)
- Ausgeprägter Druckschmerz besonders an den Seiten (Kantenschmerz)
- Verstärkter blutiger Wochenfluß, später schwere uterine Blutung.

Ganz typisch ist der geschilderte Fall nicht, weil der Fundus nur wenig zu hoch steht (normal am 5. Tag zwischen Nabel und Symphyse) und der Wochenfluß gering ist (das würde man eher bei einer Lochialstauung erwarten). Prädisponierende Faktoren für eine verstärkte Keimaszension und damit die Entstehung einer Endo(myo)metritis sind: vorzeitiger Blasensprung, protrahierter Geburtsverlauf, häufige vaginale Untersuchungen unter der Geburt, verlängerte interne CTG-Ableitung usw.

Therapie:
Antibiotika (möglichst gezielt)
Sekalepräparate (Verkleinerung der Entzündungsfläche durch Kontraktion)
Östrogengabe (Endometriumproliferation als Ausbreitungsbarriere).

Zu (A)
Eine **Pyelonephritis** im Wochenbett (etwa 2%) kann aus einer Wochenbettzystitis (nach der Geburt kommt es häufig zur Blasenhypotonie) durch Aszension entstehen oder durch das Wiederaufflackern einer Schwangerschaftspyelonephritis. Symptome: Klopfschmerz im Bereich der Nierenlager, Fieber, Pyurie (oft aber auch symptomloser Verlauf).

Zu (B)
Eine **akute Appendizitis** erklärt keinen der genannten Befunde. Typisch sind u.a.: eher subfebrile Temperaturen, Unterbauchabwehrspannung, umschriebener Druckschmerz, Übelkeit, Meteorismus.

Zu (C)
Das äußerst seltene **Sheehan-Syndrom** führt durch ischämische Hypophysenzerstörung zum Ausfall von Nebennierenrinde, Schilddrüse und Ovarien. Neben vielen anderen Symptomen kommt es zu gesteigerter Uterusrückbildung, nicht wie in der Frage zur Verzögerung.

Zu (E)
Läge ein **infizierter Plazentapolyp** vor, könnte es zu ganz ähnlichen Symptomen kommen (Fieber, Rückbildungsstörung). Der Uteruskantenschmerz ist aber charakteristisch für eine Endometritis, ebenso der Zeitpunkt. Plazentapolypen treten meist erst in der zweiten Woche nach der Geburt in Erscheinung.

F 84
Frage 6.7: Lösung B
Frage 6.8: Lösung B

Gemeinsamer Kommentar

Die Rückbildung der Gebärmutter verläuft folgendermaßen:
1. Tag post partum:
   Der Fundus steht in Nabelhöhe oder einen Querfinger darunter
3. Tag post partum:
   Fundus steht 2 Querfinger unter dem Nabel
4. Tag post partum:
   Fundus steht 3 Querfinger unter dem Nabel
7. Tag post partum:
   Fundus steht 2 Querfinger über der Symphyse
10. Tag post partum:
    Gebärmutter ist äußerlich nicht mehr tastbar.

Die Lochien sollten in der ersten Woche rot und blutig aussehen, in der zweiten Woche rotbraun, dann gelb und zuletzt weißlich. Sie sollten reichlich fließen und nicht übel riechen.
D.h., da die Lochien reichlich fließen und normal aussehen, außerdem die Frau keine erhöhte Temperatur hat, handelt es sich nicht um eine Lochialstauung oder gar eine Endometritis. Die Gebärmutter ist aber deutlich zu groß.
Die **Subinvolutio uteri** ist die Folge einer Überdehnung, bzw. Wandschwäche der Gebärmutter nach Mehrlingsgeburten, Hydramnion oder protrahiertem Geburtsverlauf.
Leitsymptomatik: Fundusstand höher als erwartet, Lochien reichlich, u.U. vermehrt blutig.
Behandlung: Kontraktionsmittel. Antiobiotika wären bei Endometritis indiziert.

F 85
Frage 6.9: Lösung E

Zu (E)
Die zerebrale venöse Thrombose ist selten, erklärt aber von den gegebenen Möglichkeiten als einzige den ohne Vorwarnung aufgetretenen Krampfanfall, zumal thromboembolische Prozesse im Wochenbett gehäuft auftreten. Die zerebrale venöse Thrombose führt zur hämorrhagischen Infarzierung des betreffenden Hirngebietes.
Zu (A)
Die Eklampsie ist die schwerste Erscheinungsform der EPH-Gestose. Wenn gesichert ist, daß Schwangerschaft und Geburt ohne Auffälligkeiten waren (keine Ödeme, abnorme Gewichtszunahme, Hypertonie, Proteinurie usw.), ist die Eklampsie schon von daher weitgehend ausgeschlossen. Außerdem tritt zwar ein Viertel der eklamptischen Anfälle im Wochenbett auf, dann aber innerhalb der 1. Woche.

Zu (B)
Krampfanfälle gehören nicht zum Bild der Migräne.
Zu (C)
Wenn sich auf eine vorbestehende Krankheit (bes. Pyelonephritis oder Hypertonus) eine EPH-Gestose aufpfropft, spricht man von einer Propfgestose. Auch hier gilt wie für die Eklampsie, daß diese Möglichkeit bei völlig komplikationsloser Schwangerschaft ausscheidet.
Zu (D)
Hirnabszesse entstehen fortgeleitet, z.B. nach einer Otitis media chronica, nach Verletzungen des Gehirns oder metastatisch, besonders aus eitrigen Prozessen in Lunge und Bronchien. Hier gibt die Anamnese keinen Hinweis auf einen möglichen Ursprung.

F 86
Frage 6.10: Lösung E

Ampicillin (Binotal) wäre bei Erregerempfindlichkeit das Medikament der Wahl. Es ist milchgängig, aber für das Neugeborene nicht schädlich.

Frage 6.11: Lösung D

Zu (D)
Der erste Stuhlabgang kann, wie nach Operationen, auf sich warten lassen.
Zu (A)
Die Frischentbundene muß vor allem wegen der Gefahr von Nachblutungen mindestens noch 2 Stunden nach der Geburt überwacht werden.
Zu (B)
Die Temperatur ist während und kurz nach der Geburt auf subfebrile Werte erhöht. Steigt sie allerdings während der ersten Tage an, besteht Verdacht auf Gebärmutterentzündung oder Mastitis.
Zu (C)
Die Blasenentleerung muß kontrolliert werden, da es hauptsächlich durch postpartale Gewebsschwellungen (Traumata) zur Harnverhaltung kommen kann.
Zu (E)
Zur Thromboseprophylaxe soll die Frischentbundene noch am ersten Tag umhergehen oder zumindest zur Toilette gehen.

Frage 6.12: Lösung C

Bei der **Hypophysenvorderlappennekrose (Sheehan-Syndrom)** kommt es durch Blutungen unter der Geburt oder durch Thrombosen in den hypophysären Venen zu postpartalen, ischämischen Nekrose der Adenohypophyse. Wenn mehr als 75% des Hypophysenvorderlappens zerstört sind, kommt es zu folgenden Symptomen, die sich meist schleichend entwickeln: persistierende Amenorrhöe **(C)**, Reduzierung der sekundären Geschlechtsmerkmale, Libidoverlust, Agalaktie, Adynamie, Hypothermie. Die Schilddrüsenfunktion und die Nebennierenfunktion sind beeinträchtigt **(C)**.

Zu (A)
Der Morbus Addison ist eine primäre Nebenniereninsuffizienz. Sie ist nicht durch Ausfall hypophysärer Hormone verursacht.

Zu (B)
Der Diabetes insipidus wird entweder durch Ausfall des ADH (Hypophysenhinterlappenhormon) verursacht oder durch verminderte Ansprechbarkeit der Nierentubuli auf ADH.

Zu (D)
Aldosteron wird über den Renin-Angiotensin-Mechanismus reguliert, nicht über die Hypophyse.

Zu (E)
Das Sheehan-Syndrom ist nicht tödlich, da minimale Sekretionen von Schilddrüsenhormonen und Kortikoiden erhalten bleiben.

Frage 6.13: Lösung A

Eine Lochialstauung ist die Folge des behinderten Abflusses von Lochialsekret aus der Gebärmutter. Ursachen können sein:
- Verschlossene Zervix nach Kaiserschnitt
- Zervikalspasmus
- Immobilität der Wöchnerin

Wegen der Gefahr einer Endometritis muß sie behandelt werden:
- Als erstes die Frau körperlich aktivieren, oft führt das schon zum Lochialfluß.
- Wenn das nicht hilft, Kontraktionsmittel aus der Sekalealkaloidgruppe.
- Wenn das nicht hilft, Dilatation der Zervix mit Hegarstiften.
- Antibiotika werden erst angewendet, wenn sich zusätzlich eine Endometritis entwickelt hat. Eine Kürettage ist nicht indiziert.

Die Kürettage (2) ist indiziert bei Verdacht auf im Uterus verbliebene Plazentareste.

Laktation

Schon während der Schwangerschaft verändern sich die Brüste, die Gangsysteme verzweigen und differenzieren sich, die Vaskularisation nimmt zu. Gegen Ende der Schwangerschaft läßt sich Vormilch, **Kolostrum** abpressen, die sehr eiweiß- und immunglobulinreich ist. Ungefähr am **2.–4. Tag** nach der Geburt, nachdem die plazentaren Steroidhormone wegfallen, setzt das **Prolaktin** die Milchsekretion in Gang. Bei manchen Frauen führt der „**Milcheinschuß**" zu schmerzhaften Spannungsgefühlen in den Brüsten.

Durch den Saugreiz wird gleichzeitig vom Hypophysenvorderlappen **Oxytozin** freigesetzt, das zur Kontraktion von myoepithelialen Zellen in der Brust führt **(milk-let-down-effect)** und die **Rückbildung der Gebärmutter** durch Kontraktion der glatten Muskulatur fördert. Je häufiger das Kind angelegt wird, um so mehr Milch wird gebildet. Wichtig ist die aufmunternde Anleitung einer Hebamme, da der Milchfluß leicht von psychischen Faktoren beeinflußt wird (Adrenalinausschüttung durch Aufregung oder Unruhe hemmt z. B. den Milchfluß).

Über 95% aller Frauen könnten stillen! Tatsächlich stillen nur weniger als 10% aller Mütter länger als 4 Wochen. Der Grund ist häufig eine Störung des „milk-let-down effect" (Milchflußreflex) und das Gefühl „zu wenig Milch zu haben", bzw. mangelnde Information und Unterstützung der stillenden Mutter.

Zur „Technik" des Stillens: Wichtig zur **Mastitisprophylaxe** ist die Verhinderung von Rhagaden durch eine Brustschutzsalbe und das Händewaschen vor dem Anlegen. Die Haltung sollte für Mutter und Kind bequem und entspannt sein (Sitzen oder Liegen).

Das **Abstillen** setzt ein, wenn dem Kind etwas anderes als Muttermilch zugeführt wird. Nach 6 Monaten wird der Eisenbedarf des Kindes nicht mehr gedeckt, es muß zusätzlich Gemüse usw. bekommen.

Indikationen zum **primären Abstillen,** also unmittelbar nach der Geburt, können sein: Totgeburten, schwache Frühgeborene, Mißbildungen (Lippen-, Kiefer-, Gaumenspalte und – von seiten der Mutter – Anlagestörungen der Brust (Amastie, Mikromastie), schwere Allgemeinerkrankungen, Einnahme kontraindizierter Medikamente.

Das primäre Abstillen erfolgt medikamentös mit Östrogen-Gestagen-Kombinationspräparaten oder dem Prolaktinhemmer (≙Dopamin**agonist**) Bromocriptin (Pravidel).

Störungen der Laktation

Organische Ursachen für Stillunfähigkeit sind **selten**: Amastie, Mikromastie, äußerst selten; Flach- oder Hohlwarzen nur in sehr ausgeprägten Fällen.
Funktionelle Ursachen können bei starken psychischen Belastungen (z.B. nach komplizierten Geburten), bei falscher Stilltechnik oder ungenügender Saugleistung des Kindes (Frühgeborene) zur Beeinträchtigung der Laktation führen.
Prolaktinbedingte Syndrome mit anhaltender pathologischer Milchsekretion (Galaktorrhöe) sind selten (Chiari-Frommel-Syndrom, Forbes-Albright-Syndrom).

Mastitis puerperalis

Eine Brustentzündung während der Stillzeit ist meist durch *Staphylococcus aureus haemolyticus* verursacht, seltener durch Proteus, Pyocyanens oder Kolibakterien. In der Klinik kommen Mastitiden wesentlich häufiger vor als bei Hausgeburten (7:3). Die Keime stammen meist aus dem Nasen-Rachen-Raum von Mutter, Kind oder Pflegepersonal und dringen über kleine Fissuren und Rhagaden ins Gewebe ein. Vordringen meist interstitiell, begünstigt durch Milchstauung. Hämatogene oder kanalikuläre (in den Milchkanälen) Entzündungen sind sehr selten.
Bei Fortschreiten der Entzündung kommt es zur Einschmelzung (Abszedierung).
Therapie
Im Anfangsstadium gute Erfolge mit lokal kühlenden Maßnahmen (z.B. Quarkumschläge oder Eisbeutel). Antibiotika nur im Frühstadium, sonst Heilungsverzögerung durch multiple Mikroabszesse. Im Spätstadium Förderung der Einschmelzung durch Wärme und dann Abszeßinzision.

H 88
Frage 6.14: Lösung E

Galaktogenese: Auslösung der Milchproduktion nach der Geburt durch Sistieren der Hemmung durch hohe Östrogenspiegel und durch den Saugreiz.
Galaktopoese: Aufrechterhaltung des bestehenden Milchflusses im Wochenbett. Das Saugen an der Brustwarze wirkt über neurale und mechanisch-nervale Faktoren auf die Hypophyse.
  – Anregung der Prolaktinproduktion im HVL **(E)**
  – Vermehrte Oxytozinausschüttung aus dem HHL, diese führt zur
Galaktokinese: Entleerung der Milch = milk-let-down-effect

H 88
Frage 6.15: Lösung C

Im wesentlichen kann man zusammenfassen: Muttermilch enthält im Vergleich zur Kuhmilch deutlich weniger Eiweiß und deutlich weniger Mineralien (niedrige Belastung der Nieren), mehr Fett (insbesondere fast nur ungesättigte Fettsäuren im Gegensatz zur Kuhmilch), überwiegend fettlösliche Vitamine, Immunglobuline und sie ist praktisch keimfrei. Und sie ist dem Enzymsystem des Neugeborenen angepaßt; kommt ein Kind frühgeboren auf die Welt, so paßt sich die Muttermilch in ihrer Zusammensetzung sogar dem Enzymsystem des Frühgeborenen an. Der Eiweißgehalt der Muttermilch beruht übrigens fast nur auf Albumin, der Eiweißgehalt der Kuhmilch beruht fast nur auf Kasein.

Frage 6.16: Lösung A

Zu (A)
Die **primäre Hypogalaktie** ist sehr selten. Man versteht darunter die mangelnde Milchsekretion bei normal ausgebildeter Drüsenstruktur. In Frage kommen hauptsächlich Störungen des hormonellen Regelkreises.
Zu (B)
Häufiger ist die **sekundäre Hypogalaktie**, d.h. der Milchfluß kommt zwar in Gang, ist aber zu gering. Ursache ist meist mangelnde Anleitung, Ermunterung oder Ruhe zum Stillen. Seltener komplizierte Entbindungen, starke psychische Belastungen oder starke Schmerzen. Abgeholfen werden kann durch Zuspruch und falls der Milchflußreflex gar nicht funktioniert, kann man Oxytozin als Nasenspray geben.
Zu (C)
Häufig macht der **Milcheinschuß** am 2.–4. Wochenbettstag die Brüste so prall, daß sie schmerzhaft werden. Erleichternd wirkt häufiges Anlegen und Abpumpen.
Zu (D)
Gelegentlich wird zu viel Milch gebildet **(Hypergalaktie)**, bis sich Angebot und Nachfrage eingespielt haben. Unterstützend wirken kühle Umschläge und Einschränkung der Flüssigkeitszufuhr.
Zu (E)
Flach- oder Hohlwarzen sind kein Stillhindernis. Zur Not wird die Milch mit einer elektrischen Pumpe abgepumpt.

F 87
Frage 6.17: Lösung D

Auch nach schulmedizinischen Erkenntnissen kann der Säugling einer Mutter, die ausreichend Milch hat, bis zu 6 Monaten ausschließlich von Muttermilch ernährt werden, es braucht wirklich nichts hinzugegeben werden. Eine Ausnahme gibt es: das Vitamin D! Es kommen Rachitisfälle auch bei vollgestillten Kindern vor. Bei familiärer Belastung mit atopischen Krankheiten ist es sogar sehr empfehlenswert, die Kinder solange wie möglich voll zu stillen, da so der Kontakt mit Allergenen hinausgeschoben werden kann. Die Gefahr der bakteriellen Kontamination ist beim Stillen in der Regel geringer als beim Flaschefüttern, die Milch kommt warm und sauber aus der Brust, während die Flaschen erst sorgfältig sterilisiert werden müssen.

H 86
Frage 6.18: Lösung C

Dopaminagonisten wirken zentral als Prolaktinantagonisten. PIF (Prolaktin inhibiting factor) ist identisch mit Dopamin! Die Ausschüttung des Oxytozins (Aussage 2) bleibt unbeeinflußt. Der gebräuchlichste therapeutisch eingesetzte Dopaminagonist ist das Bromocriptin (Pravidel).

Nach monatelanger Stillzeit ist ein stufenweises Abstillen durch Zufüttern allerdings schonender für Mutter und Kind.

H 88
Frage 6.19: Lösung D

Wie in der Frage schon richtig festgestellt, dauert es einige Tage, bis sich die Zervix nach einer Geburt wieder verengt hat und die Barrierenfunktion wie präpartal ausüben kann. Deshalb steigen Keime (Streptokokken, Staphylokokken, Escherichia coli und andere) auf und vermehren sich dort. Sowohl das Cavum uteri wie auch die Wundflüssigkeit, die Lochien, sind massenhaft mit Keimen besiedelt und auch sehr infektiös.
Aber: Bei allen guten Hygieneregeln, die sicher auch eingehalten werden sollten, ist zu bedenken, daß z. B. Wochenbettmastitiden viel häufiger durch Keime, die aus dem Mund-/Rachenraum des Kindes und des Pflegepersonals stammen, verursacht werden!

F 88
Frage 6.20: Lösung A

Zunächst einmal: Das sekundäre Abstillen, d. h. das Abstillen einer Frau, die gestillt hat, muß nicht medikamentös erfolgen, außer es gäbe besondere Gründe dafür. Normalerweise nutzt die Frau die adstringierende Wirkung von Salbeitee, reduziert die Trinkmenge, legt seltener an und kühlt die Brüste, dann reduziert sich die Milchmenge sehr schnell. Aber hier ist das medikamentöse Abstillen gefragt.
Es besteht ein direkter Antagonismus zwischen Prolaktin und Dopamin, welches ein PIF = prolactin-inhibitingfactor ist.
Soll nun Prolaktin zum Zwecke des Abstillens gehemmt werden, so ist eine Möglichkeit, Dopamin zu steigern, nämlich durch einen Dopaminagonisten, z. B. Bromocriptin (Pravidel).
Östrogene und Androgene wurden früher tatsächlich zum Abstillen benutzt, sind aber nicht so effektiv und nebenwirkungsreicher.

H 88
Frage 6.21: Lösung B

Zu (B)
Plazentapolypen sind in der Gebärmutter verbliebene Plazentareste, um die sich mehr und mehr Blutkoagel legen, sie verursachen Wochenbettkomplikationen wie verzögerte Rückbildung, Blutungen und Endometritiden. Deshalb: sobald nach der Geburt bei der Untersuchung der Plazenta auch nur der Verdacht auf Unvollständigkeit besteht, sollte nachkürettiert werden; das ist im Kreißsaal ein verhältnismäßig geringer Aufwand im Vergleich zu den späteren Komplikationen. Hier spricht die Geschichte ganz klar für einen Plazentapolypen: Gebärmutter zu groß, Fieber, dieses weiche Gebilde, das Wochenbett.
Zu (A)
Das Choriokarzinom entwickelt sich häufiger aus einer Blasenmole, seltener aus Plazentaresten. Aber es ist sicher eine, wenn auch seltene, Differentialdiagnose.
Zu (C)
Auch Zervixpolypen sind eine entfernt mögliche Differentialdiagnose, sie entwickeln sich aber nicht so schnell, verursachen keine Rückbildungsstörungen und kein Fieber; aber schließlich könnte eine Frau auch einen Zervixpolypen und eine Endometritis haben.
Zu (D)
Fetus papyraceus = (das IMPP nun wieder!) abgestorbener, vertrockneter, durch die Zwillingsfrucht plattgedrückte Frucht, der in der Eihaut des anderen Zwilling liegt. Er wird also mit den Eihäuten geboren.
Zu (E)
Inversio uteri – Umstülpung der Gebärmutter, seltene Komplikation meist aber direkt nach der Geburt.

Verzögerte Heilungsvorgänge

Normalerweise heilen Geburtsverletzungen wie Zervixrisse, Scheidenrisse, Dammrisse oder Dammnähte schnell, so sagt man. Hämatombildungen oder/und Infektionen können das verzögern.

Verzögerte Rückbildung der Gebärmutter

Asymptomatisch
Die Gebärmutter steht höher als erwartet, besonders nach Überdehnung, Wandschäden, Myomen, geburtshilflichen Eingriffen, mangelhafter Oxytozinausschüttung nach dem Abstillen.
Therapie
Gabe von Kontraktionsmitteln der Sekalegruppe. Manche Ärzte vertreten, daß diese Medikamente prophylaktisch vom 2. Wochenbettstag an gegeben werden sollten.
Symptomreiche Rückbildungsstörung mit Lochialverhaltung
Diese tritt besonders auf, wenn das Sekret nicht abfließen kann, wie z.B. bei verschlossener Zervix nach Kaiserschnitt, bei Bildung von Blutkoagula, bei Zervixspasmus und bei fehlender Bewegung.
Symptome
Fieber (39–40°C), weiche, große druckempfindliche Gebärmutter, reduzierter oder fehlender Wochenfluß.
Therapie
Spasmolytika, Kontraktionsmittel, nur wenn unvermeidbar Dilatation des Muttermundes. Eine Lochialstauung kann zur Endometritis führen.
Rückbildungsstörungen mit Infektion
Die meisten Infektionen werden iatrogen oder durch Schmierinfektionen aus Blase und Darm hervorgerufen. Meist ist nur das Endometrium betroffen; eine Ausbreitung auf Myometrium, Adnexen, Parametrien, die Beckenvenen und das kleine Becken ist eher selten, aber möglich. Faktoren, die eine Endometritis begünstigen, sind:
- Häufige vaginale Untersuchungen während der Eröffnung
- Vorzeitiger Blasensprung
- Organverletzungen
- Geburtshilfliche Eingriffe
- Plazentareste, Plazentapolypen
- Lochialstauung
- Verminderung der Abwehr

Symptome sind Fieber bis 38°C, Schüttelfrost, Tachykardie, große druckempfindliche Gebärmutter, vermehrter, schlecht riechender Wochenfluß. Meist treten die Symptome erst in der 2. Woche nach der Geburt auf.

Die Erreger sind meist Staphylokokken, hämolysierende Streptokokken, seltener Gonokokken oder Clostridium perfringens.
Risiken
Ausbreitung der Mikrothromben und Sepsis
Endotoxinschock (Lebensgefahr!)
Therapie
Kontraktionsmittel (Sekalealkaloide)
Wehenmittel (Oxytozin) zur Vermeidung der Ausbreitung der Infektion
Antibiotika (Bakterienkultur und Antibiogramm erstellen!)
Eisblase
Östrogengaben zum Wiederaufbau des Endometriums

Endomyometritis

Die Symptomatik ist wie bei der Endometritis, doch kommt es zusätzlich zu schweren Blutungen durch die gewebsgebundene Hyperfibrinolyse, die Blutung kann lebensgefährlich werden. Plazentareste als Blutungsursache ausschließen!
Therapie
Oxytozin-Sekale-Präparate
Fibrinolysehemmer
Eisblase
Antibiotika
Östrogene
Bei Schockanzeichen Plasmaexpander oder Transfusion

Adnexitis und Parametritis

Sie entstehen meist durch aufsteigende Infektion aus einer Endometritis, dabei ist immer an eine Gonorrhöe zu denken.
Symptome
Unterleibsschmerzen, Abwehrspannung, Subileus
Therapie
Antibiotika (Kultur und Antibiogramm)
Kortikoide (zur Rückbildung der entzündlichen Erscheinungen und Vermeidung von Narbenbildungen)
Infusionstherapie mit Elektrolytsubstitution
Prostigmin (Darmatonie)
Kontraktionsmittel
Herz und Kreislauf stützende Medikamente

Sepsis puerperalis und Endotoxinschock

Die Sepsis puerperalis ist heute zum Glück selten, sie verlief früher häufig tödlich für die Mutter (**Kindbettfieber**).
Symptome
Schweres Krankheitsgefühl
Hohe Temperaturen
Tachykardie, Tachypnoe
Blass-zyanotische Haut
Petechiale Hautblutungen
Leber und Milz vergrößert
Einschränkung der Nierenfunktion
Schocksymptomatik
Therapie
Schockbehandlung, Antibiotika, Heparin, antipyretische Maßnahmen
Die prophylaktischen Maßnahmen, um all diesen Infektionen vorzubeugen, sind eigentlich einfach; doch ist es schwer, sie konsequent zu befolgen: während der Schwangerschaft lokale Infektionen behandeln, bei vaginalen Untersuchungen strenge Asepsis beachten, Dammrisse und -schnitte sofort versorgen, die Möglichkeiten der Keimverschleppung so weit wie möglich begrenzen.

Blutungen

Das Spektrum von Blutungen im Wochenbett reicht von lang andauernden Schmierblutungen bis zur akuten, schweren lebensbedrohlichen Blutung. Ursachen können sein:
- **Verbliebene Plazentareste.** Nach der Geburt müssen Plazenta und Eihäute sorgfältig auf Vollständigkeit überprüft werden. Bei Fehlen von Teilen der Plazenta vorsichtige Nachkürettage mit einer stumpfen Kürette (Gefahr der Uterusperforation!), Wehen- und Kontraktionsmittel geben.
- **Uterusatonie.** Die Gebärmutter bleibt groß und schlaff. Manuelle Kompression durch die Bauchdecken hindurch, bis Wehen und Kontraktionsmittel wirken können, Volumensubstitution.
- **Plazentapolypen.** Sie entstehen durch die Anlagerung von Blutkoageln an einem Plazentarest und können im Zervikalkanal sichtbar werden. Sie können Ursache von Blutungen im Wochenbett (mangelnde Kontraktionsfähigkeit) und von Entzündungen sein.
- **Geburtsverletzung.** Nach einer schwierigen Geburt muß der Geburtskanal unter guter Sicht mit Spekulum eingestellt und auf Verletzungen wie Risse an Zervix, Vagina und Perineum untersucht werden. Diese müssen sorgfältig versorgt werden. Später einsetzende Blutungen sind eher auf Endometritis, Endomyometritis, Hyperfibrinolyse usw. zurückzuführen. In den Fällen, wo eine Entzündung vorliegt, ist die Kürettage ein Kunstfehler wegen der Gefahr der Keimverschleppung.

Thrombotische und thrombembolische Komplikationen

Ursachen
- Venektasien und Varikosis, besonders während der letzten Schwangerschaftsmonate wegen der großen Gebärmutter
- Hyperkoagulabilität des Blutes. Vor der Geburt steigen die Gerinnungsfaktoren an, nach der Geburt auch die Thrombozyten
- Fehlende Bewegung nach der Geburt, besonders bei komplizierten Geburten
- Endotheldefekte (Gefäßverletzungen während der Geburt)

Es können auftreten:
- Oberflächliche Venenthrombose. *Therapie:* kühlende Umschläge, heparinhaltige Salben, Antiphlogistika, elastische Binden
- Tiefe Venenthrombosen. *Therapie:* Antikoagulanzien (Heparin, nach einigen Tagen Dicumarol)
- Thrombophlebitiden. *Therapie:* kühlende Umschläge, heparinhaltige Salben, evtl. Antikoagulanzien, evtl. Antibiotika

Die wichtigste Prophylaxe dieser Komplikationen ist frühes Aufstehen, d. h. 4–6 Stunden nach der Geburt, auch nach operativen Entbindungen. Wochenbettgymnastik.
- **Lungenembolie.** Diese Komplikation ist selten, doch besteht Lebensgefahr. Akuter retrosternaler Schmerz, Tachykardie, Blutdruckabfall, Atemnot, kalter Schweiß, Todesangst.
Therapie: Sauerstoffgabe, Sedierung, Eupaverin, bei Schock Kortison, evtl. Herzglykoside. Antikoagulanzientherapie.

F 86
Frage 6.22: Lösung B

Zu (1)
Methylergobasin (Methergin) wird zur Förderung der Uterusrückbildung im Wochenbett gegeben. Es hat keinen Einfluß auf die Milchbildung.
Zu (3)
Eine Östrogensubstitution im Wochenbett kann einem Abstillen gleichkommen (Prolaktin sinkt).
Zu (4)
Oxytozin-Nasenspray fördert das Ingangkommen des Milchflusses.

Frage 6.23: Lösung C

Zu (A)
Prolaktin bewirkt die Galaktogenese (Milcheinschuß), Oxytozin und Prolaktin sind gemeinsam wichtig für die Aufrechterhaltung der Laktation (Galaktopoese)
Nach dem Wegfall der Hemmung durch plazentare Östrogene und Gestagene schüttet die Hypophyse vermehrt Prolaktin aus, das dann zum Milcheinschuß führt.
Zu (C)
Oxytozin und (Nach)wehentätigkeit hängen folgendermaßen zusammen:
Die Oxytozinausschüttung wird durch den Saugreiz des Kindes und psychische Faktoren (Anblick des Kindes) angeregt. Oxytozinwirkung:
● Kontraktion feinster Muskelfasern um die Alveolen, dadurch Auspressen der Milch in die Milchgänge
● Kontraktion der Gebärmuttermuskulatur, dadurch bessere Rückbildung
Zu (E)
Durch den Milcheinschuß werden die Brüste hyperämisch und ödematös (gesteigerte Syntheseleistung), also prall und oft schmerzhaft. Es kann zum Temperaturanstieg bis 38° kommen. Nach 1–2 Tagen haben sich Angebot und Nachfrage soweit reguliert, daß Spannung und Schmerzen verschwinden.

Frage 6.24: Lösung C

Durch das Saugen des Kindes an der Brust wird über einen Reflex, den sogenannten **Let-Down-Reflex** Oxytozin aus der Hypophyse freigesetzt, welches einerseits einen weiteren Milcheinschuß bewirkt, andererseits wirkt Oxytozin ja auch als Wehenmittel an der Gebärmutter und ist für die „Nachwehen", die ja besonders beim Stillen auftreten, verantwortlich.

Frage 6.25: Lösung E

Ein Milchstau *begünstigt* durch Hyperämie und Stase – auch in den Lymphgefäßen – die rasche Vermehrung von Bakterien in den Lymphspalten (interstitiell). Haupterreger ist Staphylococcus aureus. Ausbreitung in den Milchgängen oder Blutgefäßen spielt nur selten eine Rolle bei der Mastitisentstehung, meistens Ausbreitung in den Lymphbahnen.
Therapie: Kühlung, Abpumpen.

Frage 6.26: Lösung B

Die Erreger dringen fast immer über Läsionen an der Brustwarze ein und breiten sich interstitiell (auf dem Lymphweg) aus. Meist ist die Entzündung einseitig, in etwa 20% ist jedoch die andere Brust auch befallen.

Frage 6.27: Lösung B

Frage 6.28: Lösung A

Gemeinsamer Kommentar

Die Mastitis puerperalis ist nach Klinikentbindungen wesentlich häufiger als nach Hausgeburten. Sie tritt meistens 8 bis 10 Tage post partum auf, d.h. meistens nach der Entlassung.
Bei den Keimen handelt es sich in 90% aller Fälle um Staphylococcus aureus, es kommen auch andere Staphylokokken, Pyocyaneus, Proteus und E. coli vor.

Frage 6.29: Lösung C

Zu den Brustentzündungen bei stillenden Frauen:
Besteht Knotenbildung, etwas Schmerzen und leichte Rötung: sorgfältiges Leertrinkenlassen der Brust, ggfs. Abpumpen und Kühlen.
Bei ausgeprägterem Befund mit Fieber: Wenn die Frau weiterstillen will: Abpumpen, Antibiotika und Kühlen. Wenn die Frau nicht weiterstillen will: Pravidel, Antibiotika und Kühlen.
In der obigen Fallbeschreibung hat sich leider bereits ein Abszeß gebildet (Fluktuation). Es bleibt nur die Inzision, ggfs. mit zusätzlicher Antibiotikatherapie.

Frage 6.30: Lösung C

Mastitiden bei stillenden Frauen treten am häufigsten zu Beginn der Stillperiode auf, in den ersten 3 bis 4 Wochen. Durch Rhagaden im Bereich der Brustwarzen wird der Aufstieg von Keimen, meist Staphylokokken aus der Mundflora des Säuglings, erleichtert. Ein Milchstau bildet die Grundlage für die Entzündung. Einen Milchstau kann man noch mit Kühlen, Hochbinden der Brust, Leerpumpen behandeln; auch die Gabe von Dopaminagonisten = Prolaktinantagonisten kann sinnvoll sein. Bildet sich daraufhin das Fieber nicht innerhalb von 24 Stunden zurück, so muß von einer wirklichen Mastitis ausgegangen und wegen der Gefahr der Abszedierung antibiotisch behandelt werden. Antibiotikum der Wahl ist ein penicillinasefestes Penicillin, z. B. Dicloxacillin. Eine Hormontherapie ist sinnlos (3). Die alten Gyrasehemmer wie Nalidixinsäure dienten der Behandlung von Harnwegsinfektionen, es werden zur Zeit neue Präparate mit anderen Wirkungsspektren entwickelt.

Frage 6.31: Lösung D

Bei beginnender Mastitis puerperalis, die fast immer durch Staphylokokken verursacht ist, sind Leerpumpen der Brust, Ruhigstellung, kalte Umschläge und die hochdosierte Gabe von Antibiotika (z. B. Oxazillin) sinnvolle Maßnahmen.
Bei fortgeschrittener Mastitis verzögern Antibiotika nur die Einschmelzung; man gibt dann evtl. entzündungshemmende Medikamente, unterstützt die Einschmelzung mit Rotlicht und inzidiert, sobald der Abszeß sich abgegrenzt hat.

Frage 6.32: Lösung E

Eine Mastitis außerhalb des Wochenbettes, bzw. bei einer nicht stillenden Frau wird hauptsächlich durch anaerobe Mischinfektionen verursacht wie z. B. Bacteroides und ist selten. Bildet sich die Entzündung nach angemessener Therapie nicht zurück, muß man unbedingt auch an die Möglichkeit eines inflammatorischen Mammakarzinoms denken.

Frage 6.33: Lösung E

Die Liste der Vorteile des Stillens gegenüber der Verabreichung selbst sogenannter volladaptierter Kuhmilchpräparate ist nach wissenschaftlichen Erkenntnissen lang, alle aufzuzählen übersteigt diesen Rahmen. Eine Auswahl:
– Niedriger Protein- und Mineralgehalt der Muttermilch im Vergleich zur Kuhmilch führt zu geringerer renaler Molenlast beim Säugling.
– Die Nährstoffzusammensetzung der MM ist dem Enzymsystem des Säuglings optimal angepaßt, sie ändert sich außerdem gemäß besonderer Situationen, z. B. erhöhter Eiweißgehalt in der MM bei Frühgeburtlichkeit entsprechend dem erhöhten Eiweißbedarf Frühgeborener.
– MM enthält spezifische Immunglobuline und unspezifische Faktoren der Immunabwehr (3).
– Allergieprophylaxe insbesondere bei Kindern aus „Allergikerfamilien" (sollen über mehrere Monate gestillt werden).
– MM ist immer richtig temperiert, (fast) immer zur Verfügung, fast keimfrei und enthält wachstumsfördernde Stoffe für die Bifidusflora sowie Lipase (1), Diastase, reichlich fettlösliche Vitamine und überwiegend ungesättigte Fettsäuren.
– Förderung der Mutter-Kind-Beziehung, bessere Rückbildung.

Frage 6.34: Lösung D

Es gibt leider immer noch Ärzte, die bei stillenden Frauen keine Notwendigkeit zur Verhütung sehen!
Die Schwangerschaftsrate liegt vor allem bei längeren Stillzeiten (über 4 Monate) nur wenig unter der von nicht stillenden Frauen. Auch eine erneute Empfängnis schon im Wochenbett (in den 6 Wochen nach der Entbindung) ist möglich, eine Ovulation erfolgt oft schon nach 4–5 Wochen wieder.
Je häufiger am Tag eine Frau das Kind stillt, desto größer ist der Schutz vor erneuter Empfängnis (Prolaktinausschüttung!). Prolaktin hemmt die FSH/LH-Ausschüttung.

7 Entzündungen der weiblichen Fortpflanzungsorgane

Physiologie des unteren Genitaltrakts

In den unteren Genitaltrakt münden verschiedene Drüsen ein:
- **Vorhofdrüsen** (Glandulae vestibularis majores et minores, Bartholin-Drüsen) sezernieren leicht visköses, klares Sekret zur Befeuchtung des Scheideneingangs. Bei sexueller Erregung Vermehrung der Sekretion.
- **Paraurethrale Drüsen** münden im Umkreis der Urethra ein.
- **Zervixdrüsen** sezernieren Zervikalsekret, dessen Menge und Beschaffenheit hormonabhängig ist. Unter Östrogeneinfluß zur Ovulationszeit hin vermehrt sich die Menge, die Viskosität nimmt ab, Spinnbarkeit und Glukosegehalt nehmen zu. Unter Progesteroneinfluß in der 2. Zyklushälfte Verminderung und Zäherwerden des Schleims, wodurch die Spermienaszension beeinflußt wird.
- **Transsudation:** In der Vagina selbst gibt es keine Drüsen. Die Feuchtigkeit entsteht durch Transsudation des Epithels und die Sekretion der benachbarten Drüsen.

Mikrobiologie

Der saure pH (zwischen 3,5 und 5,5) entsteht auf folgende Weise: Abschilferung von Vaginalepithelzellen, Zytolyse und Zersetzung des Zellglykogens durch die in der Scheide vorkommenden Döderlein-Bakterien (Lactobacilli acidophili, grampositive, unbewegliche Stäbchen) und Bildung von Milchsäure, durch die der saure pH entsteht. Beim pH von 4,0 liegt das Wachstumsoptimum der Milchsäurebakterien, das Wachstum der meisten anderen Keime sistiert unterhalb eines pH von 5,5 (biologische Infektabwehr).
Es kommt zur Infektanfälligkeit, wenn die physiologische Säurebildung der Scheide gestört ist:
- Östrogenmangel (weniger Vaginalepithel)
- Alkalisierung des Schleims durch zervikale Hypersekretion (Schwangerschaft, Pille) oder Menstrualblut
- Intimsprays oder Vaginalduschen
- Vernichtung der Döderlein-Bakterien durch antibiotische Therapie (besonders Tetrazykline)

Fluor genitale

Fluor (Ausfluß, vermehrte Flüssigkeitsabsonderung aus der Scheide) ist ein häufiges Symptom und kann verschiedene Entstehungsorte haben (Vestibulum, Vagina, Zervix, Uterus, Tuben). Konsistenz, Menge, Farbe, Geruch und Zyklusabhängigkeit sowie weitere Symptome helfen, die Ursache zu finden.

Vestibulum
- Meist glanduläre Hypersekretion als Folge einer Vulvitis

Vagina
- Verstärkte Transsudation, z.B. durch Schwangerschaft, sexuelle Erregung, neurovegetative Ursachen, konsumierende Krankheiten
- Desquamationsfluor: Überangebot an Glykogen mit gesteigerter Zytolyse, z.B. bei Schwangerschaft, Gestagenbehandlung, 2. Zyklushälfte
- Entzündlicher Fluor: spezifische oder unspezifische Entzündungen der Scheide durch Bakterien, Pilze, Viren und Protozoen

Zervix
- Hypersekretion durch eine Ektopie
- Hypersekretion aufgrund von psychischer Belastung
- Entzündliche Ursachen sind selten, doch muß z.B. eine Gonorrhöe ausgeschlossen werden

Ausfluß aus dem **Corpus uteri** und aus den **Tuben** haben fast immer entzündliche Ursachen.

Besonderheiten beim Kind
- In den ersten Lebenstagen der Neugeborenen kann eine Leukorrhöe (Weißfluß) auftreten.
- Durch den physiologischen Hormonmangel besteht eine verminderte Infektabwehr (Gonorrhöe, unspezifische Entzündungen mit E. coli und Enterobakterien durch Schmierinfektionen, Candida).
- An Fremdkörper in der Scheide und Verletzungen denken!

Besonderheiten im Alter
- Physiologischer Östrogenmangel, dadurch Neigung zu Infektionen
- Senile, atrophische Scheidenentzündungen
- Bei blutigem Ausfluß an maligne Tumoren denken

Untersuchung
- Anamnese
- Klinisches Bild: Ort der Absonderung, Entzündungserscheinung? Menge, Konsistenz, Farbe, Geruch?
- Sekretuntersuchung, oft genügt schon das Nativpräparat (Aufschwemmung des Sekretes in NaCl: Erkennung des Erregers, Entzündungszeichen wie Leukozyten, Erythrozyten, Epithelzellen).
- Kulturelle Untersuchungen meist nicht notwendig, evtl. zur genauen Differenzierung der Erreger und zur Erstellung eines Antibiogramms.

Krypt = verborgen (gr.)

Therapie
- Entzündungen dem Befund entsprechend behandeln.
- Östrogendefizite bei jungen Mädchen und bei älteren Frauen evtl. ausgleichen, dabei möglichst lokale Östrogentherapie, zusätzlich Herstellung des normalen Milieus durch Milchsäuregaben.
- Bei Ektopien evtl. Ätzung mit Argentum nitricum, Elektrokoagulation, Kryosation oder Konisation durchführen.
- Bei Transsudationsfluor adstringierende Therapie (Albothyl, AgNO₃, Vorsicht bei älteren Frauen mit leicht verletzbarer Vaginalschleimhaut).
- Desquamationsfluor: evtl. eiweißfällende Mittel

Fluor ist, soweit keine entzündlichen oder andere ernsthafte Ursachen vorliegen, nicht unbedingt behandlungsbedürftig, das richtet sich nach dem Ausmaß des Ausflusses und nach der Akzeptabilität für die Frau.

Frage 7.1: Lösung C

Mitursache für eine **Kolpitis** ist nach der Menopause die durch den Östrogenmangel beeinträchtigte Döderlein-Flora. Scheidenspülungen (A, E) und orale Breitbandantibiotika schädigen die physiologische Bakterienflora noch zusätzlich (D). Zunächst ist eine lokale antibiotische Therapie gegen die pathologischen Keime und eine lokale Östrogentherapie zur Wiederherstellung des normalen Scheidenmilieus notwendig **(C)**. Eine Elektrokoagulation der Portio oder eine Konisation können bei zervikalem Fluor oder bei rezidivierender blutender Ektopie notwendig werden (B).

Frage 7.2: Lösung E

Zu (E)
Durch den Östrogengipfel kurz vor der Ovulation ist der Zervixschleim reichlich, klar, wenig viskös und zellarm (wenig Epithelien und Leukozyten).
Zu (D)
In der 2. Zyklushälfte nimmt unter der Progesteronwirkung die Schleimmenge ab, die Zahl der Zellen und die Viskosität nehmen zu.
Zu (A)
Meist ist eine Zervizitis durch eine Mischinfektion verschiedenster Keime verursacht. Sie wird dann als unspezifisch bezeichnet.

Zu (B)
Während der Einnahme von Kombinationspräparaten zur Kontrazeption (d. h. feste Kombination von Östrogenen und Gestagenen) verändert die Gestagenkomponente das Zervixsekret so, daß die Spermienpenetration gehemmt wird.
Zu (C)
Die Gonorrhöe wird (wie z. B. Tuberkulose und Lues) zu den spezifischen Entzündungen gerechnet. Eine untere Gonorrhöe hat den inneren Muttermund nicht überschritten. Bei unspezifischen wie bei spezifischen Entzündungen ist der Schleim nicht zellfrei und glasklar, sondern oft eitrig-gelblich.

Frage 7.3: Lösung E

Ausfluß kann aus der Scheide selber kommen, besonders bei Scheidenentzündungen, oder – seltener – aus dem Bereich der Zervix. Ursachen: Ektopien, Polypen, Zervixrisse, Infektionen, Reizungen z. B. durch antikonzeptive Gels, nervös-vasomotorisch bedingte Hypersekretion, Zervixkarzinom u. a.

Frage 7.4: Lösung B

Zu (B)
Die Salpingitis isthmica nodosa wird durch Tuberkelbakterien verursacht, es kommt nicht zu vaginalem Fluor.
Zu (A)
Gonorrhöe: grünlich-gelblicher Fluor
Zu (C)
Trichomonadenkolpitis: grünlich-gelblicher, schaumiger, übelriechender Fluor
Zu (D)
Psychosexuelle Ursachen: z. B. Partnerschaftsprobleme, sexuelle Störungen (vermehrte Transsudation des Vaginalepithels).
Zu (E)
Über einen **Tubenhydrops** konnte ich in der Literatur nichts finden.

Frage 7.5: Lösung C

Daß chemische Reize wie Seifenlösungen oder Waschmittel, Weichspüler und mechanische Reize wie Vorlagen, zu enge Kleidung zu einer Vulvitis ohne Vaginalbeteiligung führen, ist einleuchtend, da sie hauptsächlich im Kontaktbereich zu allergischen oder toxischen Haut- und Schleimhautreaktionen führen.

Zu (A)
Oxyuren können im Rahmen einer Schmierinfektion vom After aus zu einer Beteiligung der Vulva führen, aufsteigen tun sie in der Regel nicht.

Zu (B)
Eine Herpes-simplex-Infektion der Genitalien kann völlig symptomlos, aber auch hochakut verlaufen; typisch sind die Rezidive bei Veränderungen der Abwehrlage (z. B. Schwangerschaft). Vulva, After, Zervix und Portio können befallen sein, typisch sind die bläschenförmigen Eruptionen im Bereich von Haut und Schleimhäuten, die sehr schmerzhaft sein können.

Zu (C)
Zur Infektion mit Clamydien, die eine Zwischenstellung zwischen Bakterien und Viren einnehmen, kommt es über Sexualkontakt oder unter der Geburt. Bei Frauen verursachen sie hauptsächlich die Zervizitis sowie Salpingitis und Adnexitis. Da der Verlauf meistens milde mit persistierenden chronischen Beschwerden und subfebrilen Temperaturen ist, andererseits aber der Erregernachweis schwierig und nur in Speziallaboratorien möglich ist, werden Clamydieninfektionen häufig übersehen. Deshalb hohe Sterilitätsrate. *Therapie:* muß oft ex juvantibus erfolgen. Doxycyclin 200 mg über mindestens 15 Tage oder Erythromycin. Partnermitbehandlung! Clamydieninfektionen bei Männern verlaufen oft unter dem Bild einer unspezifischen Urethritis.

Frage 7.6: Lösung E

Mit einem Penicillinpräparat ist man beim Fluor vaginalis fast immer schlecht beraten, außer man hat eine Gonorrhöe nachgewiesen. Also zuerst Versuch des Keimnachweises! Ursachen können sein: Candida albicans, Trichomonaden, bakterielle Mischinfektionen, spezifische Infektionen mit Gonokokken, Treponemen. Die Therapie sollte erregerspezifisch sein.

Unspezifische Infektionen des inneren und äußeren Genitale

Entstehungsweise
- Entzündungen des äußeren Genitale und der Vagina hauptsächlich durch **Direktkontamination** (z. B. Schmierinfektion)
- Entzündungen der Gebärmutter und der Adnexe durch **Aufsteigen** der Bakterien oder hämatogen

Die physiologischen Abwehrmechanismen wie mechanische Enge der Scheide, pH-Wert, Schleimpfropf wurden beschrieben; meist kommt es erst zur Infektion, wenn diese durchbrochen werden (allgemeine Abwehrschwäche, Streß, Menstruation, Geburten, Fehlgeburten, Hormone, Östrogenmangel, Spirale). Die Gegenwart von Keimen ist nicht unbedingt pathologisch.

Vulvitis

Symptome: Jucken, Brennen, Schmerzen beim Geschlechtsverkehr, beim Gehen, beim Wasserlassen.

Befund: Rötung der Schleimhaut, Schmerz bei der Untersuchung, evtl. ekzematöse Veränderung, bei akuter Entzündung vermehrte Feuchtigkeit, bei chronischer Entzündung Trockenheit.

Ursache: Infektion aus darüberliegenden Abschnitten, äußerliche Reizung, Diabetes, Östrogenmangel, primäre Infektionen z. B. durch Staphylokokken, Streptokokken, Mykose, Trichomonaden, Oxyuren.

Behandlung: je nach Diagnose

Bartholinitis

Häufig auf dem Boden einer Mischinfektion entstehende, äußerst schmerzhafte Entzündung entweder einer Bartholin-Zyste oder des Gangsystems. Beim Vorliegen einer Bartholinitis muß eine Gonorrhöe ausgeschlossen werden. *Therapie:* Inzision und Marsupialisation bei „reifem" Abszeß.

Kolpitis (Scheidenentzündung)
Die Symptome sind erregerabhängig.

Haemophilus vaginalis
häufigster bakterieller Erreger; viel farbloser wäßriger Ausfluß; Nachweis im Nativpräparat oder mit Gramfärbung; Therapie mit Tetrazyklinen.

E. coli und Enterobakterien
häufig durch Schmierinfektionen vom After in die Scheide; mißfarbener, unangenehm riechender Ausfluß; Nachweis im Nativpräparat oder mit Gramfärbung; Therapie mit tetrazyklinhaltigen Vaginaltabletten oder Sulfonamiden.

Staphylokokken und Streptokokken
Starke Entzündungszeichen, eitriger, unangenehm riechender Ausfluß; Nachweis im Nativpräparat oder durch Gramfärbung; Therapie mit tetrazyklinhaltigen Vaginaltabletten oder Sulfonamiden.

Trichomonas vaginalis
Sehr häufig, begeißeltes Protozoon, das sich aktiv fortbewegen kann; meist durch Geschlechtsverkehr übertragen (aber auch Handtücher, Badeanstalten usw.), deshalb immer den Partner mitbehandeln. Fleckenförmig gerötete Schleimhaut, Beschwerden beim Wasserlassen, weißlich-gelber oder grünlicher schaumiger Ausfluß, Wundgefühl, Jucken; Nachweis im Nativpräparat (Bewegung!); Therapie lokal mit Imidazol oder Tinidazol.

Candida albicans
Kann häufig auch bei klinisch gesunden Frauen nachgewiesen werden, besonders in der Schwangerschaft; tritt bei Schwächung der Abwehrlage häufig auf wie z. B. bei Schwangerschaft, Pille, Tumoren, Diabetes, Kortikoidtherapie, Zytostatika; Jucken, geruchloser weißer bis grünlicher quarkartiger Ausfluß, Rötung und Schwellung der Schleimhaut. Therapie mit Nystatin, Miconazol, Clotrimazol.
Jegliche Antibiotikatherapie, insbesondere Tetrazykline, zerstört auch die Döderlein-Flora, so daß es häufig zu Wiederauftreten der Infektion oder zu Infektionen mit anderen Keimen kommt. Deshalb als Zusatztherapie oder als Nachbehandlung oder je nach Ausmaß der Entzündung oder Einstellung der Frau auch als volle Therapie
- Milchsäurestäbchen (saurer pH!)
- Vagiflor-Tabletten (enthalten Döderlein-Bakterien) und
- Dextrovagin Tabletten (Dextrose und Zitronensäure)

Herpes simplex
Häufigste virale Infektion, meist durch Geschlechtsverkehr übertragen; unregelmäßig oder in Gruppen stehende konfluierende Bläschen, die mit wasserklarer Flüssigkeit gefüllt sind, Schmerzen und Juckreiz. Herpesinfektionen werden als eine ätiologische Möglichkeit zur Erklärung des Zervikalkarzinoms angesehen. Nachweis: Zytologie (Mehrkernigkeit der Zellen, eosinophile Einschlußkörperchen). Bei Schwangeren lokale Infektionen des Kindes unter der Geburt! Therapie: Aciclovir, bakterielle Sekundärinfektion vermeiden bzw. behandeln.

Mykoplasmen (zellwandlose Bakterien)
Übertragung durch Geschlechtsverkehr; wäßriger Ausfluß, oft milder Verlauf; schwierig nachzuweisen, da sie nur auf speziellen Nährböden wachsen; Therapie mit Tetrazyklinen.

Zervizitis
Eine akute Zervizitis ist immer gonorrhöeverdächtig, dabei besteht weißlich-gelber Ausfluß aus dem Zervikalkanal. Bakteriologisch abklären! Außerdem kann sie bei malignen Prozessen oder nach operativen Eingriffen auftreten.
Chronische Zervizitiden können sich negativ auf die Konzeptionsfähigkeit auswirken. Ihre häufigsten Ursachen sind anatomischer Art, z. B. Polypen oder Zervixrisse.

Endometritis
Das Endometrium ist durch die ihm eigene bakterizide Kapazität und die periodische Abstoßung der Schleimhaut relativ gut gegen Infektionen geschützt. Wenn es zur Infektion kommt, ist diese meistens **aszendierend** (geschwächte Abwehr, IUP), **seltener deszendierend** (Salpingitis, Tb) oder **hämatogen** (Tb). Als begünstigende Faktoren gelten: die Zeit nach der Menstruation, nach Geburten und nach intrauterinen Eingriffen. Faktoren, die die Zervixbarriere durchbrechen und dadurch Infektionen erleichtern, sind Zervixrisse, -polypen, infektiöser zervikaler Fluor und IUPs.

Symptome: Blutungsanomalien wie Menorrhagien und Metrorrhagien.

Diagnose: Da, außer wenn ein direkter Zusammenhang zu einer Infektionsursache hergestellt werden kann, immer ein Karzinom ausgeschlossen werden muß, gehört zur Diagnostik meistens die Zytologie und die Abrasio.

Die **Therapie** richtet sich nach der Grundkrankheit. Wenn es sich nicht um eine Tb handelt, werden zusätzlich zu Antibiotika und Sekalealkaloiden häufig Östrogenpräparate zum Wiederaufbau der Schleimhaut gegeben.

Adnexitis
Die akute Verlaufsform der Adnexitis entsteht häufig durch **aszendierende** Infektionen, begünstigt durch Menstruationen, Fehlgeburten, Schwangerschaftsabbrüche, Geburten, intrauterine Eingriffe und IUPs. Viel seltener entsteht sie durch hämatogene Ausbreitung von Keimen wie Viren, Typhusbazillen und Tuberkelbazillen.

Symptome
Fieber 39°C, Krankheitsgefühl, Übelkeit, Blähungen, Unterbauchschmerzen meist auf einer Seite.

Komplikationen entstehen durch die Ausbreitung der Keime:
Reaktiver Verschluß der Tubenenden mit Exsudat, evtl. Eiteransammlung im Lumen (Pyosalpinx), Perisalpingitis, Pelveoperitonitis, Peritonitis mit entsprechender Verlaufsform.

Keime
Am häufigsten sind Staphylokokken, Streptokokken, Kolibakterien, Proteusbakterien.

Diagnose
- Anamnese
- Tastbefund mit verdickter Adnexe, die sehr schmerzhaft ist
- Beim abdominalen Tasten Tiefendruckschmerz und je nach Ausbreitung der Entzündung Abwehrspannung
- Erhöhte BSG, Temperatur, Leukozytenzahlen

Wichtig ist die Differentialdiagnose:
- Appendizitis: Temperaturdifferenz zwischen axillärem und rektalem Messen von 1°C, schmerzhafter McBurney-Punkt

- Extrauteringravidität: Amenorrhöe, kein Fieber, evtl. positiver Schwangerschaftstest
- Nephrolithiasis: gynäkologischer Untersuchungsbefund normal, positiver Urinbefund

Therapie
- Bettruhe, Eisblase, leichte Kost
- Breitbandantibiotika, möglichst vorher eine Kultur von einem Abstrich anlegen, um dann spezifisch therapieren zu können
- Kortison und Antiphlogistika, um die entzündliche Reaktion zu mildern und dadurch evtl. Spätfolgen wie Adhäsionen und Sterilität zu verhindern

Die **chronische Adnexitis** kann sich aus einer akuten Adnexitis entwickeln oder auch ohne vorangegangene akute Symptomatik auftreten. Meist bestehen recht unspezifische Symptome wie langwierige Unterbauchschmerzen, Schmerzen beim Geschlechtsverkehr, Minderung der Leistungsfähigkeit.
Die Behandlung besteht hauptsächlich in Hyperämisierung durch Kurzwellenbestrahlungen und Moorpackungen.

Spezifische Infektionen

Gonorrhöe
Gonokokken sind gramnegative Diplokokken.
Symptome: bei Männern eitriger Ausfluß, bei Frauen zu Beginn oft asymptomatisch.
Untere Gonorrhöe: diese ist *symptomarm*, befallen werden die Harnröhre zu 95%, die Ausführungsgänge der Vorhofdrüsen zu 20%, der Muttermund zu 80%, die Rektumschleimhaut zu 10%. Die Scheide ist bei Frauen im gebärfähigen Alter durch die Schutzmechanismen meist nicht befallen, eine gonorrhöische Kolpitis kommt hauptsächlich bei Kindern und älteren Frauen vor.
Obere Gonorrhöe: diese ist meist *symptomreich*, besonders in der Menstruationszeit kann eine Gonorrhöe aufsteigen und zur Endometritis, Salpingitis und Pelveoperitonitis führen (akute Unterleibsentzündung mit Fieber, Schmerzen, Obstipation). Sie kann zu Verklebungen und tubarer Sterilität führen.

Nachweis
- Mikroskopisch: dreifache Sekretentnahme an Zervikalkanal, Urethra und Rektum, Methylenblau- oder Gramfärbung zeigt intrazelluläre Diplokokken.
- Kulturell

Therapie: Bei unterer Gonorrhöe einmalige Injektion von 4 Mill. I. E. Penicillin. Bei oberer Gonorrhöe höher dosieren, Bettruhe. Bei Penicillinallergie Chloramphenicol und Tetrazykline, Spektinomyzin, Partner mitbehandeln!

Bei Schwangeren Infektionsgefahr des Kindes unter der Geburt mit Gonorrhöe-Konjunktivitis (Silbernitratprophylaxe).

Syphilis
Erreger sind Treponema pallidum. Übertragen durch Geschlechtsverkehr oder Schmierinfektion.
Stadium I: Primäraffekt. Nach etwa 3 Wochen am Infektionsort (meist Vulva, Vaginalwand oder Muttermund) derbes schmerzloses Geschwür, das sich nach 4 bis 6 Wochen spontan zurückbildet. Sehr infektiös! Lymphknotenbeteiligung.
Stadium II: Nach 9 Wochen **Generalisierung** durch hämatogene Ausbreitung papulomatöses Exanthem, Kondylome an Vulva, Scheide und Portio, Haarausfall, Angina.
Stadium III: Nach einer Latenzzeit bis zu 20 Jahren irreversible Organschäden, Gummen, Tabes dorsalis, progressive Paralyse.
Diagnose: Bei Stadium I mikroskopischer Direktnachweis im Wundsekret oder Lymphknotenpunktat.
Serologie: erstmals positiv 6–8 Wochen nach Erstinfektion, TPHA-Test (Treponema pallidum Hämagglutinationstest) oder FTA-Abs-Test (Fluoreszenz-Treponema-Antikörper-Absorbens-Test).

Therapie
Stadium I: 12 Mill. I. E. Penicillin
Stadium II: 3 × 12 Mill. I. E. Penicillin im Abstand von jeweils 3–4 Wochen
Stadium III: 5 × 12 Mill. I. E. Penicillin im Abstand von jeweils 3 Wochen

Genitaltuberkulose
Die Genitaltuberkulose ist fast immer eine sekundäre Tb, d.h. sie entsteht durch **hämatogene** Streuung aus einem extragenitalen Herd (Lunge, Pleura, Skelett) in die Eileiter und deszendiert von da aus.
Befallen sind:
- Eileiter zu 90%, besonders Ampulle und mittlerer Tubenteil
- Endometrium zu 60%
- Ovarien zu 10%
- Mitbetroffenheit von Harnwegen und Nieren zu 10%
- Zervix, Vagina, Vulva sind selten betroffen

Häufigstes Erkrankungsalter ist das 3. und 4. Lebensjahrzehnt. Die Ersterkrankung verläuft **häufig symptomarm** bzw. die Symptomatik ist uncharakteristisch (schnelle Ermüdbarkeit, nächtliche Schweißausbrüche, subfebrile Temperaturen, Zyklusunregelmäßigkeiten, zunehmende Dysmenorrhöe), deshalb sollte eine Tb vermutet werden bei:
- Doppelseitigen Adnexbefunden bei Frauen, die nie Geschlechtsverkehr hatten
- Diskrepanz zwischen gynäkologischem Befund und relativ geringen Beschwerden

- Organtuberkulose in der Anamnese, besonders, wenn zusätzlich Sterilität besteht
- Therapieresistenz auf unspezifische Behandlungsverfahren

Diagnose
- Menstrualblut (Kultur, Tierversuch)
- Evtl. mikroskopische und histologische Untersuchung einer Endometriumsbiopsie oder einer Abrasio
- Urin mit untersuchen!
- Internistische Abklärung

Therapie
- Tuberkulostatika (Rifampicin + Ethambutol + INH)
- Operation
- Allgemeinbehandlung (Heilstätten)

Frage 7.7: Lösung D

Vulvitiden können ganz unterschiedliche Ursachen haben:
- Äußere Ursachen wie Allergien gegen Seifen, Waschmittel, Stoff, Infektion von außen
- Endogene Ursachen wie Systemerkrankung (Diabetes), Dystrophie, Östrogenmangel
- Deszendierende Faktoren wie Entzündungen der Vagina, Zervikalausfluß

Die Behandlung richtet sich nach der Ursache. Symptomatisch können Kamillesitzbäder manchmal günstig sein. Scheidenspülungen aber zerstören die Döderlein-Flora erst recht und fördern die Besiedlung mit pathogenen Keimen.

Frage 7.8: Lösung C

Das makroskopische Aussehen des Fluors ist nur ein Anhaltspunkt, vor der Therapie muß eine mikroskopische Untersuchung erfolgen. Dennoch:
Zu (A)
Gonorrhöe – eitriger, grünlicher oder uncharakteristischer Fluor
Zu (B)
Trichomonaden – dünnflüssiger, schaumiger weißlicher oder grünlicher Fluor
Zu (C)
Candida – weißlich-dicklicher, schmieriger, salbenartiger, mit Belägen verbundener Fluor, das Aussehen erinnert manchmal an Hüttenkäse.
Zu (D)
Kokken – weißlich bis eitriger Fluor

Frage 7.9: Lösung A

Nach Konsultation mehrerer Gynäkologielehrbücher ist die Beantwortung der Frage immer noch nicht ganz klar!
Zu (1)
Es gibt wohl keine besondere Altersdisposition, wenn überhaupt dann sind Frauen im geschlechtsreifen Alter häufiger betroffen.
Zu (2)
Die häufigsten Erreger sollen Staphylokokken und Streptokokken sein, seltener auch Gonokokken. Oft liegen wohl Mischinfektionen von ursprünglich saphrophytischen Keimen vor.
Zu (3)
Eine Bartholinitis ist eine sehr schmerzhafte Abszeßbildung, die durch Verklebung und Infektion der Drüsenausführungsgänge entsteht. Die Diagnose ist durch Inspektion und Palpation sicher genug zu stellen, um eine Therapie zu beginnen; eine Verwechselung mit dem Vulvakarzinom ist höchst unwahrscheinlich.
Zu (4)
Die konservative Therapie besteht aus Borwasservorlagen und Rotlichtbestrahlung, sonst Stichinzision und Marsupialisation. Antibiotika helfen nicht.

Frage 7.10: Lösung E

Eine Bartholin-Zyste ist die Indikation für einen einfachen Eingriff mit einem schwierigen Namen: **Marsupialisation.** Dabei wird die Zyste inzidiert und der Zystenbalg mit der äußeren Haut vernäht. Der Zystenbalg (Zystenwand) wird also belassen (Aussage 1 ist falsch).
Bartholin-Zysten entarten nicht. Auch primäre Karzinome der Bartholin-Drüsen kommen nur sehr selten vor.

Frage 7.11: Lösung E

Erreger der **Feigwarzen** ist das **Kondylom-Virus.** Chlamydien (B) oder Gonokokkeninfektionen (C) können den Befall begünstigen.
Zu (D)
Arboviren werden durch blutsaugende Insekten übertragen (z. B. Gelbfieber).

[H 88]
Frage 7.12: Lösung D

Eine akute Bartholinitis entsteht entweder auf dem Boden einer bereits bestehenden Bartholinischen Zyste oder die Erreger steigen im Ausführungsgang der Drüse auf. Es entsteht eine hochrote, sehr druckdolente Schwellung im Bereich der kleinen Labie. Relativ häufig ist eine Gonorrhöe die Ursache.
Zu (2)
Adnexitiden und Entzündungen der Bartholin-Drüsen, die im Bereich der kleinen Labien liegen, haben nichts miteinander zu tun.

[F 85]
Frage 7.13: Lösung C

Unter „Strangurie" versteht man schmerzhaftes Wasserlassen, unter „Pollakisurie" häufigen Harndrang. Beides sind Symptome einer Harnblasenentzündung, einer Harnröhrenentzündung oder einer Mitbeteiligung der Harnröhre bei Entzündungen des Orificium externum urethrae.
Zu (B)
Condylomata acuminata (spitze Kondylome) haben ein typisches blumenkohlartiges Aussehen, so daß eine Probeexzision mit histologischer Untersuchung, besonders als Abgrenzung zum Vulvakarzinom, meistens nicht notwendig ist. Sie haben eine virale Genese, wobei man aber annimmt, daß eine langwierige Infektion der Vulva oder Vagina durch Bakterien oder Candida albicans zum Entstehen des Virusinfektes disponieren.
Zu (C)
Die Rötung und der gelb-grünliche Fluor deuten auf eine solche Entzündung hin, deshalb der bakteriologische Nachweis aus Urethra und Zervix.
Zu (D), (E) und (A)
Die anderen diagnostischen Maßnahmen würde man u. a. bei Verdacht auf Zystitis und Pyelonephritis anwenden.

[H 85]
Frage 7.14: Lösung D

Die richtigen Aussagen beschreiben ja recht gut die spitzen Kondylome. Gonorrhöespezifische Kondylome gibt es nicht, jedoch luesspezifische, nämlich die Condylomata lata.

[F 85]
Frage 7.15: Lösung B

Bei den spitzen Kondylomen (Condylomata acuminata) handelt es sich um Papillome viraler Genese, die meistens die Vulva, seltener auch die Vagina befallen. Man nimmt an, daß eine chronische Schleimhautreizung durch Fluor (häufig verursacht durch Candidainfektion, Gonorrhöe oder unspezifische Entzündungen) eine Disposition für die virale Infektion darstellt.
Zu (E)
Folge der *sekundären* Lues sind nässende, hoch infektiöse Papeln, die besonders im Genitalbereich auftreten und als breite Kondylome (Condylomata lata) bezeichnet werden.

[H 87]
Frage 7.16: Lösung B

Die Frau hat die lehrbuchmäßigen Symptome einer Gonorrhöe (Tripper). Vor der antibiotischen Behandlung mit Penicillin muß Material für eine bakteriologische Untersuchung mit Kultur abgenommen werden.
Zu (A)
Ein Nativpräparat ist sinnvoll bei Verdacht auf eine Candida- oder Trichomonadeninfektion.
Zu (D)
Bei der Dunkelfelduntersuchung hält man Ausschau nach Spirochäten (Treponema pallidum) bei Lues-Verdacht.

[H 85]
Frage 7.17: Lösung A

Gerade weil eine Herpes-genitalis-Infektion bis heute nicht heilbar ist und da sie auch spontan nicht ausheilt, sondern bestenfalls in ein Latenzstadium übergeht, existiert eine lebenslange Immunität nicht.

Frage 7.18: Lösung A

Eine primäre Kolpitis (Scheidenentzündung) durch Gonokokken ist im geschlechtsreifen Alter nicht möglich, da die Errreger nur auf Oberflächen von Schleimhäuten lebensfähig sind (z. B. Tuben, Zervix). Das Plattenepithel von Vagina und Portio wird nur ausnahmsweise bei Kindern, im Alter oder in der Schwangerschaft befallen.

[H 84]
Frage 7.19: Lösung A

Zu (A)
Trichomonaden sind amöboide Einzeller, die im Nativpräparat schon ohne Färbung an ihren ruckartigen Bewegungen und an den Geißeln zu erkennen sind.
Zu (B)
Eine bakteriologische Kultur wird bei Tuberkuloseverdacht angelegt.
Zu (C)
Ein serologischer Nachweis kann für die Syphilis erbracht werden (TPHA, FTA-Abs, VDRL, IgM-FTA-Abs).
Zu (D)
Die Färbung nach Papanicolaou wird hauptsächlich zum Anfärben des Vaginal- und Zervixabstriches verwendet, der bei der Krebsvorsorge gewonnen wird.
Zu (E)
Ein Tierversuch kann in der Tuberkulosediagnostik eingesetzt werden.

[H 88]
Frage 7.20: Lösung A

Hier haben doch relativ viele Prüflinge fälschlicherweise (D) angekreuzt.
Die Schwierigkeit auch in der Klinik, ist, daß jeder der genannten Parameter positiv sein kann, aber nicht **muß**, und man u. U. trotz Einbeziehung aller Faktoren, wenn diese alle unauffällig sind, wirklich die Laparoskopie durchführen muß, um Klarheit zu haben **(A)**. Blutbild, Temperatur und Entzündungsreaktionen können bei einer Adnexitis nur ganz grenzwertig erhöht sein, der Schwangerschaftstest kann bei einer Tubargravidität positiv sein und gibt dann natürlich einen starken Hinweis. Er kann aber auch schon negativ sein, wenn das Ei schon abgestorben ist (D) und dann gibt er keine Differenzierungsmöglichkeit zur Adnexitis.
Zu (E)
Es ist natürlich auch richtig, daß in der Regel die genaue Zyklusanamnese Hinweise auf eine etwaige Schwangerschaft gibt, in den Fällen aber, wo die Frau sowieso einen unregelmäßigen Zyklus hat oder gerade Kontrazeptiva abgesetzt hat, reicht diese Information nicht.

[H 85]
Frage 7.21: Lösung D

Die Salpingitis kann von sehr unterschiedlichen Erregern hervorgerufen werden (Staphylokokken, Streptokokken, Enterokokken, Bacteroides, Mykoplasmen, Chlamydien, Gonokokken, in seltenen Fällen auch Tuberkelbazillen). Jedoch kann man erstens nicht damit rechnen, daß man ein korrektes kulturelles Ergebnis bekommt, da man ja an die Eileiter zur Kulturentnahme nicht herankommt. Zweitens muß die Therapie sofort mit einem oder mehreren Breitspektrumantibiotika begonnen werden, um Infektionsfolgen zu verhindern (Peritonitis, Verklebungen der Eileiter mit nachfolgender Sterilität bzw. Gefahr von Extrauteringraviditäten).

[H 84]
Frage 7.22: Lösung C

Bei einer akuten Salpingitis besteht immer der Verdacht auf eine gonorrhoeische Infektion. Um die Diagnose zu sichern, muß ein Abstrich von Urethra und Zervix gemacht werden. Der Erkrankungsfall ist ohne Namensnennung meldepflichtig, und es muß an eine Partnermitbehandlung gedacht werden.
Zu (B)
Ein Zervikalabstrich ist bei Verdacht auf Tuberkulose ohne Nutzen, weil selbst dann, wenn die Tuben befallen sind, an der Zervix keine Erreger nachgewiesen werden können.
Zu (E)
Meist liegen Mischinfektionen vor. Gonokokken spielen eine zunehmend wichtige Rolle als Salpingitiserreger (in den USA bei etwa 50% aller Adnexitiden).

[F 86]
Frage 7.23: Lösung D

Die Patientin hat eine akute Adnexitis, bei der immer vor Therapiebeginn ein Abstrich von Urethra und Zervix zum Ausschluß einer Gonorrhöe abgenommen werden sollte. Gonokokken gehören nämlich neben unspezifischen Keimen – vor allem E. coli, Staphylokokken, Streptokokken – zu den häufigsten Erregern einer Adnexitis (ca. 15–30%).
Diagnosesicherung durch Nachweis intrazellulärer (typischerweise in neutrophilen Granulozyten) gramnegativer (also roter) Diplokokken.
Oxydasereaktion **(D)**: enzymatische Reaktion mit Glukose (nicht mit Maltose/Saccharose) zur Abgrenzung gegen andere Diplokokken.
Zu (A)
Eine Toxoplasmose verursacht keine Adnexitis.
Zu (B)
M. Bang (Maltafieber): evtl. Aborte, aber keine Adnexitis.
Zu (C)
Die Lues zeigt einen eher chronischen Verlauf, es kommt fast nie zur akuten Unterbauchsymptomatik mit Adnexbefund.
Zu (E)
Auch eine Tuberkulose erscheint als Ursache unwahrscheinlich. Die (meist beidseitigen) Adnextumoren sind hier außerdem indolent und derb.

Frage 7.24: Lösung C

Eine Endometritis verläuft – nicht nur bei jungen Frauen – meist subakut, Leitsymptome sind Blutungsstörungen, meist als Schmierblutungen. Die leichten Symptome werden oft kaum beachtet und bleiben unbehandelt, so daß die Keime aufsteigen und eine Adnexitis verursachen können.
Therapie der Endometritis: Antibiotika, Sekalealkaloide, ggf. Östrogenpräparate.

Frage 7.25: Lösung B

Eine Lymphknotenschwellung kommt im Rahmen einer unspezifischen Mischinfektion der Vagina nicht vor, es müssen also andere Ursachen ausgeschlossen werden:
Zu (A)
Auf dem Lymphweg entlang der Ligg. Rotunda kann ein Korpuskarzinom in die Leistenlymphknoten metastasieren.
Zu (C)
Ein chronisches Ulkus der Vulva ist karzinomverdächtig.
Zu (D)
Ulcus molle (Erreger Hämophilus Ducreyii) mit Schwellung und Ulzeration der Leistenlymphknoten (Bubonen) kommt bei uns praktisch nicht mehr vor.
Zu (E)
Ulcus durum = Primäraffekt der Lues. Wenig später schmerzlose Schwellung der Leistenlymphknoten.

Frage 7.26: Lösung E

Eine Kolpitis senilis beruht auf einer östrogenmangelbedingten Atropie des Vaginalepithels und damit einer erhöhten Anfälligkeit gegen Keime. Scheidenspülungen verschlimmern die Symptomatik durch weitere Zerstörung des natürlichen Milieus.
Therapie: Gabe von Östrogenen lokal oder systemisch, bei Antibiotikaallergie Versuch mit milchsäurebakterienhaltigen Vaginalzäpfchen (z.B. Vagiflor). Ursache des Fluors genau klären (Candida, Haemophilus etc.?) und behandeln, eine Allergie gegen *alle* Antibiotika/Antimykotika ist äußerst unwahrscheinlich.

Frage 7.27: Lösung C

Hier wurde doch von relativ vielen Studenten fälschlicherweise (E) angekreuzt.
Eine Genitaltuberkulose entsteht in den allermeisten Fällen sekundär, also durch hämatogene Streuung aus einem Primärherd. Diese Frau hat eine mäßig beschleunigte BSG (Hinweis auf entzündlichen Prozeß) und in der Anamnese eine Pleuritis serosa (vor dem 30. Lebensjahr ist eine feuchte Pleuritis in über 50% der Fälle durch eine Tbc verursacht), einen Organbefund, bei dem eine große Diskrepanz zwischen der Größe des Befundes und den Beschwerden besteht und eine ungeklärte Sterilität, jeder einzelne dieser Punkte sollte einen schon wachsam machen in Richtung Tuberkulose.
Zu (E)
In Bezug auf die Schmerzlosigkeit der Adnextumoren haben natürlich auch jene recht, die an ein Stein-Leventhal-Syndrom dachten oder an Retentionszysten. Aber: Retentionszysten sind vom Tastbefund her eher prallelastisch und der Rest der Geschichte mit erhöhter BSG, Pleuritis und Sterilität läßt sich nicht gut einordnen.
Das **typische** Bild der polyzystischen Ovarien ist folgendes:
- Amenorrhöe
- Sterilität
- Adipositas
- Hirsutismus

Auch hierfür fehlen in der Vorgeschichte deutliche Hinweise.

Frage 7.28 W: Lösung B
Frage 7.29 W: Lösung C
Frage 7.30: Lösung D

Gemeinsamer Kommentar

Zu (A)
Eine Kultur aus Menstrualblut dient dem Nachweis der Tuberkulose.
Zu (B)
Im ungefärbten Nativpräparat kann man Trichomonaden, das sind amöboide Einzeller, an ihren ruckartigen Bewegungen meistens gut erkennen.
Zu (C)
Die Methylenblaufärbung oder auch die Gramfärbung dient dem Nachweis von Gonokokken, das sind gramnegative Diplokokken, die sich in den abgeschilferten Zellen befinden.
Zu (D)
Durch mikroskopische Untersuchung im Dunkelfeld kann man den Erreger der Lues, Treponema pallidum, erkennen. Dazu entnimmt man Wundsekret aus dem Primäraffekt oder untersucht ein Lymphknotenpunktat.
Zu (E)
In einer Kalilaugeaufschwemmung können Hefepilze (Candida) unter dem Mikroskop erkannt werden.

Frage 7.31: Lösung E

Zu (E)
Condylomata acuminata (spitze Kondylome) entstehen, wenn die Haut des Scheideneingangs durch starken Ausfluß verletzlich wird und so Papillomviren das Eindringen erleichtert. Diese verursachen dann die Kondylombildung.
Zu (A)
Herpesinfektionen verursachen Bläschenbildung. Es gibt eine Theorie, die Herpesviren als einen ätiologischen Faktor zur Ausbildung des Portiokarzinoms betrachtet.
Zu (B)
Chlamydien verursachen das Lymphgranuloma inguinale.
Zu (C)
Bei luetischen Infektionen bilden sich Condylomata *lata*.
Zu (D)
Arboviren haben in der Gynäkologie und Geburtshilfe keine sonderliche Bedeutung.

Frage 7.32: Lösung A

Siehe auch Lerntext Spezifische Infektionen.

Die untere Gonorrhöe mit Befall der Harnröhre, Vorhofdrüsen, Muttermund und Rektumschleimhaut verläuft typischerweise symptomarm und nicht als ausgeprägte Vulvitis.

Frage 7.33 W: Lösung E

Eine Pilzinfektion wird vor allem begünstigt durch Faktoren, die das normale Vaginalmilieu stören und den pH-Wert in den alkalischen Bereich verschieben. Die Candida albicans ist ein Saphrophyt der Vagina und vermehrt sich erst, wenn das Gleichgewicht gestört ist.
Folgende „Störfaktoren" kommen in Frage:
- Antibiotische Therapie
- Hormonale Kontrazeption
- Schwangerschaft
- Diabetes mellitus
- Verminderte Abwehrlage
- Strahlentherapie
- Atrophische Genitalveränderungen

Frage 7.34: Lösung D

Der Erreger des Ulcus molle (weicher Schanker) ist Hämophilus Ducreyi, die Inkubationszeit beträgt 1–3 Tage (A), Übertragungsform ist überwiegend der Geschlechtsverkehr. Es entstehen zumeist mehrere, weiche bis markstückgroße Geschwüre, die recht schmerzhaft sind (B). (Das Ulcus dure, der syphilitische Primäraffekt, ist schmerzlos.) Als Reaktion auf die Geschwüre schwellen oft die Leistenlymphknoten schmerzhaft mit an, **Bubonen (D)**, und brechen durch die gerötete Haut auf.
Therapie: Tetrazykline oder Minozyklin über 2–3 Wochen. Penicillin G ist unwirksam (E)!

Frage 7.35: Lösung E

Die Entzündung der Scheide im Alter ist eine Östrogenmangelerkrankung, bei der eher selten Erreger mitbeteiligt sind **(E)**. Die Behandlung erfolgt dementsprechend mit einer lokalen Östrogentherapie. Candida albicans und Trichomonas vaginalis sind häufige Erreger von Kolpitiden bei Frauen im geschlechtsreifen Alter (C, D). Escherichia coli ist häufigster Erreger von Harnwegsinfekten. Gardenella vaginalis (A) ist einer der häufigsten Erreger einer unspezifischen Kolpitis neben Chlamydien, Bacteroides und Streptokokken.

Frage 7.36: Lösung A

Die untere Gonorrhöe verursacht äußerst selten eine Kolpitis **(A)**, im Gegenteil, die Infektion unterhalb des Muttermundes verläuft symptomarm. Beklagt werden bei der unteren Gonorrhöe Urethritis, Bartholinitis und eitriger Fluor ausgehend von einem Zervixkatarrh.

Frage 7.37: Lösung D

Und die Rektumschleimhaut! Deshalb sollte vor Behandlungsbeginn bei einer Bartholinitis eine GO-Kultur abgenommen werden, damit man, falls eine GO vorliegt, noch mit Penicillin hochdosiert behandeln kann.
Zu (3)
Bei einer unteren Gonorrhöe ist die Zervix in ca. 80% der Fälle betroffen, sie ist dabei wie ein Schutz für das Endometrium, erst zur Zeit der Menstruation steigen die Keime auf. Definitionsgemäß liegt bei Befall von Endometrium, Tuben und Peritoneum eine **obere** Gonorrhöe vor.
Zu (4)
Das Scheidenepithel einer Frau im geschlechtsreifen Alter ist in der Regel nicht mitbetroffen, da Schutzmechanismen wie der saure pH und die physiologische Döderleinflora wirksam sind!

Frage 7.38: Lösung B

Lues I: Sogenannter Primäraffekt, meistens im Genitalbereich, indolente bis pfenniggroße Papel, nässend gerötet, sehr infektiös, Leistenlymphknoten sind mitgeschwollen; der Herd verschwindet meist von selbst nach etwa fünf Wochen.

Lues II: Vielfältige Symptomatik, die etwa 8 bis 12 Wochen nach der Infektion beginnt. Häufig Hautaffektionen wie infektiöse Exantheme (makulöse Roseolen), breite Kondylome, Haarausfall, an der Mundschleimhaut Plaques muqueuses, Hepatitis, Iritis, generalisierte Lymphknotenschwellungen.

Lues III: Fünf bis fünfzig Jahre nach der Erstinfektion kann die Krankheit sämtliche Körpergewebe befallen haben, sie neigen dann dazu, nekrotisch zu zerfallen (Gummen). Rückenmark Tabes dorsalis.

Für die Lues typisch sind die nicht schmerzenden, nicht juckenden Knoten (im Gegensatz zu Beschwerden bei Condylomata accuminata) sowie zusätzlich das eigentümliche Exanthem.

Frage 7.39: Lösung B

Infektiöser, also eitriger zervikaler Fluor ist fast typisch für eine untere Gonorrhöe (B); gerade wenn die Zervix betroffen ist, ist die Gefahr des Aufsteigens der Infektion ziemlich groß. Wäre der Fluor psychosomatischer Ursache, so wäre er eher weißlich oder klar, in keinem Fall aber eitrig (E). Bei einer Herpesinfektion treten konfluierende Bläschen auf, der Introitus ist meistens mitbetroffen (D). Nachweis einer Herpesinfektion durch Färben eines Vaginalabstriches nach Papanicolaou.
Zu (A)
Streptokokken sind bei Mischinfektionen der Vagina mitbeteiligt, d.h. sie führen vornehmlich zur Kolpitis und nicht ausschließlich zur Zervizitis.
Zu (C)
Genital vorkommende Mykoplasmen (bakterienähnliche Mikroorganismen) können harmlose Parasiten, aber auch Infektionserreger sein. Kein spezifisches Krankheitsbild, selten alleinige Zervizitis. Therapie: Tetrazykline oral.

Frage 7.40: Lösung A

Gonokokken bevorzugen sekretorisches Epithel, dringen dort ein und vermehren sich intra- oder subepithelial. Nur bei kleinen Mädchen oder Frauen im Senium ist das Plattenepithel der Vagina so dünn, daß Gonokokken eindringen können.

Infektionsorte bei der geschlechtsreifen Frau: Urethra, Endozervix, periurethrale Skene-Gänge, -Drüsen, Rektumschleimhaut oder nach Aszension Adnexe.

Frage 7.41: Lösung C

Die Kolpitis (Scheidenentzündung) wird typischerweise durch Candida albicans, Trichomonaden oder durch eine Mischkultur hervorgerufen und nur in seltensten Fällen durch Gonokokken.

Frage 7.42 W: Lösung E

Die Genitaltuberkulose entsteht fast immer durch hämatogene Streuung aus einem extragenitalen Primärherd und befällt in 90% der Fälle die Tuben, dann das Endometrium.

Frage 7.43: Lösung B

Die Eileiter sind bei Genitaltuberkulose am häufigsten betroffen; von dort aus kann eine deszendierende Ausbreitung zum Endometrium und zur Zervix hin erfolgen.

Frage 7.44: Lösung D

Eine Genitaltuberkulose, bei der die Adnexe in 90% der Fälle mitbetroffen ist, ist fast immer eine Sekundärtuberkulose. Sie entsteht am häufigsten durch hämatogene Streuung von einem Primärherd aus, der meistens in der Lunge sitzt. In selteneren Fällen kommt es zu einer direkten Ausbreitung, z.B. vom Peritoneum aus.

Frage 7.45: Lösung C

Die Genitaltuberkulose befällt am häufigsten die Eileiter und das Endometrium.
Tuberkelbazillen sind schwer nachzuweisen, deshalb gelten bei Verdacht auf Tuberkulose erst Ergebnisse, die 2- bis 3mal negativ ausgefallen sind als tuberkulosenegativ. Zur Untersuchung benötigt man Material aus dem Cavum uteri, also entweder Menstrualblut, das mit Hilfe einer Portiokappe aufgefangen wurde, oder durch Kürettage gewonnenes Endometriumgewebe.
Zu (2) und (3)
Die Laparoskopie dient dem Nachweis entzündlicher Veränderungen an den Eileitern und evtl. der Gewebsentnahme. Mit Untersuchungen der Zervix läßt sich keine Aussage machen.

Frage 7.46: Lösung A

Die Genitaltuberkulose, die hauptsächlich aus einem anderen Herd im Körper hämatogen streut und dabei als erstes die Adnexe befällt, führt häufig zur Sterilität.

Frage 7.47: Lösung B

Die Genitaltuberkulose wird wegen der geringen Symptome oft spät erkannt. Symptome können sein: uncharakteristische Unterbauchbeschwerden, Obstipation, Meteorismus, Blutungsstörungen, Amenorrhöe, leichte Einschränkung des Allgemeinbefindens. Die geringen Beschwerden stehen oft in unauffälligem Kontrast zum Befund (große doppelseitige Konglomerattumoren, ausgedehnte Verwachsungen).
Die tuberkulöse Infektion der Genitalorgane (meist Adnexbefall mit Endometritis tuberculosa) erfolgt fast nur hämatogen von einem Streuherd in Lunge, Pleura oder Skelettsystem aus. Die lymphogene Ausbreitung nach peritonealer oder mesenterialer Lymphknotentuberkulose ist extrem selten.
Als Hinweise auf eine tuberkulose Adnexitis sind zu werten:
- Entzündliche Adnextumoren bei Virgines
- Doppelseitige derbe Adnextumoren
- Tuberkulosepositive Anamnese
- Diskrepanz zwischen relativ geringfügigen Beschwerden und dem gynäkologischen Befund
- Tubare Sterilität, besonders mit Tuberkulose in der Anamnese
- Therapieresistenz auf unspezifische Behandlungsmethoden

Frage 7.48 W: Lösung E

Eine chronische Adnexitis führt zu Verklebungen in den Eileitern und zu Adhäsionen in der Bauchhöhle. Daraus ergeben sich Spätfolgen:
- Sterilität
- Hydrosalpinx, d. h. Eileiterverschluß mit Sekretansammlung im Lumen
- Douglasabszeß
- Extrauteringravidität
- Ovarialabszeß
- Dysmenorrhöe
- Rücken-, Unterbauch- und Kohabitationsschmerzen

Frage 7.49 W: Lösung D

Die Spätfolgen einer oberen Gonorrhöe, bei der Gebärmutterschleimhaut, Eileiter und Peritoneum betroffen sind, sind durch entzündungsbedingte Verklebungen zu erklären: Verklebungen der Tubenlumina → Sterilität und Tubargraviditäten, Adhäsionen im Bauchraum → Kohabitationsbeschwerden und Unterleibsschmerzen.

Frage 7.50: Lösung E

Hier wurde von sehr vielen Studenten fälschlicherweise (D) angegeben.
Zu (1)
Doppelseitige Saktosalpinx: tubare Sterilität = Verklebung der beiden Tubenenden, in denen sich Flüssigkeit sammelt. Ein Eitransport ist nicht möglich. Häufig Folge von Adnexitiden.
Zu (2)
Asherman-Syndrom: Zerstörung der basalen Schichten des Endometriums; z.B. nach zu kräftigem Kürettieren mit einer scharfen Kürette bei Ausschabungen oder nach schweren Entzündungen; ein normaler Schleimhautaufbau und eine Einnistung des befruchteten Eies sind nicht mehr möglich.
Zu (3)
Hyperprolaktinämie – führt zu Galaktorrhöe, verminderter LH- und FSH-Sekretion und verminderter Ansprechbarkeit der Eierstöcke auf LH und FSH und somit fehlender Ovulation in vielen Fällen (ähnlich wie beim Stillen)
Zu (4)
Polyzystische Ovarien: Stein-Leventhal-Syndrom

Spätfolge entzündlicher Erkrankungen

Vulva
Spätfolgen sind selten. Eventuell nach wiederholter Vulvitis oder Sekundärheilung von Episiotomiewunden stenosierende und schmerzhafte **Narben** im Scheideneingang. Außerdem prädisponieren wiederholte Entzündungen zur Crauroris vulvae (Schrumpfung der Schleimhaut).

Endometrium
Bleibende Defekte sind eher selten durch die hohe Regenerationsfähigkeit der Schleimhaut. Auftreten können:
- Narbige Stenosen des Zervikalkanals nach Zervizitis
- Synechien (Verwachsungen)
- Uterine Amenorrhöe durch Verödung der Gebärmutterschleimhaut

> **Eileiter**
> Sehr wichtig, da Spätfolgen häufig. Spezifische und unspezifische Entzündungen führen zu:
> - Verklebung der Tubenserosa mit benachbarten Organen
> - Verklebung der Tubenfimbrien mit Ansammlung von Sekret oder Eiter im Lumen (Druckatrophie der Tubenschleimhaut, Bildung einer Hydrosalpinx, Pyosalpinx oder Hämatosalpinx)
> - Verschluß des Tubenlumens
>
> Diese Komplikationen führen zu Sterilität, Tubargraviditäten, Dysmenorrhöe, Unterleibsschmerzen, Kohabitationsschmerzen. Die Möglichkeiten, therapeutisch auf die Spätfolgen einzuwirken, sind begrenzt. Man kann versuchen, durch Operationen die Adhäsionen zu lösen. Deshalb ist die sorgfältige Therapie entzündlicher Erkrankungen sehr wichtig.

Frage 7.51: Lösung D

Bei einer **exsudativen Adnexitis** droht immer eine spätere Sterilität als Folge von Verklebungen. Daher muß schnell mit der Antibiotikatherapie begonnen werden! Auf keinen Fall darf der akute Prozeß punktiert werden. Die Gefahr von Adhäsionen und Verschleppung entzündlichen Materials ist viel zu groß!

Frage 7.52: Lösung B

Zu (B)
Am wahrscheinlichsten ist eine **akute Eileiterentzündung**. Normalerweise liegen die Temperaturen dabei zwar bei 39°C und mehr, aber die Abwehrspannung als Ausdruck der typischen peritonealen Reizung und der zeitliche Zusammenhang mit der bevorstehenden Menstruation sprechen für eine Salpingitis.
Zu (A)
Für Symptome einer **Extrauteringravidität** ist es zu früh, sie wären frühestens 5 Wochen nach der letzten Menstruation zu erwarten.
Zu (C)
Mittelgroße und selbst große **Ovarialtumoren** sind meist fast symptomlos. Um eine Abwehrspannung hervorzurufen, müßte der Tumor schon geplatzt sein.

Zu (D)
Submuköse Myome führen typischerweise zu Blutungsstörungen. Schmerzen können auftreten, wenn ein gestieltes, submuköses Myom aus der Gebärmutterhöhle ausgetrieben wird. Diese Schmerzen sind dann aber eindeutig wehen- oder kolikartig.
Zu (E)
Ein **akuter Harnwegsinfekt** verursacht außer subfebrilen Temperaturen vor allem Brennen beim Wasserlassen und vermehrten Harndrang. Eine ausgeprägte Abwehrspannung ist nicht typisch.

[H 87]
Frage 7.53 W: Lösung C

Zu (1)
Kohabitationsbeschwerden entstehen durch Verwachsungen und Verklebungen, z. B. der Tube mit dem umgebenden Peritoneum.
Zu (2)
Retroflexio fixata bedeutet, daß eine schon vorher bestehende Rückwärtsknickung der Gebärmutter nach einer Entzündung mit dem Rektum oder Sigma fest verwachsen ist. Muß bei starken Beschwerden operativ wieder gelöst werden.
Zu (3)
Entzündungen der Adnexe führen, selbst wenn sie das Ovar mitbetroffen haben, nie zu Störungen der Hormonproduktion, die zu einem vorzeitigen Eintreten der Wechseljahre (vor dem 43. LJ) führen könnten.
Zu (4) und (5)
Durch Verklebungen in den Tuben kommt es zu den häufigsten und gefürchtetsten Spätfolgen. Schon kleine Passagebehinderungen können können verhindern, daß das befruchtete Ei „rechtzeitig" zum optimalen Implantationszeitpunkt ankommt. Extrauteringraviditäten finden sich in der Regel nach abgelaufenen Adnexitiden.

[H 86]
Frage 7.54: Lösung C

Die Folgen entzündlicher Prozesse an den Eileitern sind Abszeßbildung (1), Verklebung der Eileiter, was zu Eileiterschwangerschaften (2) oder bei beidseitigen Verklebungen zur sekundären Sterilität (3) führen kann. Deshalb jede Adnexitis ernstnehmen und sorgfältig mit Antibiotika und Bettruhe behandeln!
Tubenkarzinome sind äußerst selten und haben keine Korrelation zu Adnexitiden (4), Beckenvenenthrombosen treten bei Genitalkarzinomen häufiger auf (5).

F 88
Frage 7.55: Lösung C

Zu den Spätfolgen von Adnexitiden gehören:
- Sekundäre Sterilität
- Hydrosalpinx
- Tubargraviditäten
- Ovarialabszesse
- Douglas-Abszesse
- Dysmenorrhöe
- Rücken-, Unterleibs- und Kohabitationsbeschwerden

Das Entartungsrisiko ist nicht erhöht.

Frage 7.56: Lösung E

Zu (1)
Spätkomplikationen können durch entzündliche Verwachsungen auftreten, so auch eine **Tubargravidität.**
Zu (2)
Unspezifische Adnexentzündungen entstehen überwiegend durch **Keimaszension.** Erreger sind Staphylokokken, Streptokokken, E. coli und Proteus.
Zu (3)
Frühkomplikation ist eine diffuse Peritonitis des Pelveoperitoneums. Zu den Spätkomplikationen gehören Tuboovarial- und **Douglas-Abszesse.**
Zu (4)
Eine **gonorrhöeische Adnexitis** wird mit hohen Penicillindosen behandelt.
Zu (5)
Typische Untersuchungsbefunde sind ein Tiefendruckschmerz, „teigige", hochempfindliche Eileiterverdickungen und der Bewegungsschmerz bei der Uteruspalpation.

F 88
Frage 7.57: Lösung A

Viele hatten hier fälschlicherweise (D) als richtig angekreuzt.
Die **Bartholinitis** kommt hauptsächlich im geschlechtsreifen Alter vor und rezidiviert auch bei konsequent durchgeführter Therapie häufig (1, 5). Es liegt entweder eine Superinfektion einer Bartholin-Zyste vor, oder der Ausführungsgang infiziert sich primär; beide Male eine hochrote, äußerst druckschmerzhafte, meist gut abgegrenzte Schwellung. Vor Behandlungsbeginn muß eine **Gonorrhöe** ausgeschlossen werden, ein Vulvakarzinom versteckt sich hinter Ekzemen, Ulzera, Vulvitiden (3). Erregerspektrum: Gonokokken. Mischinfektionen
Therapie: meist muß wie bei der Bartholin-Zyste eine Inzision und Marsupialisation durchgeführt werden, schon allein wegen der Schmerzhaftigkeit; Antibiotika allein erreichen einen abgekapselten Prozeß nicht.

Frage 7.58 W: Lösung E

Hämatosalpinx bedeutet, daß das ampulläre Ende der Tube verschlossen ist und sich in dem sackartigen Gebilde Blut angesammelt hat. Eine mit Eiter gefüllte Höhlung heißt **Pyosalpinx,** eine mit wäßrigem Sekret gefüllte Höhlung **Hydrosalpinx.** Sie alle können einen Tumor vortäuschen. Die Tubenendometriose ist einer der häufigsten Gründe für die Hämatosalpinx. Bei der Zervixatresie kann sich das Menstrualblut soweit zurückstauen, daß zuletzt auch die Tuben mitbetroffen sind.

H 87
Frage 7.59: Lösung E

Eine **Kolpitis senilis** beruht auf einer östrogenmangelbedingten Atrophie des Vaginalepithels und damit einer erhöhten Anfälligkeit gegen Keime. Scheidenspülungen verschlimmern die Symptomatik durch weitere Zerstörung des natürlichen Milieus.
Therapie: Gabe von Östrogenen lokal oder systemisch, bei Antibiotikaallergie Versuch mit milchsäurebakterienhaltigen Vaginalzäpfchen (z.B. Vagiflor). Ursache des Fluors genau klären (Candida, Haemophilus etc.?) und behandeln, eine Allergie gegen *alle* Antibiotika/Antimykotika ist äußerst unwahrscheinlich.

Entzündliche Erkrankungen nichtinfektiöser Genese

Schädigungen von außen führen besonders an der Vulva, und wenn auch seltener, in der Vagina zu entzündlichen Veränderungen und zu Gewebsläsionen.

Die Noxen können unterschiedlicher Art sein:
Vulva und Vagina
- Mechanisch (Kleidung usw.)
- Allergisch, wie z.B. Seife, Intimsprays, Arzneimittel usw.
- Toxisch, z.B. hohe Konzentration von Desinfektionsmitteln usw.
- Strahlen, wie z.B. bei der Therapie bösartiger Tumoren

Nichtinfektiöse Entzündungen des **oberen Genitale** sind eher selten, sie können entstehen durch:
- Scheidenspülungen
- Seifeninjektionen bei Abtreibungsversuchen, dabei kommt es aber häufig zu bakteriellen Begleitentzündungen
- Intraabdominale Gabe von Injektionen
- Radiogoldinstillation, z.B. bei der Therapie von Ovarialkarzinomen
- Reizung durch Aszites

8 Geschwülste der weiblichen Fortpflanzungsorgane

Tumorart und Häufigkeit

Von allen Krebserkrankungen der Frau sind 20% Brustkarzinome und 30% Genitalkarzinome, d.h. **50% aller Krebserkrankungen** der Frau betreffen den gynäkologischen Bereich. Das häufigste Genitalkarzinom ist das Zervixkarzinom (35%), es folgt das Korpuskarzinom (25%), das Ovarialkarzinom (20%), das Vulvakarzinom (5%) und das Vaginalkarzinom (2%).
Die **Altersgipfel** der Erkrankungen sind wie folgt verteilt:

Mammakarzinom
Mit steigendem Alter nimmt die Erkrankungshäufigkeit zu, der Altersgipfel verschiebt sich nach vorn. Zur Zeit werden die meisten Karzinome zwischen dem 40. und 70. Lebensjahr entdeckt.

Zervixkarzinom
Manifestation von Präkanzerosen meist zwischen 35 und 38 Jahren. Auftreten der Karzinome zwischen 40 und 50 Jahren.

Korpuskarzinom
Eher ein Alterskarzinom, häufigstes Erkrankungsalter 55–65 Jahre, doch!: fast 20% der Erkrankten sind jünger als 50 Jahre.

Ovarialkarzinom
Zwar liegt der Häufigkeitsgipfel zwischen 50 und 70 Jahren, da jedoch 20–30% **aller** Ovarialtumoren bösartig sind, muß auch noch bei jüngeren Frauen an Malignität gedacht werden; es kommen Erkrankungen im Kindesalter vor.

Vulvakarzinom
Die meisten Frauen sind über 65 Jahre, wenn sie erkranken.

Vaginalkarzinom
Es gibt kein typisches Erkrankungsalter. Es kommen auch Erkrankungen während der ersten 5 Lebensjahre vor (Rhabdomyosarkom oder „Traubensarkom").
Da Frühsymptome bei den Genitalkarzinomen selten sind und die Ausbreitung oft frühzeitig auf lokalem, lymphogenem oder hämatogenem Weg stattfindet, sollten Vorsorgeuntersuchungen durchgeführt werden, denn bei Früherkennung sind die Heilungsaussichten besser.
Besonders die Karzinome des höheren Alters wie Ovarial- und Korpuskarzinom nehmen zu.

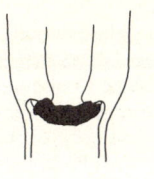

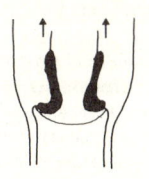

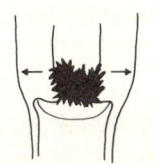

Abb. 29. Zervixkarzinome

Symptome
In frühen Stadien leider **keine Symptome!** (Bedeutung der Vorsorgeuntersuchung). Bei größeren Tumoren je nach Ausdehnung und Einbruch in Nachbarorgane: verstärkte Blutungen, Zwischenblutungen, Blutungen beim Geschlechtsverkehr, blutiger Ausfluß, Schmerzen, Beschwerden beim Wasserlassen und/oder beim Stuhlgang, Lymphödem der unteren Extremitäten.

Diagnose
Gynäkologische Untersuchung und Abstrich, evtl. Kolposkopie (Inspektion der Portio mittels Lupenvergrößerung).
Der Abstrich wird zytologisch untersucht und das Ergebnis wie folgt nach Papanicolaou eingeteilt:

Gruppe I:	Normale Zellen.
Gruppe II:	Entzündliche oder metaplastische Zellen, Hyper- und Parakeratose. Entzündung behandeln, evtl. Östrogenapplikation. Abstrich nach 6 Monaten wiederholen.
Gruppe III:	Schwere entzündliche oder degenerative Veränderungen, Dysplasie oder Karzinom kann nicht sicher ausgeschlossen werden. Entzündung behandeln. Abstrich bald wiederholen.
Gruppe III D:	(D für Dysplasie): Zellen mit leichter bis mittlerer Dysplasie, die sich noch selbst zurückbilden kann. Kontrollabstrich in 3 Monaten.
Gruppe IV a:	Zellen mit schwerer Dysplasie oder Oberflächenkarzinom (Präkanzerose). Diagnostisch sind eine Konisation, d.h. Entnahme eines Gewebekegels um den Muttermund herum, und eine fraktionierte Abrasio notwendig.

Gruppe IV b: Schwere Dysplasie oder Oberflächenkarzinom, invasives Wachstum ist nicht auszuschließen. Konisation und fraktionierte Abrasio notwendig.

Gruppe V: Invasives Wachstum eines Portiokarzinoms oder eines anderen malignen Tumors.

Wenn die Gewebsentnahme erfolgt ist und sie histologisch untersucht worden ist, erfolgt die Einteilung des Karzinoms nach der Ausbreitung, was dann Konsequenzen für die **Therapie** hat:

Stadium I
Das Karzinom beschränkt sich auf die Zervix; wenn irgend möglich operative Behandlung, sonst Strahlentherapie; 5-Jahres-Überlebensrate 70–90%.

Stadium II
II a Ausdehnung ins obere Drittel der Scheide
II b Ausdehnung in die Parametrien
Manchmal kann bei Stadium II a noch operiert werden, sonst Strahlentherapie, 5-Jahres-Überlebensrate 40–50%.

Stadium III
III a Vagina zu mehr als 2/3 befallen
III b Parametrien bis zur Beckenwand befallen; Strahlentherapie, 5-Jahres-Überlebensrate 30%.

Stadium IV
Karzinom bricht in Nachbarorgane wie Blase und Rektum ein, Fernmetastasen, Therapie symptomatisch, evtl. durch Bestrahlung, 5-Jahres-Überlebensrate 0–5%.

Von den Lymphknoten werden am häufigsten die **Beckenwand**lymphknoten und die **paraaortalen** Lymphknoten befallen, hämatogene Metastasierung ist selten.

Therapie
Bei Stadium I a (Mikrokarzinom) genügt meist die einfache Hysterektomie.
Bei Stadium I b wendet man die erweiterte Hysterektomie nach Wertheim, Meigs und Okubayashi an, d.h. Entfernung von Uterus, Parametrien, einer Scheidenmanschette und der Lymphknoten des kleinen Beckens. Die Adnexen müssen nicht unbedingt entfernt werden.
Bei Stadium II, III und teilweise IV wird die kombinierte Strahlentherapie angewendet, d.h. lokale Applikationen von Radium und perkutane Bestrahlung.

Vulvakarzinom

Histologie
Meist verhornendes Plattenepithelkarzinom, metastasiert frühzeitig in die Leistenlymphknoten und Iliakallymphknoten. Basalzellkarzinome, Karzinome der Bartholin-Drüsen, primäre Urethralkarzinome und maligne Melanome sind selten.

Symptome
Sie sind eher unspezifisch und werden häufig fehlgedeutet: Jucken, Schmerzen, Wundgefühl, fötide Absonderungen, evtl. Blutungen.

Befunde
Oft uncharakteristische Knoten und Ulzera, therapieresistente ekzematoide Veränderungen.

Diagnose
Durch Biopsie und histologische Untersuchung.

Stadium 0   Stadium Carcinoma in situ, Morbus Bowen, Morbus Paget
Stadium I   Primärtumor bis zu 2 cm Größe, keine Metastasen
Stadium II Primärtumor größer als 2 cm, keine Metastasen
Stadium III Tumor greift auf Urethra, Perineum, Vagina oder Anus über und/oder bewegliche regionale Lymphknoten
Stadium IV Tumor infiltriert Schleimhaut von Harnblase, Rektum oder dem oberen Teil der Urethra und/oder Fixierung am Knochen und/oder Fernmetastasen

Therapie
Beim invasiven Vulvakarzinom wird die Operation therapeutisch immer mehr bevorzugt. Strahlentherapie des Primärtumors und der Lymphknoten ist auch möglich.

Prognose: Sie ist abhängig vom Stadium, die 5-Jahres-Überlebenszeit liegt zwischen 20 und 60%.

Prädisponierende Erkrankungen
Crauroris vulvae (Lichen sclerosus et atrophicus): Es ist keine echte Präkanzerose, wird aber als prädisponierend für das Vulvakarzinom angesehen. Die Ätiologie ist unbekannt. Es ist eine Erkrankung der Postmenopause, bei jungen Frauen sehr selten. Schwindendes Fettgewebe, atrophische pergamentartige Haut, stenosierter Scheideneingang.
Histologie: Schwund von kollagenen und elastischen Fasern in der Lederhaut, atrophische Epidermisbezirke wechseln mit hypertrophisch-hyperkeratotischen ab.
Symptome: Jucken, Schmerzen, Sekundärinfektionen, Schmerzen beim Geschlechtsverkehr.

Morbus Bowen: Gilt als Präkanzerose oder Carcinoma in situ, exzessive Proliferation der Epithelzellen mit Malignitätsmerkmalen, Akanthose, Mitosenreichtum, Hyperkeratose, intakte Basalmembranen.

Erythroplasie: Diese Präkanzerose ist eine Variante des Morbus Bowen ohne Verhornungstendenz.

Vaginalkarzinom

Histologie
Meist Plattenepithelkarzinom, Adenokarzinome entstehen fast immer aus Metastasen.

Symptome
Ausfluß, Blutungen, besonders nach Geschlechtsverkehr

Befund
Ulzera, derbknotige Resistenzen

Behandlung
Fast immer Strahlentherapie, entweder lokal durch Radiumeinlage oder perkutan

Zervixkarzinom

Ätiologie
Im Zervikalkanal befindet sich Zylinderepithel, an der Portio Plattenepithel. Die Grenze verschiebt sich alters- und/oder hormonabhängig. Für die Entstehung des Zervixkarzinoms werden zusätzliche Reize auf diese Umwandlungszone wie Hormongaben (Pille), Fluor, Scheidenentzündungen, Samenflüssigkeit, Herpesinfektionen usw. verantwortlich gemacht.

Histologie: meist Plattenepithelkarzinome, selten Adenokarzinome

Morphologie: Sie können exophytisch wachsen (s. Abb. 29a),
oder endophytisch (s. Abb. 29b)
oder als Zervixhöhlenkarzinom (s. Abb. 29c).

Morbus Paget der Vulva: Präkanzerose, ist relativ selten. Wie bei Morbus Paget der Mamille sind Paget-Zellen („clumping cells"), d.h. große, helle, zytoplasmareiche Zellen, vorhanden.

Leukoplakie: Sie wird als Präkanzerose betrachtet, da viele präkanzeröse Erkrankungen, wie z.B. der Morbus Bowen, klinisch als Leukoplakie auftreten. Die weißlichen Bezirke entstehen durch hyperkeratotische Bezirke der Epidermis.

Therapie
Bei den Präkanzerosen wird je nach Stadium und Ausdehnung eine Exzision im Gesunden vorgenommen oder eine partielle oder einfache Vulvektomie.

Korpuskarzinom

Prädisposition
Frauen mit Hypertonie, Diabetes, Adipositas und thrombembolischen Erscheinungen sowie Frauen, bei denen ein lang anhaltender Östrogeneinfluß ohne Gestagenwirkung (anovulatorische Zyklen, Östrogentherapie) vorliegt, haben ein höheres Korpuskarzinomrisiko.

Präkanzerosen
Aus der glandulär-zystischen Hyperplasie, die selbst keine Präkanzerose ist, kann sich eine atypische adenomatöse Hyperplasie (Präkanzerose) entwickeln.

Histologie
Adenokarzinome unterschiedlicher Differenzierungsgrade.

Symptome
Bei Frauen über 40 Jahren Zwischenblutungen, prä- oder postmenstruelle Schmierblutung, jegliche Blutung nach der Menopause, ungewohnt starke oder lange oder häufige Menstruation, ungewohnter, schlecht riechender oder dunkler Ausfluß.

Diagnose
Abklärung ist auf klinischem Wege nicht zu erreichen, auch Zervikalabstriche schließen kein Korpuskarzinom aus. Nur eine Abrasio mit histologischer Untersuchung des Materials führt zur Diagnose.
Stadien: Die Einteilung geschieht nach Ausbreitung des Karzinoms

Stadium 0: Carcinoma in situ, einfache Hysterektomie

Stadium I: Das Karzinom ist auf das Corpus uteri beschränkt. Die Therapie der Wahl ist die Operation, d.h. Entfernung von Uterus und Adnexen, die 5-Jahres-Überlebensrate beträgt 90%.

Stadium II: Das Karzinom ist auf die Zervix übergegangen. Therapie ist die erweiterte Hysterektomie nach Wertheim/Meigs sowie die Entfernung beider Adnexen, bei eingeschränkter Operabilität Strahlentherapie, 5-Jahres-Überlebensrate 50%.

Stadium III: Das Karzinom greift auf Organe des kleinen Beckens über, 5-Jahres-Überlebensrate 20%.

Stadium IV: IVa Einbruch in Blase oder Rektum
IVb Fernmetastasen, 5-Jahres-Überlebensrate 5%

Bei Stadium III und IV kombinierte Strahlentherapie, d.h. intrauterine Radium- oder Kobalt-60-Einlage und wenn nötig Perkutanbestrahlung.

Die **Metastasierung** erfolgt hauptsächlich in die Ovarien (deshalb sollten bei Operationen die Adnexen entfernt werden), in die vordere Vaginalwand und die paraaortalen Lymphknoten.
Bei fortgeschrittenen Korpuskarzinomen kann manchmal mit Zytostatikatherapie oder mit extrem hochdosierter Gestagentherapie eine vorübergehende Remission erzielt werden.

Ovarialkarzinom

Das Thema „Ovarialtumoren" ist sehr unübersichtlich. Generell wird zwischen gutartigen, sekundär entarteten und primär bösartigen Ovarialtumoren unterschieden. In diesem Kapitel bespreche ich nur die primär bösartigen Ovarialtumoren, die Behandlungsprinzipien sind für alle malignen Ovarialtumoren ähnlich.

Seröse Zystadenokarzinome
Sie sind die häufigsten bösartigen Ovarialtumoren (40%) mit sehr schlechter Prognose, die 5-Jahres-Überlebensrate beträgt 15–20%.

Histologie
Epithelialer Tumor, verzweigte Papillen und Pseudopapillen, häufige Mitosen, die Drüsenschläuche infiltrieren das Bindegewebe.

Muzine Zystadenokarzinome
Sie entstehen meist einseitig und machen etwa 10% aller bösartigen Ovarialtumoren aus.

Histologie
Epithelialer Tumor, irreguläre atypische Drüsenschläuche, in apikalen Zellabschnitten befindet sich häufig visköses Sekret, bei Entdifferenzierung des Tumors geht die Fähigkeit zur Schleimbildung häufig verloren.

Dysgerminome (Seminome)
Häufigster bösartiger Ovarialtumor junger Frauen (Erkrankungsalter liegt um 20 Jahre), macht etwa 5% aller Ovarialtumoren aus, tritt meist einseitig auf; gehäuft bei Frauen mit Gonadendysgenesien.

Histologie
Tumor besteht meist aus undifferenzierten Keimzellen.
Da die Dysgerminome sehr strahlenempfindlich sind, liegt die 5-Jahres-Überlebensrate bei 50%.
In den Ovarien finden sich häufig **Metastasen** aus anderen Organen, besonders aus Brust und Magen (Krukenberg-Tumor, Fibrosarcoma mucocellulare), aber auch aus Kolon und Endometrium.

Stadien: Die Einteilung erfolgt nach Ausbreitung des Tumors.

Stadium I: Der Tumor ist auf die Ovarien beschränkt, 5-Jahres-Überlebensrate 80%.
    Ia Nur ein Ovar betroffen, kein Aszites
    Ib Beide Ovarien betroffen, kein Aszites
    Ic Ein oder beide Ovarien betroffen, mit Aszites

Stadium II: Der Tumor greift auf Beckenorgane über, 5-Jahres-Überlebensrate 45%.
    IIa Einwachsen in Uterus und/oder Eileiter, kein Aszites
    IIb Einwachsen in andere Beckenorgane, kein Aszites
    IIc Wie IIa und/oder IIb, mit Aszites

Stadium III: Peritoneale Metastasen außerhalb des kleinen Beckens und/oder retroperitoneale Lymphknoten betroffen, 5-Jahres-Überlebensrate 10%.

Stadium IV: Fernmetastasen, 5-Jahres-Überlebensrate: kaum

Die Ausbreitung erfolgt also
- durch **infiltratives** Wachstum,
- **lymphogen** (Peritoneum, Omentum majus, Pleura; mediastinale supraklavikuläre und axillare Lymphknoten),
- **hämatogen** in Skelett, Leber und Lunge.

Symptome
Die Symptome sind sehr abhängig von der Größe des Tumors. Besonders zu Anfang kann klinisch nicht zwischen gutartigen Tumoren wie Retentionszysten, entzündlichen Adnex-„tumoren", gestielten Myomen und den echten gutartigen Geschwülsten des Ovars und primär bösartigen Geschwülsten unterschieden werden.
- Druck- und Völlegefühl im Unterleib
- Zunahme des Leibesumfanges
- Kreuzschmerzen
- Druck auf Blase und Darm
- Aszites, tritt bei bösartien und auch bei gutartigen Ovarialtumoren auf!
- Erhöhte BSG
- Kachexie, kann aber auch bei großen gutartigen Tumoren vorhanden sein
- Manchmal führen auch Komplikationen zur Diagnose eines Ovarialkarzinoms, sie können aber auch genauso bei gutartigen Tumoren auftreten, z.B. die Stieldrehung (akutes Abdomen!) oder die Ruptur eines zystischen Tumors (akutes Abdomen!)

Diagnostik
Sorgfältige Palpation, Ultraschall, Röntgen, Computertomographie, Ausscheidungsurogramm, Angiographie, Pelveographie, Hysterographie, Laparotomie zur Exploration!

Therapie
Die Grundlage der Therapie ist die Operation, weitere Möglichkeiten sind die Bestrahlung, Chemotherapie und Hormontherapie.

Die *Operation,* d.h. fast immer Entfernung beider Ovarien, der Gebärmutter, des großen Netzes und weiteren Tumorgewebes, dient dazu, den Tumor für die nachfolgende Bestrahlung oder Chemotherapie soweit wie möglich zu reduzieren.
Bei Inoperabilität des Tumors dient die Laparotomie der Bestimmung des Ausbreitungsgrades und der Gewebsentnahme zur histologischen Untersuchung.
Bestrahlung: Als Primärtherapie bei Inoperabilität, z.T. kann dann eine Operation angeschlossen werden. Es gibt auch die Möglichkeit, nach Operationen eine Nachbestrahlung durchzuführen, um eine Ausbreitung, besonders in den paraaortalen und iliakalen Lymphknoten, einzuschränken.
Chemotherapie: Die Chemotherapie gilt als Zusatztherapie nach Operation und Bestrahlung oder als Palliativtherapie. Die Auswahl der Chemotherapeutika hängt vom histologischen Typ, Differenzierungsgrad, Ausbreitung und Durchblutung ab. Häufig führt eine Kombinationstherapie besser zur Reduktion des Tumorgewebes als eine Monotherapie, die Nebenwirkungen sind aber auch stärker.
Hormontherapie: Manche Geschwülste haben Hormonrezeptoren und reagieren auf hoch dosierte Gestagengaben.

Mammakarzinom

Das Mammakarzinom ist der häufigste bösartige Tumor bei Frauen in Mitteleuropa. 6% aller Frauen erkranken daran!
Der Altersgipfel liegt zwischen dem 40. und 70. Lebensjahr.
Folgende **Risikofaktoren** sollen die Entstehung begünstigen:
- Frühe Menarche
- Kinderlosigkeit
- Späte erste Schwangerschaft, kurze Stillzeit
- Übergewicht in der Prämenopause
- Proliferierende Mastopathien mit oder ohne Zellatypien (Mastopathie Grad II und III nach Prechtel)
- Familiäre Belastung (bei Erkrankung der Mutter dreifach erhöhtes Risiko)

Leitsymptom ist ein derber, schmerzloser Knoten, der in den meisten Fällen von den Frauen selbst bemerkt wird (hoher Stellenwert der regelmäßigen Selbstuntersuchung!)
Weitere klinische **Zeichen** (Spätsymptome) sind:
- Einziehung von Haut oder Mamille
- Unverschieblichkeit des Knotens
- Peau d'orange (Orangenhaut = Großporigkeit infolge Lymphödems)
- Morbus Paget (ekzemartige Hautinfiltration im Bereich der Mamille)
- Offene Ulzeration
- Blutende oder sezernierende Mamma

Lokalisation
Zu 55% im oberen äußeren Quadranten.

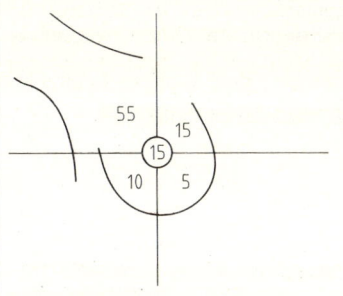

Abb. 30. Lokalisationshäufigkeit in den verschiedenen Quadranten

Diagnostik
1) Mammographie: Röntgenologische Darstellung der Brüste in zwei Ebenen (bei Frauen mit bekannten Risikofaktoren ca. einmal jährlich, sonst mit ca. 30 Jahren „Basismammographie" und ab dem 40. Lebensjahr ca. alle 2–3 Jahre).
Zusatzverfahren:
a) – Galaktographie (Milchgangsdarstellung mit Kontrastmittel)
b) – Xeromammographie (zur Konturenverstärkung)
c) – Pneumozystographie (Punktion u. Luftauffüllung bei V.a. eine Zyste)
2) Thermographie: „Wärmebild" der Brust, ergänzend zur Mammographie (da zu häufig falsch negative Befunde). Darstellung von Druckblutungsunterschieden.
3) Ultraschall: Ebenfalls als Ergänzung, da zu hohe falschnegative Rate.
4) **Invasive diagnostische Methoden**
a) Feinnadelpunktion (Zytologie)
b) Drill-Biopsie (Gewebszylinder)
c) Probeentnahme (PE) in Narkose

Tumorausbreitung (TNM-Klassifikation)
T1 Tumor ≤ 2 cm
T2 Tumor > 2 cm < 5 cm
T3 Tumor > 5 cm
  jeweils a) = ohne Fixation, b) = mit Fixation an Faszie/Muskel
T4 Tumor jeglicher Größe mit Infiltration in Brustwand oder Haut
N0 Keine Lymphknoten palpabel
N1 Homolateral bewegliche axilläre Lymphknoten,
  N1a LK palpatorisch nicht suspekt
  N1b LK pal. karzinombefallen
N2 Verbackene oder fixierte axilläre LK
N3 Supra- oder infraklavikuläre LK palpabel oder Armödem
M0 Keine Fernmetastasen
M1 Fernmetastasen

Metastasierung
Primär lymphogen in die regionären LK (aus dem oberen äußeren Quadranten in die axillären LK).
Frühzeitig hämatogen in Skelett, Leber, Lunge, Pleura, Ovarien.
Histologie
I. Lobuläres Karzinom (häufig bilateral!)
   a. in situ
   b. invasiv
II. Duktales Karzinom
   a. in situ
   b. invasiv
   1.) NOS = Not otherwise specified (fast 80%!) dazu gehören solide, szirrhöse u. adenomatöse Karzinome
   2.) Spezielle Formen:
       z.B. Komedo-Karzinom, inflammatorisches Karzinom, M. Paget
III. Andere
   z.B. Sarkome, Karzinosarkome, Cystosarcoma phylloides (selten)

Therapie
1) Chirurgisch
Standardoperation ist die modifiziert radikale Mastektomie (Belassung der Pektoralismuskulatur) mit Axillaausräumung. Unter bestimmten Bedingungen (z.B. Wunsch der Patientin, hohes Alter) erfolgen eingeschränkt radikale Verfahren, (z.B. Quadrantenresektion, subkutane Mastektomie).
2) Adjuvante Chemotherapie
Sinnvoll, wenn mit großer Wahrscheinlichkeit mit einer Metastasierung gerechnet werden muß (z.B. bei Befall von mehr als 3 axillären LK). Zu den gebräuchlichsten Zytostatikaschemata gehören:
CMF (Cyclophosphamid/Methotrexat/Fluouracil)
FAC (Fluouracil/Adriamycin/Cyclophosphamid)
3) Postoperative Bestrahlung
Sinnvoll u.a. bei fortgeschrittenen, größeren Tumoren mit regionärem LK-Befall (Megavoltbestrahlung).
4) Hormontherapie
Beruht auf dem Vorhandensein von Steroidrezeptoren im Karzinomgewebe, Konzentrationsangabe in femtomol/mg Protein.
Östriolrezeptoren (E+) in ca. 80%, Progesteronrezeptoren (P+) in knapp 50% aller Mammakarzinome.
Die Ansprechrate korreliert mit dem Rezeptorstatus in folgender Weise:
    E+ P+ ca. 70%
    E+ P− ca. 25%
    E− P+ ca. 40%
    E− P− ca. 5%
Therapie z.B. mit dem Antiöstrogen Tamoxifen (z.B. Nolvadex). Gilt als Standardtherapie bei postmenopausalen Frauen mit axillärem LK-Befall und positivem Hormonrezeptorstatus (Einnahme über 2 Jahre). Behandlungsnutzen in der Prämenopause umstritten.

F 87
Frage 8.1: Lösung D

Starker Juckreiz im Bereich der Vulva ist schon ein typisches Symptom für eine Mykose, jedoch bei Frauen in der Prämenopause!
Im Alter kann ein Pruritus vulvae Zeichen einer Leukoplakie, aber auch eines Vulvakarzinoms sein, deshalb darf nicht primär rezeptiert werden, sondern es muß eine sorgfältige gynäkologische Untersuchung, ggfs. mit Knipsbiopsie erfolgen.

Frage 8.2: Lösung C

Es gibt im wesentlichen 3 Formen der Präkanzerose im Vulvabereich, die gehäuft auf dem Boden einer Leukoplakie entstehen:
● Der Morbus Bowen ist ein hochgradig atypisches Plattenepithel und befindet sich in der Haut im Bereich des verhornten Plattenepithels.
● Erythroplasie ist eine Zellatypie im Bereich des unverhornten Plattenepithels.
● Der Morbus Paget der Vulva geht von den Hautanhangsdrüsen aus und ist eine Präkanzerose im Gegensatz zum Morbus Paget der Brust, der Symptom eines tiefer liegenden Milchgangskarzinoms ist.
Zu (4)
Als Vulvitis aphthosa bezeichnet man kleine schmerzhafte, geschwürige Veränderungen, die hauptsächlich durch Infektion bei resistenzgeschwächten Frauen entstehen. Sie ähneln den Aphthen der Mundschleimhaut.
Zu (5)
Als Vitiligo bezeichnet man weiße pigmentfreie Hautflecken mit hyperpigmentiertem Rand. Sie befinden sich meistens an Händen, Gesicht und Genitalien.

F 85
Frage 8.3: Lösung C

Zu (C)
Der Morbus Bowen gilt als Carcinoma in situ, d.h. Karzinom bei intakter Basalmembran. Es kommt zur exzessiven Proliferation der Epithelzellen, Mitosenreichtum und Hyperkeratose.
Zu (A)
Eine gute Beschreibung des Morbus Paget der **Mamille**
Zu (D)
An der Portio gibt es kein verhornendes Plattenepithel.

Frage 8.4: Lösung E

Es ist richtig, daß bei der Behandlung des Vulvakarzinoms radiologische und operative Verfahren angewendet werden. Die Betatron-Bestrahlung soll auch relativ schonend sein. Dennoch bleiben ernstzunehmende Nebenwirkungen wie Geschwürbildung, Fistelungen, Schrumpfung des gesunden Gewebes bestehen, die man einer noch relativ jungen, operationsfähigen Frau nicht zumuten will.

Frage 8.5: Lösung B

Zu (B)
Die adenomatöse Hyperplasie des Endometriums kann sich auf dem Boden einer glandulär-zystischen Hyperplasie entwickeln. Ihre Therapie besteht entweder in der Gabe von Gestagenpräparaten oder, wegen des erhöhten Entartungsrisikos, in einer prophylaktischen Gebärmutterentfernung.
Zu (C)
Korpuspolypen sind nicht präkanzerös, jedoch gleicht ihre Symptomatik (Blutungen ohne Zusammenhang zur Menstruation, postmenopausale Blutungen) der des Korpuskarzinoms. Deshalb muß bei Auftreten dieser Symptome in jedem Fall eine Abrasio und eine histologische Untersuchung durchgeführt werden.
Zu (D)
Hämatometra – bei Hymenalatresie, d. h. fehlender Öffnung des Hymens, kommt es zum Einsetzen der ersten Menstruationsblutungen zum Rückstau des Blutes in die Vagina (Hämatokolpos), den Uterus (Hämatometra) und die Tuben (Hämatosalpinx).
Zu (E)
Adenomyosis – Endometrioseherde in der Gebärmuttermuskulatur. Die Endometriose ist keine Präkanzerose.

Frage 8.6: Lösung D

Das Vulvakarzinom geht nicht unbedingt mit typischen Gewebeveränderungen einher, deshalb muß man bereits bei relativ unspezifischen Symptomen wie Pruritus ungeklärter Genese, Wundgefühl, fötiden Absonderungen, Schmerzen und bei diskreten verhärteten oder erhabenen Hautveränderungen, insbesondere bei einer so alten Frau, an ein Karzinom denken. Die Abklärung muß baldmöglichst und unbedingt histologisch erfolgen (D). Eine Zytologie ist nie ausreichend zum Ausschluß eines Karzinoms (B, C, E).

Frage 8.7: Lösung B

Vulvakarzinome sind selten (5% aller weiblichen Genitaltumoren), treten meist bei Frauen zwischen 60 und 70 Jahren auf, sind meist verhornende Plattenepithelkarzinome (B) und haben eine schlechte Prognose (frühzeitige Metastasierung in die regionalen Lymphknoten).
Zu (A)
Melanome kommen an der Vulva äußerst selten vor.
Zu (C)
Auch Adenokarzinome sind sehr selten (0,2%)! Sie entstehen an den Drüsen (Bartholin-, Skene- und Vestibulardrüsen).
Zu (D)
Papilläre Karzinome sind eine besondere histologisch-definierte Mammakarzinomform.
Zu (E)
In aller Regel liegen verhornende, also gut differenzierte Plattenepithelkarzinome vor. Die ungünstige Prognose des Vulvakarzinoms kommt nicht durch Unreife des Tumors, sondern durch die reiche Lymphversorgung der Vulva und damit die sehr frühzeitige Metastasierung zustande.

Frage 8.8: Lösung E

Als Therapie kommen beim Vulvakarzinom hauptsächlich die operative Behandlung, d.h. die Vulvektomie, wenn möglich mit Entnahme der Leistenlymphknoten, oder/und die Strahlentherapie in Frage, wobei die Operation an Bedeutung gewinnt. Auf Chemotherapie spricht das Vulvakarzinom nicht an.

Frage 8.9: Lösung A

Erstaunlicherweise wird das Vulvakarzinom häufig erst spät entdeckt, vermutlich weil die Symptomatik recht unspezifisch ist: Jucken, Wundgefühl, Schmerzen, manchmal Absonderungen oder Blut. Auch das Aussehen ist selten typisch (Ulzera, Ekzeme). Und es metastasiert frühzeitig in die regionalen Lymphknoten.

Frage 8.10: Lösung A

Die Prognose des Vulvakarzinoms ist ausgesprochen schlecht, obwohl es erst sehr spät hämatogen metastasiert. Sind Lymphknoten befallen (zuerst die inguino-femoralen, später pelvine), ist eine Heilung fast ausgeschlossen. Typisch für das Vulvakarzinom, das vorwiegend alte Frauen betrifft, sind außerdem sog. Abklatschmetastasen, also Karzinomherde an der dem Entstehungsort gegenüberliegenden Seite.

Frage 8.11: Lösung C

Man muß also bei dieser Patientin noch von einem Kinderwunsch ausgehen und in jedem Fall die Diagnostik, evtl. auch die Therapie, danach ausrichten. Beim Pap IV b (schwere Dysplasie oder Oberflächenkarzinom, ein invasives Wachstum ist nicht auszuschließen) ist eine Verzögerung der histologischen Untersuchung nicht mehr zu verantworten (A, B). Es muß sobald als möglich die Konisation mit fraktionierter Abrasio erfolgen (**C**). Je nach Histologie ist die Frau dann bei Exzision im Gesunden geheilt, oder man berät die Frau, unter engmaschigen zytologischen Kontrollen möglichst bald schwanger zu werden, um dann operieren zu können. Bei Karzinomen abdominaler Operationsweg! (D).

Frage 8.12: Lösung E

Präkanzeröse Veränderungen der Zervix können auch im Zervikalkanal lokalisiert sein, ein Bereich, den man nicht mehr direkt einsehen kann; am häufigsten befinden sie sich im Bereich der Umwandlungszone von Zervixdrüsen und Portioepithel. Die zytologische Untersuchung ist eine sehr gute, nicht invasive Screeningmethode, die aber natürlich Unsicherheiten mit sich bringt, da die Zellen ja oberflächlich gewonnen werden, eine Ergänzung durch die direkte Inspektion mittels Kolposkop ist sinnvoll.

Frage 8.13: Lösung A

Die klassische Fixierung erfolgt sofort nach Abstrichentnahme in einem Glasgefäß (Hellendahl-Gefäß), das mit einer Mischung aus Ether und 95%igem Alkohol zu gleichen Teilen gefüllt ist. Es kann auch ausschließlich 95%iger Alkohol oder ein Fixierspray (z. B. Zyto-Fix) verwendet werden.

Frage 8.14: Lösung A

Zytologische Befunde:
Pap I	Normal
Pap II	Entzündliche/degenerative Veränderungen
Pap III	Schwere entzündliche/degenerative Veränderungen
Pap III D	Leichte bis mittelschwere Dysplasie
Pap IV a	Schwere Dysplasie oder Ca in situ
Pap IV b	Invasives Wachstum nicht sicher auszuschließen
Pap V	Invasives Zervixkarzinom

Pap III D gilt als fakultative **Präkanzerose,** Pap IV als obligate!
Zu (D)
Mikrokarzinom: Stadium Ia des Zervixkarzinoms. Ausdehnung < 5 mm tief und < 10 mm in die Breite.
Zu (E)
Invasives Karzinom ab Stadium Ib des Zervixkarzinoms.

Frage 8.15: Lösung C

Man muß unterscheiden zwischen der zytologischen Einteilung der Zervixdysplasien nach Papanicolaou und der Stadieneinteilung des manifesten Zervixkarzinoms.
Klassifikation nach Papanicolaou:
Gruppe I:	Normale Zellen
Gruppe II:	Entzündliche, regenerative, metaplastische oder degenerative Zellveränderung, kein Karzinomverdacht
Gruppe III:	Schwere entzündliche oder/und degenerative Veränderungen Der Zusatz „D" bedeutet: Dysplasien leichten bis mittleren Grades Zytologische Kontrolle in 3 Monaten nötig!
Gruppe IV a:	Schwere Dysplasie oder Oberflächenkarzinom; Konisation und fraktionierte Abrasio sind notwendig
Gruppe IV b:	Schwere Dysplasie oder Oberflächenkarzinom, ein invasives Wachstum kann nicht ausgeschlossen werden
Gruppe V:	Invasives Kollumkarzinom oder Zellen eines anderen malignen Tumors

Frage 8.16: Lösung C

Das Vaginalepithel besteht aus 4 Schichten. Man unterscheidet (von unten nach oben):
– **Basalzellen** (basophil-zyanophil, dunkelblau)
– **Parabasalzellen** (basophil, mittelblau)
– **Intermediärzellen** (basophil, hellblau)
– **Superfizialzellen** (basophil, zart rot)

Basalzellen finden sich nicht im Abstrich.
Auf der Höhe des Östrogeneinflusses (Proliferationsphase) überwiegen flach ausgebreitete eosinophile Superfizialzellen (**C**).
Unter Progesteroneinfluß überwiegen basophile, stärker gefaltete (Turgorverlust) Intermediärzellen und eine Zunahme der Leukozyten.
Zu (E)
Parabasalzellen finden sich in hormonellen Ruhezeiten (Kindheit, Senium).

Frage 8.17: Lösung B

Das Portioepithel wird per Abstrich (Zytologie) nach Papanicolaou beurteilt.
Zu (A) und (D)
Diese Veränderungen entsprechen einem Pap I, eine Epitheldysplasie entspricht in leichten und mittleren Fällen dem Pap III, in schweren Fällen dem Pap IV.

Frage 8.18: Lösung C

Das normale **Oberflächenepithel der Portio** ist ein **nicht verhornendes Plattenepithel** (A), der **Zervikalkanal** ist mit **Zylinderepithel** ausgekleidet. Die Grenze zwischen Plattenepithel und Zylinderepithel wird als Umwandlungszone bezeichnet (B), sie kann sich alters- und hormonabhängig verschieben. Verlagert sie sich auf die Portio, so wird sie als Ektopie sichtbar. Verlagert sie sich anschließend zurück, so können dabei epithelisierte Ektopiebezirke = Retentionszysten = Ovula Nabothi entstehen (E). Unter Erosio vera versteht man einen echten umschriebenen Epitheldefekt, unter dem das Bindegewebe frei zutage liegt (C). Die eigentlich ganz verschiedenen Begriffe Erosio und Ektopie werden versehentlich häufig synonym verwendet.

Frage 8.19: Lösung B

Fraktionierte Abrasio: Nach Zervixdilatation werden zunächst die Schleimhaut der Endozervix und anschließend das Endometrium abradiert. Anwendungen: bei Blutungsstörungen wie Postmenopausenblutungen oder Meno/Metrorrhagien, also bei Verdacht auf Korpus- oder Zervixkarzinom. Ein eventueller Tumor kann damit lokalisiert werden. Das Ausmaß des Befundes ist für das weitere operative Vorgehen und die Prognose von Bedeutung.

Frage 8.20: Lösung E

Siehe auch Lerntext Zervixkarzinom
Bei dem erstmaligen Auftreten eines Pap III D ist sowieso zunächst eine Kontrolle des Abstriches in 3 Monaten angezeigt, da auch dysplastische Zellen sich spontan zurückbilden können. Eine Konisation wird in der Regel nach dreimaligem Auftreten eines Pap III D durchgeführt. Natürlich ist die Konisation in der Schwangerschaft ein risikoreicher Eingriff (Narkose, erhöhte Blutungsgefahr und Gefahr der Verletzung der Fruchtblase, Zervixinsuffizienz).
In diesem Fall reicht also zunächst die Kontrolle, ggfs. später nach Beendigung der Schwangerschaft die Konisation.

Frage 8.21: Lösung B

Ein Zervixkarzinom kann man außer in sehr weit fortgeschrittenen Fällen nicht ertasten (die Tastuntersuchung gilt der Feststellung von Größe, Konsistenz, Beweglichkeit und Unregelmäßigkeiten von Uterus und Ovarien). Die Zervix wird mit dem bloßen Auge betrachtet, dann zytologische Abstriche entnommen und zuletzt wird die Zervixoberfläche mittels Kolposkop vergrößert betrachtet. Auffällige Bezirke können mit der Jodtinktur überpinselt werden. Bleiben sie ungefärbt, also jodnegativ, so sind sie auffällig und sollten abgeklärt werden.

Frage 8.22: Lösung E

Bei einer Invasion von etwa 5 mm in die Tiefe und einer Oberflächenausdehnung von 10 mm gibt es fast nie Metastasen. Aber zum Stadium I gehören ganz allgemein die Fälle, in denen das Wachstum auf den Gebärmutterhals beschränkt ist, das Corpus uteri noch nicht erreicht ist. Dann schwanken die Angaben über Lymphknotenmetastasen im Stadium I zwischen 9–26%.

Frage 8.23 W: Lösung B

Das **Carcinoma in situ der Portio** hat die Basalmembran noch nicht durchbrochen, es entspricht dem Stadium 0 und ist noch kein invasives Karzinom. Ob ein Carcinoma in situ (Oberflächenkarzinom) vorliegt, läßt sich nur histologisch klären. Es liegen im Plattenepithel starke Zelldysplasien vor (wie bei einem „echten" Karzinom), ohne daß eine Invasion des Stromas stattgefunden hat oder Metastasen entstanden sind. Das Carcinoma in situ kann allerdings auch „plump vorwuchernd" in die Tiefe wachsen, aber immer, ohne daß die Grenze zum Bindegewebe durchbrochen wird. Durch Kolposkopie und Zytologie kann der Verdacht auf ein Karzinom entstehen, gesichert wird es in jedem Fall durch die histologische Untersuchung. Die Gewebsgewinnung erfolgt in der Regel per Konisation; wenn diese im Gesunden erfolgt ist und Kinderwunsch besteht, so ist die Konisation als Therapie ausreichend, eine engmaschige zytologische Überwachung in der Folgezeit muß aber erfolgen. Ist die Familienplanung abgeschlossen und besteht gar Sterilisationswunsch, sollte man mit der Frau allerdings die Hysterektomie besprechen.

Frage 8.24: Lösung C

Zu (C)
Es gibt Statistiken, die vermeintlich beweisen, daß frühzeitige sexuelle Aktivität und Promiskuität das Risiko, an einem Kollumkarzinom zu erkranken, erhöhen.
Zu (A) und (B)
Kinderlosigkeit und sexuelle Abstinenz sollen die Häufigkeit von Brustkrebs erhöhen.
Zu (E)
Ob Pilleneinnahme das Karzinomrisiko erhöht, ist noch nicht ganz geklärt. Wahrscheinlich erhöht sie aber eher das Risiko eines Korpuskarzinoms als das des Kollumkarzinoms.

F 85
Frage 8.25: Lösung A

Das Carcinoma in situ der Portio hat definitionsgemäß die Basalmembran noch nicht überschritten, es entspricht dem Stadium 0 des Zervixkarzinoms. Nur in diesem Stadium und nur bei Exzision im Gesunden (!) kann die Konisation als therapeutischer Eingriff beim Portiokarzinom angesehen werden.

H 87
Frage 8.26: Lösung C

Stadien des Portiokarzinoms und ihre Behandlung

Stadium 0	Oberflächenkarzinom ohne Infiltration	Konisation nur bei jungen Frauen mit Kinderwunsch, sonst Hysterektomie
Stadium Ia	Mikrokarzinom < 3 mm und < 5 mm Breite	Hysterektomie oder Wertheim nach Histologie
Stadium Ib	Invasion tiefer als 3 mm, aber Ausbreitung auf die Portio beschränkt	Operation nach Wertheim

Bei allen anderen Stadien ist der Sinn einer Operation umstritten. Je nach Alter und Allgemeinzustand der Patientin wird lokal und perkutan bestrahlt (B) oder zytostatisch behandelt (z.B. Vincristin, Bleomycin, Cisplatin).
Zu (E)
„Supravaginale Uterusamputation" bedeutet, daß der Uterus oberhalb der Portio abgesetzt wird, ein Operationsverfahren, das bei technisch schwierigen Hysterektomien manchmal gewählt werden muß (z.B. wenn die Entfernung der Portio zu starken Blutungen führen könnte). Der Ausdruck supravaginal beschreibt den Sachverhalt irreführend, denn oberhalb der Scheide findet jede Operation am Uterus statt.

F 87
Frage 8.27: Lösung A

Stadium Ib des Zervixkarzinoms entspricht einem auf die Zervix uteri beschränkten Karzinom mit einer Tiefenausdehnung von mehr als 5 mm. Es wird eine abdominale Hysterektomie mit Parametrien und einer Scheidenmanschette durchgeführt, außerdem werden die Beckenlymphknoten mitentfernt. Die Ovarien können belassen werden.

Frage 8.28: Lösung C

Unter Kollumkarzinom Stadium III versteht man entweder, daß die Vagina zu mehr als 2/3 befallen ist oder daß die Ausbreitung in den Parametrien die Beckenwand erreicht hat. Das Kollumkarzinom gilt nur in den Stadien I a und I b als operabel; sofern die Ausbreitung die Zervix überschritten hat, wird nur noch in Ausnahmefällen, wie z.B. bei Myomen, die eine Strahlentherapie behindern würden, operiert. Beim Stadium III versucht man durch Radiumeinlage in den Zervikalkanal das lokale Tumorwachstum zu beeinflussen und durch perkutane Bestrahlung die Ausbreitung zu behindern.
5-Jahres-Überlebensrate etwa 30%.

Frage 8.29: Lösung E

Bei dieser Frage ist zwischen klinischer und zytologischen Einteilungen zu unterscheiden!
Klinisches Stadium
Stadium 0: Carcinoma in situ oder Oberflächenkarzinom (Präkanzerose!)
Therapie: Konisation
Stadium Ia: Frühe Stromainvasion, d.h. Durchbrechung der Grenze zum Bindegewebe, Mikrokarzinom mit einer Ausbreitungstiefe bis zu 0,5 cm bleibt auf die Zervix beschränkt.
Therapie: Hysterektomie
Ib: Alle darüber hinausgehenden Fälle des Stadium I
IIa: Übergang des Karzinoms auf die Vagina, wobei das untere Drittel der Vagina frei bleibt
Parametrien noch nicht befallen
IIb: Wie IIa, jedoch zusätzlicher parametraner Befall
IIIa: Erreichen des unteren Vaginaldrittels, Beckenwand aber noch nicht erreicht
IIIb: Wie IIIa, aber Erreichen der Beckenwand
IVa: Nachbarorgane befallen
IVb: Nachweis von Fernmetastasen (E)

Frage 8.30: Lösung E

Die Stadieneinteilung erfolgt nach klinischen Gesichtspunkten. Beim Stadium III des Kollumkarzinoms ist die Vagina zu mehr als 2/3 befallen und/oder die Parametrien bis zur Beckenwand. Bei der gynäkologischen Untersuchung kann man durch die Spekulumeinstellung den Befall der Vagina und durch die bimanuelle Tastuntersuchung den Befall der Parametrien beurteilen.
Zu (A)
Eine fraktionierte Abrasio ist wichtig für die Stadieneinteilung des Korpuskarzioms (schon das Stadium II ist definiert als Übergreifen des Karzinoms vom Corpus auf die Cervix uteri).
Zu (B)
Eine Arteriographie könnte Gefäßverdrängungen oder eine vermehrte Vaskularisation des Tumorbezirks zeigen.
Zu (C)
Durch eine Lymphographie würde sich der Befall regionaler Lymphknoten eventuell erkennen lassen (schon im Stadium I möglich).
Zu (D)
Im i.v.-Pyelogramm könnte sich eine Ureterummauerung und/oder Hydronephrose zeigen.
Die invasiven Untersuchungen können evtl. Ausdehnung und Komplikationen des Kollumkarzinoms darstellen, die gynäkologische Untersuchung allein gibt aber ausreichende Anhaltspunkte für das Tumorstadium und damit für das weitere therapeutische Vorgehen (Operation, Bestrahlung).

Frage 8.31: Lösung E

Zu (E)
Östrogenrezeptor-negative Mammakarzinome haben eine schlechtere Prognose als steroidrezeptor-positive. Metastasen des Mammakarzinoms befallen mit abnehmender Häufigkeit folgende Körperregionen: Knochen, Lunge, Thoraxwand und Axilla, supraklavikuläre und Halslymphknoten, Leber, ZNS usw.
Zu (A)
Vulvakarzinome metastasieren bevorzugt in die inguinalen und iliakalen Lymphknoten.
Zu (B)
Zervixkarzinome metastasieren vorwiegend lymphogen, zuerst in die parametranen Lymphknoten, dann zur Beckenwand, dann in die paraaortalen Lymphknoten. Eine hämatogene Streuung erfolgt meistens erst spät.
Zu (C)
Metastasierungswege beim Korpuskarzinom: Ovarien, paraaortale Lymphknoten, Vagina.
Zu (D)
Metastasierungswege beim Ovarialkarzinom: Gebärmutter, Skelett, Lunge, Peritonealraum.

Frage 8.32: Lösung C

Zur Klassifikation des Zervix Karzinoms siehe bitte 3 Kommentare vorher (8.29). Der in der Frage erwähnte Tumor ist also dem Stadium III a zuzuordnen.

Frage 8.33: Lösung E

Das Stadium III des Zervixkarzinoms (Befall des unteren Drittels der Vagina und/oder Infiltration der Parametrien bis zur Beckenwand) ist inoperabel. Es kommt nur die Strahlentherapie in Frage, und zwar als Kombination von lokaler und perkutaner Bestrahlung. In die Gebärmutterhöhle wird Radium eingelegt, wegen des steilen Dosisabfalls müssen die Parametrien zusätzlich perkutan bestrahlt werden.
Zu (1)
Bei einem Mikrokarzinom mit weniger als 5 mm Tiefenausdehnung (Stadium Ia des Zervixkarzinoms) kann eine **Konisation** im Gesunden ausreichend sein.
Zu (2)
Indikation für die erweiterte Hysterektomie nach Wertheim und Meigs ist das Stadium Ib (Tumor auf die Zervix beschränkt), seltener auch das Stadium IIa (Übergang auf die Vagina).

Frage 8.34 W: Lösung E

Stadium III des Zervixkarzinoms: parametrane Ausbreitung, IIIb mit Erreichen der Beckenwand
Stadium IV: Einbruch in Nachbarorgane
Vermutlich ist in der Frage das Stadium III bis IIIb gemeint.
Bei Ausbreitung in Richtung Beckenwand erfaßt bzw. drückt das Karzinom auf die dort befindlichen Strukturen wie sensible Fasern des Plexus sacralis (neuralgiforme Schmerzen), Lymphbahnen (Schwellung der Beine), Ureteren (Harnwegsstauungen), Blase (Harninkontinenz) und kann das Lumen des Rektums verlegen (mechanischer Ileus).

Frage 8.35: Lösung C
Frage 8.36: Lösung B

Gemeinsamer Kommentar

Stadien des Zervixkarzinoms

Stadium 0: Carcinoma in situ, Sicherung der Diagnose durch Konisation, d.h. Entfernung eines Gewebekegels im Gesunden. Bei jungen Frauen mit Kinderwunsch und positivem Ausfall der Histologie ist die Konisation zugleich Therapie; es werden in 3-monatigen Abständen zytologische Untersuchungen durchgeführt.
Bei Frauen über 40 ohne Kinderwunsch wird zur Gebärmutterentfernung geraten.

Stadium Ia: Mikrokarzinom, Tiefenauswirkung weniger als 5 mm, keine Metastasierung. Diagnosesicherung durch Konisation. Bei positivem Ausfall Gebärmutterentfernung; bei Kinderwunsch Konisation möglichst weit im Gesunden.

Stadium Ib: Klinisches Karzinom auf die Zervix beschränkt, Metastasierung kann nicht mehr ausgeschlossen werden. Erweiterte Hysterektomie mit Entfernung der Lymphknoten, Parametrien und einer Scheidenmanschette (Operation nach Wertheim-Meigs).

Stadium IIa: Übergang auf die Scheide; wenn die Parametrien noch frei sind, Operation nach Wertheim-Meigs, wenn die Parametrien schon mitbefallen sind, zusätzliche Telekobaltbestrahlung.

Stadium IIb: Bei Übergang auf die Parametrien evtl. Operation, meist aber nur Strahlentherapie.

Stadium III: Vagina zu mehr als 2/3 und/oder Parametrien bis zur Beckenwand befallen. Lokale intrakavitäre und perkutane Radium- und Telekobaltbestrahlung.

Stadium IV: Karzinomeinbruch in Nachbarorgane (Blase, Rektum), Fernmetastasen. Palliativbestrahlung mit Telekobalt und evtl. Versuch einer Zytostatikabehandlung.

Frage 8.37: Lösung B

Mit Kollumkarzinomen und Zervixkarzinomen ist das gleiche gemeint. Bei Stadium III sind 2/3 der Vagina und/oder die Parametrien bis zur Beckenwand befallen. Das Karzinomwachstum ist zu weit fortgeschritten, als daß das operative Vorgehen noch sinnvoll wäre. Durch die lokale Bestrahlung mit Radiumeinlagen in die Scheide und Gebärmutter werden die mittleren und seitlichen Anteile der Parametrien und die iliakalen Lymphknoten nicht mehr erreicht, deshalb muß zusätzlich perkutan bestrahlt werden.
Zu (A)
Zytostatika haben keinen Einfluß auf das Wachstum des Zervixkarzinoms.

F 86
Frage 8.38: Lösung C

Zu (1)
Es gibt Studien, die zeigen, daß Operation (klassische Methode) und Bestrahlung im Stadium I (Karzinom auf Portio beschränkt) gleich gute Heilungschancen erbringen.
Zu (2)
Die Strahlentherapie hat in diesen frühen Fällen **kurativen** Charakter.
Zu (3) und (5)
Die intrakavitäre Kontaktbestrahlung, zu der früher Radiumeinlagen verwendet wurden, wird heute meist mit der After-Loading-Methode durchgeführt, d.h. eine leere Hülse wird in das Cavum uteri gelegt und ferngesteuert mit radioaktiven Trägern beladen (Cobalt, Caesium, Iridium). Dies vermindert die Strahlenbelastung für das Personal beträchtlich.
Zu (4) und (5)
Wegen mangelnder Tiefenwirkung der intrakavitären Bestrahlung (Parametrien!) muß **gleichzeitig** eine Bestrahlung von außen erfolgen, heute meist als Hochvoltbestrahlung (hochenergetische Röntgenstrahlen).

H 85
Frage 8.39: Lösung C

Lokale Ausbreitung des Zervixkarzinoms erfolgt in die Vagina sowie in die Gebärmutter, Parametrien, Blase, Rektum.
Die Metastasierung erfolgt von der Zervix aus in die parametranen Lymphwege, dann die Beckenwandlymphknoten, dann die iliakalen und paraaortalen Lymphknoten.

Frage 8.40: Lösung C

Zu (1)
Der Häufigkeitsgipfel des Zervixkarzinoms liegt zwischen dem 40. und 50. Lebensjahr.
Zu (3)
Das frühinvasive Zervixkarzinom hat die Epithelgrenzen schon überschritten und wächst ins Stroma ein. Lymphknotenmetastasen können in diesem Stadium nicht mehr ausgeschlossen werden.
Zu (2)
Bei Karzinomverdacht, d.h. bei Vorliegen verdächtiger zytologischer Abstriche nach Papanicolaou, wird eine Konisation vorgenommen, die histologisch aufgearbeitet wird.
Zu (4)
Bei Frauen mit frühinvasivem Zervixkarzinom, die sich noch Kinder wünschen und bei denen die Invasivität noch gering ist, kann man sich evtl. mit einer Konisation weit im Gesunden begnügen und kann die Gebärmutter belassen.

Frage 8.41: Lösung C

Das Adenokarzinom des Corpus uteri wird gehäuft gefunden bei Frauen mit
- Latentem oder manifestem Diabetes mellitus
- Herz-Kreislauf-Erkrankungen
- Hypertonus
- Thromboembolien in der Anamnese
- Adipositas
- Früherer Sterilität
- Später Menopause
- Kinderlosigkeit
- Langzeiteinwirkung von Östrogenen ohne kompensierenden Gestageneinfluß (also z. B. anovulatorische Zyklen)

Bei Blutungsanomalien jeglicher Art im höheren Alter muß ein Korpuskarzinom ausgeschlossen werden; die einzige Möglichkeit, das zu tun, ist die fraktionierte Abrasio, denn auch wenn der Spekulum- und Tastbefund normal sind, kann ein kleines Korpuskarzinom vorhanden sein. Ein zytologischer Abstrich der Gruppe II nach Papanicolaou ist tatsächlich ein normaler Befund, d.h. es liegen entzündliche und metaplastische Zellen an der Portio vor, es besteht aber kein Karzinomverdacht. Mit einem einmalig normalen Befund kann ein Karzinom nicht ausgeschlossen werden, außerdem bezieht sich die zytologische Untersuchung sowieso hauptsächlich auf die Zervix und nicht auf das Corpus uteri.
Zu (D)
Abgesehen davon, daß eine altersbedingte Ovarialinsuffizienz eher prämenstruelle Schmierblutungen verursacht als Zwischenblutungen, ist eine Hormontherapie kontraindiziert, sofern Karzinomverdacht besteht.

Frage 8.42 W: Lösung B

Zu (B)
Es gibt nur 2 Endometriumsveränderungen, die zum Endometriumkarzinom prädisponieren: Die atypische adenomatöse Endometriumshyperplasie und das Adenocarcinoma in situ.
Die adenomatöse Hyperplasie des Endometriums ist gekennzeichnet durch Drüsen- und Epithelatypien. Sie ist eine Zwischenstufe zwischen glandulär-zystischer Dysplasie und Korpuskarzinom. Innerhalb von 10 Jahren geht sie in 10% der Fälle in ein Korpuskarzinom über. Ursache ist eine dauernde Überstimulation des Endometriums durch Östrogene ohne progesteronbedingte Umwandlung. Die Behandlung besteht also in Gestagengabe.
Zu (A)
Sekretorische Hypertrophie des Endometriums. Den Begriff konnte ich einfach nicht finden. Zu lang andauernder Progesteroneinfluß?
Zu (C)
Adenomyosis uteri interna, ein anderer Name für Endometrioseherde, die sich in der Muskelschicht der Gebärmutter befinden, keine Präkanzerose.
Zu (D)
Polyposis cervicis (Zervixpolypen) führen zu Zwischenblutungen und prä- bzw. postmenstruellen Schmierblutungen. Wegen der Symptomatik gehören sie zur Differentialdiagnose des Endometriumkarzinoms, sind aber nicht präkanzerös.
Zu (E)
Uterushyperplasie ist die Folge eines zu geringen Östrogeneinflusses. Zum Endometriumkarzinom scheint eher ein zu hoher Östrogeneinfluß ohne entsprechenden Progesteroneinfluß zu prädisponieren.

Frage 8.43: Lösung A

Myome entarten in 0,2–0,5% der Fälle. Schnelles Wachstum ist immer ein Warnsignal, auch bei jüngeren Frauen. Dann muß meist eine Hysterektomie (seltener Myomenukleation) erfolgen. Da Myome östrogenabhängig wachsen, kommt es nach der Menopause meist zur Rückbildung.

Frage 8.44: Lösung E

Die zytologische Untersuchung eines Zervikalabstrichs erfolgt nach einer Papanicolaou-Färbung. Für diese Färbemethode ist die sofortige Fixierung gleich nach der Entnahme (also nicht erst eintrocknen lassen!) mit einem Gemisch aus gleichen Teilen 95 Vol-%igem Ethanol und Diethylether nötig. Dieses Gemisch wird von Pharmafirmen als Spray angeboten und muß mindestens 5–10 min einwirken. Danach kann dann die Färbung erfolgen.

Frage 8.45: Lösung C

Mit der Verordnung eines Sekalepräparates könnte man die Blutung evtl. vorerst zum Stehen bekommen (A). Ein Oxytozinpräparat hingegen ist nur post partum bei Nachblutung indiziert (B), nicht hingegen ohne Zusammenhang zur Schwangerschaft.
Jedoch: bei jeglichen Blutungsstörungen insbesondere in der Peri- und Postmenopause muß an ein Karzinom gedacht werden und eine entsprechende Diagnostik, also eine fraktionierte Abrasio, durchgeführt werden (C). Übrigens: Eine Frau mit dieser Anamnese könnte letztlich auch schwanger gewesen sein, und es könnte ein missed abortion vorliegen; sicher selten, aber schon vorgekommen.
Zu (D)
Östrogenpräparate sind so lange kontraindiziert, wie ein Karzinom nicht ausgeschlossen ist.
Zu (E)
Eine Hysteroskopie gewährt nur eine makroskopische Beurteilung, selbst eine dabei durchgeführte Biopsie schlösse ein Karzinom nicht aus, weil die Biopsie nicht repräsentativ für das gesamte Cavum ist.

Frage 8.46: Lösung B

Jede postmenopausale Blutung ist sehr verdächtig auf ein Endometriumkarzinom, es metastasiert hauptsächlich in die Ovarien, die paraaortalen Lymphknoten und die vordere Vaginalwand (erbsgroßer Knoten im Bereich des Urethralwulstes). Natürlich könnte es sich auch um ein Zervixkarzinom oder letztlich auch um ein Vaginalkarzinom handeln, gefragt war aber nach der wahrscheinlichsten Diagnose.
Die Scheidenzyste mit Matronenpolyp gibt es sicher auch, ist wohl aber der seltene Glücksfall.
Ein Uterus myomatosus bildet sich in der Postmenopause in der Regel zurück und verursacht dann keine Blutungsstörungen mehr.

Frage 8.47: Lösung A

Hauptrisiko für die Entstehung eines Korpuskarzinoms (fast immer ein Adenokarzinom) ist ein erhöhter Östrogenplasmaspiegel. Das ist der Schlüssel zu allen 4 richtigen Angaben in dieser Frage: Bei gehobenem gesellschaftlichen Status finden sich überzufällig viele Frauen mit Adipositas (C) ohne Kinder (D). Im *Fettgewebe* findet eine beträchtliche Umwandlung von Steroidvorläufern in Östrogene statt. Die Östrogene fördern das Wachstum von Myomen (E), ohne daß diese selbst ursächlich mit dem Korpuskarzinom zusammenhängen.

Frage 8.48: Lösung C

Folgende Symptome sind verdächtig auf ein Gebärmutterkarzinom:
- Regeltypusstörungen: Verschiebungen in der Blutungsrhythmik und -dauer
- Azyklische zusätzliche Blutungen, also Zwischenblutungen, besonders bei Frauen über 40
- Prä- oder postmenstruelle Schmierblutungen bei Frauen über 40
- Jegliche Blutung nach der Menopause
- Blutiger oder dunkler oder übel riechender Ausfluß, besonders nach der Menopause
- Ungewohnte Veränderung der Stärke oder Dauer der Menstruationsblutung

Zu (2)
Farbloser Fluor mit Juckreiz weist auf eine Infektion hin.
Zu (5)
Zunehmende Vergrößerung des Uterus bei einer Frau zwischen 35 und 45 weist auf Myome hin.
Zu (1)
Zu den Zyklus**tempo**störungen gehören nur Oligo- und Polymenorrhöe, beide sind nicht karzinomverdächtig.

Frage 8.49: Lösung A

Diese Frage wurde von der weitaus größten Zahl der Studenten falsch mit (B) beantwortet.
Zu (A)
Unter Kontaktblutungen versteht man Blutungen, die bei einer vaginalen Untersuchung oder beim Geschlechtsverkehr entstehen, also bei Kontakt. Da das Endometriumkarzinom innerhalb der Gebärmutter wächst, kann es beim Endometriumkarzinom typischerweise nicht zu Kontaktblutungen kommen, wohl aber z. B. beim Zervixkarzinom.
Zu (B)
Fluor, Ausfluß, heißt eine vom Genitale ausgehende Flüssigkeit, sie kann von der Vulva, der Vagina, der Zervix oder krankhafterweise auch vom Endometrium ausgehen. Daß ein Endometriumkarzinom einen blutigen Fluor verursachen kann, ist leicht abzuleiten, Karzinome können aber auch Entzündungen des umgebenden Gewebes verursachen oder Superinfektionen, so daß es auch zu eitrigem Fluor kommen kann. Es gilt, daß, wenn über längere Zeit ohne ersichtlichen Grund und trotz konsequenter Therapie ein Ausfluß besteht, man annehmen muß, daß er aus der Gebärmutter kommt, und gerade bei älteren Patientinnen dann zum Karzinomausschluß eine Abrasio durchgeführt werden sollte.
Zu (C)
Endometriumskarzinome können Blutungsstörungen jeglicher Art verursachen.
Zu (E)
Eine zunehmende Vergrößerung in dem Alter ist sicher häufiger durch Myome verursacht, aber es muß natürlich an die Möglichkeit des Karzinoms gedacht werden, das darf man nicht übersehen!

Frage 8.50: Lösung C

Das Korpuskarzinom metastasiert später als das Zervixkarzinom. Die meist lymphogene Metastasierung des Korpuskarzinoms erfolgt hauptsächlich über das Ligamentum latum zu den Ovarien und zu den paraaortalen Lymphknoten. Hämatogene Metastasen sind selten.

Frage 8.51: Lösung E

Zu (1)
Eine weitere Gruppe von Frauen, außer denen, die oben genannt wurden, ist häufiger betroffen, nämlich Frauen mit Thromboembolien in der Anamnese.
Zu (2)
Ein langanhaltender Östrogeneinfluß ohne entsprechende Gestagenwirkung (wie z. B. bei häufigen anovulatorischen Zyklen oder bei längerfristiger reiner Östrogentherapie) scheint bei der Entstehung eine Rolle zu spielen.
Zu (3)
Der Erkrankungsgipfel für das Korpuskarzinom liegt bei 55–65 Jahren.
Zu (5)
Metastasen findet man vornehmlich in den Ovarien, den paraaortalen Lymphknoten und der Vagina. Wenn die Metastasierung bereits weit fortgeschritten ist oder das Karzinom primär inoperabel erscheint und es sich um ein reifes Adenokarzinom handelt, kann eventuell eine sehr hochdosierte Gestagentherapie zu einer Remission oder wenigstens zur Wachstumsverlangsamung führen.

Frage 8.52: Lösung D

Korpuskarzinom-Stadieneinteilung:
Stadium
I   Auf Korpus uteri beschränkt
II   Mitbefall der Zervix
III Überschreiten des Uterus, nicht des kleinen Beckens
IV Blasen/Rektumbefall oder Überschreiten des kleinen Beckens
Einteilung des histologischen Typs:
Typ
GI   Hochdifferenziertes Adeno-Ca
GII   Mittelgradig differenziertes, teils solides Adeno-Ca
GIII Undifferenziertes, solides Ca
Zu (A)
Entspricht Stadium III Grad GII
Zu (B)
Stadium II, Grad GIII
Zu (C)
Stadium II, Grad I

Frage 8.53: Lösung A

Weil Endometriumkarzinome meist differenzierte Adenokarzinome sind, hat eine ausschließliche Strahlentherapie deutlich schlechtere Ergebnisse. Soweit es der Allgemeinzustand der meist älteren Patientinnen zuläßt, ist eine Operation vorzuziehen.

Frage 8.54: Lösung E

Die Therapie der Wahl beim Stadium II des Korpuskarzinoms ist die erweiterte Hysterektomie nach Wertheim/Meigs, die **abdominal** erfolgt (D), erstens wegen des besseren Zugangs, weil Uterus, Adnexe, parametranes Bindegewebe und pelvine Lymphknoten (Operation nach Wertheim) möglichst vollständig und mit der kleinstmöglichen Gewebsverletzung entfernt werden müssen, um eine operationsbedingte Streuung zu vermeiden.
Ein weiterer Grund, den abdominalen Weg zu wählen, ist, daß niemand durch die Palpation vorhersagen kann, daß wirklich ein Stadium II vorliegt, u. U. ist die Krankheit schon weiter fortgeschritten und der Operationsweg muß geändert werden.
Zu (A)
Der Versuch, mit einer hochdosierten Gestagentherapie eine Remission bzw. Wachstumsverlangsamung zu erreichen (Erfolgsquote 20–35%), ist in primär inoperablen Fällen oder bei inoperablen Rezidiven oder Metastasen angezeigt.
Zu (B)
Stadium III und IV, wo das Karzinom auf die Organe des kleinen Beckens übergegangen ist, wird mit der kombinierten Strahlentherapie behandelt.
Zu (C)
Die supravaginale Hysterektomie, bei der die Zervix belassen wird, wird heute kaum noch gewählt, da sie keinen wesentlichen Vorteil bietet, aber den Nachteil eines ggfs. späteren Zervixkarzinoms.

Frage 8.55: Lösung D

Der Häufigkeitsgipfel des Korpuskarzinoms liegt zwischen 55 und 65 Jahren, das Leitsymptom ist die postmenopausale Blutung.
Zu (A) und (B)
Ein Zervixhöhlenkarzinom und ein Tubenkarzinom sind möglich, beide sind aber vergleichsweise selten und deshalb unwahrscheinlicher.
Zu (C)
Eine Endometriumstuberkulose tritt am häufigsten im 3. und 4. Lebensjahrzehnt auf; auch sie ist hier nicht sicher ausgeschlossen.
Zu (E)
Glandulär-zystische Hyperplasie tritt in der Pubertät und der Prämenopause auf.

Frage 8.56: Lösung E

Die Therapie der Wahl beim Korpuskarzinom ist abhängig vom Stadium. Zum Beispiel genügt im Stadium 0 (Carcinoma in situ) die Hysterektomie, im Stadium I (Karzinom ist auf das Corpus uteri beschränkt) Hysterektomie mit beiden Adnexen, evtl. Nachbestrahlung. Die Nebenwirkungen einer Strahlentherapie können zahlreich und sehr beeinträchtigend für die Patientin sein.

Frage 8.57: Lösung C

Prinzipiell kommen alle genannten Metastasenlokalisationen vor. Am ehesten betroffen sind aber die Ovarien und der obere Teil der Vagina.
Zu (2)
Hat das Karzinom die Zervix erreicht, entspricht der weitere Metastasierungsweg dem des Zervixkarzinoms (Vagina, Parametrien).
Zu (4) und (5)
Die hämatogene Metastasierung erfolgt über die Vena cava in Lunge, Leber, Knochen und Gehirn.

Frage 8.58 W: Lösung D

Beim Endometriumkarzinom wird angenommen, daß ätiologisch ein Östrogenüberfluß bei gleichzeitigem Fehlen der kompensierenden Gestagene eine Rolle spielt, d. h. das Endometriumkarzinom ist wahrscheinlich ein hormonabhängiger Tumor. Die Indikation für eine hochdosierte Gestagentherapie sind
- inoperable Lokalrezidive,
- Metastasen, die weder operativ noch radiologisch zu behandeln sind und
- palliative Therapie.

Besonders „gut" reagieren die reifen Adenokarzinome. In 20–35% der Fälle kommt es zu Remissionen oder Wachstumsamsamung. Wenn die Gestagentherapie erfolgreich ist, muß sie unbedingt fortgesetzt werden, da es sonst zu einem raschen Wachstum kommt.
Zu (A)
Leiomyosarkome des Uterus – Operation, evtl. Bestrahlung.
Zu (B)
Karzinom des Collum uteri (Zervixkarzinom) – je nach Stadium Konisation, Operation nach Wertheim, kombinierte Strahlentherapie, evtl. palliativ Zytostatikabehandlung.
Zu (C)
Vulvakarzinom – Operation oder Strahlentherapie, teilweise Elektrokoagulation.
Zu (E)
Chorionepitheliom – hormonaktiver Tumor, der HCG sezerniert, Therapie: Abrasio und Zytostatika.

Frage 8.59: Lösung B

In der Frage werden die häufigsten Ovarialtumore erwähnt.
Bei den Ovarialtumore unterscheidet man:
- Retentionszysten z. B. Follikelzysten, Corpus-luteum-Zysten
- Entzündliche Adnex-„Tumore", Tuboovarialzysten
- Echte Blastome, d. h. durch Zellproliferation entstandene gut- oder bösartige Tumore

Von den echten Blastomen sind:
- 75% Epithelialtumore, dazu gehört u. a. das mesonephroide Karzinom
- 4% Tumore des gonadalen Stromas, dazu gehören u. a. das Thekom und die Granulosazelltumore
- 15% Keimzelltumore, das sind Dysgerminome, Dermoide, gut- und bösartige Teratome
- 5% bindegewebige Tumore wie Fibrome und Sarkome

Zu (A)
Dermoidzysten machen etwa 10% aus. Sie sind gutartig embryonale Geschwülste, kommen meist einseitig vor und wachsen langsam.
Zu (B)
Die seltenen **Dysgerminome** sind – den Seminomen beim Mann analog – Geschwülste aus liegengebliebenem, undifferenziertem Keimepithel. Sie gehören also wie die Dermoidzysten zu den Keimzelltumoren. Seminome sind zunächst gutartig, entarten dann aber zu Tumoren von großer Bösartigkeit.
Zu (C)
Muzinkystome (etwa 15% aller Tumoren) sind ebenfalls zunächst gutartig, wandeln sich aber in 10% der Fälle zu muzinösen Kystadenokarzinomen um. Muzinkystome wachsen zu gigantischen Größen heran und enthalten eine schleimähnliche Substanz.
Zu (D)
Seröse Ovarialkystome (etwa 20%) sind oft doppelseitig zu finden. Sie sind von einer klaren, serösen Flüssigkeit gefüllt und werden nicht so groß wie die muzinösen Kystome. Sie entarten aber noch häufiger als diese, nämlich in 25–50% der Fälle.
Zu (E)
Fast alle „echten" Ovarialtumoren (also nicht die Retentionszysten) entarten mehr oder weniger häufig maligne. Einige (z. B. die Kystome) wandeln sich zu Karzinomen um. In 10% der Fälle entstehen Karzinome primär im Ovar. Etwa 6% entstehen aus Primärtumoren in Uterus, Mamma oder Intestinaltrakt.

Geschwülste der weiblichen Fortpflanzungsorgane

[H 87]
Frage 8.60: Lösung D

Zu (D)
Dysgerminome sind histologisch nicht von Seminomen des Mannes zu unterscheiden. Sie sind zwar bösartig, aber sehr *strahlensensibel*, daher gute Prognose. Betroffen sind überwiegend junge Frauen (20–30 LJ).
Zu (A)
Sertoli-Leydigzelltumoren gehen von Zellen des ovariellen Stromas aus, sie sind sehr selten, wenig maligne und produzieren Androgene.
Zu (B)
Gynandroblastome haben im Gegensatz zu Sertoli-Leydigzelltumoren zwei Anteile (wie der Name sagt, gyne = Weib/andros = Mann); solche aus männlichem Mesenchym (z.B. Sertoli-Leydigzellen) und solche aus weiblichem Mesenchym (z.B. Granulosazellen). Auch sie sind sehr selten und von geringer Malignität.
Zu (C)
Arrhenoblastome (gr. arrhen – männlich) gehören zu den Androblastomen. Sie haben vermännlichende Wirkung durch Androgenproduktion und sind wenig maligne.
Zu (E)
Reine **Granulosazelltumoren** sind gutartig und produzieren Östrogene.

Frage 8.61: Lösung D

Zu (D)
Dysgerminome sind bösartige, aber sehr strahlensensible Tumoren. Bei Frauen sind sie sehr selten, während sie beim Mann mindestens 40% aller Hodentumoren ausmachen.
Zu (A)
Dermoidzysten gehören zu den wenigen Ovarialtumoren, die gutartig sind und es auch bleiben. Eine Entartung ist sehr selten.
Zu (B)
Gutartige, androgenbildende Tumoren sind die relativ seltenen **Arrhenoblastome.** Sie nehmen in einem Viertel der Fälle einen bösartigen Verlauf.
Zu (C)
Östrogenbildende Tumoren können die **Granulosazelltumoren** sein.
Zu (E)
Teratome sind Geschwülste aus embryonalem Gewebe. Bei Frauen treten sie meist als gutartige Dermoidzysten in Erscheinung. Anmerkung: Im Hoden des Mannes kommen die strahlensensiblen Seminome und die strahlenunsensiblen Teratome ungefähr gleich häufig vor.

Frage 8.62: Lösung B

Richtig ist das **papilläre Ovarialkarzinom.** Die papillären serösen Ovarialkarzinome gehen aus den genannten **papillären serösen Ovarialkystomen** hervor. Die Abgrenzung kann schwierig sein: Bei beiden finden sich papilläre Wucherungen und in der Wand des Kystoms kugelförmige Verkalkungen, die Psammonkörperchen. Dafür, daß es kein Kystom, sondern ein Karzinom ist, sprechen die Epithelatypie und das infiltrative Wachstum.
Zu (A)
Die östrogenproduzierenden **Granulosazelltumoren** sind zellreiche, gut abgegrenzte solide Tumoren. Zotten kommen nicht vor.
Zu (D)
Karzinome des Endometriums, also Korpuskarzinome der Gebärmutter, sind fast immer Adenokarzinome (drüsenbildend). Metastasierung in die Ovarien kommt vor, aber der beschriebene histologische Befund paßt dazu nicht.
Zu (E)
Teratome kommen bei Frauen fast nur als gutartige Dermoidzysten vor. Dermoidzysten entstehen aus atypischem Embryonalgewebe. Sie enthalten oft Haare, Knochengewebe, Zähne und größere Mengen Talg.

[H 88]
Frage 8.63: Lösung C

Thekazelltumore und Granulosazelltumore produzieren Östrogene, das Chorionkarzinom produziert HCG. Dysgerminome gehören wie die Dermoidzysten zu den Keimzelltumoren und haben keine Hormonaktivität. Endodermale Sinustumore sind seltene, maligne Tumoren des Ovars, die Dottersackstrukturen nachahmen. Sie wachsen und metastasieren schnell und haben keine Hormonaktivität.

[F 88]
Frage 8.64: Lösung D

Ein Uterus myomatosus kann jede Blutungsstörung verursachen. Aber selbst wenn ein Uterus myomatosus bekannt ist und **wahrscheinlich** die Ursache der Blutungsstörung ist, schließt das gleichzeitige Vorkommen eines Karzinoms nicht aus. Also ist eine diagnostische fraktionierte Abrasio indiziert.

[H 85]
Frage 8.65: Lösung E

Natürlich immer ein mögliches Symptom, wenn nun auch nicht unbedigt häufig. Als erstes denkt man an Uterus- und Zervixkarzinom.

Frage 8.66: Lösung C

Bei diesem Befund muß vor jeder therapeutischen Maßnahme erstmal die Diagnose gesichert werden, also Laparatomie **(C)** mit Gewebsentnahmen zur histologischen Untersuchung, ggfs. Entfernung operabler Tumormassen, Beurteilung des Ausmaßes des Befalles (staging).
Wenn man nicht radikal operieren kann, d. h. wenn Resttumor im Bauch belassen werden muß, folgt nach der Operation die Zytostase (B), in manchen Häusern kombiniert mit perkutaner Bestrahlung (E). Im finalen Stadium bleibt dann wirklich nur noch die symptomatische Therapie (A).
Zu (D)
Diese Maßnahme dient zur Vor- und Nachbehandlung des Uteruskarzinoms.

Frage 8.67: Lösung C

Die häufigsten Ovarialkarzinome sind:
- Seröse Zystadenokarzinome (40%)
- Endometroide Adenokarzinome (20%)
- Muzinöse Zystadenokarzinome (10%)
- Primär undifferenzierte Karzinome (10%)

Alle vier sind epitheliale Tumoren. Das häufigste ist leider auch das bösartigste.
Zu (D)
Das Granulosazellkarzinom ist selten.
Zu (E)
Das maligne Teratom ist extrem selten (0,015%). Die Patientinnen sind meist jünger als 25 Jahre.

Frage 8.68: Lösung D

Das Ovarialkarzinom ist ein meist schnell wachsendes Karzinom. Durch die anatomische Nähe zum Peritoneum kommt es, wenn der Tumor die Tumorkapsel durchbricht, zur Peritonealkarzinose und zur Aszitesbildung.

Frage 8.69: Lösung D
Zu (D)
Die stetige Zunahme der Symptome seit einiger Zeit spricht vor allem für einen hormonaktiven Ovarialtumor, und zwar einen Androgen produzierenden. Solche Ovarialtumore sind die **Androblastome (Arrhenoblastome).** Es sind seltene, einseitige, überwiegend gutartige (Malignität in etwa 25% der Fälle) Geschwülste.
Die Minipille ist kein Risikofaktor für die Entstehung von Arrhenoblastomen. Die Angabe in der Frage hat keinen Zusammenhang zur Wahrscheinlichkeit der Verdachtsdiagnose.

Zu (A)
Die in der Minipille enthaltenen Gestagendosen sind zu klein, um so massive Erscheinungen zu verursachen. Auch würden dadurch die Schmerzen nicht erklärt.
Zu (B)
Ein AGS kann nicht vorliegen, weil die ersten Symptome der Virilisierung meist schon vor der Pubertät auftreten. Daß sich ein AGS erst mit fast 40 Jahren manifestiert, kommt nicht vor.
Zu (C)
Polyzystische Ovarien (Stein-Leventhal-Syndrom) führen zwar durch vermehrte Androgenausscheidung zur Virilisierung, aber meist sind die Patientinnen jünger und außerdem werden durch die vielen kleinen Zysten keine starken Schmerzen verursacht. Zum Stein-Leventhal-Syndrom gehören: Anovulation, Sterilität, Adipositas, Zyklusstörungen oder Amenorrhöe, Hirsutismus (männliche Behaarung).
Zu (E)
Hypernephrome sind Karzinome der Niere. Sie kommen u. U. als Ursache für einseitige Tumorsymptome, wie sie in der Frage beschrieben worden sind, in Frage, bilden aber nie Androgene, so daß die Virilisierungserscheinungen nicht zu erklären sind.

Frage 8.70 W: Lösung A

Zu (A)
Da bei einer so jungen Frau zwar auch an ein Ovarialkarzinom gedacht werden muß, es aber, insbesondere noch bei dieser Beschreibung, unwahrscheinlich erscheint, und da Follikelzysten manchmal erstaunliche Größen erreichen können, wartet man ab, ob sich das Problem innerhalb von 1 bis 2 Menstruationszyklen von selbst löst.
Der nächste Schritt wäre die Bauchspiegelung!
Zu (E)
Der Text beschreibt die Therapie des Korpuskarzinoms Stadium I, d. h. das Karzinom ist auf das Corpus uteri beschränkt.

Frage 8.71: Lösung A

Im Gegensatz zu der vorigen Frage: Hier kann nicht angenommen werden, daß es sich um eine harmlose Follikelzyste handelt, da diese einkammerig sind, und so reichen Kontrollen gleich welchen Ausmaßes nicht aus (C, D, E).
Multilokulär bedeutet mehrkammerig, und bei einer mehrkammerigen Zyste besteht Verdacht auf Malignität. Sie muß durch Laparotomie entfernt **(A)** und histologisch untersucht werden, das Alter spielt hier keine Rolle.
Zu (B)
Eine so schwere Therapie wie eine Zytostase wird natürlich nur bei nachgewiesener Malignität durchgeführt.

F 86
Frage 8.72: Lösung B

Die Patientin hat höchstwahrscheinlich eine Follikelzyste.
Diese entstehen bei ausbleibendem Eisprung in nicht gesprungenen Follikeln, werden bis zu 6 cm groß und sind einkammerig.
Die seröse Flüssigkeit in einer Follikelzyste wird resorbiert und nach 1–2 Zyklen ist die Zyste nicht mehr nachweisbar. Sinnvoll ist das Führen einer Basaltemperaturkurve, um zu kontrollieren, ob ein Eisprung stattfindet oder nicht.
Zu (A)
Eine sofortige Laparotomie wäre verfrüht, zuvor Ultraschall und gegebenenfalls Laparoskopie. Bei Verdacht auf malignen Tumor dann Laparotomie.
Zu (C)
Follikelzysten zeigen in der Regel Spontanremission, darum kann 2 Zyklen lang abgewartet und kontrolliert werden.
Zu (D)
Eine Zystenpunktion erfolgt nicht von der Scheide aus, die Verletzungsgefahr wäre zu groß. Punktion per Laparoskopie.
Zu (E)
Der normale sprungreife Follikel erreicht 1 cm Durchmesser.

H 87
Frage 8.73: Lösung D

Je weiter die Menopause zurückliegt, desto unwahrscheinlicher ist es, daß es sich bei einem Ovarialtumor nur um eine Zyste handelt! Z.B. Follikelzysten können zwar bis zu 5 cm groß werden, bei einer 58jährigen Frau darf aber nicht abgewartet werden. Zum Ausschluß eines malignen Tumors sollte nach Ultraschallkontrolle laparoskopiert werden. Bei einer jungen Frau kann man im nächsten Zyklus kontrollieren und ca. 3 Monate abwarten.

H 86
Frage 8.74: Lösung B

Zu (1)
Dysgerminom – bösartiger Keimzelltumor
Zu (2)
Arrhenoblastom – überwiegend gutartiger Tumor des gonadalen Stromas, Androgenaktivität
Zu (3)
Brenner-Tumor – meist gutartiger, epithelialer Tumor
Zu (4)
Krukenberg-Tumor – aus einem anderen Organ, meist dem Magen, in das Ovar metastasierter Tumor
Zu (5)
Thekazelltumor – überwiegend gutartiger Tumor des gonadalen Stromas mit Östrogenaktivität

F 87
Frage 8.75: Lösung D

Keimzelltumoren sind eine Gruppe teils maligner teils benigner Tumoren, die meist bei Frauen und Mädchen unter 30 Jahren auftreten. Am bekanntesten sind die (malignen) **Dysgerminome** und die **Teratome**. Gutartige Teratome = **Dermoidzysten**, in 1% der Fälle unreife = maligne Teratome.
Keimzelltumoren sind histologisch und im Hinblick auf die Therapie sehr unterschiedlich.
Dysgerminome sind sehr strahlensensibel, **Teratome** überhaupt nicht, diese sprechen dafür gut auf bestimmte Zytostatikakombinationen an (Vincristin/Actinomycin/Cyclophosphamid oder Cisplatin/Vinblastin/Bleomycin).
Zu (5)
Wenn „organerhaltend" bedeutet, daß Uterus und kontralaterales Ovar nicht mitentfernt zu werden brauchen, so ist das in der Mehrzahl der Fälle richtig, da fast alle Keimzelltumoren einseitig vorkommen.

H 86
Frage 8.76: Lösung A

Zu (A)
Die muzinösen Zystadenome des Ovars sind epitheliale, in der Regel gutartige, mehrkammerige, mit Flüssigkeit gefüllte Tumoren, die riesige Ausmaße erreichen können und nur selten maligne entarten.
Zu (B)
Zu den Keimzelltumoren des Ovars gehören die Dermoidzysten (gutartig) und die seltenen malignen Dysgerminome.
Zu (C)
Das Häufigkeitsmaximum aller Ovarialtumoren liegt zwar zwischen 50 und 70 Jahren, sie können jedoch in jeder Altersgruppe, sogar im Kindesalter, auftreten, und auch in jeder Altersgruppe maligne sein.
Zu (D)
Relativ häufig, in bis zu 50% der Fälle, entarten die zunächst gutartigen serösen Kystome zu serösen Zystadenokarzinomen; letztlich ist ein gewisses Entartungsrisiko bei allen Ovarialtumoren gegeben.
Zu (E)
Auch die relativ häufig bilaterale Entstehung von Ovarialtumoren trifft am meisten für die serösen Kystome zu.

Frage 8.77: Lösung C

Immerhin ein Viertel aller Ovarialkarzinome sind durch Metastasen entstanden. Der Primärtumor ist in 75% der Fälle im **Magen-Darm-Trakt** lokalisiert.
Diese sekundären Tumoren werden als **Krukenberg-Tumoren** bezeichnet und sind meist doppelseitig.

Frage 8.78: Lösung B

Zu (1)
Das Pseudomyxoma peritonei wird auch Gallertbauch genannt. Es entsteht, wenn ein muzinöses Zystadenom des Ovars platzt (spontan, durch Palpation oder während einer Operation) und sich die schleimigen Massen am Peritoneum festsetzen. Die Prognose ist dann sehr schlecht; obwohl der Tumor nicht bösartig ist, sterben die Patientinnen qualvoll an Auszehrung.

Zu (4)
Die einzig weitere Ursache für die Entstehung eines „Gallertbauches" ist die Ruptur einer Mukozele im Appendix. Alle anderen Möglichkeiten kommen nicht in Betracht.

H 84
Frage 8.79: Lösung C

Zu (1)
Durch die mit **Follikelpersistenz** einhergehende Östrogenproduktion, die nicht durch Gestageneinfluß unterbrochen wird, entsteht die glandulär-zystische Hyperplasie. Dieses Hormonungleichgewicht wird als begünstigend für das Endometriumkarzinom angesehen.

Zu (2)
Zum Syndrom der **polyzystischen Ovarien** (Stein-Leventhal-Syndrom) gehören meist die Symptome: Sterilität, Adipositas, Hirsutismus, Virilisierung. Die Ursache beruht vermutlich auf einer Störung des Hypothalamus-Hypophysen-Regelkreises (gestörte Gonadotropinausschüttung). An den Ovarien findet sich meist ein typischer Befund: multiple Zysten, verdickte weißliche Ovarialkapsel (Tunica albuginea).

Zu (3)
Polyzystische Ovarien entarten praktisch nie maligne.

Zu (4)
Es ist genau umgekehrt: Eine Blasenmole begünstigt die Entstehung von Theka-Lutein-Zysten (etwa 20% der Fälle). Sie werden auf die vermehrte HCG-Ausschüttung zurückgeführt.

Zu (5)
Hier ist eine Rarität beschrieben. Torsionen bei Theka-Luteinzysten kommen selten vor, können dann aber wie jede Torsion durchbluteten Gewebes zu einer hämorrhagischen Infarzierung führen.

H 84
Frage 8.80: Lösung E

Follikelzysten entstehen, wenn der Eisprung und dadurch die Umwandlung zum Corpus luteum ausbleibt. Ursache ist meist eine (oft psychisch bedingte) Störung des hormonellen Regelkreises. Die Zysten bilden sich nach 1–2 Monaten von selbst zurück. Um die häufig bestehenden Durchbruchblutungen zu behandeln und zur Rezidivprophylaxe werden Östrogen-Gestagen-Kombinationspräparate gegeben.

Hypophysenadenome werden eingeteilt in:
- Basophile (oft bei ACTH-Überproduktion)
- Eosinophile (STH-Überproduktion)
- Chromophobe (machen sich durch fehlende Hormonproduktion bemerkbar)

H 86
Frage 8.81: Lösung E

Trotzdem es natürlich richtig ist, auch bei einer jungen Frau an ein Mammakarzinom zu denken und eine entsprechende Diagnostik einzuleiten, ggfs. sogar eine Probeexzision mit histologischer Untersuchung durchführen zu lassen, so ist es doch bei einer 30jährigen Frau am wahrscheinlichsten, daß eine gutartige Zyste vorliegt, evtl. im Rahmen einer fibrös-zystischen Mastopathie.

H 88
Frage 8.82 W: Lösung B

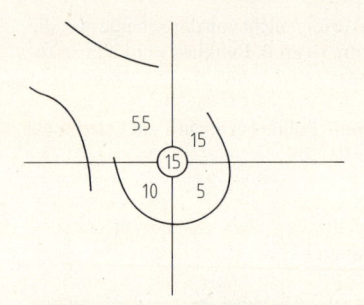

```
        55    15
           15
        10    5
```

Abb. 31. Lokalisationshäufigkeit in den verschiedenen Quadranten (in Prozent)

H 86
Frage 8.83: Lösung B

Manche Frauen haben anlagebedingt sogenannte „Hohlwarzen", d.h. invertierte Mamillen. Das ist eine Normvariante und hat keinen Krankheitswert; manchmal können lediglich Stillschwierigkeiten daraus entstehen (B). Alle neu entstehenden Veränderungen an der Brust wie Einziehen einer Mamille, Knoten, ekzematöse Hautveränderungen, Grobporigkeit der Haut (Peau d'orange), blutige Sekretion aus der Mamille können Symptome eines Karzinoms sein (A, C, D, E).

[F 85]
Frage 8.84: Lösung C

Unter **Mastopathie** versteht man eine durch eine gestörte Östrogen-Gestagen-Relation hervorgerufene Veränderung des Brustdrüsengewebes, die meistens im 4. bis 5. Lebensjahrzehnt auftritt und sich nach der Menopause meistens spontan zurückbildet.
Symptome sind: knotige Veränderungen des Brustgewebes, Druckempfindlichkeit, prämenstruelle Schmerzen und Absonderungen aus der Mamille. Eine Mastopathie gilt nicht als obligate Präkanzerose, obwohl das Karzinomrisiko dieser Frauen erhöht ist und obwohl **einige Formen der proliferativen Mastopathie** zu den Präkanzerosen zählen.
Zu (D)
Extrapuerperale Mastitiden sind ausgesprochen selten. Es gibt keinen speziellen histologisch-definierten Ausdruck für sie.

[F 88]
Frage 8.85: Lösung E

Die einseitige Einziehung der Haut im äußeren oberen Quadranten (hier entsteht das Mammakarzinom in über 50% der Fälle) und auch die Apfelsinenhaut kommen zustande, wenn das Karzinom dicht unter der Haut liegt, und durch Schrumpfung im Bereich des karzinomatösen Gewebes die Haut eingezogen wird. Eine nässende Mamillensekretion kann viele Gründe haben, ein Karzinom muß aber auf jeden Fall ausgeschlossen werden.
Zu (3)
Die Galaktorrhöe ist ein typisches Symptom für eine Hyperprolaktinämie.

[F 85]
Frage 8.86: Lösung B

Zu (B)
Die häufigste Ursache für blutige Sekretabsonderungen aus einer Brust sind Milchgangspapillome, die man mit einer Duktographie nachweisen kann. Da man aber immer auch an die Möglichkeit eines Mammakarzinoms denken muß, sollte außerdem eine gezielte Gewebeentnahme erfolgen.
Zu (A) und (D)
Sonographie und Thermographie sind nicht spezifisch genug.
Zu (C)
Läge ein prolaktinproduzierender Tumor vor, so wäre als Leitsymptom eine Galaktorrhöe zu erwarten.
Zu (E)
Bei der zytologischen Untersuchung des Sekretes besteht immer die Möglichkeit, daß einem die gesuchten pathologischen Zellen entgehen, deshalb kann man damit einen pathologischen Befund nicht ausschließen.

[H 86]
Frage 8.87: Lösung E

Die Kennzeichen des Carcinoma lobulare in situ sind: Es ist eine Frühveränderung, bei der sich solide Epithelnester im Bereich der Lobuli entwickeln. Wird diese Veränderung durch Probeentnahme entfernt, so wird damit an dieser Stelle ein Übergang in ein infiltrierendes Karzinom verhindert. Da solche Herde jedoch häufig multipel sind, besteht das erhöhte Risiko einer Karzinomentwicklung an anderer Stelle oder in der anderen Brust.

[F 85]
Frage 8.88: Lösung C

Mammakarzinome befallen in über 50% der Fälle den äußeren oberen Quadranten der Brust, können aber auch mehrere Quadranten derselben Brustseite gleichzeitig befallen. In 0,8% der Fälle kommen Karzinome primär gleichzeitig auf beiden Brustseiten vor, in 3,5% kommt es im Verlauf der Erkrankung zum doppelseitigen Befall.

Zu (C)
Eine Hautinfiltration ist als lokale Metastase zu bewerten.
Es liegt also ein Tumor im Stadium T4 mit wesentlich schlechterer Prognose vor.
Vereinfachte **TNM-Klassifikation** beim Mammakarzinom:

T_0: Kein Primärtumor auffindbar
T_{is}: Carcinoma in situ
T_1: Größe des Tumors beträgt 2 cm oder weniger
T_2: Der Tumor mißt 2–5 cm
T_3: Tumorgröße mehr als 5 cm
T_4: Tumor jeglicher Größe mit Infiltration der Brustwand oder Haut
N_0: Keine palpablen homolateralen axillären Lymphknoten (LK)
N_1: Bewegliche homolaterale Lymphknoten
N_{1a}: LK offenbar nicht befallen
N_{1b}: LK offenbar befallen
N_2: Fixierte homolaterale LK in der Axilla
N_3: Homolaterale supra- oder infraklavikuläre LK oder ein bestehendes Armödem
M_0: Keine Fernmetastasen nachweisbar
M_1: Fernmetastasen vorhanden
Das histologische Ergebnis kann durch ein + oder – gekennzeichnet werden.

Frage 8.89: Lösung D

Wenn ein Knoten palpatorisch verdächtig ist, so wird zwar eine Mammographie durchgeführt, aber die Indikation zur Gewebsentnahme steht schon vorher fest. Die Mammographie dient in diesem Fall mehr der genauen Lokalisation des verdächtigen Bezirkes für den Operator, da in Narkose bei liegender Frau mit Handschuhen und nach dem Abwaschen die Tastqualität eine ganz andere ist und manchmal ein zuvor gut zu findender Knoten kaum mehr zu erkennen ist oder sich andere fibrotische Knoten hinzugesellen. Bei vorliegender Mammographie hat der Operateur gute zusätzliche Hinweise auf den verdächtigen Bezirk.

Die Mammographie kann z. T. schon Bezirke als verdächtig erkennen, die dem Tasten noch entgehen, das ist ja der Grund, warum sie evtl. in den nächsten Jahren in die Krebsvorsorge aufgenommen werden soll.

Frage 8.90: Lösung C

Zu (1)
Die Einteilung der **Mastopathie** erfolgt in 3 Gruppen:
- **Einfache** Mastopathie (keine Präkanzerose)
- **Einfache proliferierende** M. (etwa 4fach erhöhtes Entartungsrisiko)
- **Atypisch proliferierende** M. (etwa 22fach erhöhtes Risiko)

Zu (2)
Bis heute ließ sich kein Anhalt dafür finden, daß die hormonelle Kontrazeption (egal, ob östrogen- oder gestagenbetont) ein erhöhtes Mammakarzinomerkrankungsrisiko darstellt.

Zu (3)
Bei Frauen, deren Mutter oder Schwester ein Mammakarzinom hatten, ist das Erkrankungsrisiko um ein Mehrfaches erhöht.

Zu (4)
Raucher(innen) haben ein erhöhtes Risiko u. a. an Bronchial-Ca oder Ösophagus-Ca zu erkranken, das Mamma-Ca-Risiko bleibt unbeeinflußt.

Zu (5)
Nach neueren Erkenntnissen bietet nur das Austragen einer Schwangerschaft vor dem 20. Lebensjahr einen gewissen Schutz.

Frage 8.91: Lösung A

Die Mastopathie Grad II ist keine Präkanzerose, bei den betroffenen Frauen ist das Karzinomrisiko geringfügig erhöht. Deshalb ist ein operatives Vorgehen überhaupt nicht indiziert (C, D, E). Ultraschalluntersuchungen haben bei der Brust keine so hohe Aussagekraft (B). Wegen des oben erwähnten erhöhten Karzinomrisikos sollten sorgfältige klinische Kontrollen erfolgen **(A)**.

Frage 8.92: Lösung C

Die Mastopathie entsteht meistens im 4. oder 5. Lebensjahrzehnt, wahrscheinlich auf Grund eines frühen, langjährigen Hormonungleichgewichtes. Die Mastopathia cystica fibrosa gilt als gutartige Dysplasie. Aber: Frauen mit einer Mastopathie erkranken bis zu zehnmal häufiger an Brustkrebs als andere Frauen; die proliferierende Mastopathie gilt sogar als Präkanzerose.

Auf die Prognose eines manifesten Karzinoms wirkt sich die Vorerkrankung nicht mehr aus, sondern nur noch die Tumormerkmale wie Differenzierung, Vorhandensein oder Abwesenheit von Östrogen- oder Progesteronrezeptoren, lokale Ausbreitung und Metastasen.

Frage 8.93: Lösung D

Das Carcinoma lobulare in situ gehört zu den nichtinvasiven Karzinomen und wird als Präkanzerose aufgefaßt. Mammakarzinome – abgesehen von M. Paget und seltenen Karzinomen mit ungewöhnlicher Differenzierung – gehen von den Milchgängen aus (duktal) oder von den Drüsenläppchen (lobulär, **D**).

Zu (B)
Ein auf ein Segment, also etwa ein ganzes Drüsenläppchen ausgedehntes Karzinom wird kaum noch nichtinvasiv sein.

Zu (E)
Das szirrhöse Karzinom ist das häufigste invasive duktale Karzinom und geht nicht häufiger als andere von beiden Brüsten gleichzeitig aus (ca. 5%).

H 88
Frage 8.94: Lösung E

Folgende Veränderungen an der Brust sind oft Symptome eines Karzinoms und bedürfen schnellster Abklärung:
– Ungleiche Größe der Brüste
– Knoten in der Brust
– Knoten im Bereich der Axilla, infraklavikulär und supraklavikulär
– Eingezogene Mamille
– Einziehung oder Unverschieblichkeit der Haut über einem Knoten
– Apfelsinenhaut, d. h. die Haut ist in einem umschriebenen Gebiet großporiger
– Offene Geschwürsbildung
– Ekzemartige Veränderungen im Bereich der Brustwarze
– Unscharf begrenzte flächenhafte Rötungen der Brust (DD Mastitis)
– Absonderungen aus der Mamille

Frage 8.95: Lösung E

Die Mammographie ist eine röntgenologische Aufnahme der Brust. Weil sie eine hohe Treffsicherheit beim Auffinden des Mammakarzinoms hat, ist sie bei jeglichem Karzinomverdacht indiziert:
● Blutende Mamma, sehr verdächtig
● Sezernierende Mamma, verdächtig
● Tastbarer Knoten in der Brust, muß unbedingt geklärt werden
● Tastbarer Knoten in der Axilla, Brustkarzinome metastasieren relativ früh in die angrenzenden Lymphknoten
● Frauen über 40 mit familiärer Belastung
● Als Kontrolluntersuchung der gesunden Brust bei Frauen, die eine Brustkrebsoperation hinter sich haben

F 88
Frage 8.96 W: Lösung A

Bevorzugte Metastasierungsorte sind in abnehmender Reihenfolge: Skelett > Leber > Lunge und Pleura > Nebennierenrinde > Haut > Ovarien.

F 88
Frage 8.97: Lösung D

Beim Morbus Paget der Mamille handelt es sich um ein Milchgangskarzinom, von dem aus Karzinomzellen in die Haut der Mamille streuen und dort Veränderungen verursachen, die einem nässenden Ekzem täuschend ähnlich sehen. Charakteristisch für den Morbus Paget der Mamille sind die großen, PAS-positiven Tumorzellen.
Behandlung wie üblich beim Mammakarzinom: Mastektomie ggfs. mit Ausräumung der Axilla.

Frage 8.98: Lösung A

Das „Komedo-Karzinom" macht etwa 5% aller Mammakarzinome aus. Es wächst in den Milchgängen, aus denen sich dann Pfropfen aus dichten Tumormassen mit zentraler Nekrose ausdrücken lassen (ähnlich dem Ausdrücken eines Mitessers = Komedonen, daher Komedo-Karzinom).
Wichtig ist vor allem, sich zu merken, daß dieses Karzinom intraduktal wächst.

F 85
Frage 8.99: Lösung A

Zu (A)
Die invasiven Karzinome wachsen meist duktal und können verschiedene histologische Formen annehmen. Das Bild zeigt ein szirrhöses Karzinom.
Zu (B)
Das intraduktale Karzinom gilt als nicht invasive Frühform.
Zu (C)
Komedo-Karzinom: auf der Schnittfläche sind Nekrosen als Pfröpfe sichtbar.
Zu (E)
Gallertkarzinom: Adenokarzinom mit starker Schleimentwicklung.

F 87
Frage 8.100: Lösung C

Die auf der Mammographie gezeigte Veränderung ist weniger dicht als das restliche Drüsengewebe und scheint nicht in direktem Zusammenhang zum Brustgewebe zu stehen, es ist im Gegenteil scharf begrenzt, sehr groß und ähnelt einer Zyste. Da zudem keinerlei Beschwerden beschrieben sind, wie bei einem Abszeß zu erwarten ist (D), ist die Diagnose „Lipom" am wahrscheinlichsten. Ein Karzinom stellt sich als Verdichtungsbezirk häufig mit Mikrokalzifikationen dar, ein Fibroadenom ebenfalls als Verdichtung, wobei Beziehung zum Drüsengewebe besteht.

Frage 8.101: Lösung E

Tumorspezifische Nachsorge meint:
- Tastuntersuchung
- Tumormarker (Ca 15–3, Prolaktin, CEA)
- Mammographie und Ultraschall

Beim Mammakarzinom sind Rezidive oder Metastasen nach bis zu 20 Jahren beschrieben. Die Nachsorge muß praktisch lebenslang fortgesetzt werden!

Frage 8.102: Lösung D

Die Mammographie ist zwar die aussagekräftigste Brustuntersuchungsmethode – und damit natürlich gerade bei gefährdeten Frauen wichtig! – sie belastet allerdings das Gewebe nicht unerheblich:
- durch die große Streuung der Alpha-Strahlen,
- durch die mechanische Kompression der Brust zwischen zwei Platten.

Frage 8.103 W: Lösung B

Eine einseitige blutige Absonderung aus der Mamille ist karzinomverdächtig. Etwa 98% aller Primärtumoren sind einseitig, auch bei den Milchgangspapillomen, die in 90% der Fälle gutartig sind. Milchgangspapillome sind feinzottige, fibroepitheliale Geschwülste. Wenn Zotten abreißen, kann es aus den Gefäßen in die Milchgänge bluten, es konmt zur sog. „blutenden Mamma".

Frage 8.104: Lösung C

Bei blutig-seröser Sekretion aus einer Brust, die ja immer auch auf ein Karzinom hinweisen kann, ergänzt die Darstellung der Milchgänge (Galaktographie) durch ein Kontrastmittel die zur Abklärung nötige Mammographie. Die Sonographie der Brust ist eine noch in der Entwicklung befindliche Methode; die Thermographie dient ebenfalls als Zusatzmethode, es sollen pathologische Gefäßmuster oder Temperaturveränderungen über Karzinomherden nachgewiesen werden.

Frage 8.105: Lösung E

Bei der radikalen Mastektomie nach Rotter-Halsted wird die Brustdrüse entfernt, außerdem die Musculi pectoralis major et minor und das axilläre Lymphknotengewebe wird so weitgehend wie möglich entfernt. Dabei müssen die in der Axilla verlaufenden Gefäß- und Nervenbahnen skelettiert, aber nicht reseziert werden.

Der Nervus thoracicus longus aus dem Plexus brachialis verläuft in der vorderen Axilla und versorgt den Musculus serratus anterior, welcher für die Atemhilfsmuskulatur und Beweglichkeit des Schulterblattes von Bedeutung ist.

Frage 8.106: Lösung B

Milchgangspapillome können übergehen in ein papilläres Karzinom. Sie wachsen in den Milchgängen und führen häufig zur sogenannten „blutenden Mamma".
Zu (A)
Ein fortgeschrittenes Mammakarzinom blutet zwar auch, hat aber mit großer Wahrscheinlichkeit ein „tastbares Korrelat".
Zu (C)
Brustentzündungen, egal ob im Wochenbett oder nicht, gehen mit Rötung, Schwellung und Schmerzen einher und verursachen keine blutige Absonderung.
Zu (D)
Bei hämorrhagischer Diathese kommt es zu spontanen Blutungen – allerdings nie aus der Mamille.
Zu (E)
Ein Carcinoma lobulare in situ macht praktisch keine Symptome und ist nicht palpabel. Es kann nur zufällig entdeckt werden.

Frage 8.107: Lösung C

Der M. Paget der Mamille ist ein Milchgangskarzinom, von dem aus eine Tumorausbreitung in den Mamillenbereich stattfindet; die Größe des Tumors beträgt unter 2 cm (T_1) und die axillären Lymphknoten sind offenbar noch nicht betroffen (N_{1a}). Therapie der Wahl ist beim Mammakarzinom die Mastektomie mit Lymphknotenausräumung; die Entfernung nur der ekzematös veränderten Haut im Bereich der Mamille reicht nicht aus, da sich auch Karzinomzellen in den Milchgängen befinden und die Grenze mit dem Auge nicht erkennbar ist. Außerdem kann über den Befall der Lymphknoten erst nach histologischer Untersuchung eine Aussage gemacht werden, d. h. sofern Lymphknoten tastbar sind, müssen sie auch entfernt werden (D).
Zu (A)
Sorgfältige Kontrollen durch Palpation und Mammographie sind in der Nachsorge nach erfolgter Mastektomie angezeigt.
Zu (B)
Hormontherapien werden bei entsprechender Rezeptorkonstellation immer wieder als Zusatztherapien versucht. Bekannt ist die Gestagentherapie aus der Behandlung inoperabler Korpuskarzinome.
Zu (E)
Abhängig vom jeweiligen Therapiezentrum wird anschließend an die Mastektomie entweder routinemäßig eine Nachbestrahlung oder eine Bestrahlung abhängig gemacht vom TNM-Stadium. Primär kommt eine Bestrahlung in inoperablen Fällen zur Wachstumshemmung und Schmerzlinderung in Betracht.

Frage 8.108: Lösung A

Die Krebsvorsorgeuntersuchung umfaßt: Anamnese, Spekulumuntersuchung mit Zervixabstrich, vaginale und rektale Tastuntersuchung, Untersuchung der Brüste. Außerdem gehören zur allgemeinen Vorsorge die Blutdruckmessung, Urinuntersuchung und Stuhl auf okkultes Blut dazu.
Die Kolposkopie soll in diese Untersuchung mitaufgenommen werden (B). Mammographie, Rektoskopie und Ultraschall nur bei entsprechender Indikation; als Screeningmethode sind sie zu teuer, zu arbeitsintensiv und zum Teil mit zu hohen Risiken belastet.

Psychologische Aspekte der Krebskrankheit

In diesem Rahmen über die „psychologische Führung" krebskranker Frauen schreiben zu wollen, erscheint mir vermessen.
Deshalb nur einige Stichpunkte:
Frauen, die an einem Genitalkrebs erkrankt sind, müssen sich sowohl mit den körperlichen, den endokrinen als auch mit den psychischen Folgen der Krankheit und der Behandlungsmethode, die ja häufig genug sehr invasiv und entstellend ist, auseinandersetzen.

Problemkreise sind:
- Das Gefühl der akuten Lebensbedrohung und das Wissen um die verkürzte Lebenserwartung
- Die Angst vor Schmerzen
- Die verminderte Leistungsfähigkeit durch die Krankheit und durch die Behandlung (Chemotherapie, Bestrahlung)
- Der Organverlust, durch den das Gefühl der körperlichen Ganzheit zerstört wird.
- Angst vor Einschränkungen in der Sexualität durch Veränderung an Organen (Vulvakarzinom), durch endokrine Veränderungen (Ausfall der Ovarialhormone, Hormontherapien), durch Minderwertigkeitsgefühle
- Veränderungen in der eigenen Körperidentität und wie sie von Partnern erlebt wird

All diese Probleme sollten vom Arzt angesprochen werden. Eine offene Aufklärung über die Krankheit und die Behandlung hilft oft weiter als vermeintliche Schonung, die häufig zu Unsicherheitsgefühlen und vermehrter Angst führt.

Nachsorge

Die meist ambulant durchgeführten, regelmäßigen Kontrolluntersuchungen in kurzen Abständen dienen
- der Früherkennung von Lokalrezidiven und Metastasen,
- der Erkennung von ernsten Therapiefolgen,
- der Behandlung anderer Erkrankungen, die aufgrund der häufig geschwächten Abwehr Krebskranker viel ernster verlaufen als bei Gesunden
- und sollte dienen der psychischen Betreuung und Unterstützung.

Die Zeitintervalle richten sich nach Art und Lokalisation der Geschwulst, meist erfolgen die Nachuntersuchungen in den ersten beiden Jahren nach der Primärtherapie in dreimonatigen Abständen, danach in sechsmonatigen bis jährlichen Abständen. Die Gesamtdauer der Nachsorge beträgt bei Genitalkarzinomen meist 5 Jahre, bei Mammakarzinomen 10 Jahre.
Zu den **Symptomen,** die **Rezidive** anzeigen können, gehören Gewichtsab- oder -zunahme, Appetitslosigkeit, Erbrechen, Auftreiben des Leibes, Diarrhöen, Blutabgang aus Rektum, Vagina und Harnwegen, Harnwegsinfektionen, Husten, Dyspnoe, Schwellung des Armes bei Mammakarzinom, Schwellung des Beines bei Zervixkarzinom, Knochenschmerzen, neuralgiforme Schmerzen und Knotenbildung in Haut und/oder Lymphknoten.

Wichtige Untersuchungen sind:
- Gynäkologische Untersuchung, Brust, Leber und regionäre Lymphknoten mituntersuchen!
- Gewicht, bei Ovarialkarzinom Bauchumfang messen
- Blutsenkung, Hämoglobin, Leukozyten
- Lungen-, Leber- und Knochenmetastasen ausschließen (Röntgenuntersuchung, Ultraschall, Labor)

Und nicht vergessen: Bei etwa 5% aller Karzinompatienten kommt es zu einer 2. Karzinomerkrankung!

Rehabilitation

In der Frage der Berufstätigkeit gibt es keine Regel. Die jeweilige Frau muß für sich selbst den richtigen Weg finden und entscheiden, ob ihr geregelte Arbeit noch möglich ist und in welchem Ausmaß (Krankschreibung oder zeitlich begrenzte Erwerbsunfähigkeit: Rente auf Zeit oder Einschränkung der Erwerbsfähigkeit oder Erwerbsunfähigkeitsrente).
Die Krankenversicherungen tragen Rehabilitationsmaßnahmen wie Nachkuren, Hauspflege, berufsfördernde Maßnahmen in sehr unterschiedlichem Ausmaß, es bedarf darum der Klärung im Einzelfall. Da es sich um eine lang dauernde Behandlung mit Folgen und eine schwere chronische Krankheit handelt, sollten alle Möglichkeiten, das Leben gut zu gestalten, ausgeschöpft werden.

Karzinomfrüherkennung

Vorsorgeuntersuchungen einmal im Jahr bei Frauen über 25 Jahren. Dabei auf folgende **Warnsymptome** maligner Tumoren achten:

Brust
- Verhärtungen, Knoten
- Sekretion aus der Mamille
- Retraktionsphänomene
- Ekzemartige Veränderungen
- Hautveränderungen wie z.B. Apfelsinenhaut
- Schwellung axillärer Lymphknoten

Uterus
- Fluorauffälligkeiten (fötide, blutig, bräunlich)
- Kontaktblutungen
- Metrorrhagien (Blutungen ohne Zykluszusammenhang)
- Zwischenblutungen
- Blutungen nach der Menopause

Vulva
- Verhärtungen
- Warzenartige oder ulzerative Hautveränderungen
- Leukoplakien (weißliche Auflagerungen)
- Juckreiz

Nach Anamnese und äußerer Untersuchung wird eine Untersuchung der Vagina mit dem **Spekulum** vorgenommen; dabei Betrachtung von Vagina und Portio und Entnahme von **Zellabstrichen.**
Es wird mit einem Wattestäbchen ein Abstrich von der Portiooberfläche, mit einem zweiten einer aus dem Zervikalkanal gemacht. Zellmaterial wird auf Objektträger ausgestrichen und mit Alkohol/Äther-Gemisch fixiert.
Anschließend Färbung und Klassifizierung nach **Papanicolaou:**

Gruppe I:	Unverdächtig, ausschließlich normale Zellen
Gruppe II:	Unverdächtig, aber anomale Zellmerkmale (z.B. entzündliche Veränderung)
Gruppe III:	Zweifelhaft; schwere entzündliche oder degenerative Veränderungen; leichte bis mäßige Dysplasie
Gruppe IV:	Schwere Dysplasie oder Carcinoma in situ
Gruppe IVb:	Invasives Karzinom nicht sicher auszuschließen
Gruppe V:	Invasives Karzinom

Nach Spekulumuntersuchung und Abstrich **rektale Untersuchung.** Es folgt das **Abtasten der Brüste** einschließlich der regionären Lymphknoten. Diese Untersuchung sollte jeder Frau gezeigt werden, damit sie sie zu Hause selber monatlich nach der Regelblutung durchführen kann.
Außerdem gehören zur Vorsorgeuntersuchung: Blutdruckmessung, Urinuntersuchung (Eiweiß, Zukker, Sediment) und Haemoccult-Test im Stuhl.

Weitere, spezielle diagnostische Verfahren sind
- die **Kolposkopie:** Betrachtung der Portiooberfläche mit Lupenvergrößerung bis 40fach.
  Befunde
- *Normal:* originäres Plattenepithel, Ektopie (Zylinderepithel), Umwandlungszone
- Abnorm:
  Mosaik (Felderung), Leukoplakie, essigweißes Epithel, Punktierung (Tüpfelung), atypische Transformationszone, Verdacht auf Karzinom

An der **Brust**
- Mammographie (Röntgenuntersuchung)
- Galaktographie (Kontrastmitteldarstellung der Milchgänge)
- Thermographie („Wärmebild", da Geschwülste im allgemeinen reich vaskularisiert sind)

Um die endgültige Diagnose erstellen zu können, müssen Proben histologisch untersucht werden. Dazu
- an der Portio **Konisation,** d.h. Ausschneidung eines kegelförmigen Teiles aus der Portio, dabei bei jüngeren Frauen wegen der physiologischen Ektopie Entnahme eines breiteren Konus, bei älteren Frauen wegen Rückverlagerung der Zellgrenze in die Zervix schmalerer, aber tieferer Konus.

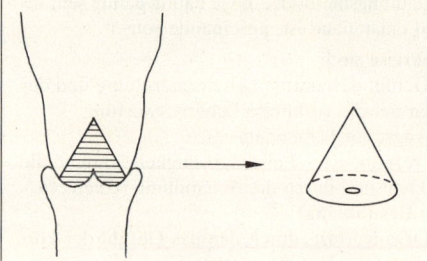

Abb. 32. Konisation

- an der Brust **Exzisionsbiopsie** (größte diagnostische Sicherheit)
  - Trokarbiopsie
  - Aspirationszytologie
  - Sekretzytologie

Frage 8.109: Lösung C

Die Kontrolluntersuchungen müssen erfolgen:
Im 1. Jahr alle	2–3 Monate
Im 2. Jahr alle	3–4 Monate
Im 3. Jahr alle	6 Monate

Frage 8.110: Lösung C

Bei der Kolposkopie wird die Portio mit Lupenvergrößerung (10–40mal) betrachtet, um Präkanzerosen oder beginnende Karzinome frühzeitig erkennen zu können, außerdem kann man Biopsien unter Sicht aus verdächtigen Bereichen entnehmen.
Suspekte kolposkopische Befunde, die einer weiteren Abklärung bedürfen, sind:
- **Leukoplakie (1)**, weiße, scharf begrenzte, über die Umgebung erhabene Flecken auf der Portio, die abwischbar sind. Die darunterliegenden Bezirke sind jodnegativ. Unter einer Leukoplakie kann sich ein Karzinom verbergen.
- **Grund (6)**, das sind leicht verdickte Bezirke, sie liegen manchmal unter der Leukoplakie, kommen aber auch eigenständig vor. Sie sind von zahlreichen punktförmigen Gefäßen durchsetzt, jodnegativ.
- **Felderung (4)**, das sind Epithelverdickungen, die durch Linien mosaikartig unterteilt sind. Manchmal punktförmige Kapillaren: jodnegativ.

Zu (2) und (5)
Ektopie – die Portiooberfläche ist mit unverhorntem Plattenepithel bedeckt, der Zervikalkanal mit drüsenbildendem Zylinderepithel ausgekleidet. Die Grenze zwischen Plattenepithel und Zylinderepithel ist altersabhängig und kann auch außerhalb des Zervikalkanals liegen (Ektopie!), das ist physiologisch. Meist liegt zwischen beiden verschiedenen Epithelien eine Übergangszone **(Umwandlungszone)** mit metaplastischen Zellen, auch das ist physiologisch. Doch entwickelt sich gerade aus den Zellen der Umwandlungszone am häufigsten das Zervikalkarzinom.

Zu (3)
Ovula Nabothi – sind Retentionszysten und nicht pathologisch. Sie entstehen in der Umwandlungszone, wenn Zylinderepithel mit Plattenepithel überdeckt wird und darunter noch weiter sezerniert.

Frage 8.111: Lösung B

Zu (B)
Mastopathie (oder Dysplasie der Mamma) – Haupterkrankungsalter 30–50 Jahre, ein- oder beidseitig, wahrscheinlich durch gestörte Östrogen-Gestagen-Relation hervorgerufene Veränderung des Brustgewebes: Fibrosierung, Zystenbildung, Hyalinisierung, Epitheldegeneration, knotige Veränderung in den Brüsten. Frauen mit Mastopathie erkranken 10mal häufiger an Brustkrebs als Frauen ohne Mastopathie.

Zu (A)
Fibroadenome – meist einseitig, einzelner Knoten, Haupterkrankungsalter zwischen 20 und 30 Jahren.
Zu (C)
Lipome – gutartig, selten an der Brust.
Zu (D)
Mammakarzinom – häufigster bösartiger Tumor bei Frauen, Haupterkrankungsalter 45–55 Jahre.
Zu (E)
Chronische Mastitis – nicht sehr häufig, meistens ältere Frauen betroffen.

Frage 8.112: Lösung C

Ovarialkarzinome haben ihren Häufigkeitsgipfel im 5.–6. Lebensjahrzehnt, doch sind sehr häufig auch jüngere Frauen betroffen, sogar Kinder unter 10 Jahren.
Bei diesem Tastbefund (runde, glatte, unempfindliche, bewegliche Resistenz) ist eine **Ovarial**zyste relativ wahrscheinlich, deshalb kann man abwarten, sie öffnet sich evtl. von selbst. Doch ist eine Kontrolle notwendig, um ein Weiterwachsen auszuschließen. Zur weiteren Differentialdiagnose gehören Follikelzyste, Hydro-, Pyo- oder Hämatosalpinx, Myome, Ovarialkarzinome!, Schokoladenzyste und Dermoidzyste, Tbc.

Wichtige gutartige Tumoren des Uterus

Myome sind die häufigste gutartige Geschwulst der weiblichen Genitalorgane, bei Frauen über 35 Jahren finden sie sich in 20%!
Sie sind hormonabhängig (Östrogene), kommen nicht vor der Pubertät vor und wachsen nach der Menopause nicht weiter.
Myome sind gutartige Tumoren der glatten Uterusmuskulatur (Leiomyome), Entartungsgefahr 0,2–0,5%. Nach ihrer Lokalisation unterscheidet man:

- **Intramurale** Myome (in der Gebärmutterwand): knollige Vergrößerung, Behinderung der normalen Kontraktionsfähigkeit, dadurch verstärkte und verlängerte Regelblutungen: Menorrhagien.
- **Submuköse** Myome: wachsen in die Gebärmutterhöhle hinein, lösen dadurch Kontraktionen aus, die manchmal zu Stielbildung und Austreibung des Myoms führen. Sie verursachen häufig verstärkte und verlängerte Regelblutungen (Menorrhagien), da der Wiederaufbau der Uterusschleimhaut gestört ist. Ganz *typisch* sind aber vor allem die Zwischenblutungen *(Metrorrhagien)*, die durch mechanische Läsionen des Schleimhautüberzugs und des Endometriums verursacht werden.

- **Subseröse Myome:** wachsen vom Uterus in Richtung freie Bauchhöhle. Sie verursachen in der Regel keine Blutungsstörungen oder sonstige Symptome. In seltenen Fällen Gefahr der Stieldrehung und des akuten Abdomens.
- **Intraligamentäre Myome:** wachsen zwischen den Blättern des Ligamentum latum in das lockere Beckenbindegewebe. Keine Blutungsstörungen.

Symptome
Außer den schon erwähnten Menorrhagien:
- Metrorrhagien (zyklusunabhängige Blutungen)
- Dysmenorrhöe (schmerzhafte Blutung)
- Miktions- und Defäkationsbeschwerden (durch Verdrängung von Blase und Rektum)

Im Falle einer **Schwangerschaft:**
- Häufiger Fehl- und Frühgeburten
- Tiefsitzende Myome können ein Geburtshindernis darstellen
- Störungen der Plazentaablösung (da ein Teil auf dem Myom aufsitzt)
- Verzögerung der Rückbildung (durch mangelnde Kontraktionsfähigkeit der Uterusmuskulatur)

Therapie
Eine Operation ist nur nötig, wenn
- die Symptome unangenehm für die Patientin sind (nur in 50% überhaupt Symptome!),
- starkes Wachstum auftritt (Entartungsrisiko, aber nur weniger als 0,5%),
- nach vorausgegangenen Fehlgeburten die Frau wieder schwanger werden möchte,
- Komplikationen drohen (Stieldrehung, Kompressionserscheinungen an den Ureteren usw.).

Entweder konservierende OP (Ausschabung, Enukleation) oder – häufiger durchgeführt – Hysterektomie.

Wichtige gutartige Tumoren des Ovar

Am Ovar herrscht eine ungeheure Tumorvielfalt! **Fast alle gutartigen Tumoren können maligne entarten.**

Hier eine grobe Einteilung in verschiedene Typen:
- **Retentionszysten**
- **Epitheliale Tumoren**
  Seröse Kystome, muzinöse Kystome
- **Tumoren des sexuell differenzierten Parenchyms**
  Granulosa- und Thekazelltumoren, Androblastome (Arrhenoblastome)
- **Keimzelltumoren**
  Dermoide, also gutartige Teratome
- **Kongenitale Resttumoren**
  Brenner-Tumor
- **Bindegewebige Tumoren**
  Fibrom

Symptome
Keine typischen Frühsymptome. Später Druck- und Völlegefühl, Zunahme des Leibesumfanges; Erhöhung der Blutsenkungsgeschwindigkeit; eingefallenes, blasses Gesicht (facies ovarica).

Morphologie
Retentionszysten
Entstehen durch Zurückhalten und Vermehrung von Flüssigkeit in Follikeln, die sich nicht öffnen.
- *Follikelzyste*
  Erreicht etwa Hühnereigröße in einem Graaf-Follikel, der nicht zum Platzen kommt. Klarer, dünnflüssiger Inhalt.
- *Corpus-luteum-Zysten*
  Im Gelbkörperhohlraum sammelt sich Flüssigkeit (häufiger bei Schwangerschaft), dicke Wand, hühnereigroß.
  Luteinzysten sind wie Follikelzysten, aber mit Thekazellen ausgekleidet. *Gehäuftes Vorkommen bei Blasenmole* und *Chorionkarzinom!*
- *Teer- oder Schokoladenzysten*
  Meist durch Endometrioseherde, enthalten eingedicktes Blut, oft doppelseitig, meistens etwa faustgroß.
- *Polyzystische Ovarien*
  (Stein-Leventhal-Syndrom)
  Kapselfibrose, darunter viele kleine Follikelzysten. Krankheit geht mit erhöhter Testosteronausschüttung einher (Hirsutismus, Amenorrhöe usw.)

Epitheliale Tumoren
- *Seröse Kystome*
  Mit die häufigsten gutartigen Ovarialtumoren; alle Altersgruppen; Doppelseitigkeit in 40%. Einfache oder gekammerte Tumoren gefüllt mit gelblich klarer Flüssigkeit. Kann zu großen, den ganzen Bauch ausfüllenden Tumoren heranwachsen.
  Übergang in seröse Zystadenokarzinome in 25–50%! Bei rechtzeitiger Entfernung aber gute Prognose.
- *Muzinöse Kystome*
  Die häufigsten Ovarialtumoren, alle Altersgruppen, meist einseitig.
  Gekammerte, glattwandige Tumoren, enthalten viskose oder geleeartige Flüssigkeit. Können die extremsten Größen erreichen (*Riesenkystome*). Selten maligne Entartung, aber wenn bei der Operation oder spontan der schleimige Inhalt in die Bauchhöhle gelangt und Implantationstumoren am Peritoneum entstehen, bildet sich der sog. *Gallertbauch* (Pseudomyxoma peritonei) und die Patientinnen sterben nach langem Siechtum an Auszehrung.

Tumoren des sexuell differenzierten Parenchyms
- *Granulosazelltumoren*
  Östrogenaktivität! kleinzelliger Tumor. In 30% klinisch bösartiger Verlauf mit Fernmetastasen und peritonealer Aussaat.
- *Thekazelltumoren*
  Östrogenproduktion. Sehr seltene Tumoren.
- *Androblastome* (Arrhenoblastome)
  Androgenaktivität! Seltene, meist einseitige Tumoren, klein und derb.
  Klinische Malignität in 25% der Fälle.

Keimzellentumoren
Dermoidzysten (gutartige *Teratome*)
Bevorzugt bei jüngeren Frauen, in 10% beidseitig. Meistens zystische Geschwülste, enthalten in derber Kapsel ölige, von Haaren durchsetzte Flüssigkeit. Haare sprossen aus dem sog. Dermoidzapfen, der auch Knochenteile und Zähne enthalten kann. In den gutartigen Teratomen reife, organähnliche Strukturen. Keine Entartung, aber Vorkommen von verschiedenen Differenzierungsgraden (wenig differenzierte sind bösartig).

Kongenitale Resttumoren
Brenner-Tumor
1% aller Ovarialtumoren, einseitig, meist bei älteren Frauen. Solide, derbe Geschwülste, glatte Oberfläche, etwa faustgroß. Makroskopisch nicht vom Fibrom (s. u.) zu unterscheiden, haben aber eine bindegewebige und eine epitheliale Komponente.
Immer gutartig. Entartung extrem selten.

Bindegewebige Tumoren
Fibrome
5% aller Ovarialtumoren, alle Altersstufen, einseitig. Derbe, solide Tumoren, Hyalinisation und Verkalkungen häufig.
Gutartig, sehr selten maligne Entartung.
Achtung: Die Kombination von Hydrothorax, Aszites und Ovarialfibrom wird *Meigs-Syndrom* genannt. Ursache unbekannt.

Therapie benigner Tumoren und Zysten:
Grundsätzlich **operativ**. Bei Retentionszysten auch konservativ. Bei echten gutartigen Geschwülsten einseitige Ovarektomie. Stellt sich heraus, daß es sich um einen Grenzfall zur Malignität handelt, müssen allerdings auch der Uterus und die andere Adnexe entfernt werden. Üblich ist heute bei Frauen nach der Menopause auch bei einseitigen gutartigen Tumoren die prophylaktische Entfernung der Gebärmutter und beider Adnexen.

Gutartige Tumoren der Brust

- **Fibroadenome** sind am häufigsten.
  Vorwiegend bei jüngeren Frauen, häufig multiple Herde. Östrogenabhängig! Entartung selten. Derbe, glatte, gut verschiebliche Knoten, bei der Mammographie homogene, scharfkantige Verschattung.
  Bei einzelnen Knoten Exstirpation. Bei sehr zahlreichen, das ganze Drüsenparenchym durchsetzenden Knoten wird oft zur Mastektomie geraten.
- **Papillome**
  sind selten. Können Ursache von pathologischer Sekretion (serös-blutig) aus der Mamille sein. Entartung sehr selten.
- **Adenome, Fibrome** und **Lipome** sind extrem selten.

F 87
Frage 8.113: Lösung D

Zu (D)
Für die Endometriose sprechen die Periodizität der Beschwerden, die wechselnde Schmerzhaftigkeit des Adnextumors, der einer Schokoladenzyste entsprechen könnte.
Zu (A)
Bei einem entzündlichen Konglomerattumor eher ständige Schmerzen, Dyspareunie, evtl. läßt sich ein Zusammenhang zu einer Adnexitis herstellen.
Zu (B)
Follikelzyste – oft als beweglicher, wenig druckschmerzhafter Tumor tastbar, prall-elastisch. Mittelschmerz, oft jedoch Zufallsbefund.
Zu (C)
Blastom – z. T. Beschwerdefreiheit, dann Schmerzen durch Verdrängung, Völlegefühl, Engerwerden der Kleidung, Allgemeinsymptome, keine Periodizität.
Zu (E)
Bei Sigmoiditis und Divertikulitis bestehen Beschwerden, die in Zusammenhang mit dem Stuhlgang stehen, eher linker Unterbauch.

F 87
Frage 8.114: Lösung E

Zervixpolypen sind wie die Korpuspolypen Drüsenhyperplasien, in aller Regel gutartig und oft Zufallsbefunde bei der gynäkologischen Untersuchung. Sie werden mit der Kornzange abgedreht. Symptom kann vermehrter, u. U. blutiger Fluor sein.

Frage 8.115: Lösung B

Menorrhagien beruhen im allgemeinen auf anatomischen Veränderungen von Uterus und Adnexen, die den Blutstillungsmechanismus stören, z. B.:
- Entzündungen
- Lageanomalien (Retroflexio)
- Myomen
- Endometriose
- Hypoplasie des Uterus

Egal, ob es sich um Myomknoten in der Gebärmutterwand oder Endometrioseherde in der Gebärmuttermuskulatur handelt, der Mechanismus, der zur verstärkten und verlängerten Regelblutung führt, ist folgender:
Die von Myomknoten oder Endometrioseherden durchsetzte Uteruswand büßt an Kontraktionsfähigkeit ein oder wird von den Knoten daran gehindert, sich genügend zusammenzuziehen.

F 87
Frage 8.116: Lösung C

Myome sitzen in der Gebärmutter (von innen nach außen); **submukös**, also zwischen Endometrium und Myometrium, **intramural**, also im Myometrium, oder **subserös**, also von Peritoneum überzogen. Tendenziell ist es eher so, daß die außen liegenden subserösen Myome überwiegend symptomlos sind, insbesondere kaum Blutungsstörungen verursachen (D), während die intramuralen und die submukösen Myome **(C)** durch die Behinderung der Kontraktionsfähigkeit der Gebärmutter häufig zu Hypermenorrhöen und anderen Blutungsstörungen führen; Auftreten von Myomen meist zwischen 30. und 50. Lebensjahr, spontane Rückbildung nach der Menopause. Endometritis und Zervixkarzinom verursachen unregelmäßige Zwischenblutungen, zur Endometritis kommen oft Unterleibsschmerzen hinzu (A, E). Bei Ovarialinsuffizienz mit glandulär-zystischer Hyperplasie sind die Blutungsintervalle meist länger (B).

H 87
Frage 8.117: Lösung D

Zu (2)
Die Abbildung zeigt ein großes Myom im Uterusisthmusbereich. Die klare Begrenzung und muskelwirbelartige Struktur sprechen gegen einen malignen Prozeß.
Zu (4)
Regressive Veränderungen an größeren Myomen sind vor allem Verkalkungen. Nach der Menopause kommt es außerdem oft zu Rückbildung, fast immer zumindest zum Wachstumsstillstand.

Frage 8.118: Lösung B

Zu (A)
Häufiger als solitäre kommen multiple Myomknoten vor, die meist von der Wand des Corpus uteri ausgehen.
Zu (B)
Am häufigsten ist die intramurale Myomlokalisation (55%). Es folgen die subseröse (ca. 40%) und die submuköse Lokalisation (ca. 2,5%). Der intraligamentäre Sitz eines Myoms ist selten.
Zu (C)
Das Uterusmyom ist die häufigste Geschwulst der weiblichen Geschlechtsorgane. Ab dem 35. Lebensjahr wird sogar eine Inzidenz von 40% angenommen.
Zu (D)
Die Östrogenaktivität ist ein wesentlicher Faktor für die Myomentstehung. Fast ausschließlich entstehen sie im geschlechtsreifen und präklimakterischen Alter. Sie bilden sich oft in der Postmenopause zurück. Entsprechend wird manchmal eine Behandlung mit Hormonen, meist Gestagenen, vorgenommen. Sie dient meist als Überbrückungstherapie bis zur Menopause, da sich die Myome danach häufig zurückbilden.

F 85
Frage 8.119: Lösung D

Myome sind generell gutartige Geschwülste der Gebärmuttermuskulatur. Sie sind ein sehr häufiger Befund, sind oft asymptomatisch. Dann ist eine Myomenukleation oder eine Hysterektomie natürlich nicht notwendig. Sie können aber je nach Größe, Sitz und Anzahl auch zu hartnäckigen Schmerzen, Blutungen, zu Druck auf die Harnblase und im Extremfall zur Stieldrehung mit akutem Abdomen führen.
Dann wird man gegebenenfalls operativ vorgehen.
Myome können in 0,2–0,5% maligne entarten, es handelt sich dann um Myosarkome.

H 86
Frage 8.120: Lösung C

Die Probleme, die die in der Schwangerschaft nicht so häufigen Myome verursachen, sind entweder mechanischer Art oder durch Störung der Gebärmuttermuskulatur bedingt oder eben Komplikationen, die mit der Schwangerschaft an sich nichts zu tun haben wie das akute Abdomen durch nekrotischen Zerfall eines Myoms **(4)**. Fehl- und Frühgeburten und Behinderungen in der Austreibungsperiode sowie eine evtl. auftretende Subinvolutio uteri hängen mit der Lokalisation zusammen und damit, daß sich ein Myomknoten nicht kontrahieren kann **(2, 5)**. Fetale Mißbildungen entstehen spontan oder durch systemische Noxen (1), ein Hydramnion entsteht ebenfalls spontan oder durch kindliche Erkrankung (3).

[H 88]
Frage 8.121: Lösung D

Das Eigentümliche ist, daß die beim Meigs-Syndrom vorkommenden Ovarialfibrome in der Regel gutartig sind und doch mit Aszites und Hydrothorax einhergehen.

Frage 8.122: Lösung B

Zu den Retentionszysten des Ovars gehören:
- Follikelzysten, d.h. nicht gesprungener Graaf-Follikel.
- **Corpus-luteum-Zysten (3)** – entstehen aus einem Corpus luteum, das sich nicht zurückgebildet hat; manchmal produzieren die Luteinzellen weiterhin Hormone, was zu Zyklusstörungen führen kann.
- **Endometriosezysten (4)** – sind ausgekleidet mit endometrium-ähnlichen Epithel, das sich zyklisch umwandelt und auch blutet. Dabei kommt es zur Ausbildung von Schokoladenzysten.
- Polyzystische Ovarien (Stein-Leventhal-Syndrom).

Zu (1), (2) und (5)
Muzinöse Zystadenome, seröse Zystadenome und das Cystoma serosum papillare gehören zu den Neubildungen des Ovars und entstehen aus Keimepithel.
Das **seröse Zystadenom** kann sich aus einer Follikelretentionszyste entwickeln, gutartig, blumenkohlartiges Aussehen, mit klarer Flüssigkeit gefüllt. Hohes Entartungsrisiko!
Muzinöses Zystadenom, gutartige Geschwulst, die mit gallertartiger Flüssigkeit gefüllt ist, kann entarten, kann extrem groß werden. Bei Ruptur kann es zur Peritonitis und zur Implantation von Zellen in der freien Bauchhöhle kommen.
Cystoma serosum papillare: Zystom, bei dem das Epithel im Hohlraum proliferieren kann, Papillen bildet und seröse Flüssigkeit sezerniert. Gefahr der Entartung!

Frage 8.123 W: Lösung D

Am besten ist eine Laparotomie, um nachzusehen, ob ein karzinomverdächtiger Bezirk vorliegt.

Frage 8.124: Lösung E

Blasenmole: Trophoblasterkrankung nach normaler Befruchtung. Aus nicht völlig geklärter Ursache kommt es zur blasenartigen Degeneration der Zotten mit gesteigerter HCG-Produktion. Der erhöhte HCG-Spiegel führt bei etwa 10% der Frauen zur Bildung von Luteinzysten in den Ovarien. Aus einer Blasenmole entsteht in 2–3% der Fälle ein bösartiges Chorionepitheliom.

[H 88]
Frage 8.125: Lösung B

Bei einer Galaktorrhöe liegt eine Hyperprolaktinämie zu Grunde, welche durch ein Hypophysenadenom oder Pharmaka (Sulpirid) verursacht werden kann. Dopamin ist ein PIF (prolactin-inhibiting-factor), d.h., wenn man Dopamin mit einem Dopamin**agonisten** stimuliert, wird die Prolaktinsekretion gehemmt; diesen Mechanismus nutzt man zum medikamentösen Abstillen (z.B. Pravidel, was vielleicht bekannter ist als Lisurid). Pathologische Sekretionen werden recht häufig durch Milchgangpapillome verursacht, in seltenen Fällen kann einmal eine Sonderform eines Milchgangkarzinoms dahinterstecken, nämlich der M. Paget der Mamille.

Frage 8.126: Lösung A

Verwirrung! Es werden 3 Formen der Mastopathie unterschieden:
- Die **fibrozystische Mastopathie,** diese teilt man je nach Proliferationstendenz in 3 Grade ein (s.u.),
- die **fibröse Mastopathie** mit Vermehrung des interlobulären Bindegewebes und
- die **sklerosierende Adenose.**

Einteilung der fibrozystischen Mastopathie in 3 Grade:
- Grad I, macht etwa 70% der Fälle aus, einfache fibrozystische Mastopathie ohne Epithelproliferation, keine wesentliche Erhöhung des Entartungsrisikos gegenüber gesunden Frauen.
- Grad II, macht etwa 20% der Fälle aus, fibrozystische Mastopathie mit Epithelproliferation, keine Zellatypien; Entartungsrisiko leicht erhöht.
- Grad III, macht etwa 5% der Fälle aus, Fibroadenomatosis cystica papillomatosa, Epithelproliferation und Zellatypien sind vorhanden, hohes Entartungsrisiko, engmaschige Kontrollen notwendig.

[H 86]
Frage 8.127: Lösung A

Einfache Mastopathie (I. Grades) – keine Präkanzerose.
Mastopathie II. Grades (d.h. mit proliferativen Veränderungen, aber ohne Zellatypien) – gilt nicht als Präkanzerose, das Entartungsrisiko ist aber erhöht **(1)**.
Mastopathie III. Grades (d.h. mit Epithelproliferation und vermehrten Zellatypien) – gilt als Präkanzerose (2, 4).
Und: wenn man bei einer mastopathischen Brust zum Karzinomausschluß einer Probeexzision durchführt, ist man immer in Gefahr, das wirklich verdächtige Areal nicht zu entnehmen, weil die gesamte Brust knotig verändert ist.

Frage 8.128: Lösung B

Die Endometriosis extragenitals führt zwar zu Beschwerden in dem betroffenen Körperteil, die mit dem Zeitpunkt der Menstruation in Zusammenhang stehen, nicht aber zu uterinen Blutungen. Eine sich im Corpus uteri befindende Endometriose heißt per definitionem Endometriosis genitalis oder genauer Adenomyosis uteri interna **(B)**. Zu den anderen Antworten: bei allen Blutungsstörungen in der Perimenopause muß man an Karzinome (A, C) denken, also eine fraktionierte Abrasio durchführen lassen; Portioektopien und Polypen sind meist gutartige Ursachen für Blutungsstörungen (D, E).

Endometriose

> Endometriose ist das Vorkommen von Uterusschleimhaut außerhalb des Cavum uteri. Man unterscheidet Endometriosis genitalis und extragenitalis.
> **Endometriosis genitalis**
> Am **Ovar** werden die Herde zu Retentionszysten (Teer- oder Schokoladenzysten). Es können schlimme schmerzhafte Verwachsungen mit der Umgebung auftreten (Konglomerattumoren).
> In der **Tube** sind meist die proximalen Anteile betroffen. Das führt zu Hämatosalpinx (Blut im Eileiter) mit nachfolgender Sterilität und manchmal Tubargravidität.
> Bei der **Douglas**endometriose findet man Resistenzen im Douglas-Raum hinter der Zervix. Die verursachen Dysmenorrhöen, Kohabitationsbeschwerden und Kreuzschmerzen.
> Eine Sonderform ist die **Adenomyosis uteri interna**, bei der mulitple Herde innerhalb der Muskulatur der Gebärmutter vorkommen. Meist ist der Uterus diffus vergrößert. Charakteristische Symptome: Dysmenorrhöe und Menorrhagien (verstärkte und verlängerte Blutung).
> **Extragenitale Endometriose**
> Können an allen erdenklichen Körperstellen vorkommen. Leitsymptome sind prämenstrueller oder menstrueller Schmerz und bei sichtbaren Herden auch die zyklische Schwellung. Entstehung ungeklärt. Im Vordergrund steht die Theorie, daß Gewebe über den Blut- und Lymphweg verschleppt wird.
> **Behandlung**
> *Operationen* bei ausgedehnten Veränderungen durch große Herde (Zysten am Ovar, Konglomerattumoren der Adnexe)
> *Gestagentherapie* wird durchgeführt, wenn
> - die Herde noch relativ klein sind,
> - die Fruchtbarkeit erhalten werden soll,
> - bei einer OP nicht alles Gewebe entfernt werden konnte,
> - die Herde einer OP schwer zugänglich sind (Darm, Harnblase).

Frage 8.129: Lösung D
Frage 8.130: Lösung E

Gemeinsamer Kommentar

Eine Endometriose ist das Vorkommen von Gebärmutterschleimhaut außerhalb der Gebärmutterhöhle.
Endometrioselokalisationen können sein:
- **Endometriosis genitalis interna**
  Gebärmutterwand
  Eileiter
- **Endometriosis genitalis externa**
  Ovar (als sog. „Schokoladenzysten")
  Douglas-Raum (zwischen Uterus und Rektum)
  Scheide, Portio, Dammgegend, Bänder (sehr selten)
- **Endometriosis extragenitalis**
  Sie ist sehr selten (höchstens 5% aller Endometriosen) und kann an jeder beliebigen Körperstelle vorkommen

Zur Entstehung:
Man stellt sich vor, daß die Endometriosis uteri interna (Adenomyosis uteri) entsteht, wenn Schleimhautgewebe in die Muskelschicht „durchwandert" und sich dort festsetzt. Die Durchwanderungstheorie gilt auch für die Tuben. Für alle anderen Endometrioseherde ist heute unter den Erklärungsversuchen die „Verschleppungstheorie" (hämato- oder lymphogen) Favorit.
Zu (C)
Eine Entzündung der Uterusschleimhaut ist eine Endometr**itis**.

Frage 8.131: Lösung B

Die Endometriose kommt nur im geschlechtsreifen Alter der Frau vor (A) und ist eine fast immer benigne Erkrankung; eine maligne Entartung ist sehr selten **(B)**. Die Zellen sind etwa gleichhäufig innerhalb der Gebärmutter (Endometriosis genitalis interna) zu finden wie außerhalb der Gebärmutter (Endometriosis genitalis externa). Bei großen Zysten kann man mit einer hormonellen Therapie nichts erreichen, weshalb man sich dann zum operativen Vorgehen entschließen muß; bei kleinen Herden ist der Versuch einer Hormontherapie gerechtfertigt (C, D, E).

Geschwülste der weiblichen Fortpflanzungsorgane 271

Frage 8.132: Lösung A

Unter Endometriosis genitalis interna versteht man ein endometriumähnliches Gewebe, das sich an einem anderen Ort **(Heterotopie)** der Genitalien außerhalb des Cavum uteri befindet und sich wie das Endometrium selbst zyklisch verändert. Sie ist nicht präkanzerös.
Behandeln kann man die Endometriose entweder operativ (bei großen Herden) oder mit Gestagenen, um die Proliferation des Gewebes zu hemmen und so die Beschwerden (erworbene, d.h. sekundäre Dysmenorrhöe) zu vermindern.
Nach der Menopause kommt es spontan zur Rückbildung der Herde.

Frage 8.133: Lösung C

Hier gab die Mehrzahl der Studenten fälschlicherweise (A) an. Ursache dieses Fehlers ist vermutlich die Verwechslung der Begriffe Endometriose genitalis externa und Endometriosis extragenitalis.
Endometriosis genitalis interna: in der Gebärmutterwand und dem Eileiter befindliche Endometrioseherde (B).
Endometriosis genitalis externa: an den Genitalien, aber außerhalb der Gebärmutter befindliche Herde, z.B. Ovar, Douglas, Scheide, Portio, Damm, Bänder (A).
Endometriosis extragenitalis: irgendwo im Körper versprengte Herde, die anatomisch keinen Bezug zu den Genitalien haben, aber durch ihre Hormonabhängigkeit zyklische Beschwerden verursachen können.
Therapiemöglichkeit für Endometriose sind nicht Östrogene, sondern Gestagene (E). Die Endometriose ist einer der typischen organischen Ursachen für Sterilität (D).

Frage 8.134: Lösung D

Der häufigste Lokalisationsort der Endometriosis externa ist das Ovar, wo sie durch zyklusabhängige Blutung in das Lumen der Zyste zu einer sog. Schokoladenzyste führen kann.
Zu (D)
Endometrioseherde sind nie autonom, sondern hormonabhängig. Die beiden übrigen Zusätze stimmen: Die Endometriosis genitalis externa ist gutartig und per definitionem auf Organe im kleinen Becken (mit Ausnahme des Uterus) beschränkt.

Frage 8.135: Lösung B

Leitsymptom von **Endometrioseherden** im kleinen Becken ist immer die erworbene, also sekundäre Dysmenorrhöe (B). Im Ovar bilden sich sog. **Teer- oder Schokoladenzysten,** die aber nicht zu Blutungsstörungen (A, C und D) führen.

Zu (A) und (C)
Verstärkte und verlängerte Regelblutungen sind Leitsymptome der Endometrioseherde in der Muskelwand der Gebärmutter (Adenomyosis uteri).

Frage 8.136: Lösung D

Zu (D)
Kleine Endometrioseherde oder Reste nach Operationen werden mit Gestagenen behandelt. Die Rückbildung der Herde ist auch mit Östrogen-Gestagen-Kombinationen zu erreichen (Möglichkeit E ist also völlig falsch).
Zu (B)
Größere Herde, vor allem Ovarialendometriosen, werden möglichst operativ entfernt. Dazu muß schon eine Laparotomie vorgenommen werden, aber eine „sofortige Laparotomie" ist weder nötig noch sinnvoll.
Zu (A) und (C)
Abrasio und Antibiotikabehandlung sind unangebracht.

Frage 8.137: Lösung C

Algopareunie = Dyspareunie, Schmerzen beim Geschlechtsverkehr.
Ursachen können sein:
- Endometriose
- Infektionen der Vulva, Vagina, Uterus, Adnexen und Nachbarorgane
- Narbengewebe, z.B. nach Episiotomien und Bestrahlungen
- Trockenheit der Vagina (fehlende Stimulation oder auch Östrogenmangel)
- Varikozelen
- Funktionelle oder psycho-sexuelle Ursachen

Frage 8.138: Lösung D

Strahlentherapie zieht als Komplikation die Schädigung gesunden Gewebes nach sich; relativ häufig kommt es zu Fistelbildungen im bestrahlten Gebiet oder zu Stenosierungen.
Zu (4)
Eine Blasenendometriose entsteht durch Versprengung endometriumsähnlichen Gewebes in die Blase. Die Ätiologie ist ungeklärt, jedenfalls entsteht sie nicht als Folge von Bestrahlungen.

Frage 8.139: Lösung E

Eine Ureter-Scheiden-Fistel muß operativ verschlossen werden, da mit einem Spontanverschluß kaum zu rechnen ist und die Gefahr der aufsteigenden Infektion besteht.

9 Lage- und Halteveränderungen der Organe des kleinen Beckens

Anatomische und funktionelle Grundlagen

Die weiblichen Genitalorgane und teilweise auch Blase und Rektum sind durch bindegewebige *Bandstrukturen* im kleinen Becken verankert. Wichtig für die Erhaltung normaler topographischer Verhältnisse und normaler Belastbarkeit sind neben den Bändern der *Musculus levator ani* und das z.T. muskuläre *Diaphragma urogenitale*. Durch die muskulären Anteile des Beckenbodens treten nur die Öffnungen für Urethra, Vagina und Rektum.
Der normale Blasenverschluß in Ruhe wird garantiert durch
- zirkuläre, glatte Muskulatur um die Harnröhre oberhalb des Diaphragma urogenitale,
- ein Venengeflecht unter dem Harnröhrenepithel.
- Der willkürliche Verschluß erfolgt durch quergestreifte Muskulatur.

Deszensus und Harninkontinenz

Wenn die Haltestrukturen insuffizient werden, kommt es zur „*Senkung*", typischerweise als
- **Descensus vaginae**
- **Descensus uteri**
- **Descensus uteri et vaginae**

Begünstigend für eine Senkung können sein:
- Übergewicht, „Hängeleib"
- Körperliche Überanstrengung (Beruf, Haushalt, Landwirtschaft)
- Konstitutionelle Bindegewebsschwäche
- Vorausgegangene Geburten

Alle diese Veränderungen führen zu einer Vielzahl von Beschwerden:
- Uncharakteristische, diffuse Schmerzen in Kreuz, Rücken, Unterbauch
- Defäkationsstörungen und Hämorrhoidenbildung

Ganz typisch und für die betroffenen Frauen besonders unangenehm und belastend ist das Hauptsymptom: die **Harninkontinenz**.
Senkungserscheinungen führen zur **Streßinkontinenz**, die in 3 Schweregrade eingeteilt wird:

- 1. Grad: Urinabgang beim Husten, Lachen, Niesen („Bauchpresse")
- 2. Grad: Unwillkürlicher Abgang von Harn bei leichter körperlicher Tätigkeit
- 3. Grad: Absolute Inkontinenz (auch im Liegen)

Von der Streßinkontinenz abgegrenzt werden müssen:
- Die **Dranginkontinenz** (auch Urge-Inkontinenz von engl. to urge = zwingen, drängen)
  Symptome:
  Zwanghafte Entleerung kleiner Urinmengen bei erhöhtem Blaseninnendruck
  Ursachen:
  Irritation von Blase und Urethra (Zystitiden, Strahlenzystitis, Blasensteine)
- **Harnwegsfisteln**
  Symptome:
  Meist Inkontinenz 3. Grades
  Ursachen:
  Blasen-Scheiden-Fisteln, Ureter-Scheiden-Fisteln (nach Operationen, schweren Geburten, durch Tumore
- **Ischuria paradoxa (Überlauf-Inkontinenz)**
  Symptome:
  Die Blase ist übervoll, kann aber nicht entleert werden, sie „läuft über"
  Ursachen:
  Tumoren, Totalprolaps, neurologische Ursachen, gelegentlich nach Verletzungen der Urethra
- **Detrusordyssynergie** (Blasenmuskelfunktionsstörung)
  Symptome:
  Bei leichten Schwankungen des Umgebungsdruckes der Blase (z.B. Husten, Laufen) werden kurze Detrusorkontraktionen ausgelöst.
  Ursachen:
  Psycho-, neuro-vegetativ, endokrin (im Ernst!)

Die *Diagnostik* der Harninkontinenz ist oft schwierig; sie umfaßt:
- Urinuntersuchungen
- Zystoskopie (Blasenspiegelung)
- Urethrozystographie (Auffüllen der Blase mit Röntgenkontrastmittel)
- Blauprobe (Blasenfüllung mit Blaulösung)
- Urethrozystotonometrie („Uroflow" u.a. Methoden zur simultanen Druckmessung in Urethra, Blase und Rektum unter verschiedenen Bedingungen wie z.B. Entspannung, Betätigung der Bauchpresse usw.).
- I.v. Pyelogramm (Darstellung von Nierenbecken und Ureteren)

Therapie
Bei Deszensus und Streßinkontinenz:
- Beckenbodengymnastik (meist nur nach Geburten erfolgreich)
- Pessar (nur bei inoperablen Frauen)
- Operation. Es ist heute üblich, eine vaginale Uterusexstirpation zu machen kombiniert mit „vorderer und hinterer Plastik" (Beseitigung von Zysto- und Rektozele). Es ist aber auch möglich, unabhängig von der Uterusexstirpation, Blasenboden und Schließmuskulatur zu „raffen" (Operation von Marshall-Marchetti).
Auch bei Fisteln wird eine Operation vorgenommen (wenn sie nicht karzinomatös entstanden sind).

Bei der Detrusordyssynergie (psycho-neuro-vegetativ...) werden Parasympatholytika (z. B. Vagantil) verschrieben.

Prophylaxe
Um einer Senkung der Genitalorgane vorzubeugen, ist vor allem eine konsequente Rückbildungsgymnastik zur Kräftigung des Beckenbodens nach Geburten hilfreich. Viele Ärzte vertreten außerdem die Ansicht, daß ein Dammschnitt (Episiotomie) zur Vorsorge von Senkungen dienen kann.

H 85
Frage 9.1: Lösung C

Zu (C)
Der M. levator ani ist einer der wichtigsten Muskeln in der Geburtshilfe. Er ist im kleinen Becken in einer stark abfallenden trichterförmigen schiefen Ebene angeordnet **(Diaphragma pelvis)** und läßt zwischen seinen Schenkeln einen Spalt frei, den der kindliche Körper beim Durchtritt dehnt.
Zu (B)
Die Parametrien sind bindegewebige Strukturen des kleinen Beckens, die der Aufhängung der Gebärmutter dienen.
Zu (A)
Die Ligamenta rotunda ziehen von der Gebärmutter zur Leiste und entsprechen dem Leistenkanal beim Mann.

H 88
Frage 9.2 W: Lösung E

Die Streß- bzw. Belastungsinkontinenz wird wie folgt eingeteilt:
Grad 1: Unwillkürlicher Urinabgang bei Betätigung der Bauchpresse (Lachen, Husten, Niesen)
Grad 2: Unwillkürlicher Harnabgang bei körperlicher Belastung (Laufen, Treppensteigen)
Grad 3: Ständiger Urinabgang auch im Liegen, absolute Inkontinenz

F 84
Frage 9.3: Lösung D

Unwillkürlicher Harnabgang ist ein Symptom, das unterschiedliche Ursachen haben kann!: Infektionen, Adipositas, Gebärmuttersenkung, Dranginkontinenz infolge eines hypertonen Detrusors.
Die Therapie richtet sich nach der Ursache.
Ein Descensus vaginae kann von einer Zystozele oder/und einer Rektozele begleitet werden. Die typische Symptomatik im Blasenbereich ist Druckgefühl in der Blasengegend, Harndrang, *Harninkontinenz*.
Im Rektumbereich kommt es zu Schmerzen beim Stuhlgang, Erschwerung der Entleerung des Enddarmes.

F 87
Frage 9.4: Lösung C

Schwangerschaft, Wochenbett, postoperative Phase, Immobilisation, Hormontherapien, Strahlen- und Zytostatikatherapien sowie Karzinomerkrankungen sind u. a. Risikofaktoren für **thrombembolische Prozesse;** in der postoperativen Phase stellen die ersten 10 Tage die Zeit der größten Gefährdung dar.
Anamnestisch für eine Lungenembolie mit Herzversagen spricht das plötzliche Auftreten, ohne daß vorausgehende Symptome beschrieben sind, wie man ja bei einer Pneumonie erwarten würde. Morphologisch kennzeichnend für einen hämorrhagischen Lungeninfarkt ist ein schwarzroter keilförmiger Herd, dessen Ausmaß von der Größe des verschlossenen Lungenarterienastes abhängt. Die schwarzrote Färbung wird durch den Austritt von Erythrozyten verursacht.
Zwar kann es auch im Rahmen von Pneumonien zum Austritt von Erythrozyten in das Lungengewebe wie bei der roten Hepatisation oder bei hämorrhagischen Lungenödemen kommen, die Ausbreitung entspricht dann jedoch nicht den Gefäßstrukturen, sondern den Bronchialverzweigungen oder den Lungenlappen.
Beim Goodpasture-Syndrom tritt neben der Glomerulonephritis eine idiopathische Lungenhämosiderose auf, diese stellt sich als braune Lungeninduration dar (E). Als Pneumomalacia acida (D) bezeichnet man eine saure Erweichung der Lunge, die durch eine durch den Tod bedingte Magensaftaspiration hervorgerufen wird.

F 86
Frage 9.5: Lösung A

Die mit der Zystozele einhergehende Vergrößerung des Blasenhalswinkels stört die Verschlußfunktion der Blase.
Therapie: Operation (Hysterektomie, Kolporrhaphie).

[H 87]
Frage 9.6 W: Lösung C

Die gängigste Methode zur urodynamischen Abklärung ist die Urethrozystotonometrie, bei der nach Blasenfüllung unter verschiedenen Bedingungen (z.B. Husten) der Druck der Blase, Urethra und Rektum gemessen wird. Wenn der Blasendruck beim Husten den Harnröhrendruck übersteigt, also ein *negativer Urethraverschlußdruck* besteht, liegt eine **Streßinkontinenz (C)** vor (z.B. bei Descensus uteri).

Zu (A)
Eine Ureterozele ist eine Mißbildung, bei der sich der Ureter in die Blasenwand „ausbeult", kann für einen vesikourethralen Reflex verantwortlich sein.

Zu (B)
Mit **Reflexinkontinenz** ist wohl eine neurologische Störung auf der Reflexebene zum Rückenmark gemeint, z.B. bei Multipler Sklerose.

Zu (D)
Bei der **Urge-Inkontinenz** unterscheidet man zwischen **sensorischer** *(ohne Detrusorkontraktionen)*, z.B. bei chronischem Infekt und atrophischen Verhältnissen und **motorischer** Urge-Inkontinenz *mit Detrusorkontraktionen* (nach neuerer Nomenklatur das Gleiche wie Detrusordyssynergie). Ursache sind Störungen im parasympathisch/sympathischen Gleichgewicht.

Zu (E)
Eine extraurethrale Inkontinenz liegt z.B. bei Fisteln und Mißbildungen vor.

[H 84]
Frage 9.7: Lösung E

Die Harninkontinenz wird eingeteilt in:
- **Streßinkontinenz**, z.B. bei vermindertem Schließmuskeltonus wegen eines Deszensus infolge einer Beckenbodenschwäche.
  Weitere Ursachen: Tonusverlust der Harnröhre in der Menopause.
  Veränderung der intraabdominalen Druckverhältnisse.
- **Urge-Inkontinenz** (= Dranginkontinenz), vesikal bedingt, Beispiel: Reizblase.
  Ursache: Detrusorhyperreflexie oder -dyssynergie (bei Entzündungen, Tumoren, Steinen).
- **Reflexinkontinenz:** Überlaufblase bei neurologischen Erkrankungen, seltener nach der Geburt.
- **Extraurethrale Inkontinenz;** bei angeborenen oder erworbenen Öffnungen des Harnwegssystems wie Mißbildungen oder Fisteln.

[F 87]
Frage 9.8: Lösung C

Urge-Inkontinenz = Dranginkontinenz wird hervorgerufen durch kurze, nicht kontrollierbare Detrusoraktionen. Es kommt zu starkem Harndrang und dann zum Urinabgang.

Streßinkontinenz wird verursacht durch die Veränderung des Blasenhalswinkels, wodurch es bei mehr oder weniger ausgeprägten Belastungen zum unwillkürlichen Urinabgang kommt.

Die Therapie der Wahl ist bei einer Frau im geschlechtsreifen Alter mit abgeschlossener Familienplanung die vaginale Hysterektomie mit vorderer und hinterer Plastik (Scheidenraffung). Die Therapie der Dranginkontinenz richtet sich nach der Ursache, bei Zystitis Antibiotika, bei Blasenstein Entfernung desselben, ggfs. auch Parasympathikolytika, wenn die Therapie der Grunderkrankung zum Beheben der Beschwerden nicht ausreicht.

[F 85]
Frage 9.9: Lösung E

Ein Descensus uteri, also ein Absinken der Gebärmutter durch zunehmende Insuffizienz der Haltestrukturen im Becken selbst und am Beckenboden, kann unterschiedliche Ursachen haben:
- Konstitution, d.h. eine allgemeine Bindegewebsschwäche
- Mehrere Geburten, die ja jedesmal besonders den Beckenboden belasten
- Erhöhter intraabdomineller Druck z.B. durch Adipositas, aber auch chronischer Husten, Obstipation
- Ständige, schwere körperliche Arbeit

[H 85]
Frage 9.10: Lösung E

Zu (E)
Unter der Geburt, d.h. bei zu schnellem Durchtritt des Kopfes, bei großem Kopfumfang, bei operativen Entbindungen (Zange, Saugglocke), bei großen Dammschnitten kann es zur Verletzung des M. levator ani kommen, der mit zur Schließmuskulatur des Rektums gehört.

Zu (A) und (C)
Rektozele und Analprolaps treten eher bei älteren Frauen auf als Folge einer Bindegewebsschwäche, wobei mehrere Geburten bzw. lange Austreibungsphasen unter den Geburten diese Krankheiten begünstigen.

Zu (B)
Zum Hämorrhoidalprolaps kann es schon unter der Geburt kommen, verursacht durch das starke Pressen.

Zu (D)
Die Dranginkontinenz ist auf eine neuromuskuläre Störung des Detrusor vesicae zurückzuführen; die Streßinkontinenz (Urinabgang beim Husten, Niesen, Lachen, Laufen etc.) kann als Bindegewebsüberdehnung viele Jahre nach zahlreichen oder protrahierten Geburten auftreten.

Frage 9.11: Lösung B

Siehe auch Kommentar 9.9 sowie Lerntext.
Bei einem ausgeprägten Descensus uteri et vaginae verlagert sich die Gebärmutter auf Grund der Schwäche der Haltestrukturen in Richtung Scheidenausgang und tritt z. T. auch aus der Scheide aus (Prolaps). Wird die Portio dabei von der Gebärmutter gegen das Scheidenepithel gedrückt, so kann es zur Entstehung von Ulzera kommen (A). Ulzera treten außerdem häufiger auf bei Frauen, die einen Deszensus haben und inoperabel sind oder eine Operation ablehnen und bei denen ein Behandlungsversuch mit einem Pessar gemacht wird. Ein Pessar ist ein kräftiger Gummiring, der in die Vagina vor den Muttermund gesetzt wird, um die Vagina „anzuheben" und den Uterus zu „tragen".
Bei Schwäche der jeweiligen Strukturen können vorhanden sein:
- Zystozele – Vorwölbung der Blase in Richtung Scheide
- Rektozele – Vorwölbung des Rektums in Richtung Scheide
- Douglaszozele – Vorwölbung des Douglas-Raumes in Richtung Scheide

Eine Lageveränderung ist bei so erschlafften Strukturen nicht stabil (B). Therapie der Wahl bei operationsfähigen Frauen ist die vaginale Hysterektomie mit vorderer und hinterer Scheidenraffung, bei der Scheidengewebe entnommen wird und die entstehende Vernarbung stützend wirken soll.

Frage 9.12 W: Lösung C

Bei einem Descensus genitalis mit Harninkontinenz bei einer Frau in einem Alter, in dem man in der Regel noch gut operieren kann, ist die eindeutige Therapie der Wahl die vaginale Hysterektomie mit Plastiken (C), d.h. Entnahme eines Streifens Scheidengewebe aus dem zur Blase und dem zum Rektum hingelegenen Teil der Scheide, Wiedervereinigung der Wundränder und somit Hebung des Blasenbodens.
Bei einer alten, inoperablen Frau oder, um eine Operation vorübergehend zu vermeiden, kann man bei der oben beschriebenen Symptomatik die Einlage eines Pessars versuchen (A).
Zu (B)
Eine Retroflexio uteri mit starken Beschwerden kann man mit einer Kürzung der Ligamenta rotunda zu bessern versuchen.

Zu (D)
Bei notwendigerweise abdominalem Vorgehen, z.B. bei großem Uterus myomatosus mit Streßinkontinenz, kann zusätzlich eine Aufhängung der Urethra an der Symphyse durch die Veränderung des Winkels vom Blasenboden zur Urethra das Ergebnis verbessern.
Zu (E)
Kolpokleisis, d.h. der Verschluß der Scheide, ist nur im Alter und bei schwerstem Deszensus indiziert.

Frage 9.13: Lösung D

Mittels der genannten Untersuchungsmethoden mag sich eine Fistel vermuten, evtl. auch teilweise darstellen lassen, wobei die Tastuntersuchung und die Spekulumeinstellung sicher um ungenauesten sind.
Um eine Ureter-Scheiden-Fistel jedoch zuverlässig von einer Blasen-Scheiden-Fistel zu unterscheiden, ist aber eine Kontrastmitteldarstellung der Harnwege notwendig. Bei einer intravesikalen Blauprobe dürfte sich nur eine Blasen-Scheiden-Fistel darstellen (es sei denn, es läge ein Reflux vor). Nach i. v.-Gabe eines Kontrastmittels stellt sich zunächst die Ureter-Scheiden-Fistel dar und evtl. danach eine Blasen-Scheiden-Fistel. Diese Fisteln können Komplikationen nach gynäkologischen Operationen sein, z. B. nach unbemerkten Blasen- oder Ureterverletzungen.

Frage 9.14: Lösung E

Die Retroflexio uteri mobilis kann angeboren oder erworben sein und ist nicht mehr als eine Normvariante. Im allgemeinen macht sie keine Symptome und braucht nicht behandelt zu werden.
Zu (A)
Als Ursache einer Sterilität kommt sie nur extrem selten in Frage. Man vermutet, daß dabei eine Blutstauung und „nervöse Irritationen" eine Rolle spielen.
Zu (B) und (C)
Gelegentlich kommt eine Retroflexio aufgrund der damit veränderten Beweglichkeit des Uterus als Auslöser von Dysmenorrhöe oder Schmerzen bei der Regelblutung in Betracht.
Zu (D)
Normalerweise richtet sich der schwangere retroflektierte Uterus im Verlauf des 2.–3. Schwangerschaftsmonats auf. Passiert dies nicht, füllt der Uterus das kleine Becken aus und führt zu Abklemmungserscheinungen bis zur Harnverhaltung. In diesen Fällen muß er in Narkose aufgerichtet werden.

[H 86]
Frage 9.15: Lösung E

Zwar kann die Retroflexio uteri mobilis Ursache von Kreuzschmerzen, Dysmenorrhöe, Dyspareunie sein, sie kann auch ein Konzeptionshindernis darstellen, sie ist jedoch in den meisten Fällen bedeutungslos, stellt nur selten eine Indikation zum Vorgehen dar und ist einfach ein relativ häufiger Nebenbefund bei gynäkologischen Untersuchungen.

[H 88]
Frage 9.16: Lösung A

Einfach ja. Bei der Mehrzahl der Frauen befindet sich der Uterus in der Anteflexio, das Corpus uteri ist also gegenüber der Zervix nach vorne gekippt, und Anteversio. Unter Anteversio versteht man, daß der gesamte Uterus außerdem im Beckenraum nach vorne gekippt ist.

[F 88]
Frage 9.17: Lösung E

Eine Retroflexio uteri mobilis muß nur behandelt werden, wenn starke Beschwerden vorhanden sind, die durch nichts anderes als durch die Lageveränderung zu erklären sind. In der Schwangerschaft richtet sich ein retroflektierter Uterus in der Regel bis zur 12. SSW spontan auf, tut er es aber nicht, so sollte eine manuelle Aufrichtung in Narkose erfolgen, um eine Inkazeration und/oder Harnverhaltung zu verhindern (B), ein operatives Vorgehen ist nicht notwendig.

Frage 9.18: Lösung D

Die Arteria iliaca communis teilt sich in die Arteria iliaca interna und externa. Aus der Arteria iliaca interna entspringt die **Arteria uterina**.
Die kleine **Arteria sacralis** kommt wie die *Arteria ovarica* aus der Aorta.
Im Grunde ist die Blutversorgung der inneren und äußeren Genitalorgane recht übersichtlich.
Sie werden von der Arteria ovarica (aus der Aorta) und Zweigen der Arteria iliaca interna versorgt. Für die Scheide und das äußere Genitale sind die Arteria rectalis media und die Arteria pudenda interna, beide aus der Arteria iliaca interna, zuständig.

Frage 9.19: Lösung E

Dammriß 1. Grades: Hautverletzung
Dammriß 2. Grades: Oberflächliche Muskelverletzung
Dammriß 3. Grades: Verletzung der Dammuskulatur wie auch des M. sphincter ani.
Die Gefahr der bleibenden Inkontinenz besteht erst, wenn der Musculus sphincter ani mitverletzt ist.

Literaturverzeichnis

1. Barnes, J.: Lecture Notes of Gynecology, Blackwell Scientific Publ.
2. Beischer, N. A., Mackay, E. V.: Obstretics and the Newborn, Saunders, Sydney
3. Döderlein, E., Göltner, E.: Gynäkologie und Geburtshilfe. Urban und Schwarzenberg
4. Husslein, H., Martius, H.: Die gynäkologischen Operationen. Thieme
5. Kepp, R., Staemmler, H. H.: Lehrbuch der Gynäkologie. Thieme
6. Martius, G.: Lehrbuch der Geburtshilfe. Thieme
7. Netter, F. H.: Genitalorgane, Thieme
8. Pschyrembel, W.: Praktische Geburtshile. de Gruyter
9. Savic, B.: Allgemeine klinische Untersuchungen. Springer
10. Schmidt-Mathiesen, G.: Gynäkologie und Geburtshilfe. Schattauer
11. Stegner, H.-E.: Gynäkologie und Geburtshilfe. Enke
12. Unser Körper, Unser Leben, Handbuch von Frauen für Frauen. Rowohlt
13. Pschyrembel, W.: Klinisches Wörterbuch
14. Der Arzneimittelbrief

Bildanhang

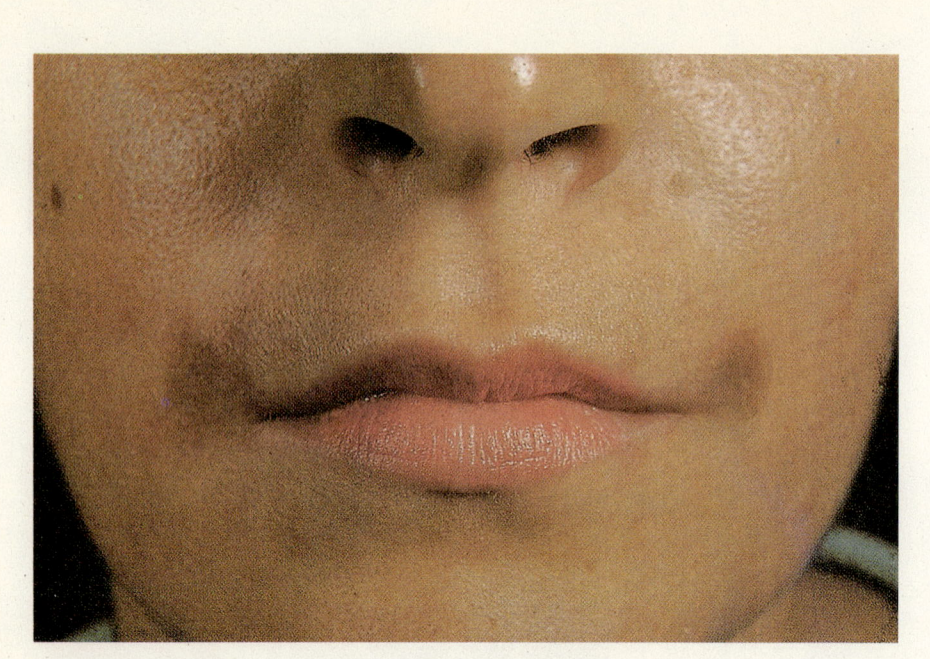

Abb. 1 zu Frage 3.59

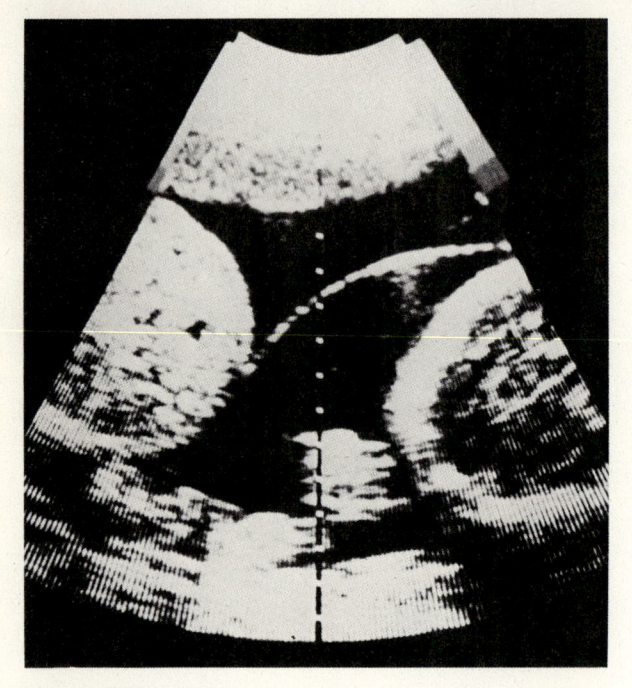

Abb. 2 zu Frage 4.26

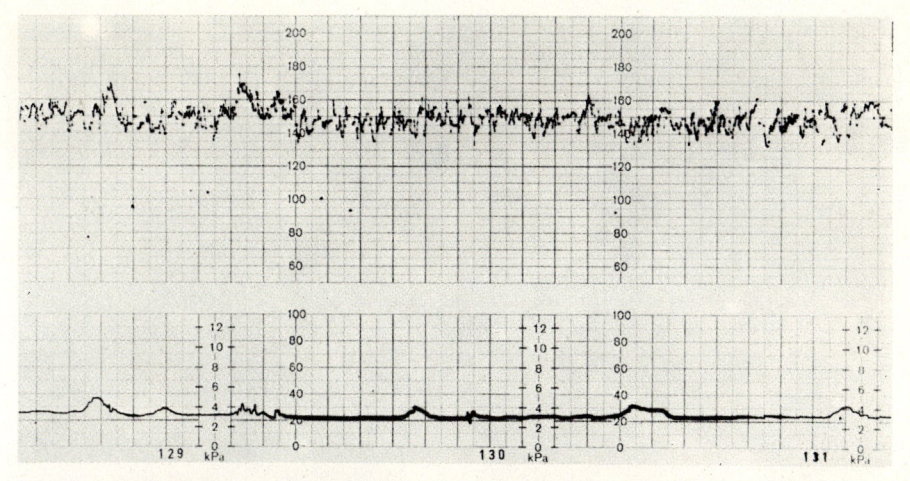

Abb. 3 zu Frage 5.64

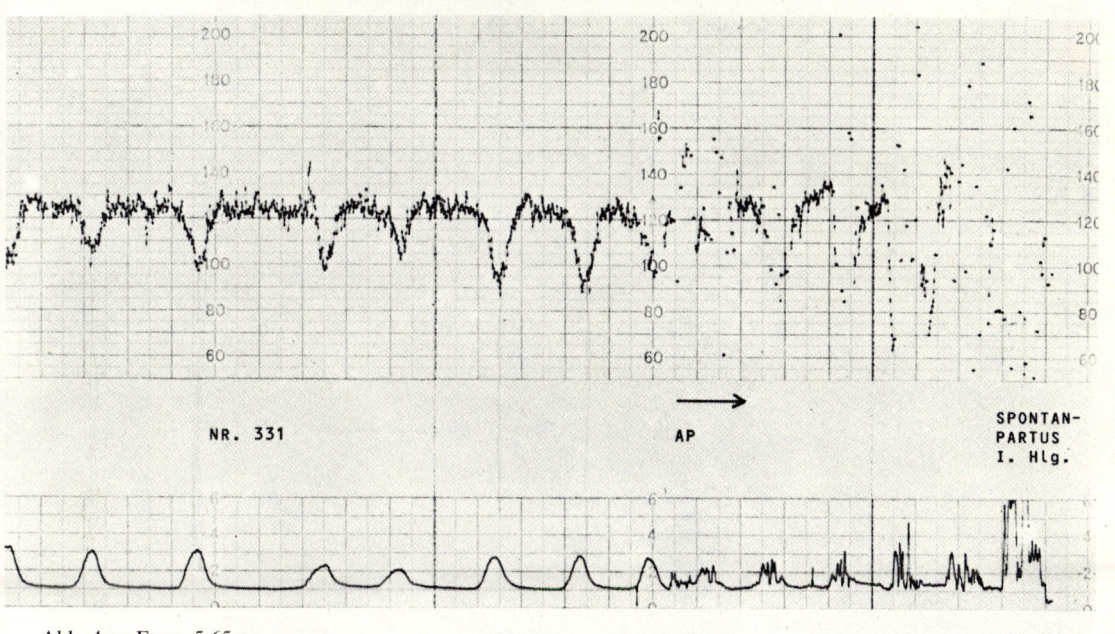

Abb. 4 zu Frage 5.65

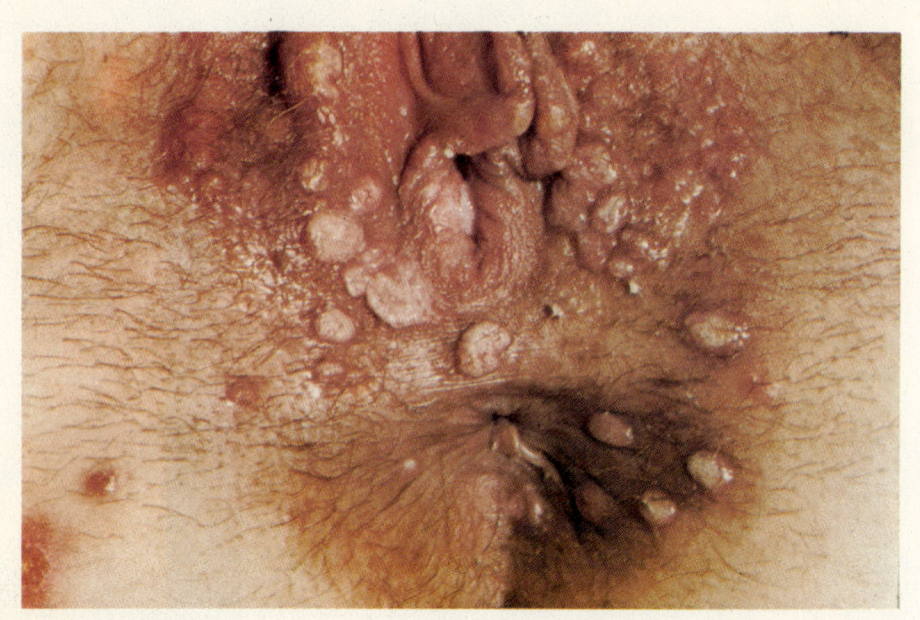

Abb. 5 zu Frage 7.38

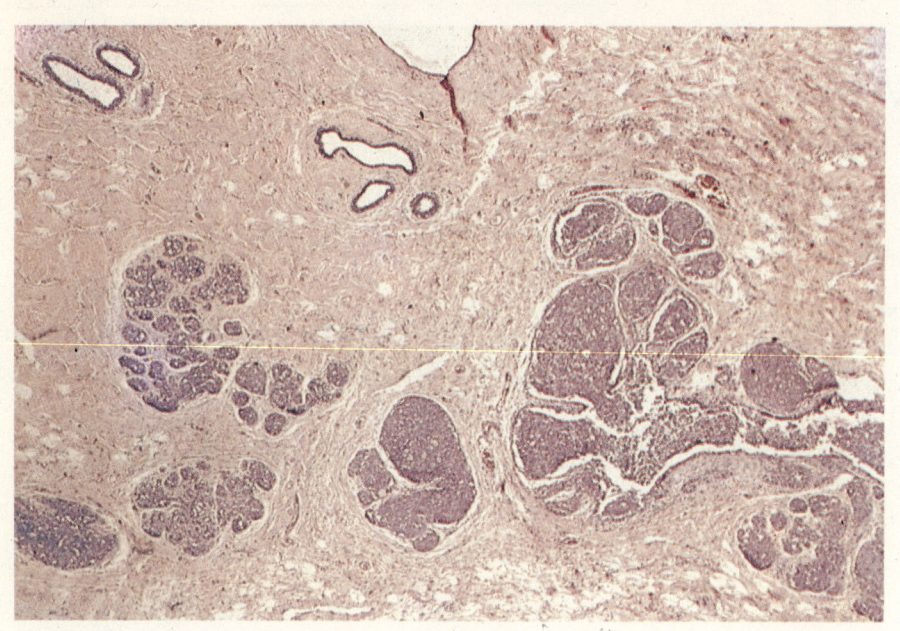

Abb. 6 zu Frage 8.87 Carzinoma lobular in situ

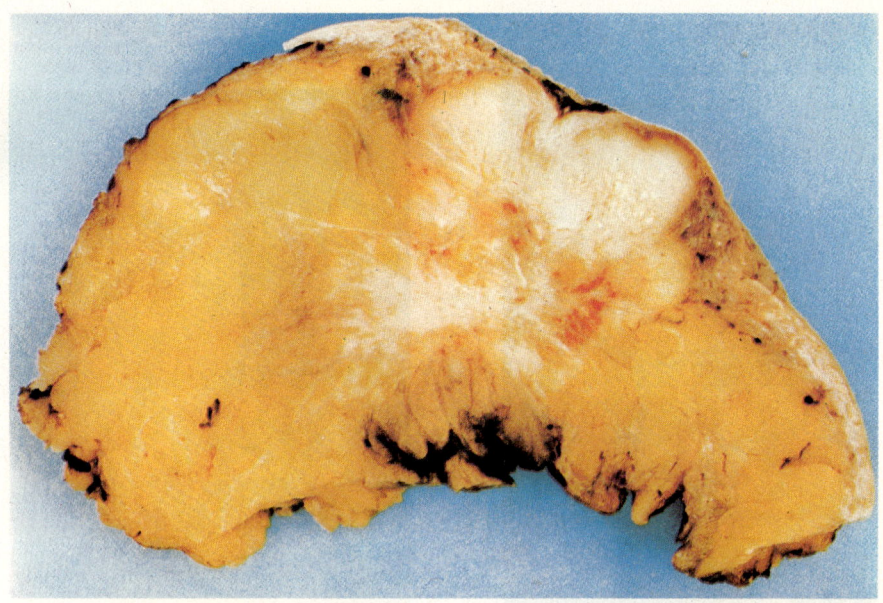

Abb. 7 zu Frage 8.99

Szirrhöses Ca
(invasives MammaCa)

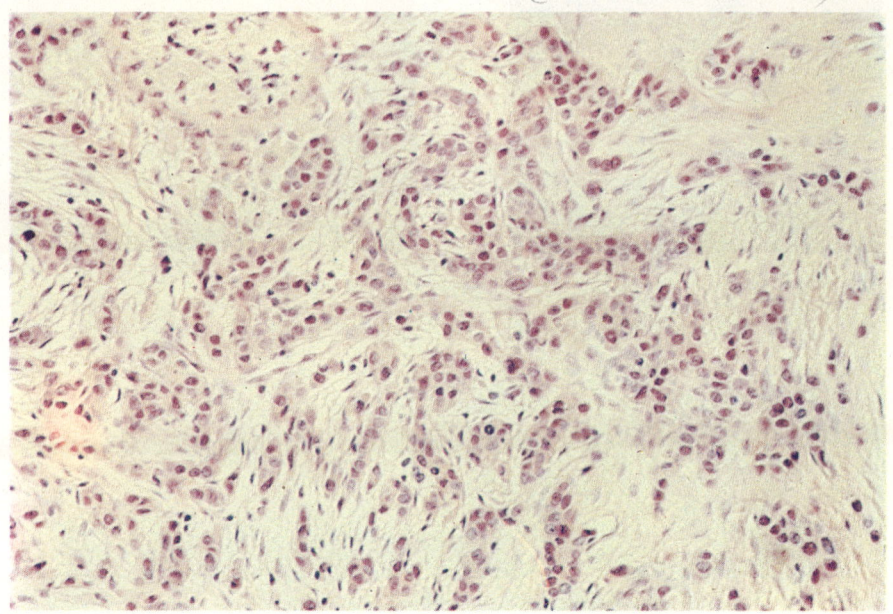

Abb. 8 zu Frage 8.99

S.O.

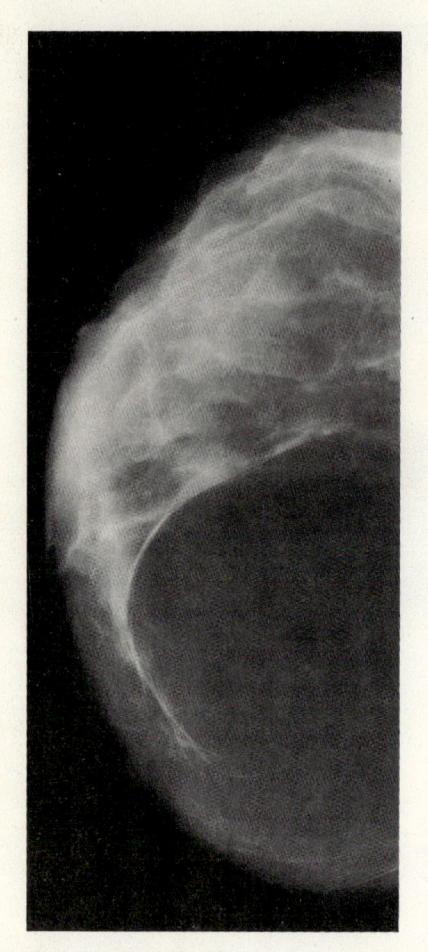

Abb. 9 zu Frage 8.100

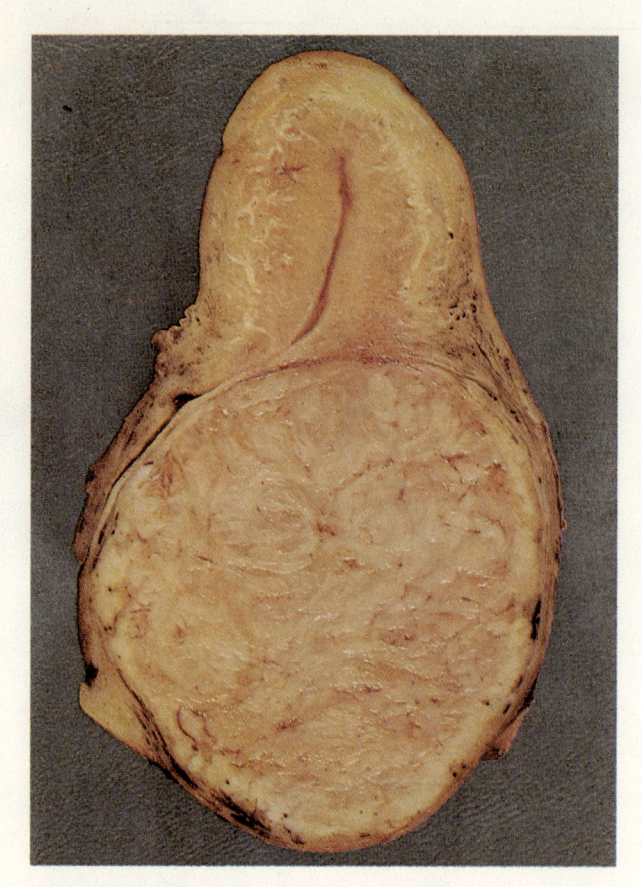

Lipom d. Mamma

Abb. 10 zu Frage 8.117

Myom im Uterusisthmus

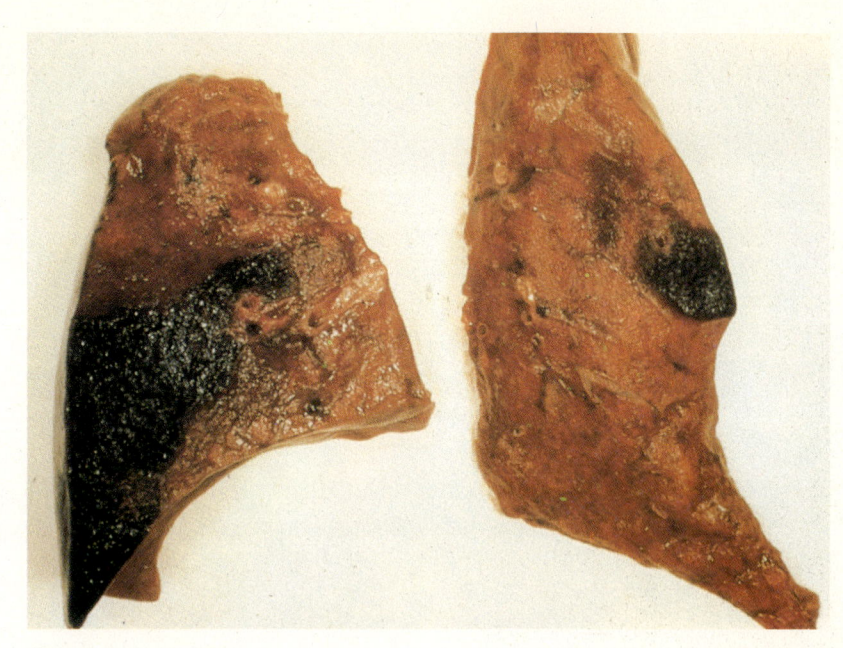

Abb. 11 zu Frage 9.4

Anhang I
Examen Frühjahr 1989
Fragen

1 Die geschlechtsspezifische Entwicklung der Frau und ihre Störungen

1.1 Pubarche bedeutet:

(A) Beginn der Pubertät
(B) Zeitpunkt des Auftretens der ersten Menstruation
(C) Auftreten der Schambehaarung
(D) Beginn der Brustdrüsenentwicklung
(E) Auftreten der ersten Axillarbehaarung

1.2 Bei einer geschlechtsreifen gesunden Frau beträgt die Uterussondenlänge (Gesamtlänge des Uteruskanals) am ehesten etwa

(A) 5 cm
(B) 8 cm
(C) 11 cm
(D) 13 cm
(E) 16 cm

1.3 Während des Klimakteriums leiden etwa 60% aller Frauen an „vegetativen" Störungen (z. B. Hitzewallungen und Schweißausbrüche).

Diese Störungen sind im wesentlichen zurückzuführen auf

(A) einen Östrogenmangel
(B) ein Progesterondefizit
(C) eine verstärkte FSH-Ausschüttung
(D) einen Testosteronüberschuß
(E) eine verstärkte LH-Ausschüttung

2 Familienplanung

2.1 Das Intrauterinpessar (IUP) sollte bei jugendlichen gesunden Nulliparae (Zyklus stabilisiert) zur Antikonzeption an erster Stelle empfohlen werden,

weil

das IUP nicht den Ablauf der Ovarialfunktion stört.

2.2 Ein Ovulationshemmer mit Cyproteronazetat (z. B. Diane®) ist indiziert bei

(1) Hirsutismus
(2) Akne vulgaris
(3) hypoplastischen Mammae
(4) Pubertas tarda
(5) Libidoverlust

(A) nur 4 ist richtig
(B) nur 1 und 2 sind richtig
(C) nur 1, 2 und 4 sind richtig
(D) nur 2, 3 und 5 sind richtig
(E) nur 1, 2, 3 und 5 sind richtig

3 Schwangerschaft und Risikoschwangerschaft

3.1 Die Implantation der befruchteten Eizelle beginnt

(A) am 3. Tag post conceptionem
(B) im Morulastadium
(C) am 6.–7. Tag post ovulationem
(D) am 10. Tag der Corpus-luteum-Phase
(E) wenn der Gesamtöstrogenspiegel im Urin 50 pg/ml erreicht hat

3.2 Wodurch kann eine Schwangerschaft am frühesten sicher diagnostiziert werden?

(A) sorgfältige Anamnese
(B) gynäkologische, bimanuelle Palpationsuntersuchung
(C) β-hCG-Bestimmung im Serum
(D) Neo-Pregnosticon-Test im Urin
(E) Sonographie

■1.1 C   ■1.2 B   ■1.3 A   ■2.1 D   ■2.2 B   ■3.1 C   ■3.2 C

3.3 Zu den obligatorischen Untersuchungen bei einer Schwangeren gehört die Glucose-Bestimmung im Harn mit Hilfe enzymatischer Tests.

Bei positivem Ausfall des Tests, unauffälliger Anamnese und normalem Schwangerschaftsverlauf, ist welche der genannten Maßnahmen zunächst am ehesten zu treffen?

(A) Kontrolluntersuchung
(B) umgehende klinische Abklärung
(C) umgehender Glucosetoleranztest
(D) diätetische Beratung mit Empfehlung einer glucosearmen Nahrung für die Dauer der Schwangerschaft
(E) Beginn einer Sulfonylharnstoff-Therapie

3.4 Bei folgenden Anamnesen ist eine Indikation zur pränatalen Diagnostik gegeben (Chorionzottenbiopsie) oder Amniozentese mit nachfolgender Chromosomendiagnostik):

(1) Mutter ist über 40 Jahre alt.
(2) Das erste Kind der Mutter wurde mit einer Rötelnembryopathie geboren.
(3) Ein Elternteil ist Träger einer balancierten Translokation.
(4) In der Familie sind Fälle von Epilepsie bekannt.
(5) Ein vorangegangenes Kind hat einen schweren pränatal diagnostizierbaren Stoffwechseldefekt.

(A) nur 1 ist richtig
(B) nur 2 und 4 sind richtig
(C) nur 1, 3 und 5 sind richtig
(D) nur 2, 3 und 5 sind richtig
(E) nur 1, 3, 4 und 5 sind richtig

3.5 Unter einem komplizierten Abort versteht man

(A) die verzögerte Ausstoßung der intrauterin abgestorbenen Frucht
(B) jeden Abort mit Fieber
(C) einen fieberhaften Abort mit Adnexitis und Pelveoperitonitis
(D) einen artefiziellen mit Uterusperforation einhergehenden Abort
(E) einen zweizeitig verlaufenden Abort

3.6 Eine II. Gravida, Blutgruppe B rh-negativ, jetzt 24 Wochen schwanger, hat einen positiven indirekten Coombs-Test (Titer 1:16).

Welche Aussagen treffen zu?

(1) Es handelt sich um einen unauffälligen Befund.
(2) Es sollte Anti-D-Gammaglobulin verabreicht werden.
(3) Es wird eine Fruchtwasser-Punktion notwendig.

(A) nur 1 ist richtig
(B) nur 2 ist richtig
(C) nur 3 ist richtig
(D) nur 1 und 2 sind richtig
(E) nur 2 und 3 sind richtig

3.7 Welche Aussage trifft **nicht** zu?

Als Ursachen einer sonographisch nachgewiesenen fetalen Wachstumsretardierung mit Oligohydramnie kommen in der 28. SSW in Betracht:

(A) Gestationsdiabetes der Mutter
(B) EPH-Gestose
(C) fetale Nierenagenesie (Potter-Syndrom)
(D) utero-plazentare Dysfunktion
(E) mütterlicher Nikotinabusus

4 Ärztliche Betreuung in der Schwangerschaft

4.1 In Anlehnung an die Naegele-Regel ist bei bekanntem Konzeptionstermin am 31.05.88 und einem Zyklus von 35 Tagen der errechnete Geburtstermin am ehesten der

(A) 17.02.89
(B) 24.02.89
(C) 03.03.89
(D) 10.03.89
(E) 14.03.89

Antwort	Aussage 1	Aussage 2	Verknüpfung
A	richtig	richtig	richtig
B	richtig	richtig	falsch
C	richtig	falsch	–
D	falsch	richtig	–
E	falsch	falsch	–

■3.3 A   ■3.4 C   ■3.5 C   ■3.6 C   ■3.7 A   ■4.1 B

4.2 Im ersten Trimester der Schwangerschaft erfolgt die Größenzunahme des Uterus direkt durch

(A) hCG
(B) Östrogene
(C) das wachsende Kind
(D) das STH des Kindes
(E) die gesteigerte Durchblutung

4.3 Welche Aussage trifft **nicht** zu?

Die pränatale Diagnostik aus dem Fruchtwasser und seinen Zellen ist angezeigt

(A) wenn ein Elternteil Träger einer balancierten Chromosomenaberration ist
(B) bei Rückgang des AFP-Spiegels im Fruchtwasser der Schwangeren nach der 16. Gestationswoche
(C) nach einem zuvor mit einer Chromosomenanomalie geborenen Kind
(D) bei graviden Frauen ab dem 35. Lebensjahr
(E) wenn eine genetisch bedingte Stoffwechselerkrankung (z. B. Gangliosidose) ausgeschlossen werden muß

4.4 Bei einer vaginalen Blutung in der ersten Hälfte der Schwangerschaft kommen differentialdiagnostisch neben Abortus imminens und Tubargravidität in Betracht:

(1) Placenta praevia
(2) Pseudomenstruation
(3) Blasenmole
(4) Zervixkarzinom

(A) nur 1 und 4 sind richtig
(B) nur 2 und 3 sind richtig
(C) nur 1, 3 und 4 sind richtig
(D) nur 2, 3 und 4 sind richtig
(E) 1–4 = alle sind richtig

4.5 Folgende Wirkstoffe sollen in der Schwangerschaft **nicht** angewendet werden:

(1) Lithiumsalze
(2) Gyrase-Hemmstoffe
(3) Trimethoprim
(4) Amoxicillin

(A) nur 4 ist richtig
(B) nur 1 und 3 sind richtig
(C) nur 2 und 4 sind richtig
(D) nur 1, 2 und 3 sind richtig
(E) 1–4 = alle sind richtig

4.6 Bei Neugeborenen, deren Mütter vor und während der Geburt mit Benzodiazepinen behandelt wurden, können Muskelrelaxierung und Atemstörungen auftreten,

weil

Benzodiazepine auf den Feten übergehen und von diesem nur beschränkt eliminiert werden.

4.7 Welche Aussage trifft **nicht** zu?

Nachfolgende aktive Impfungen sind bei einer Gravidität nach dem 3. Schwangerschaftsmonat bei gegebener Indikation zulässig:

(A) Pertussis
(B) Grippe
(C) Tollwut
(D) Gelbfieber
(E) Typhus

4.8 Die Einnahme hormonaler Kontrazeptiva in der Frühschwangerschaft ist keine Indikation zum Schwangerschaftsabbruch,

weil

das teratogene Risiko für den Fetus infolge kontrazeptiver Maßnahmen in der Frühschwangerschaft als klein (nicht signifikant erhöht) betrachtet werden kann.

■ 4.2 B   ■ 4.3 B   ■ 4.4 E   ■ 4.5 D   ■ 4.6 A   ■ 4.7 A   ■ 4.8 A

5 Geburt und Risikogeburt

5.1 Welche Aussage zur Geburt aus vorderer Hinterhauptslage trifft **nicht** zu?

(A) In der 1. Phase der Geburt (bei Eintritt des Kopfes in den Beckeneingang) ist der hohe Querstand physiologisch.
(B) Im Beckeneingang kommt es zu einem vorderen oder hinteren Asynklitismus.
(C) In Beckenmitte steht die Pfeilnaht bei Lage des kindlichen Rückens auf der rechten Seite im II. schrägen Durchmesser.
(D) Im Geburtskanal bestimmt die Haltung des Kopfes die Richtung seiner Drehung.
(E) Der Austritt des Kopfes aus dem Geburtskanal erfolgt durch zunehmende Beugung von Hals und Kopf des Kindes.

5.2 Welche der folgenden diagnostischen Parameter signalisieren einen fetalen Gefahrenzustand?

(1) fetale Mikroblutanalyse: pH 7,30
(2) Kardiotokographie: späte Dezelerationen
(3) Kardiotokographie: silenter Oszillationstyp
(4) grünes Fruchtwasser
(5) fetale Herztonfrequenz um 150/Minute

(A) nur 2 und 4 sind richtig
(B) nur 1, 3 und 5 sind richtig
(C) nur 2, 3 und 4 sind richtig
(D) nur 1, 2, 3 und 4 sind richtig
(E) 1–5 = alle sind richtig

5.3 Zur aktiven Nachgeburtsleitung ist die Gabe von Methylergometrin unter der Geburt zu Beginn der Austreibungsperiode nicht geeignet,

weil

Methylergometrin eine Dauerkontraktion des Uterus bewirken kann.

6 Wochenbett: Postpartale Umstellung, Lochialverhalten, Stillen

6.1 Welche Aussage trifft **nicht** zu?

Die sorgfältige Prüfung der geborenen Plazenta auf Vollständigkeit sollte die Retention eines Plazentarestes aufdecken, weil ein retinierter Plazentarest zu folgenden Komplikationen führen kann:

(A) Endometritis
(B) starke Nachblutung postpartal
(C) Induktion eines Leiomyosarkoms
(D) Umwandlung in ein Chorionepitheliom
(E) Spätwochenbettblutung

6.2 Durch welche Maßnahme wird die Rückbildung des Uterus im Wochenbett überwacht?

(A) Betrachten der Lochien
(B) Messung der hCG-Ausscheidung
(C) Ultraschalluntersuchung
(D) Palpation
(E) vaginale Untersuchung

6.3 Die Stillamenorrhoe erklärt sich durch

(A) eine fehlende Stimulierung durch hCG
(B) eine Hemmung durch Prolaktin
(C) hohe Gonadotropinspiegel
(D) das Fehlen des Endometriums
(E) hohe Progesteronspiegel

Antwort	Aussage 1	Aussage 2	Verknüpfung
A	richtig	richtig	richtig
B	richtig	richtig	falsch
C	richtig	falsch	–
D	falsch	richtig	–
E	falsch	falsch	–

■5.1 E   ■5.2 C   ■5.3 A   ■6.1 C   ■6.2 D   ■6.3 B

6.4 Aus der Frauenklinik wurden 300 g „schwammiges Gewebe" zur histologischen Untersuchung eingesandt (ohne klinische Daten und ohne Fragestellung). Das histologische Bild zeigt die charakteristischen Strukturen dieses Untersuchungsgutes (siehe Abbildung Nr. 12 des Bildanhangs).

Welche Diagnose ist zutreffend?

(A) Lungengewebe eines Feten
(B) Chorionkarzinom
(C) fetales Lebergewebe
(D) reifes Plazentargewebe
(E) Blasenmole

7 Entzündungen der weiblichen Fortpflanzungsorgane

7.1 In der Anogenitalregion finden sich bei einer 30jährigen Frau seit einigen Wochen bestehende, sich ständig vermehrende hahnenkammartige Wucherungen (siehe Abbildung Nr. 13 des Bildanhangs).

Es handelt sich dabei um:

(A) Verrucae vulgares
(B) Condylomata lata
(C) Condylomata acuminata
(D) papillomatöse Nävuszellnävi
(E) Mollusca contagiosa

7.2 Eine Soor-Infektion des Genitale wird begünstigt durch

(1) Arbeiten in der Landwirtschaft
(2) Antibiotikabehandlung
(3) Gravidität
(4) Diabetes mellitus
(5) Pruritus vulvae

(A) nur 1 und 2 sind richtig
(B) nur 1 und 5 sind richtig
(C) nur 3 und 5 sind richtig
(D) nur 4 und 5 sind richtig
(E) nur 2, 3 und 4 sind richtig

7.3 Welche Aussage zur akuten Bartholinitis trifft zu?

(A) Es handelt sich im allgemeinen um ein pathologisches Geschehen im Drüsenausführungsgang.
(B) Der bei dieser Erkrankung mitbetroffene Ausführungsgang mündet zwischen der großen und kleinen Labie.
(C) Betroffen sind vor allem Frauen über 50 Jahre.
(D) Die Marsupialisation macht die Drüse funktionslos.
(E) Vor Einschmelzung des Abszesses sollte im Frühstadium die Inzision erfolgen.

7.4 Wofür sprechen Condylomata lata am männlichen oder weiblichen Genitale?

(A) Infektion durch Papillomaviren
(B) Manifestation eines Herpes genitalis
(C) luischer Primäraffekt
(D) Läsion im sekundären Stadium einer Lues
(E) Gonorrhoe

7.5 Welche Aussagen über die bakterielle unspezifische Adnexitis treffen zu?

(1) Es besteht eine Disposition zur Tubargravidität.
(2) Sie entsteht überwiegend durch Keimaszension.
(3) Zu den besonderen Verlaufsformen gehören u.a. die Ausbildung eines Douglas-Abszesses oder eine Pelveoperitonitis.
(4) Eine gonorrhoische Adnexitis wird auch bei peritonealen Symptomen zunächst konservativ behandelt.
(5) Zum typischen gynäkologischen Untersuchungsbefund gehört u.a. der „Bewegungsschmerz" bei der Uteruspalpation.

(A) nur 1, 2 und 4 sind richtig
(B) nur 2, 3 und 5 sind richtig
(C) nur 1, 2, 3 und 5 sind richtig
(D) nur 1, 3, 4 und 5 sind richtig
(E) 1–5 = alle sind richtig

■6.4 D   ■7.1 C   ■7.2 E   ■7.3 A   ■7.4 D   ■7.5 E

7.6 Genitale Infektionen mit folgenden Erregern können zu Adnexitis und konsekutiver tubarer Sterilität führen:

(1) Anaerobier
(2) Chlamydien
(3) Mykoplasmen
(4) Trichomonaden

(A) nur 2 und 4 sind richtig
(B) nur 1, 2 und 3 sind richtig
(C) nur 1, 3 und 4 sind richtig
(D) nur 2, 3 und 4 sind richtig
(E) 1–4 = alle sind richtig

8 Geschwülste der weiblichen Fortpflanzungsorgane

8.1 Welche Farbe weist der Inhalt von Endometriosezysten auf?

(A) braun
(B) hellrot
(C) milchig-weiß
(D) glasfarben-klar
(E) grünlich

8.2 Eine sekundäre Dysmenorrhoe findet sich am ehesten bei

(A) schwangeren Frauen
(B) Frauen in der Menopause
(C) jungen Frauen, die noch nicht geboren und biphasische, ovulatorische Zyklen haben
(D) Frauen mit Endometriose
(E) Mädchen mit monophasischen Zyklen

8.3 Welche Bedeutung hat die Gruppe III D bei der gynäkologischen Zytodiagnostik?

Der Abstrich

(A) ist unverdächtig (negativ), er zeigt entzündliche und degenerative Veränderungen
(B) entspricht einer schweren Dysplasie mit karzinomatöser Stromainfiltration
(C) spricht für eine leichte bis mäßige Epitheldysplasie
(D) ist positiv und spricht für ein invasives Karzinom der Zervix
(E) entspricht einem Carcinoma in situ

8.4 Welche Aussage trifft **nicht** zu?

Frühe Hinweise auf das Fortschreiten eines Zervixkarzinoms sind:

(A) Ureterstenose
(B) Lymphödem eines oder beider Beine
(C) Rücken- und Blasenschmerzen
(D) Ikterus als Ausdruck von Lebermetastasen
(E) Blutungen, Metrorrhagien

8.5 Als Ursachen für einen plötzlichen, heftigen linksseitigen Unterbauchschmerz bei einer Frau kommen neben Ruptur oder Stieldrehung von Adnextumoren im allgemeinen in Betracht:

(1) Nephrolithiasis
(2) Sigmadivertikulitis
(3) akute Appendizitis

(A) nur 2 ist richtig
(B) nur 1 und 2 sind richtig
(C) nur 1 und 3 sind richtig
(D) nur 2 und 3 sind richtig
(E) 1–3 = alle sind richtig

Folgende Angaben beziehen sich auf die Aufgaben Nr. 8.6 und Nr. 8.7

Eine 65jährige Patientin sucht wegen genitaler Blutungen ihren Gynäkologen auf. Bei der gynäkologischen Untersuchung findet sich eine Schmierblutung ex utero.

8.6 Am wahrscheinlichsten ist folgende Diagnose:

(A) Zervixhöhlenkarzinom
(B) Ovarialkarzinom
(C) Ovarialendometriose
(D) Korpuskarzinom
(E) zystisch glanduläre Hyperplasie

8.7 Welche diagnostische Maßnahme ist am sinnvollsten?

(A) Endometriumbiopsie
(B) Kürettage
(C) zytologischer Abstrich aus dem Zervikalkanal
(D) Ultraschalluntersuchung
(E) Strichkürettage

■7.6 B   ■8.1 A   ■8.2 D   ■8.3 C   ■8.4 D   ■8.5 B   ■8.6 D   ■8.7 B

8.8 Welche Aussage trifft **nicht** zu?

Als Risikofaktoren für das Auftreten von Ovarialkarzinomen sind zu betrachten:

(A) Kinderlosigkeit
(B) Alter über 40 Jahre
(C) Zugehörigkeit zur weißen Rasse
(D) langdauernde Einnahme von Ovulationshemmern
(E) Mammakarzinom

8.9 Die Stadieneinteilung der Ovarialkarzinome erfolgt nach

(A) klinischen und pathologisch-anatomischen Befunden
(B) dem Malignitätsgrad
(C) dem palpatorischen Befund
(D) einer Second-look-Operation
(E) den klinischen Symptomen

8.10 Welche Verdachtsdiagnose ist anhand der vorliegenden Mammographie (siehe Abbildung Nr. 14 des Bildanhangs) zu stellen?

(A) Fibroadenom
(B) Karzinom
(C) Metastase
(D) mastopathischer Knoten
(E) Zyste

8.11 Eine 52jährige Patientin kommt mit dem auf der Abbildung Nr. 15 des Bildanhangs gezeigten Befund der linken Mamma in die Sprechstunde.

Es handelt sich am wahrscheinlichsten um

(A) ein Paget-Karzinom
(B) ein Mammakarzinom
(C) eine Hauttuberkulose
(D) ein Erysipel
(E) eine Phlegmone

8.12 Eine 46jährige Patientin sucht 1 Jahr nach durchgeführter Ablatio mammae die Sprechstunde auf. Es findet sich der abgebildete Befund (siehe Abbildung Nr. 16 des Bildanhangs).

Welche der folgenden diagnostischen Maßnahmen sind sinnvoll?

(1) Röntgenaufnahme des Skeletts
(2) Röntgenaufnahme des Thorax
(3) Exzision und histologische Untersuchung der in Nachbarschaft der Narbe sichtbaren pathologischen Veränderungen
(4) Abstrich zur bakteriologischen Untersuchung

(A) nur 4 ist richtig
(B) nur 1 und 2 sind richtig
(C) nur 1 und 3 sind richtig
(D) nur 1, 2 und 3 sind richtig
(E) 1–4 = alle sind richtig

8.13 Bei einem „intraduktalen Karzinom" der Mamma (Durchmesser 3 cm) ohne Einbruch ins Bindegewebe ist im Regelfall eine Mastektomie nicht angezigt,

weil

es sich beim histologischen Befund „intraduktales Karzinom" um eine örtlich begrenzte Präkanzerose handelt.

9 Lage- und Halteveränderungen der Organe

9.1 Welche Aussage trifft **nicht** zu?

Eine Retroflexio uteri mobilis

(A) wird im allgemeinen operativ beseitigt
(B) richtet sich bei eingetretener Schwangerschaft meist spontan auf
(C) kann eine Dysmenorrhoe verursachen
(D) kann Kreuzschmerzen auslösen
(E) kann Ursache einer Sterilität sein

Anhang I
Examen Frühjahr 1989
Kommentare

1 Die geschlechtsspezifische Entwicklung der Frau und ihre Störungen

Frage 1.1: Lösung C

Pubarche – Auftreten der Schambehaarung
Thelarche – Beginn der Brustdrüsenentwicklung (D)
Menarche – Beginn Zeitpunkt des Auftretens der ersten Menstruation (B)

Frage 1.2: Lösung B

Gefragt ist nicht nach der Länge der Gebärmutter, sondern nach der **Uterussondenlänge.** Diese wird gemessen, indem man eine Sonde durch den Zervikalkanal in die Gebärmutterhöhle einführt und dann an der Sonde die Länge vom Ende des Cavum bis zum Ende des Zervikalkanals abliest.
Die gesamte Länge der Gebärmutter bei einer Nullipara beträgt etwa 9 cm, die Uterussondenlänge 7–8 cm.

Frage 1.3: Lösung A

Es ist schon richtig, daß die Prämenopause etwa ab dem 45. Lebensjahr durch ein Absinken von Östrogenen und Progesteron sowie einen Anstieg von FSH gekennzeichnet ist. Für die vegetativen Symptome wie Hitzewallungen, Schweißausbrüche, Herzklopfen, Erröten, Schwindel usw. ist jedoch im wesentlichen der Wegfall der in der Peripherie parasympathikoton wirkenden Östrogene verantwortlich und eine Umstellung der Funktion hypothalamischer Zentren.

2 Familienplanung

Frage 2.1: Lösung D

Es ist einer der Vorteile des IUP, daß es über lokale Faktoren wirkt und den Ablauf der Ovarialfunktion nicht stört. Aber bei jungen Frauen, die noch nicht geboren haben, sollte es nicht an erster Stelle empfohlen werden, da es zu einer lokalen chronischen Entzündung der Gebärmutterschleimhaut und damit gerade bei jungen Frauen zu späterer Sterilität führen kann. Einer Nullipara mit bereits stabilem Zyklus würde man, wenn eine sichere und regelmäßige Antikonzeption gewünscht ist, zu einem niedrig dosierten oralen Kontrazeptivum raten.

Frage 2.2: Lösung B

Cyproteronazetat ist ein Gestagenpräparat mit **antiandrogener Partialwirkung,** daher hat es eine günstige Wirkung bei Akne und Hirsutismus.

Zu (3)
Hypoplastische Mammae können durch Hormongaben nicht wirksam und anhaltend beeinflußt werden, so daß nötigenfalls eine operative Korrektur vorgenommen werden muß.
Zu (4)
Wenn die Menarche über das 16. Lebensjahr hinaus ausbleibt, sollte eine Diagnostik durchgeführt werden (Hormone, STH, Schilddrüse, Bestimmung des Wachstumsalters) und nicht primär Hormone gegeben werden, da diese zu einem vorzeitigen Epiphysenschluß führen können.
Zu (5)
Die Ursachen für einen Verlust der Libido sind vielfältig und liegen überwiegend im psychosexuellen Bereich und nur selten im organischen. Deshalb sind auch hier Hormongaben weitgehend sinnlos. Nachdem man in Gesprächen herausgefunden hat, in welchem Bereich die Schwierigkeiten liegen, sollte zu einer entsprechenden Therapie für einen oder beide Partner geraten werden.

3 Schwangerschaft und Risikoschwangerschaft

Frage 3.1: Lösung C

Die Eizelle wird befruchtet, durchläuft auf ihrer ca. 3tägigen Wanderung durch die Eileiter die Stadien der Zygote und der Morula (B) und nistet sich dann nach etwa weiteren 3 Tagen im Blastozystenstadium in der Gebärmutterschleimhaut ein, also 6–7 Tage post conceptionem (C). Da nach der Ovulation die Eizellen unbefruchtet nur 6–8 Stunden lebensfähig sind, entspricht in diesem Fall die Zeitspanne post conceptionem in etwa der post ovulationem.

Frage 3.2: Lösung C

Mit der β-hCG-Bestimmung im Serum kann man bereits wenige Tage (2–4) nach der Konzeption eine Frühschwangerschaft feststellen, es gibt sogar inzwischen so empfindliche Urintests, die ab 7 Tage **post conceptionem** bereits Auskunft über eine mögliche Schwangerschaft geben können.
Da aber doch viele Prüflinge meinten, die früheste Diagnose sei mittels Ultraschall möglich, ist zu erklären, daß die Blastozyste sich erst am 6.–7. Tag post conceptionem einnistet (wenn also die β-hCG-Bestimmung im Serum längst positiv ist), ultrasonographisch ist zu diesem Zeitpunkt nicht sicher eine Schwangerschaft erkennbar.

Frage 3.3: Lösung A

Physiologischerweise steigt in der Schwangerschaft die Nierendurchblutung, das glomeruläre Filtrationsvolumen und damit u. a. auch die filtrierte Glukosemenge. Da die Glukosereabsorption aber unverändert bleibt, kann eine Glukoseausscheidung im Urin in der Schwangerschaft physiologisch sein. Sie kann aber auch der erste Hinweis auf eine Störung des Kohlenhydratstoffwechsels sein, deshalb sind Kontrollen in jedem Fall angezeigt (A). Bei wiederholter Glukosurie sollte sicherheitshalber eine Blutzuckerbestimmung mit oder ohne Belastung erfolgen (C).
Zu (E)
Sulfonylharnstoffe sind in der Schwangerschaft kontraindiziert. Wenn eine Therapie notwendig wird, dann mit Insulin.

Frage 3.4: Lösung C

Beispiele für Indikationen zur Amniozentese oder Chorionzottenbiopsie sind:
- Alter der Mutter gleich oder über 35 Jahre
- Alter des Vaters über 40 Jahre
- Ein vorangegangenes Kind hat einen pränatal diagnostizierbaren Stoffwechseldefekt, eine Chromosomenanomalie oder eine neurale Dysraphie
- Familiäre Belastung durch Stoffwechseldefekte oder neurale Dysraphien
- Die Mutter ist Überträgerin eines geschlechtschromosomalen Leidens

Frage 3.5: Lösung C

Während sich beim unkomplizierten fieberhaften Abort die Infektion auf das Endometrium beschränkt, sind beim komplizierten Abort bereits Adnexe und Peritoneum mitbetroffen.
Therapie: Wenn die Blutung nicht zu stark ist, Antibiotikagabe bis zur Fieberfreiheit, dann erst Kürettage.

Zu (A)
Verzögerte Ausstoßung der intrauterin abgestorbenen Frucht heißt missed abortion.

Frage 3.6: Lösung C

In der Prüfung vom März 1989 hatten relativ viele Prüflinge bei dieser Frage fälschlicherweise angenommen, daß ein positiver Coombs-Test in der Schwangerschaft ein unauffälliger Befund sei. Das ist nicht so! Mit dem **indirekten Coombs-Test** werden inkomplette Antikörper im Serum der Mutter nachgewiesen. Die häufigste Ursache ist eine Inkompatibilität zwischen Blutgruppenfaktoren der Mutter und des Kindes, z.B. in Bezug auf das RH-System. Hier könnte man vermuten, daß die Mutter in der ersten Schwangerschaft oder während der Geburt sensibilisiert worden ist und nun Antikörper gegen die Erythrozyten des zweiten Kindes bildet. Ob eine Schädigung vorliegt und in welchem Ausmaß, kann man aus dem Antikörpertiter der Mutter nicht entnehmen, deshalb ist eine spektrophotometrische Untersuchung des Fruchtwassers mittels Amniozentese notwendig. Zwischen diesem Ergebnis und der Gefährdung des Feten besteht eine enge Korrelation, so daß dann das weitere Vorgehen (Kontrolle; intrauterine Transfusion; Entbindung, wenn das Kind lebensfähig erscheint) entschieden werden kann.

Frage 3.7: Lösung A

Bei EPH-Gestose (B), utero-plazentarer Dysfunktion (D) und mütterlichem Nikotinabusus (E) besteht eine Mangelfunktion der Plazenta, so daß das Kind sowohl nährstoff- als auch sauerstoffunterversorgt und deshalb wachstumsretardiert ist. Beim Potter-Syndrom (C) kommt es durch die fehlenden oder hypoplastischen Nieren bereits intrauterin zu keiner oder nur sehr geringen Urinausscheidung und deshalb zum Oligohydramnion, d. h. einer Fruchtwassermenge unter 100 ml (normal 300–1500 ml am Termin). Ein Gestationsdiabetes der Mutter führt zu übermäßigem Wachstum des Kindes, Gewicht über 4000 g am Termin (A).

4 Ärztliche Betreuung in der Schwangerschaft

Frage 4.1: Lösung B

Das ist eine verwirrende Rechenaufgabe im Prüfungsstreß und wurde von weit mehr als der Hälfte der Prüflinge auch falsch gelöst.
Zur Erinnerung die Naegele-Regel:
Geburtstermin = 1. Tag der letzten Regel – 3 Monate + 7 Tage
Wenn aber der Menstruationszyklus nicht 28 Tage lang ist, sondern kürzer oder länger, so muß das Schema wie folgt erweitert werden:
Geburtstermin = 1. Tag der letzten Regel – 3 Monate + 7 Tage ± × Tage (× ist die Anzahl der Tage, um die der Menstruationszyklus kürzer oder länger ist als 28 Tage)
Der Clou an dieser Frage ist, daß **nicht vom ersten Tag der letzten Regel ausgegangen wird, sondern vom Konzeptionstermin!** Und in diesem Fall spielt dann die Zykluslänge zur Berechnung des Geburtstermines keine Rolle, da man davon ausgeht, daß eine Schwangerschaft durchschnittlich 266 Tage post conceptionem dauert. In diesem Fall geht die Rechnung so: Geburtstermin = Tag der Konzeption – 3 Monate – 7 Tage.
In dieser Aufgabe also:
31. 5. 88 – 3 Monate – 7 Tage = 24. 2. 89

Frage 4.2: Lösung B

In den ersten drei Schwangerschaftsmonaten wächst die Frucht ja nur verhältnismäßig geringfügig. Es wird angenommen, daß Östrogene als Hauptwirkung das Wachstum des graviden Uterus fördern; sie vermehren die kontraktilen Elemente und energiereichen Substanzen in der Gebärmuttermuskulatur.

Frage 4.3: Lösung B

Weitere, in der Frage noch nicht genannten Indikationen für eine pränatale Diagnostik sind:
– Alter des Vaters über 40 Jahre
– Die Mutter ist Überträgerin eines geschlechtschromosomalen Leidens
– Ein Kind dieser Eltern hat eine neurale Dysraphie oder es sind neurale Dysraphien in der Verwandtschaft bekannt
– Rh-Inkompabilität

Zu (B)
Das Alphafetoprotein hat keine pathologische **Wirkung.** Eine Erhöhung gibt Hinweise auf Neuralrohrdefekte und abdominale Rumpfdefekte, eine Erniedrigung kann auf eine Chromosomenanomalie hinweisen. Ein Rückgang des AFP-Spiegels nach der 16. bis 20. SSW bis zum Ende der Schwangerschaft ist normal.

Frage 4.4: Lösung E

In dieser Frage hat weitaus die Mehrzahl der Prüflinge (D) für richtig gehalten: Es ist **nicht typisch** für eine Plazenta praevia im ersten Drittel der Schwangerschaft, Blutungen zu verursachen, **typisch ist die schmerzlose Blutung im letzten Schwangerschaftsdrittel.** Aber hier war nicht nach der Regel gefragt, sondern nach differentialdiagnostischen Möglichkeiten. Genauso wie ein Zervixkarzinom in der Schwangerschaft nicht häufig ist, aber man immer an die Möglichkeit denken muß (Abstrich, Kolposkopie bei der Schwangerenvorsorge), so führt man auch bei einer Blutung in der Frühschwangerschaft einen Ultraschall durch zur Plazentalokalisation, Ausschluß einer Blasenmole und zum Nachweis der Intaktheit der Schwangerschaft (Herzaktionen, Kindsbewegungen).

Frage 4.5: Lösung D

Ampicillin, Amoxycillin, Cloxacillin, Penicillin und Cephalosporine werden für relativ sichere Antibiotika in der Schwangerschaft gehalten (4).

Zu (1)
Bei Lithiumsalzen ist die Mißbildungsrate um das 4fache erhöht, sie sind sicher teratogen und somit kontraindiziert.

Zu (3)
Trimethoprim greift in den Folsäurestoffwechsel ein und kann zu Störungen der Hämatopoese führen.

Zu (2)
Die neueren Gyrasehemmer stammen von der Nalidixinsäure ab, welche nur zwischen der 12. und 18. SSW bei entsprechender Indikation gegeben werden darf. Die neueren Gyrasehemmer sind erst wenige Jahre auf dem Markt, so daß die Häufigkeit und Schwere unerwünschter Nebenwirkungen insbesondere in der Schwangerschaft noch zu wenig bekannt ist, um sie sicher anwenden zu können.

Frage 4.6: Lösung A

Dieser Aussage ist nichts hinzuzufügen. In der Schwangerschaft werden die lange Zeit als sicher angesehenen Benzodiazepine nun verdächtigt, teratogene Wirkungen zu haben.

Frage 4.7: Lösung A

Ein großer Teil der Prüflinge hat hier (D) angekreuzt, was aber eben nicht die „falscheste" Antwort ist. Der „Aufhänger" in dieser Frage ist der Satzteil: „bei entsprechender Indikation". Wenn möglich sollte man in der Schwangerschaft auf alle genannten Impfungen verzichten, auch auf die Gelbfieberimpfung. Aber „bei entsprechender Indikation" und nach Aufklärung der Schwangeren darf gegen Grippe, Tollwut, Typhus und Gelbfieber schon geimpft werden. Absolut und ausnahmslos kontraindiziert sind: Röteln- und Pertussisimpfung; ebenfalls zu unterlassen sind Lebendimpfungen wie Masern und Mumps.

Frage 4.8: Lösung A

Dem ist nichts hinzuzufügen.

5   Geburt und Risikogeburt

Frage 5.1: Lösung E

Die allermeisten Kinder werden aus vorderer Hinterhauptslage geboren, d. h. der kindliche Rücken ist der Abdominalwand der Mutter zugewandt. Bei Austritt des kindlichen Kopfes ist dieser bereits maximal gebeugt, eine weitere Beugung ist nicht möglich. Der Austritt des Kopfes erfolgt durch eine reine Streckbewegung, also eine Deflexion.

Zu (B)
Unter **Asynklitismus** versteht man ein Abweichen des kindlichen Kopfes von der Achse im Beckeneingang. Ein vorderer Asynklitismus ist physiologisch.

Zu (C)
I. Lage bedeutet: Rücken des Kindes auf der linken Seite der Mutter
II. Lage bedeutet: Rücken des Kindes auf der rechten Seite der Mutter

Frage 5.2: Lösung C

Siehe bitte auch Lerntext „Das Kind" auf Seite 191.
Ein pH über 7,25 ist als normal zu betrachten (1).
Eine fetale Herzfrequenz zwischen 120 und 160 ist ebenfalls normal, erst bei einer Frequenz von 160 und mehr würde man von einer Tachykardie sprechen, welche auf einen kindlichen Gefahrenzustand hinweisen kann (5).
Bei grünem Fruchtwasser allein kann unter guter Überwachung und Abwägung des Geburtsfortschrittes zugewartet werden (4), bei späten Dezelerationen (2) oder/und silentem Oszillationstyp (3) (aber zuvor Weckversuch!) muß so bald als möglich entbunden werden, nötigenfalls operativ.

F 89
Frage 5.3: Lösung A

Hier sind die verschiedenen Phasen der Geburt ein bißchen durcheinandergeraten. Das geeignete Mittel, um die Austreibungsperiode zu beschleunigen, ist Oxytozin, ggfs. unterstützt von Kristellern, frühzeitiger Episiotomie oder Saugglocke bzw. Zange. Erst wenn das Kind geboren ist, beginnt die Nachgeburtsperiode. Über die routinemäßige aktive Nachgeburtsleitung mittels routinemäßiger i.v.-Gabe von Methylergometrin am Ende der Austreibungsperiode (wenn der kindliche Körper gerade geboren wird) streiten sich die Geburtshelfer. Die einen befürworten die Gabe von Methylergometrin bei jeder Geburt, andere machen die Gabe von bestimmten Indikationen abhängig, wenn möglicherweise Komplikationen zu erwarten sind, z.B. bei Vielgebärenden, wenn atonische Nachblutungen in der Anamnese sind, nach gehäuften Fehlgeburten, nach vorangegangener Sektio, nach operativer Beendigung der Entbindung, nach reichlicher Medikamentengabe unter der Geburt usw.

6 Wochenbett: Postpartale Umstellung, Lochialverhalten, Stillen

F 89
Frage 6.1: Lösung C

Starke postpartale Nachblutungen (B), Endometritiden (A) und Spätwochenbettblutungen (E) sind relativ häufige Komplikationen retinierter Plazentareste, weshalb sofort nach der Geburt bereits **bei Verdacht auf eine unvollständige Plazenta** eine Nachkürettage erfolgen sollte.
Chorionepitheliome (D) entwickeln sich wesentlich häufiger aus Blasenmolen, aber auch die Entartung von Plazentaresten ist möglich.
Leiomyosarkome (C) sind bösartige Tumore der glatten **Muskulatur** also z.B. der Gebärmuttermuskulatur, des Magens, Darms oder der Harnblasenwand.

F 89
Frage 6.2: Lösung D

Siehe bitte auch Lerntext „Postpartale Umstellung" auf S. 214.
In den ersten Tagen post partum ist die Gebärmutter noch so groß, daß sie ohne Schwierigkeiten durch abdominale Palpation getastet werden kann. Im Krankenhaus wird in der Regel etwa alle zwei Tage von Arzt oder Hebamme getastet, ob die Rückbildung ausreichend ist. Genauso wird aber auch auf den Lochialfluß geachtet, um einen Stau, eine übermäßige Blutbeimengung oder einen auffälligen Geruch so früh wie möglich zu bemerken. Eine vaginale Untersuchung schließt den Krankenhausaufenthalt ab, hier achtet man auf Größe, evtl. Druckempfindlichkeit der Gebärmutter, Farbe, Geruch der Lochien, Formation der Zervix, Heilung von Geburtsverletzungen, Druckempfindlichkeit, Stauungszeichen in den Brüsten und Rhagadenbildungen der Brustwarzen.

F 89
Frage 6.3: Lösung B

Prolaktin fördert die Laktogenese und wird in der Stillzeit vermehrt freigesetzt. Es führt dann zu einer verminderten Sekretion von LH und FSH, zu einer verminderten Reaktionsfähigkeit der Ovarien gegenüber LH und FSH und damit zur Amenorrhöe.

F 89
Frage 6.4: Lösung D

Eine unauffällige reife Plazenta wiegt 300 bis 500 g, d.h. das Gewicht des eingeschickten Präparates gibt schon einen gewissen Hinweis auf die Lösung der Frage.
Typisch für Plazentagewebe ist die Darstellung einer Zottenstruktur, wobei die Zotten unterschiedlich sind in Größe und Form. Diese Struktur kann man im vorliegenden Präparat erkennen.

Zu (A)
Die Alveolen sind von Größe und Struktur her regelmäßiger und man würde erwarten, daß Teile des Bronchialsystems mitangeschnitten sind, was hier nicht der Fall ist.
Zu (B)
Das Chorionkarzinom ist histologisch dadurch gekennzeichnet, daß eine Zottenstruktur fehlt und die Tumorzellen wie normale Epithelzellen in die Blutgefäße eindringen.
Zu (C)
Bei der Darstellung von Lebergewebe würde man die typische recht regelmäßige Läppchenstruktur erwarten. Die Form eines Leberläppchens ähnelt der eines Bienenkorbes, wird durch die periportalen Felder begrenzt und hat die jeweilige Vena centralis als Mittelpunkt.
Zu (E)
Bei der Blasenmole sind die Chorionzotten in durchscheinende, blasenähnliche Gebilde umgewandelt, deren Größe variiert von weniger als einem Millimeter bis zu wenigen Zentimetern.

7 Entzündungen der weiblichen Fortpflanzungsorgane

Frage 7.1: Lösung C

Siehe bitte auch Kommentar zu Frage 7.15.
In der Aufgabe findet man die typische Beschreibung (hahnenkammartige Wucherungen) und in der Abbildung das typische Aussehen für die durch Papillomviren verursachten Condylomata acuminata, die hauptsächlich im geschlechtsreifen Alter auftreten und sexuell übertragbar sind.

Zu (D)
Nävuszellnävi treten nicht typischerweise in der Dammregion auf und sind meistens pigmentiert.
Zu (E)
Mollusca contagiosa ist eine durch Poxviren verursachte, sexuell übertragbare Krankheit, die hauptsächlich die Haut im Bereich des Gesichtes, der Augen, des Rumpfes und der Anogenitalregion befällt. Die Läsionen sind zwischen 1 mm und 1–2 cm groß, kommen einzeln oder in Gruppen vor und sind perlenweiße Pusteln mit einer zentralen Eindellung.

Frage 7.2: Lösung E

Daß Antibiotikabehandlungen, Diabetes mellitus, orale Kontrazeptiva, Gravidität, Störungen des Scheidenmilieus z. B. durch Spülungen Soor-Infektionen begünstigen, ist wohlbekannt; das **Symptom** ist dann ein Pruritus vulvae, nämlich ein Jucken im Bereich der Vulva. Aber einen Zusammenhang zu landwirtschaftlichen Tätigkeiten können wir beim besten Willen nicht konstruieren.

Frage 7.3: Lösung A

Die Bartholini-Drüsen sind etwa erbsgroß und liegen im hinteren Abschnitt des Vestibulums. Die etwa 2 cm langen Ausführungsgänge münden in das Vestibulum dort, wo die kleinen Labien und das Hymen zusammenkommen (B). Bei der akuten Bartholinitis entzündet sich entweder eine bereits bestehende Zyste sekundär oder es kommt zu einem entzündlichen Geschehen des Drüsenausführungsganges (A). Betroffen sind überwiegend Frauen vor dem Klimakterium (C). Ein GO-Kultur sollte abgenommen werden, oft handelt es sich aber auch um Mischinfektionen.
Therapie: Abwarten, bis der Abszeß reif ist, ggfs. mit Rotlichtbestrahlung und Borwasserumschlägen Reifungsprozeß beschleunigen (E), dann Inzision und Marsupialisation.

Frage 7.4: Lösung D

Zeichen für einen luetischen Primäreffekt sind schmerzlose Ulzera im Genitalbereich mit Lymphknotenschwellungen (C). Im Stadium der Generalisation kommt es zu typischen Hautausschlägen, Condylomata lata, (das sind nässende, wuchernde, sehr infektiöse Papeln an Stellen mit starker Schweißbildung), spezifischer Angina und Kehlkopfpapeln.

Zu (A)
Vermutlich unterschiedliche Papillomviren verursachen die normalen Warzen, Dornwarzen, Flachwarzen und die Condylomata acuminata, die zur Differentialdiagnose der Condylomata lata gehören.
Zu (B)
Herpes genitalis ist eine Herpes-simplex-Infektion im Genitalbereich mit Bläschenbildung und nachfolgender Ulzeration.
Zu (E)
Die Gonorrhöe verursacht im Bereich der Vulva praktisch nie Symptome, sondern wird meistens durch eine ausgeprägte Zervizitis mit grünlichem Fluor oder durch eine Adnexitis evtl. mit Pelveoperitonitis auffällig.

Frage 7.5: Lösung E

Den richtigen Antworten ist nicht viel hinzuzufügen. Eine weitere Komplikation ist die Sterilität; die Keimaszension steht häufig in Zusammenhang mit der Regelblutung, da dann der Zervikalkanal leicht geöffnet ist. Peritoneale Symptome sprechen für eine schwere Adnexitis, sind aber gar nicht so selten. Sie werden mit hochdosierten, intravenösen Gaben von Antibiotika behandelt. Bei **jeder** Adnexitis sollte vor Therapiebeginn eine GO-Kultur abgenommen werden, dann muß bei einer schwerkranken Frau selbstverständlich **sofort** mit der Therapie begonnen werden, es kann nicht einige Tage auf den Keimnachweis gewartet werden (4), so wird also eine gonorrhoische Adnexitis zunächst mangels spezifischen Keimnachweises genau wie jede Adnexitis behandelt.

Frage 7.6: Lösung B

Die allermeisten Prüflinge hatten fälschlicherweise angenommen, daß auch Trichomonaden zu aufsteigenden Adnexentzündungen führen, aber ähnlich wie Candidainfektionen verursachen sie zwar z. T. schwere Kolpitiden, steigen aber nicht auf. Keime, die aszendierende Adnexitiden verursachen, sind z. B.: Mykoplasmen (3), Chlamydien (2), Gonokokken, Bacteroides, Staphylokokken, Streptokokken, Enterobakterien.

8 Geschwülste der weiblichen Fortpflanzungsorgane

Frage 8.1: Lösung A

Ein anderer Name für eine Endometriumszyste ist „Schokoladenzyste" und zwar deshalb, weil der Zysteninhalt oft eine schokoladenartige Farbe hat.

Frage 8.2: Lösung D

Unter Dysmenorrhöe versteht man krampfartige Schmerzen, die vor oder während der Menstruation auftreten. Ursachen für die sekundäre, also erst Jahre nach der Menarche auftretenden Dysmenorrhöe können psychische oder organische Faktoren sein. Möglichkeiten für organische Ursachen sind: Intrauterinpessare, Myome, Endometriose (D), Ovarialzysten, Gebärmuttermißbildungen u. a.
Schwangere Frauen und Frauen in der Menopause (Menopause = Sistieren der Menstruation) menstruieren nicht, können per definitionem auch keine Dysmenorrhöe haben (A, B). Die Tatsache, ob eine Ovulation stattfindet oder nicht, hat keinen Einfluß darauf, ob es zu dysmenorrhöischen Beschwerden kommt (D, E).

Frage 8.3: Lösung C

Siehe bitte Kommentar zu Frage 8.15.

Frage 8.4: Lösung D

Das Stadium III und IVa des Zervixkarzinoms als „früh" zu bezeichnen, wie hier in der Frage, ist wohl etwas daneben. Gemeint sind wohl die Zeichen der lokalen Ausbreitung im Gegensatz zur Metastasierung. Ikterus als Zeichen für Lebermetastasierung (D) bezeichnet jedenfalls das am weitesten fortgeschrittene Stadium (nämlich IVb) des Zervixkarzinoms.

Frage 8.5: Lösung B

Da viele Prüflinge auch die Appendizitis als Differentialdiagnose für möglich hielten: Bei rechtsseitigem Unterbauchschmerz ist natürlich die Appendizitis immer die richtige Differentialdiagnose, aber in der Frage steht „im allgemeinen", und eine linksseitige Appendizitis ist eine Rarität. Weitere mögliche Differentialdiagnosen können sein: Ruptur einer Ovarialzyste, Mittelschmerz, Perforationen oder Stieldrehung eines subserösen Myoms.

Frage 8.6: Lösung D

Frage 8.7: Lösung B

Gemeinsamer Kommentar

Der Altersgipfel für das Korpuskarzinom liegt zwischen 55 und 65. Natürlich könnten ein Zevixkarzinom oder ein Ovarialkarzinom auch zu einer postmenopausalen Blutung führen, aber die wahrscheinlichste Diagnose (in 20–35% der Fälle), gerade weil kein pathologischer Befund an der Zervix erwähnt ist, ist das Korpuskarzinom. Ovarialendometriose und glandulär-zystische Hyperplasie sind Erkrankungen der Prämenopause. Die angezeigte Diagnostik ist eine fraktionierte Abrasio, bei der das Abradat des Zervikalkanals und das Abradat der Gebärmutter getrennt entnommen und eingesandt werden. Es ist hier wichtig, die gesamte innere Oberfläche der Gebärmutter sorgfältig zu kürettieren, um ein Karzinom auch zu entdecken; bei der Endometriumsbiopsie und Strichkürettage werden ja nur von winzigen Arealen Proben entnommen (A, E). Um im Ultraschall ein Korpuskarzinom zu erkennen, muß es schon relativ fortgeschritten sein, die Methode eignet sich deshalb zum Ausschluß nicht (D). Mit einer Zytologie des Zervikalkanals (C) kann man keine Aussage über das Cavum uteri treffen.

Frage 8.8: Lösung D

Hier wurde sehr häufig fälschlicherweise (A) oder (E) angekreuzt. Als Risikofaktoren sind zu betrachten:

– Alter über 40 Jahre. Zwischen 40 und 45 steigt die Erkrankungsrate steil an.
– Hoher sozio-ökonomischer Status
– Ovarialkarzinome in der Familie
– Kinderlosigkeit (mit der Zahl der Kinder nimmt das Risiko, am Ovarialkarzinom zu erkranken, ab)
– Mit der Zahl der Ovulationen scheint das Risiko zu steigen; man hat statistisch nachgewiesen, daß die Einnahme von Ovulationshemmern das Erkrankungsrisiko für Ovarialkarzinome senkt! (D).
– Mammakarzinom. Wer am Mammakarzinom erkrankt, hat auch ein erhöhtes Risiko, am Ovarialkarzinom zu erkranken und umgekehrt.
– Zugehörigkeit zur weißen Rasse, z. B. in Japan ist das Ovarialkarzinom fast unbekannt.

Frage 8.9: Lösung A

Siehe bitte auch Lerntext „Ovarialkarzinom" auf S. 242.
Für eine Stadieneinteilung der Ovarialkarzinome, nach der sich dann Therapie und Prognose richten, genügen palpatorischer Befund (C) und klinische Symptome (E) nicht. Zum Staging wird fast immer eine Laparatomie durchgeführt, bei der einerseits zumindest etwas Gewebe zur histologischen Untersuchung entnommen werden kann, andererseits die Ausbreitung recht genau festgestellt werden kann. Soweit es möglich ist, wird natürlich bei dieser ersten Laparatomie versucht, kurativ zu operieren, leider werden aber Ovarialkarzinome häufig erst zu spät erkannt, um kurativ operieren zu können. Oft ist deshalb eine anschließende Chemotherapie notwendig. Etwa 6 Monate nach Abschluß der Chemotherapie wird eine sogenannte Second-look-Operation durchgeführt (D), um den Therapieerfolg zu sehen und ein weiteres Vorgehen bestimmen zu können.

Frage 8.10: Lösung B

Zeichen in der Mammographie, die sehr verdächtig auf ein Karzinom sind, sind:

- Unscharf begrenzte Verdichtungen mit Ausläufern in das umgebende Gewebe (im Gegensatz zu Zysten (E), die eher rund und glatt begrenzt sind), diese strahlenförmigen Ausziehungen werden z. T. sogar „Krebsfüßchen" genannt.
- Mikrokalzifikationen im Herd (sehen aus wie winzige strahlenundurchlässige Pünktchen innerhalb einer Verschattung).
- Manchmal sind karzinomtypische Hautphänomene in der Mammographie erkennbar.

Frage 8.11: Lösung B

Bei einem derartig ausgedehnten, geschwürigen, z. T. bereits nekrotisch zerfallenden Tumor im äußeren oberen Quadranten der Brust muß man an ein fortgeschrittenes Mammakarzinom denken.
Typisch für das Paget-Karzinom (A) wären ekzematöse Veränderungen im Bereich der Brustwarze. (A)
Erysipel (D) und Phlegmone (E) gehen mit weit akuteren Symptomen wie Rötung, Induration und Ausbreitung einher, nicht mit ulzerativen Veränderungen.

Frage 8.12: Lösung D

Bei derartigen knotigen Veränderungen im Narbenbereich bei Zustand nach Ablatio mammae muß man als erstes an ein Lokalrezidiv denken, eine bakterielle Genese ist sehr unwahrscheinlich. Um ein Lokalrezidiv nachzuweisen, muß eine histologische Untersuchung erfolgen (3). Des weiteren ist unbedingt eine Metastasierung des Karzinoms durch Röntgenaufnahmen von Skelett und Thorax auszuschließen, da das Mammakarzinom hauptsächlich in die Haut, die Lungen und die Knochen metastasiert (1, 2).

Frage 8.13: Lösung E

Ein Tumor mit einem Durchmesser von 3 cm ist unabhängig von der Histologie bereits im Stadium T_2. Bereits ab Stadium T_1 wird in der Regel die modifiziert radikale Mastektomie mit Axillaausräumung durchgeführt, die weitere Therapie richtet sich danach, ob Lymphknoten befallen sind und ob Hormonrezeptoren nachweisbar sind.

9 Lage- und Halteveränderungen der Organe

Frage 9.1: Lösung A

Siehe bitte auch Kommentar zu Frage 9.14.
Eine Retroflexio uteri mobilis ist nicht behandlungsbedürftig, solange keine Beschwerden bestehen; sie ist dann als Normvariante zu betrachten. An eine Operation wäre z. B. zu denken, wenn eine Sterilität besteht und bei beiden Partnern nach sorgfältiger Untersuchung kein anderer pathologischer Befund zu erheben ist als die Retroflexio.

**Anhang I
Examen Frühjahr 1989
Bildanhang**

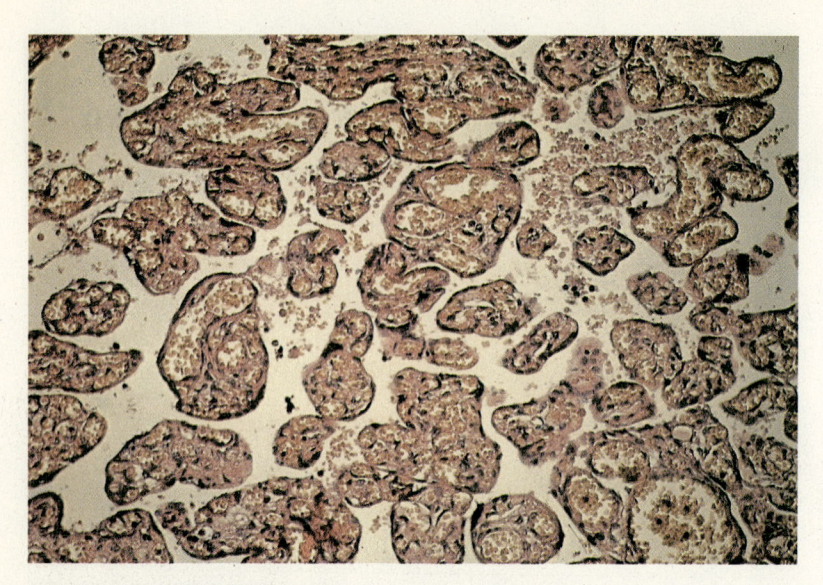

Abb. 12 zu Frage 6.4 (Anhang I)

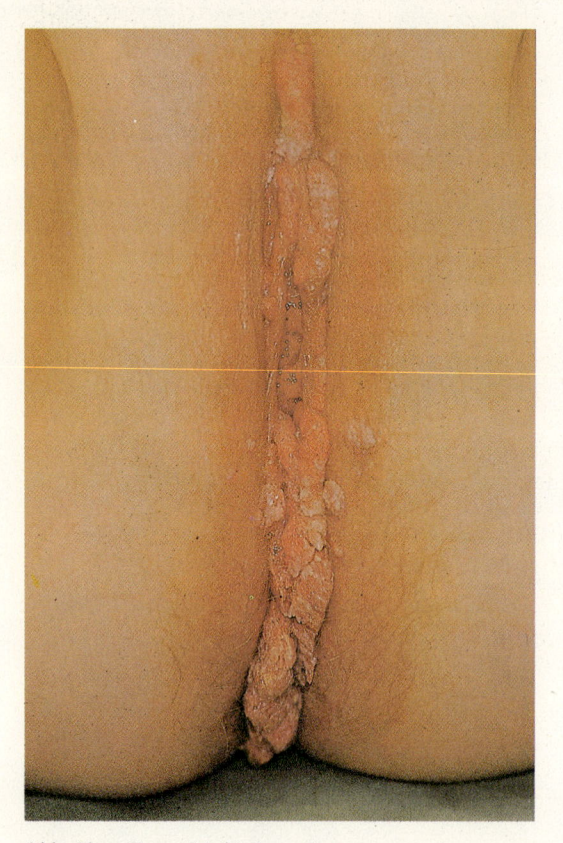

Abb. 13 zu Frage 7.1 (Anhang I)

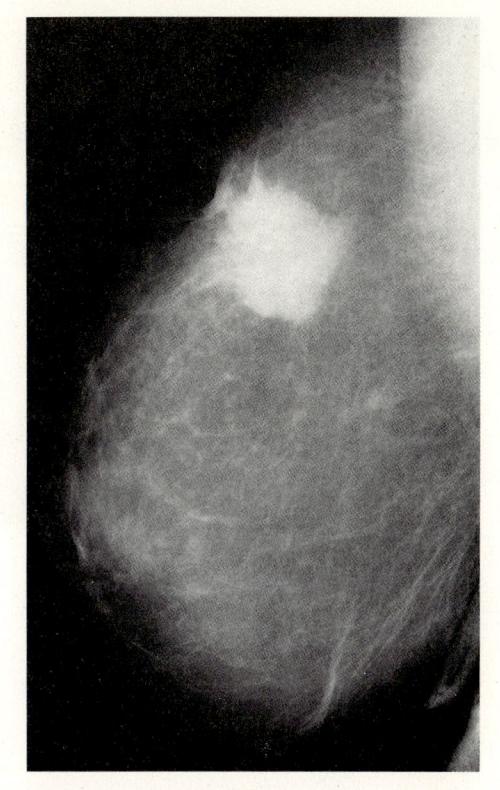

Abb. 14 zu Frage 8.10 (Anhang I)

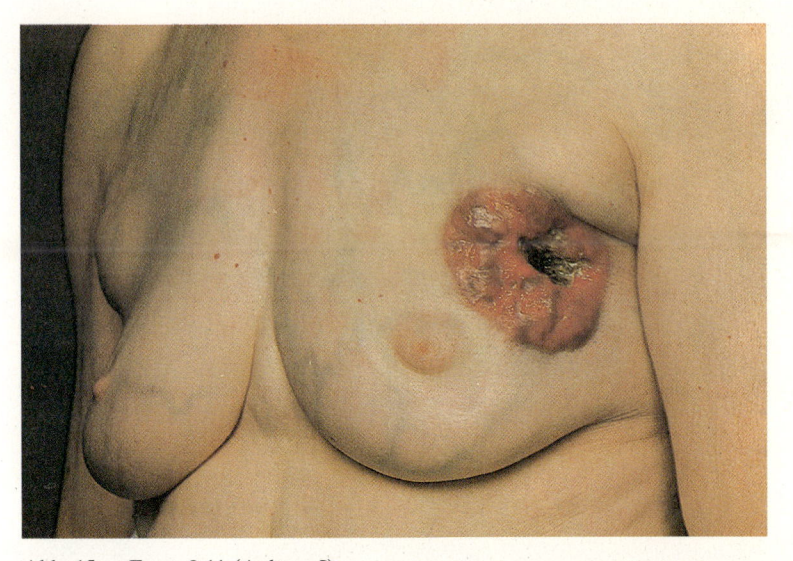

Abb. 15 zu Frage 8.11 (Anhang I)

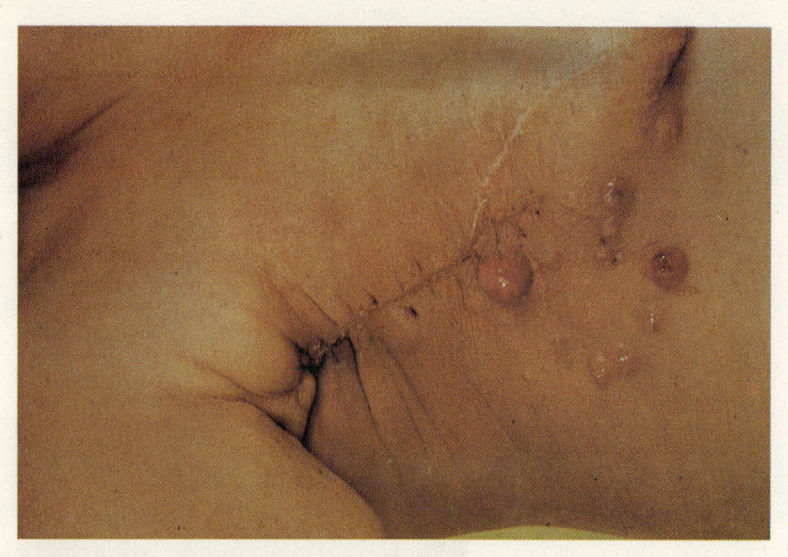

Abb. 16 zu Frage 8.12 (Anhang I)

Memorix

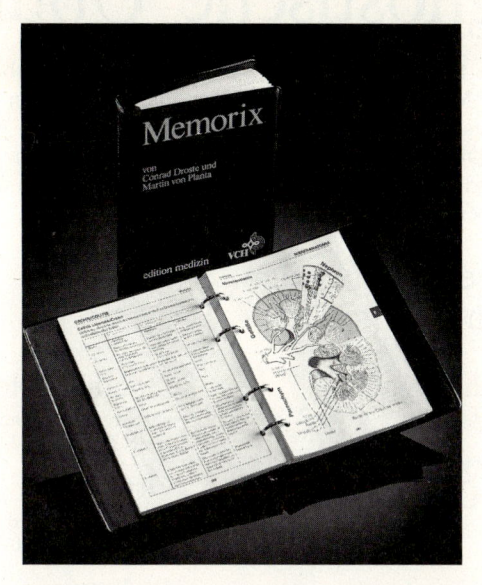

von C. Droste und M. von Planta

Zweite, korrigierte Auflage

1989. XVI, 321 Seiten mit 70 Farbabbildungen und 250 Tabellen. Ringbuchordner. DM 49,–. ISBN 3-527-15399-3

Memorix ist eine Gedächtnisstütze für den Studenten in höheren klinischen Semestern, den PJ-ler, den Internisten, der im klinischen Routinebetrieb arbeitet, aber auch für den niedergelassenen Arzt.
Memorix nimmt seinem Benutzer Arbeit ab, da es alles das (und mehr) aufführt, was sich ein Arzt selbst gerne aus Fachzeitschriften, Lehrbüchern oder bei Referaten auf einem Spickzettel für den Alltag notieren möchte. Memorix bietet oft benötigte anatomische und radiologische Skizzen, international gebräuchliche Klassifikationen, Medikament-Übersichten, Behandlungsschemata und differentialdiagnostische Tabellen, so daß man beim Diktat des Arztbriefes, bei der Durchsicht auswärtiger Befunde, bei der Beurteilung von Röntgenbildern und Computertomogrammen, ja selbst im Krankenhausflur oder im Aufzug schnell darauf zurückgreifen kann. Memorix enthält viele Unterlagen für die tägliche Arbeit und ist trotzdem so klein, daß es in jede Kitteltasche paßt. Und falls doch etwas fehlt: Memorix ist ein Ringbuch, dem jeder Benutzer seine bevorzugten Medikamente, hausinterne Normwerte und sonstige eigene Notizen leicht hinzufügen kann. Und Memorix ist erschwinglich: Es kostet nur DM 49,–.

edition medizin

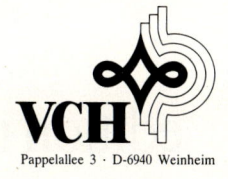

VCH
Pappelallee 3 · D-6940 Weinheim

Schulen Sie Ihren diagnostischen Blick
Diagnostische Übungen

Der „diagnostische Blick", das heißt, die Fähigkeit, Krankheitsbilder ohne Zuhilfenahme apparativer Methoden zu erkennen, hat allen technischen Diagnoseverfahren zum Trotz im klinischen Alltag auch heute noch seinen Wert. Nicht nur im Sinne einer schnelleren Diagnosestellung mit entsprechend geringerer Belastung für Arzt und Patienten, sondern auch im Rahmen einer Kostenersparnis wird er sowohl vom erfahrenen Praktiker als auch vom jungen Anfänger verlangt.

Bilder, Fragen, Antworten zu folgenden Themen:

Allgemeine Chirurgie
von W. Walker
ISBN 3-527-15380-2

Anatomische Übungen
von R. M. H. McMinn, R. T. Hutchings und B. M. Logan
ISBN 3-527-15329-2

Allgemeinmedizin
von M. Zatouroff
ISBN 3-527-15396-9

Dermatologie
von G. M. Levene und S. K. Goolamali
ISBN 3-527-15327-6

Geburtshilfe und Gynäkologie
von V. R. Tindall
ISBN 3-527-15372-3

Infektionskrankheiten
von R. T. D. Emond und H. A. K. Rowland
ISBN 3-527-15385-3

Klinische Neurologie
von M. Parsons
ISBN 3-527-15369-1

Ophthalmologie
von M. Ruben und S. Ruben
ISBN 3-527-15382-9

Orthopädie
von L. Kessel und U. F. Boundy
ISBN 3-527-15390-X

Pädiatrie
von R. D. G. Milner und S. M. Herber
ISBN 3-527-15328-4

Rheumatologie
von V. Wright und A. R. Harvey
ISBN 3-527-15383-7

Sportverletzungen
von J. G. P. Williams
ISBN 3-527-15381-0

Alle Bände: 128 Seiten mit 200 größtenteils farbigen Abbildungen. Broschur. DM 28,–.

400 Krankheitsbilder zur Schulung des diagnostischen Könnens
herausgegeben von G. B. Carruthers
280 Seiten mit 431 größtenteils farbigen Abbildungen. Broschur. DM 29,80.
ISBN 3-527-15305-5

edition medizin

VCH
Verlagsgesellschaft
Pappelallee 3 · D-6940 Weinheim

Von der Molekularbiologie bis zur Klinik

Karin Mölling

Das AIDS-Virus

Dieses Buch beschreibt Eigenschaften und Wirkungen des AIDS-Virus sowie praktische, epidemiologische und medizinische Aspekte im Zusammenhang mit AIDS in allgemein verständlicher Form. Die Autorin erläutert den Vermehrungszyklus des Virus, die Besonderheiten seiner jahrelangen Latenz und die Voraussetzungen für den Ausbruch der Krankheit. Unterstützt durch zahlreiche Abbildungen werden Grundlagen für die Diagnostik, Möglichkeiten der Chemotherapie und die Schwierigkeiten der Impfstoffentwicklung vermittelt. Auf der Basis von wissenschaftlich belegten Studien behandelt das Buch praktische Aspekte über den Umgang mit Infizierten sowie das Verhalten in Laboratorien und die Gefahren im täglichen Leben. Das Spektrum der Fragen, die beantwortet werden, reicht von Anschuldigungen an den CIA über die biochemische Wirkungsweise von AZT bis hin zum Sinn der eigenen Blutkonserve im Fluggepäck. Ein Glossar hilft dem Leser, der das Buch nur kapitelweise liest, Fachbegriffe zu verstehen, die andernorts erklärt wurden. Das letzte Kapitel bringt Adressen von Selbsthilfegruppen, Beratungsstellen und Untersuchungsämtern, auch im deutschsprachigen Ausland.

Die Autorin ist eine der wenigen Experten der Retrovirologie in Deutschland. Sie ist seit 1969 wissenschaftlich auf diesem Gebiet tätig, seit 1975 mit einer eigenen Forschungsgruppe am Max-Planck-Institut für Molekulare Genetik in Berlin. Ihre wissenschaftlichen Arbeiten wurden mit mehreren Preisen ausgezeichnet, unter anderem wurde ihr als erster Frau seit 1921 der „Aronson-Preis" für das Jahr 1987 für ihre „Arbeiten auf dem Gebiet der Krebs- und AIDS-Forschung" verliehen.

1988. IX, 259 Seiten mit 39 Abbildungen und 25 Tabellen. Gebunden. DM 48,–. ISBN 3-527-15379-9

edition medizin

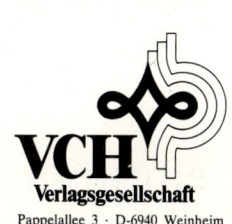

VCH Verlagsgesellschaft
Pappelallee 3 · D-6940 Weinheim

Kurzlehrbuch

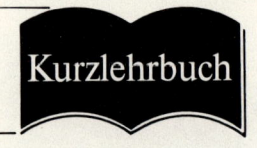

Pädiatrie

herausgegeben von Karl-Heinz Niessen
Zweite, überarbeitete und ergänzte Auflage

1989. XXV, 500 Seiten mit 417 Abbildungen und
114 Tabellen. Broschur. DM 48,–. ISBN 3-527-15424-8

Kurz und prägnant, aber dennoch umfassend und verständlich bietet dieses Kurzlehrbuch dem Studenten und Praktiker einen Überblick über die aktuelle Pädiatrie. Die Beiträge, die sich alle am Gegenstandskatalog orientieren, sind durch 417 Abbildungen, davon 217 farbig, auf 50 Tafeln unterstützt, da sich Krankheitsbilder auf diese Weise am besten zuverlässig erkennen lassen, z. B. sind alle Hautkrankheiten in Farbe dargestellt.
Um diesen Platz für Anschauungsmaterial zu schaffen – ohne das klinisches Verständnis weder entstehen noch geschult werden kann –, sind einige Abschnitte, beispielsweise zur Pathophysiologie, bewußt kurz gehalten. Äußerst umfangreich und detailliert dagegen ist das Sachregister, das unter seinen mehreren tausend Stichwörtern auch zahlreiche Hinweise zu den einzelnen Krankheitssymptomen enthält.

Bitte fragen Sie Ihren Buchhändler nach anderen Kurzlehrbüchern der edition medizin.

edition medizin

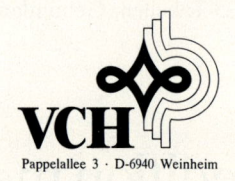

VCH
Pappelallee 3 · D-6940 Weinheim

Anhang II
Examen Herbst 1989
Fragen

1 Wofür sprechen kondylomatöse Läsionen mit koilozytären Epithelveränderungen an der Portio uteri?

(A) Lues
(B) Gonorrhoe
(C) Infektion durch Papillomaviren
(D) Infektion durch Trichomonas vaginalis
(E) invasives Plattenepithelkarzinom

2 Bei einem Neugeborenen findet sich schaumiges Fruchtwasser im Nasen-Rachen-Raum. Das Neugeborene hustet und wird dabei blau.

Es handelt sich am ehesten um

(A) Spontanpneumothorax
(B) Mukoviszidose
(C) Ösophagusatresie
(D) hypertrophische Pylorusstenose
(E) Fallotsche Tetralogie

3 Welche Aussage zur Prognose des Vulvakarzinoms trifft zu?

Sie ist

(A) schlecht, da das Karzinom trotz langsamen Wachstums häufig spät erkannt wird
(B) schlecht, da das Karzinom schnell wächst und spät erkannt wird
(C) schlecht, da das Karzinom frühzeitig zu Fernmetastasen führt und die Früherkennung deshalb meist zu spät kommt
(D) gut, da das Karzinom zwar rasch wächst, aber frühzeitig erkannt wird
(E) gut, da das Karzinom infolge langsamen Wachstums früh sichtbar und erkannt wird

4 Eine 55jährige Patientin, die 4 Kinder spontan geboren hat und sich in der Postmenopause befindet, klagt über unwillkürlichen Urinabgang beim Husten, Niesen und Lachen.

Was kommt ursächlich am ehesten in Betracht?

(A) Descensus vaginae anterior mit Zystozelenbildung
(B) Descensus vaginae posterior mit Rektozelenbildung
(C) Totalprolaps
(D) ausgeprägte Douglasozele
(E) Blasenscheidenfistel

5 Eine Patientin mit einem 25tägigen Zyklus möchte die Menstruation um 10 Tage hinausschieben.

Welches Vorgehen ist zweckmäßig

(A) Östrogengabe vom 1. bis 33. Tag
(B) Minipille vom 1. bis 33. Tag
(C) Östrogen-Gestagen-Präparat vom 22. bis 33. Tag
(D) Östrogen-Gestagen-Depotpräparat am 7. und 22. Tag
(E) Gestagengaben vom 25. bis 33. Tag

6 Die Lagebeziehung zwischen der Corpus uteri-Achse und der Zervix-Achse wird bezeichnet als

(A) Flexio
(B) Versio
(C) Positio
(D) Torsio
(E) Keine der Aussagen (A)–(D) trifft zu

7 Die Mastitis puerperalis wird zumeist hervorgerufen durch

(A) Streptococcus faecalis
(B) Escherichia coli
(C) Pseudomonas aeruginosa (Pyocyaneus)
(D) Lactobacillus acidophilus
(E) keinen der in (A)–(D) genannten Erreger

8 Condylomata acuminata des äußeren Genitale werden erfolgreich behandelt durch

(A) Lasertherapie
(B) Gabe von Aciclovir
(C) Gabe von Tetrazyklinen (systemisch)
(D) Gabe von Hexachlorocyclohexan (lokal)
(E) Röntgenbestrahlung

9 Die Organogenese fällt in

(A) die Präimplantationsphase
(B) die Implantationsphase
(C) die Embryonalphase
(D) die Fetalphase
(E) keine der von (A)–(D) genannten Phasen

■1 C   ■2 C   ■3 A   ■4 A   ■5 C   ■6 A   ■7 E   ■8 A   ■9 C

10 Der höchste Östrogen-Serum-Spiegel in einem ovulatorischen Zyklus findet sich

(A) in der Mitte der 1. Zyklushälfte
(B) kurz vor der Ovulation
(C) etwa in der Mitte der 2. Zyklushälfte
(D) 24 Stunden vor Eintritt der Menstruation
(E) zu Beginn der 2. Zyklushälfte

11 Welcher der folgenden Werte ist der Grenzwert für die Gewichtszunahme einer Schwangeren ab der 32. Schwangerschaftswoche, der nicht überschritten werden sollte?

(A) ca. 200 g/Woche
(B) ca. 500 g/Woche
(C) ca. 700 g/Woche
(D) ca. 3 kg/Monat
(E) ca. 4 kg/Monat

12 Beim sog. Krukenberg-Tumor des Ovars ist der Primärtumor am häufigsten ein

(A) Mammakarzinom
(B) Bronchialkarzinom
(C) Karzinom des Magens
(D) Endometriumkarzinom
(E) Adenokarzinom der Zervix

13 Es handelt sich um eine 18jährige Patientin mit primärer Amenorrhoe, guter Brustentwicklung (Stadium 4 nach Tanner) und fehlender Achselbehaarung.

Welche Diagnose ist am wahrscheinlichsten?

(A) Pubertas tarda
(B) Turner-Syndrom
(C) reine Gonadendysgenesie
(D) testikuläre Feminisierung
(E) Rokitansky-Mayer-Küster-Syndrom

14 Welche Aussage zur Rehabilitation krebskranker Frauen trifft zu?

(A) Alleinstehenden Frauen kommen wirtschaftliche Hilfen nicht zu.
(B) Krankengeld wird bei bestehendem Arbeitsverhältnis bis zu 65 Wochen in 3 Jahren bezahlt.
(C) Eine Krankenhaustherapie wird von der gesetzlichen Krankenversicherung bis zu 39 Wochen bezahlt.
(D) Der Verlust einer Brust wird mit einem Grad der Behinderung von 10–30% berücksichtigt.
(E) Nachsorgekuren bis zu 12 Wochen werden bei Nichtversicherten von der Sozialhilfe getragen.

15 Eine 28jährige Patientin, die schon längere Zeit eitrigen Fluor beobachtet, klagt über akut auftretende Unterbauchschmerzen und Fieber. Man tastet schmerzhafte und verdickte Andnexe, wobei die Untersuchung durch die starke Abwehrspannung der Bauchdecken (als Zeichen der peritonealen Mitbeteiligung) erschwert ist. Die BSG beträgt 45/76 mm n. W.

Welche der genannten Erreger haben diese Entzündung am ehesten hervorgerufen?

(A) Streptokokken
(B) Gonokokken
(C) Tuberkelbakterien
(D) Klebsiellen
(E) Enterokokken

16 Bei einer 37jährigen Patientin mit bekanntem Uterus myomatosus tritt nach einer 9wöchigen Amenorrhoe eine leichte Blutung auf. Bei der klinischen Untersuchung liegt eine dunkelrote Schmierblutung aus dem geschlossenen Zervikalkanal vor, der Uterus ist deutlich vergrößert, aufgelockert und anteflektiert, im Fundusbereich tastet man ein Myom von 6–7 cm Durchmesser. Es besteht eine geringfügige Druckdolenz, aber keine peritoneale Abwehrreaktion.

Welche Diagnose ist am wahrscheinlichsten?

(A) Myomnekrose
(B) intakte Tubargravidität
(C) Abortus incipiens
(D) Abortus imminens
(E) glandulär-zystische Hyperplasie bei Follikelpersistenz

■ 10 B   ■ 11 B   ■ 12 C   ■ 13 D   ■ 14 D   ■ 15 B   ■ 16 D

17 Eine asymptomatische Bakteriurie (Keimzahl > 100000/ml Urin) in der Schwangerschaft

(A) ist u. a. bedingt durch die Ureterendilatation infolge tonussenkender Wirkung der Östrogene
(B) findet sich bei der Hälfte aller Schwangeren
(C) ist behandlungsbedürftig
(D) ist für den Feten ohne klinische Bedeutung
(E) sollte nicht behandelt werden, da die Gefahr einer medikamentösen Schädigung des Fetus besteht

18 Bei einer 35jährigen Erstgebärenden erheben Sie folgenden Befund im Kreißsaal:
Muttermund 6 cm weit geöffnet, Kopf beweglich über Beckeneingang, Fruchtblase gesprungen, Nabelschnurvorfall.

Welches weitere Vorgehen ist am sinnvollsten?

(A) rasche und schonende Vakuumextraktion
(B) Wendung auf den Fuß und Extraktion des Kindes
(C) Abwarten, Kontrolle der kindlichen Herztöne, evtl. später Zangenentbindung
(D) sofortige abdominale Schnittentbindung
(E) Spekulum-Entbindung, um den weichen Geburtskanal derart zu dehnen, daß die Nabelschnur nicht komprimiert wird

19 Welche Aussage zur Querlage trifft zu?

(A) abnehmende Häufigkeit bei steigender Geburtenzahl einer Patientin
(B) häufig mit einer Oligohydramnie verbunden
(C) vorzeitiger Blasensprung häufiger als bei Kopflagen
(D) Spontangeburt nach unauffälliger Schwangerschaft am Termin möglich
(E) der Versuch einer äußeren Wendung sollte bis zur 31. Schwangerschaftswoche erfolgt sein

20 Eine 28jährige Patientin kommt in der 10. SSW p.c. wegen einer vaginalen Blutung in Regelstärke in Ihre Sprechstunde.

Welche diagnostische Maßnahme liefert die wichtigste und sicherste Information?

(A) gynäkologische Untersuchung
(B) hCG-Bestimmung
(C) Östriolbestimmung
(D) Sonographie
(E) Laparoskopie

21 Welche Aussage trifft **nicht** zu?

(A) Das Beschäftigungsverbot für Mütter verlängert sich bei Mehrlingsgeburten auf 16 Wochen.
(B) Das Beschäftigungsverbot verlängert sich bei Müttern wegen des Stillens grundsätzlich nicht.
(C) Das Beschäftigungsverbot für Mütter verlängert sich bei Frühgeburten auf 12 Wochen.
(D) Wöchnerinnen dürfen bis zum Ablauf von 8 Wochen nach der Entbindung nicht beschäftigt werden.
(E) Während des Erziehungsurlaubs darf die Mutter einer Teilzeitbeschäftigung nachgehen.

22 Welche Aussage trifft **nicht** zu?

Gestagene werden gebildet

(A) in der fetalen Leber
(B) in der fetalen Nebennierenrinde
(C) in den Granulosaluteinzellen des Corpus luteum
(D) in den Thekaluteinzellen des sprungreifen Follikels
(E) im Synzytiotrophoblasten

23 Welche der nachfolgenden Diagnosen stellt **keine** Kontraindikation für die Neu- oder für die Weiterverordnung von hormonellen Kontrazeptiva dar?

(A) Thrombose mit Thrombophlebitis
(B) chronische Hepatitis
(C) Ikterus infolge Cholestase bei vorausgegangener Gravidität
(D) Mastopathie mit histologisch nachgewiesener leichter Proliferation
(E) zyklusunabhängige Migräneanfälle

24 Welche Aussage trifft **nicht** zu?

Vaginale Blutungen unter der Geburt können verursacht sein durch:

(A) vorzeitige Lösung der Plazenta
(B) Placenta praevia
(C) zervikale Dystokie
(D) Insertio velamentosa
(E) Uterusruptur

■17 C   ■18 D   ■19 C   ■20 D   ■21 A   ■22 A   ■23 D   ■24 C

[H 89]
25 Der kardiotokographische Nachweis von Spätdezelerationen (Dip II) bei silentem Kurvenverlauf veranlaßt den Geburtshelfer in der späten Eröffnungsperiode zur sofortigen medikamentösen Wehenhemmung und baldigen Schnittentbindung,

weil

Spätdezelerationen mit silentem Kurvenverlauf im Kardiotokogramm eine schwere Hypoxie anzeigen und nur durch eine fetale Reanimation mittels Tokolyse und durch eine alsbaldige Schnittentbindung günstige Chancen für das zu erwartende Kind gegeben sind.

[H 89]
26 Eine erwiesene fetale Makrosomie ist bei einer Diabetikerin Indikation zur Beendigung der Schwangerschaft vor dem errechneten Geburtstermin,

weil

Kinder von Diabetikerinnen mit nachgewiesener Makrosomie früher reif und auch bei vorzeitiger Schwangerschaftsbeendigung mit guter Prognose lebensfähig sind.

[H 89]
27 Bei Eintritt einer Schwangerschaft bei liegendem Intrauterinpessar wird empfohlen, das Intrauterinpessar zu entfernen,

weil

das Intrauterinpessar im allgemeinen eine Fehlentwicklung des Embryos induziert.

[H 89]
28 Bei einer Zweitgebärenden, deren erste Schwangerschaft wegen Nabelschnurkomplikation mittels Sektio beendet wurde, wird auch die anstehende zweite Entbindung a priori mittels Kaiserschnitt beendet,

weil

eine durch Schnittentbindung geschädigte Uteruswand wegen Rupturgefährdung nicht den Belastungen einer Spontangeburt ausgesetzt werden darf.

[H 89]
29 Bei einem Carcinoma corporis uteri (Stadium II) ist die Strahlentherapie die Methode der Wahl,

weil

beim Carcinoma corporis uteri (Stadium II) die Heilungsquoten der alleinigen Strahlentherapie besser als die der primären operativen Therapie sind.

[H 89]
30 Ein Hydramnion kommt vor bei

(1) Zwillingsgravidität
(2) mütterlichem Diabetes mellitus
(3) Rh-Inkompatibilität
(4) fetaler Ösophagusatresie

(A) nur 3 ist richtig
(B) nur 3 und 4 sind richtig
(C) nur 1, 2 und 4 sind richtig
(D) nur 2, 3 und 4 sind richtig
(E) 1–4 = alle sind richtig

[H 89]
31 Welche der folgenden Reaktionsphasen gehören zum physiologischen weiblichen Sexualzyklus?

(1) Auflösungsphase
(2) Orgasmusphase
(3) Erregungsphase
(4) Plateauphase

(A) nur 1, 2 und 3 sind richtig
(B) nur 1, 2 und 4 sind richtig
(C) nur 1, 3 und 4 sind richtig
(D) nur 2, 3 und 4 sind richtig
(E) 1–4 = alle sind richtig

Antwort	Aussage 1	Aussage 2	Verknüpfung
A	richtig	richtig	richtig
B	richtig	richtig	falsch
C	richtig	falsch	–
D	falsch	richtig	–
E	falsch	falsch	–

■25 A   ■26 C   ■27 C   ■28 E   ■29 E   ■30 E   ■31 E

32 Beim instrumentellen Schwangerschaftsabbruch in der 11.–13. Woche post menstruationem sind folgende Komplikationen möglich und müssen bei der Aufklärung der Patientin berücksichtigt werden:

(1) Uterusverletzung mit Blutungen
(2) Darmverletzung mit peritonealer Infektion
(3) Sterilität
(4) psychische und sexuelle Störungen
(5) spätere Abort- und Frühgeburtenneigung

(A) nur 1, 2 und 3 sind richtig
(B) nur 1, 3 und 4 sind richtig
(C) nur 2, 4 und 5 sind richtig
(D) nur 1, 3, 4 und 5 sind richtig
(E) 1–5 = alle sind richtig

33 Welche Faktoren kennzeichnen die Langzeitprognose des Mammakarzinoms?

(1) Stadium der Erkrankung
(2) Zahl der Lymphknotenmetastasen in der Axilla
(3) Tumorgröße
(4) histologischer Typ des Tumorgewebes
(5) Rezeptorstatus der Tumorzellen

(A) nur 2 und 3 sind richtig
(B) nur 1, 3 und 4 sind richtig
(C) nur 1, 4 und 5 sind richtig
(D) nur 1, 2, 3 und 4 sind richtig
(E) 1–5 = alle sind richtig

34 Bei einem Ehepaar besteht Kinderwunsch. Die Eileiter der Ehefrau sind durchgängig, beim Ehemann ist eine Sterilität ausgeschlossen.

Die wirksame und alleinige Gabe von Clomifen zur Behandlung einer anovulatorischen Sterilität setzt unter anderem voraus:

(1) normogonadotrope Zyklusstörung
(2) negativer Gestagentest
(3) hyperprolaktinämische Ovarialinsuffizienz

(A) nur 1 ist richtig
(B) nur 2 ist richtig
(C) nur 3 ist richtig
(D) nur 1 und 2 sind richtig
(E) nur 2 und 3 sind richtig

35 Beim Carcinoma cervicis uteri

(1) ist mit einer Ausbreitung bis an die Beckenwand zu rechnen
(2) ist häufig mit Metastasen in der Inguinalregion zu rechnen
(3) müssen im Falle der operativen Therapie bei jungen Frauen die Ovarien mitentfernt werden
(4) sind im Stadium III Stauungen der Harnwege und Risiken für die Nieren zu befürchten
(5) führt bei Progredienz eines reifen Plattenepithelkarzinoms die endokrine Therapie zu einer partiellen Remission

(A) nur 1 und 4 sind richtig
(B) nur 1, 2 und 4 sind richtig
(C) nur 2, 3 und 4 sind richtig
(D) nur 2, 3 und 5 sind richtig
(E) nur 1, 3, 4 und 5 sind richtig

36 Einer weiteren Abklärung bedürfen neben der Leukoplakie folgende kolposkopische Untersuchungsbefunde der Portio:

(1) Ektopie
(2) Ovula Nabothi
(3) Mosaik
(4) Umwandlungszone
(5) Punktierung

(A) nur 1 und 4 sind richtig
(B) nur 3 und 5 sind richtig
(C) nur 1, 2 und 4 sind richtig
(D) nur 3, 4 und 5 sind richtig
(E) nur 1, 2, 3 und 5 sind richtig

37 Das Vorhandensein welcher Hormone im Serum ist für Galaktogenese und Galaktokinese von Bedeutung?

(1) Plazentares Östrogen
(2) Plazentares Progesteron
(3) HPL (HCS)
(4) Prolaktin
(5) Oxytocin

(A) nur 3 und 5 sind richtig
(B) nur 4 und 5 sind richtig
(C) nur 1, 2 und 4 sind richtig
(D) nur 2, 4 und 5 sind richtig
(E) 1–5 = alle sind richtig

[H 89]
38 Die perinatale Mortaliät:

(1) umfaßt alle bis zum 7. Lebenstag verstorbenen Lebendgeborenen mit einem Geburtsgewicht von mehr als 1000 g
(2) ist nach vaginaler Geburt höher als nach Sektio
(3) wird statistisch auf 1000 Geborene bezogen, d. h. lebend- und totgeborene Kinder

(A) nur 2 ist richtig
(B) nur 3 ist richtig
(C) nur 1 und 2 sind richtig
(D) nur 1 und 3 sind richtig
(E) 1–3 = alle sind richtig

[H 89]
39 Welche Erscheinungen können typischerweise beim Syndrom der polyzystischen Ovarien (Stein-Leventhal-Syndrom) vorkommen?

(1) Sterilität
(2) Hirsutismus
(3) Amenorrhoe, Oligomenorrhoe
(4) Vaginalaplasie
(5) Fehlen der Scham- und Axillarbehaarung

(A) nur 1 und 3 sind richtig
(B) nur 1 und 5 sind richtig
(C) nur 1, 2 und 3 sind richtig
(D) nur 1, 3 und 5 sind richtig
(E) nur 3, 4 und 5 sind richtig

Folgende Angaben beziehen sich auf die Aufgaben Nr. 40 und 41.

[H 89]
40 Eine 65jährige Patientin kommt wegen Pruritus vulvae zur Behandlung. Die Vulva zeigt den Schwund elastischer Fasern, pergamentartige Haut, Pigmentverlust und Kratzeffekte.

Welche Krankheit liegt vermutlich vor?

(A) Mykose
(B) Sklerodermie
(C) Lichen sclerosus
(D) diabetische Vulvitis
(E) Vitiligo

[H 89]
41 Welche Therapie ist am ehesten angezeigt?

(A) Behandlung mit einem Antimykotikum
(B) Blutzuckerkontrollen und evtl. Neueinstellung des Diabetes mellitus und Gabe eines Antimykotikums
(C) Behandlung mit Corticoiden
(D) Gabe eines Breitbandantibiotikums
(E) Röntgenbestrahlung der Vulva

[H 89]
42 Ein Schwangerschaftsabbruch aus sog. kriminologischer (ethischer) Indikation ist post conceptionem gesetzlich möglich bis zum Ende der

(A) 12. Woche
(B) 14. Woche
(C) 16. Woche
(D) 18. Woche
(E) 22. Woche

■38 D   ■39 C   ■40 C   ■41 C   ■42 A

Anhang II
Examen Herbst 1989
Kommentare

[H 89]
Frage 1: Lösung C

Papillomaviren haben verschiedene Untergruppen: HPV 6 verursacht die beim Geschlechtsverkehr übertragbaren Condylomata accuminata („Feigwarzen"). Andere Untergruppen (HPV 16 u. 18) stehen im Verdacht, bei Portiodysplasien mitbeteiligt zu sein. Es finden sich Zellatypien (z. B. Koilozyten). In den meisten Carcinomata in situ und in fast allen invasiven Portiokarzinomen sind Genomanteile von HPV gefunden worden.
Zu (A)
Bei Lues im Sekundärstadium können vereinzelte **Condylomata lata** (flache, nässende Papeln) auftreten.
Zu (B)
Go und Kondylome können vergesellschaftet sein, da das Papillomavirus am besten auf (z. B. durch Fluor) vorgeschädigter Haut Fuß faßt.
Zu (D)
Trichomonaden verursachen meist eine Vaginitis.
Zu (E)
Ein **invasives Portio-Ca** kann bei polypösem Wachstum ähnlich aussehen.

[H 89]
Frage 2: Lösung C

Eine **Ösophagusatresie** ist meist vergesellschaftet mit einer Ösophagotrachealfistel. Dadurch kommt es zur Aspiration mit den typischen, in der Frage geschilderten Symptomen.
Zu (A)
Ein **Spontanpneumothorax** ist beim Neugeborenen sehr selten, im Vordergrund stehen neben Dyspnoe und Zyanose einseitige Thoraxbewegungen.
Zu (B)
Die **Mukoviszidose** manifestiert sich beim Neugeborenen häufig (10%) als Mekoniumileus, chronische pulmonale Symptome stehen erst später im Vordergrund.
Zu (D)
Die **hypertrophische Pylorusstenose** führt erst nach dem 10. Lebenstag zu den typischen Symptomen: Schwallartiges Erbrechen und Exsikkose.
Zu (E)
Eine **Fallot-Tetralogie** ist in den ersten Lebenswochen oft asymptomatisch, später bei Belastung Zyanose und Dyspnoe.

[H 89]
Frage 3: Lösung A

Vulvakarzinome sind fast immer hochdifferenzierte, verhornende Plattenepithelkarzinome, wachsen langsam und sind lange asymptomatisch. Erste Symptome: Pruritus vulvae (50%), tastbar vergrößerte inguinale Lymphknoten (ab Tu-Größe von 300 mm^2) – Symptome, die von den Frauen der betroffenen Altersgruppe (Gipfel 60.–70. Lebensjahr) oft aus Scham lange verdrängt werden. Frühzeitig lymphogene Metastasierung, selten hämatogen. Gesamtüberlebensrate: 46%. Stadium 1 (Tu-Größe 1–2 cm) und radikale Vulvektomie: 85%.

[H 89]
Frage 4: Lösung A

Es liegt eine Streßinkontinenz Grad I vor.
Hauptursache der Streß(= Belastungs)inkontinenz ist der Descensus uteri et vaginae. Verschlimmerung oft nach der Menopause, da der Östrogenmangel zu Turgorverlust der Harnröhre führt.
Die Größe der Zystozele (Vorwölbung der vorderen Vaginalwand) korreliert nicht unbedingt mit der Stärke der Inkontinenz.
Zu (B) und (D)
Eine Senkung der Genitalorgane betrifft natürlich nicht isoliert **nur** vordere oder hintere Scheidenwand, aber die Ausprägung ist unterschiedlich. Bei einer Vorwölbung der hinteren Vaginalwand auf ganzer Länge (**Rektozele**) oder hauptsächlich im oberen, hinteren Scheidengewölbe (**Douglasozele**) wird oft über Obstipation und Rückenschmerzen geklagt.
Zu (C)
Bei einem Totalprolaps fällt der Uterus vor den Introitus vor. Beschwerden: Miktionsstörungen, schmerzhaftes „Druckgefühl nach unten", Ulzera.
Zu (E)
Bei einer Blasenscheidenfistel besteht eine Inkontinenz Grad III, d. h. es kommt ständig zu unwillkürlichem Urinabgang.

[H 89]
Frage 5: Lösung C

Gebräuchlichste Methode zum **Hinausschieben** der Menstruation: Östrogen-Gestagen-Kombinationen (z. B. Einphasen-Ovulationshemmer oder Prosiston) täglich, beginnend **4 Tage vor** dem erwarteten Blutungsbeginn und endend **2 Tage vor** dem gewünschten Auftreten der Menstruation. Verlängert wird die Sekretionsphase, bis zu 8 Tage ist das ohne Zwischenblutung möglich.
In diesem Fall: 25-4 = Beginn am 22. Zyklustag
35-2 = Ende am 33. Zyklustag.
Vorverlegung: Gleiche Hormonkombination wie oben, aber Einnahme vom 5.–14. Zyklustag, Entzugsblutung ebenfalls nach 2 Tagen.

[H 89]
Frage 6: Lösung A

Folgendes zu allen Achsen:
Flexio: Beziehung der Korpusachse zur Zervixachse (meist Anteflexio)
Versio: Beziehung der Zervixachse zur Scheidenachse (meist Anteversio)
Positio: Position im kleinen Becken (Abweichungen: Descensus, Elevatio, Dextro- oder Sinistropositio)
Torsio: Drehung des Uterus um seine Längsachse.

[H 89]
Frage 7: Lösung E

Altbekannte und beliebte Frage:
Erreger der **puerperalen** Mastitis (während der Stillzeit) ist in 95% der Fälle Staph. aureus. Ausbreitung interstitiell, also in den Lymphspalten. Therapie: Penicillinasefestes Penicillin und, da wegbereitend meist ein Milchstau war, Prolaktinhemmer (z. B. Pravidel).

[H 89]
Frage 8: Lösung A

Condylomata accuminata wurde und wird oft mit Elektroresektion in Lokal- oder Allgemeinanästhesie zu Leibe gerückt. Das Betupfen mit Podophyllin geriet wegen des Verdachts auf Kanzerogenität in Verruf.
Neuere, eleganteste Methode ist die **Laserkoagulation,** die beste Abheilungsergebnisse erbringt. Durchführung ambulant in Lokalanästhesie.
Zu (B)
Aciclovir (Zovirax) wird bei Herpes genitalis eingesetzt. Gegen die durch Papillomaviren verursachten C. accuminata sind lokale Maßnahmen schonender und ausreichend wirksam.
Zu (D)
HCH (Lindan), ein Insektizid, wird lokal bei Läusen, Filzläusen und Krätze appliziert.

[H 89]
Frage 9: Lösung C

In der **Embryonalphase,** der Zeit von der 4.–12. SSW, werden alle Organsysteme angelegt (Organogenese).
Zu (A)
Präimplantationsphase: 0.–6. Tag post conceptionem, Morula.
Zu (B)
Implantation = Nidation: Einpflanzung der Blastozyste in die Dezidua am 6.–7. Tag p.c.
Zu (D)
In der **Fetalphase** (12. SSW bis Geburt) erfolgt die Ausreifung.

[H 89]
Frage 10: Lösung B

Die Östrogenproduktion im Zyklusverlauf ergibt eine zweigipfelige Kurve: In der ersten Zyklushälfte bilden die heranreifenden Follikel zunehmend Östrogen bis präovulatorisch ein **Maximum** erreicht ist. Dann kommt es durch positive Rückkopplung zur Entleerung der LH-Speicher im HVL (Ovulationsauslösung). Danach steiler Östrogenabfall und Wiederanstieg in der 2. Zyklushälfte. Östrogenmaximum also 2 Tage vor der Ovulation (Estradiol 0.4 ng/ml).

[H 89]
Frage 11: Lösung B

Gesamtgewichtszunahme: 9–12 kg. Als normal gelten:
  I. Trimenon: < 250 g/Woche (oder gar keine Zunahme)
 II. Trimenon: < 350 g/Woche
III. Trimenon: < 500 g/Woche
Nach der 32. SSW kann eine stärkere Gewichtszunahme Warnsignal für die Ausbildung einer EPH-Gestose sein (verstärkte Ödembildung). Als isolierte Auffälligkeit darf das aber nicht überbewertet werden, die individuelle Schwankungsbreite paßt eben nicht immer in den 9–12 kg-Rahmen.

[H 89]
Frage 12: Lösung C

Als **Krukenberg-Tumoren** im engeren Sinn werden Metastasen eines Karzinoms aus dem Magen-Darm-Trakt (Adeno-Ca) bezeichnet. Sie kommen meist beidseitig vor.
Im weiteren Sinn faßt der Begriff auch andere sekundäre, metastatische Ovarialkarzinome aus Mamma (31%), Corpus uteri (12%) und anderen Organen (10%).

[H 89]
Frage 13: Lösung D

Testikuläre Feminisierung („hairless woman"): Männlicher Genotyp (46 XY), weiblicher Phänotyp wegen eines Androgenrezeptordefektes. Uterus, Tuben sowie Achsel- und Schambehaarung fehlen, Hoden oft intraabdominal gelegen mit erhöhter Entartungsgefahr.
Zu (A)
Pubertas tarda: verspätete Ausbildung der sekundären Geschlechtsmerkmale nach dem 14. Lebensjahr, Menarche nach dem 16. Lebensjahr.
Zu (B)
Turner-Syndrom: Gonadendysgenesie mit Chromosomensatz 45 XO. Symptome: Minderwuchs, Flügelfell (Pterygium colli), Fußrückenödeme beim Neugeborenen, Herzmißbildungen u.a.

Zu (C)
Reine **Gonadendysgenesie:** Fehlen funktionstüchtiger Keimzellen bei normalem Chromosomensatz (meist durch Schädigung in der frühen Embryonalphase)
Zu (E)
Mayer-Rokitansky-Küster-Syndrom: Aplasie der Scheide, rudimentärer Uterus, hochstehende Ovarien ohne Störung der Ovarialfunktion.

H 89
Frage 14: Lösung D

Nach einseitiger Mastektomie wird also eine Behinderung von 10–30% (breite Spannbreite! Abhängig vom Beruf der Frau oder vom Untersucher?) veranschlagt.
Zu (A)
Kaum zu glauben: auch alleinstehende Frauen haben Anspruch auf Segnungen wie Hilfe zum Lebensunterhalt (Sozialhilfe)!
Zu (B)
Krankengeld wird bis zu 78 Wochen gezahlt.
Zu (C)
Die gesetzlichen Krankenversicherungen zahlen – nach entsprechenden Rückfragen – eine Krankenhaustherapie ohne Fristbeschränkung.
Zu (E)
Nachsorgekuren werden bei Patientinnen, die über das Sozialamt versichert sind, bis zu 6 Wochen bewilligt.

H 89
Frage 15: Lösung B

Geschildert ist die typische Symptomatik einer Go: zunächst einige Zeit relativ symptomarme „untere Go", später Adnexitis mit Pelveoperitonitis. In so einem Fall immer an Go-Kultur denken vor Therapiebeginn.
Fast genauso häufig sind aszendierende Infektionen mit Anaerobiern und Chlamydien, mitbeteiligt sind oft Streptokokken, Enterokokken und Staphylokokken.

H 89
Frage 16: Lösung D

Für eine **intrauterine** Gravidität sprechen: die Amenorrhöedauer (bei einer Extrauteringravidität meist früher Blutung und/oder Schmerzen), der deutlich vergrößerte und vor allem **aufgelockerte** Uterus (Myome führen auch zur Vergrößerung, erklären nicht die Auflockerung – bei Extrauteringravidität wiederum zwar Auflockerung, aber keine deutliche Vergrößerung).
Die Schmierblutung bei **geschlossenem** Muttermund weist auf einen Abortus imminens hin, Gravidität meist intakt. Ursachen können sein: Portioektopie, Portio- Zervix- oder Deziduapolyp, Malignom, Blutung aus dem Bereich der Fruchthöhle.

Zu (C)
Abortus incipiens: Differentialdiagnostische Abgrenzung zum Abortus imminens ist der geöffnete Muttermund.
Zu (E)
Bei der glandulär-zystischen Hyperplasie produziert ein nicht gesprungener Follikel weiter Östrogen, das hochproliferierte Endometrium reagiert schließlich mit einer (u. U. sehr massiven) Abbruchblutung. Erklärt weder die deutliche Uterusvergrößerung noch die Auflockerung.

H 89
Frage 17: Lösung C

Eine asymptomatische Bakteriurie ($> 10^5$ Keime) kommt bei Erstgebärenden mit etwa 2% eher selten vor, bei Mehrgebärenden mit 8–10% relativ häufig.
Außerhalb der Schwangerschaft keine Therapiebedürftigkeit, in der Schwangerschaft unbedingt (mit Ampicillin/Amoxicillin nach Antibiogramm) behandeln, denn es besteht erhöhte Inzidenz von: EPH-Gestose, Neugeborenensepsis, Frühgeburtlichkeit.

H 89
Frage 18: Lösung D

Der Nabelschnurvorfall ist ein geburtshilflicher Notfall mit akuter schwerster Gefährdung des Kindes und in aller Regel eine Indikation zur sofortigen Sectio. Nach Möglichkeit muß der/die Untersucher/in bis dahin von vaginal die Nabelschnur reponieren.
Bei der Patientin in der Frage liegt sowieso eine geburtshilfliche Anomalie vor: bei 6 cm Muttermunderöffnung und gesprungener Fruchtblase darf der Kopf des Kindes bei einer Erstpara nicht mehr hoch über Beckeneingang stehen (V. a. relatives Mißverhältnis).

H 89
Frage 19: Lösung C

Ein vorzeitiger Blasensprung ist wegen der abnormen Dehnung und starken punktuellen Belastung (durch Extremitätenbewegung am unteren Eipol) wesentlich häufiger – und sehr viel dramatischer. Es kann nämlich leichter zum Vorfall der Nabelschnur oder nach Beginn der Wehentätigkeit zum Armvorfall kommen.
Zu (A)
Querlagen sind eine typische Lageanomalie von Mehr- und Vielgebärenden (90% der Querlagen) wegen des größeren Platzangebotes.
Zu (B)
Aus dem gleichen Grund (abnorme Platzverhältnisse) begünstigt ein Hydramnion (Fruchtwasservermehrung auf über 1,5 l) in 25% die Einstellung des Kindes in Querlage.

Zu (D)
Eine Spontangeburt aus Querlage ist natürlich nicht möglich, das Kind muß sich in Beckenend- oder Schädellage drehen, was gelegentlich mit einsetzender Wehentätigkeit erfolgt.
Zu (E)
Eine äußere Wendung (immer in Sectio-Bereitschaft wegen der Gefahr der vorzeitigen Plazentalösung) ist in Deutschland selten gebräuchlich und wird am besten gegen Ende der Gravidität ausgeführt, um Rückdrehungen zu vermeiden.

[H 89]
Frage 20: Lösung D

Bei einem Abortus imminens ist das Hauptinteresse die Klärung der Frage: Lebt das Kind? Eine sichere Antwort (Herzaktionen und Kindsbewegungen nachweisbar? Ist die Schwangerschaft überhaupt intrauterin?) kann nur der Ultraschall geben.
Zu (A)
Die gynäkologische Untersuchung kann Hinweise geben, z. B. wenn eine große, blutende Ektopie, ein Tumor oder auch schon eindeutig Abortmaterial gesehen wird.
Zu (B)
Eine einmalige β-HCG-Bestimmung führt überhaupt nicht weiter, kann aber für die Verlaufsbeurteilung von Bedeutung sein. In der 10. SSW werden mit großer Wahrscheinlichkeit Werte im Bereich von mehreren Tausend I.E. gefunden, auch wenn die Schwangerschaft nicht intakt ist.
Zu (C)
Die Bestimmung des freien Östriols im Plasma dient im dritten Trimenon zur Kontrolle der Plazentafunktion.
Zu (E)
Eine Bauchspiegelung wäre zunächst eine völlig überdimensionierte Maßnahme und nur angebracht, falls sich sonographisch und vom Tastbefund der Verdacht auf eine Extrauteringravidität ergibt.

[H 89]
Frage 21: Lösung A

Das Mutterschutzgesetz sieht ein generelles Beschäftigungsverbot für Wöchnerinnen bis **8 Wochen** nach der Entbindung vor. Nach Früh- oder Mehrlingsgeburten verlängert sich die Frist auf **12 Wochen**.
Zu (B)
Diese Fristen verlängern sich wegen des Stillens nicht, es sind aber ohne Verdienstausfall Stillzeiten zu gewähren (mindestens 2mal 30 Min. oder einmal eine Stunde).
Zu (E)
Nach der Mutterschutzzeit nehmen die meisten Mütter (und einige wenige Väter) Erziehungsurlaub (bis zu 18 Monate lang, dabei werden bis zu DM 600,– Erziehungsgeld gezahlt). Während dieser Zeit ist eine Beschäftigung bis zu 19 Stunden/Woche erlaubt.

[H 89]
Frage 22: Lösung A

In der **Leber** werden das körpereigene Progesteron sowie alle synthetischen Gestagene abgebaut, d.h. glukuronidiert und damit wasserlöslich gemacht. Beim Feten nicht anders!
Progesteron wird vor allem gebildet in den luteinisierten Granulosazellen des Gelbkörpers („Gelbkörperhormon") und der Theka interna des sprungreifen Follikels.
Zu (B)
In der **Nebennierenrinde** von Fetus und Erwachsenen wird im Rahmen der Steroidsynthese als Zwischenprodukt auch Progesteron gebildet.
Zu (E)
Ab Ende des zweiten Schwangerschaftsmonats reicht die vom **Synzytiotrophoblasten** (Vorläufer der eigentlichen Plazenta) produzierte Progesteronmenge zum Erhalt der Schwangerschaft aus und löst damit langsam den Gelbkörper des Ovars mit der schwangerschaftserhaltenden Hormonproduktion ab.

[H 89]
Frage 23: Lösung D

Bei einer Mastopathie kann eine **Indikation** bestehen! Eine Mastopathie mit Proliferationstendenz ist mit einem erhöhten Karzinomrisiko belastet, muß also engmaschig kontrolliert werden. Sie macht häufig Beschwerden (meist schmerzhaftes Brustspannen) und wird dann u.a. mit Gestagenen behandelt. Wenn gleichzeitig der Wunsch nach Verhütung besteht, bietet sich dazu ein gestagenbetonter Ovulationshemmer an!
Kontraindikationen:

Gefäßerkrankungen	Lebererkrankungen
– thrombembolische Prozesse	– chronische Hepatitis
– starke Migräne	– Schwangerschaftsikterus
– Hypertonus	– intrahep. Cholestase

Auch ein Mammakarzinom in der Anamnese stellt keine generelle Kontraindikation dar!

[H 89]
Frage 24: Lösung C

Zervixdystokie = ungenügende oder verzögerte Eröffnung des Muttermundes.
Die **Ursachen** sind vielfältig:
dysfunktionelle Wehen (z.B. hyperton oder mit Spasmus am unteren Uterinsegment), relatives Mißverhältnis (fehlender Eröffnungsdruck des vorangehenden Teiles), ängstliche Verspanntheit, narbige Veränderungen.
Ansonsten nennt die Frage die vier häufigsten, immer akut bedrohlichen Ursachen für Blutungen unter der Geburt.

[H 89]
Frage 25: Lösung A

Spätdezelerationen (= DIP II): Absinken der fetalen Frequenz nach Wehenbeginn und Erreichen der „baseline" (= Grundfrequenz) erst nach Wehenende.
Silenter Oszillationstyp: Bandbreite > 5 Spm (DD: schlafendes Kind)
Beide CTG-Befunde können eine Hypoxie des Kindes anzeigen, wenn sie kombiniert auftreten, ist das sogar sehr wahrscheinlich, also: akute Gefährdung des Kindes!
Therapie: intrauterine Reanimation des Kindes mittels Partusisten i. v. und eilige Sektio.

[H 89]
Frage 26: Lösung C

Das Vorgehen gilt nicht generell für jede diabetische Schwangere!
Eine manifeste Makrosomie (Gewicht > 4500 g) weist auf eine suboptimale Einstellung der Stoffwechsellage hin und muß folgende Komplikationen befürchten lassen:
– Plazentainsuffizienz wegen diabetischer Angiopathie
– EPH-Gestose
– Hydramnion
– diabetische Fetopathie mit allgemeiner **Organunreife** (insbesondere von **Lunge** und **Leber**), Cushingoid und Erythroblastose.

[H 89]
Frage 27: Lösung C

Ein liegendes IUP (Spirale) hat **keine erhöhte Mißbildungsrate** zur Folge!
Trotzdem wird die vorsichtige (evtl. hysteroskopische Entfernung) in der Frühschwangerschaft empfohlen, um **aszendierende Infektionen zu vermeiden.**

[H 89]
Frage 28: Lösung E

Ein vorausgegangener Kaiserschnitt stellt keine Indikation zur primären Re-Sektio dar, vor allem dann natürlich nicht, wenn die erste Sektio aus kindlicher Indikation (Nabelschnurkomplikation) erfolgte und keine Wiederholung befürchten läßt.
Bis zu 60% aller Geburten nach Sektio können vaginal erfolgen.

[H 89]
Frage 29: Lösung E

Zur Stadieneinteilung des Korpuskarzinoms (nach FIGO)

Stadium	Ausdehnung	Therapie
0	Carcinoma in situ	Hysterektomie (mit Adnexen)
I	Beschränkt auf Corpus Uteri	Hysterektomie mit Adnexen
I a	Sondenlänge < 8 cm	Hysterektomie mit Adnexen
I b	Sondenlänge > 8 cm	Hysterektomie mit Adnexen
II	**Ausbreitung auf Cervix uteri**	**Wertheim-Meigs-OP**
III	Ausbreitung außerhalb Uterus, innerhalb des kleinen Beckens	OP (so ausgedehnt wie möglich) und Radiatio
IV	Überschreitung des kleinen Beckens	OP (so ausgedehnt wie möglich) und Radiatio
IV a	Befall von Nachbarorganen	OP (so ausgedehnt wie möglich) und Radiatio
IV b	Fernmetastasen	OP (so ausgedehnt wie möglich) und Radiatio

Operation nach Wertheim-Meigs: Entfernung von Uterus, Adnexen, Parametrien, oberem Scheidendrittel und regionalen Lymphknoten.

Frage 30: Lösung E

Ursachen eines Hydramnions (Fruchtwasser > 1,5 l):
- **Mehrlingsschwangerschaften**
- **Mißbildungen (in 18%)**, z.B. Anencephalus, Spaltbildungen an Rücken oder Bauchwand, Atresien von Darm oder Ösophagus, Chromosomenanomalien u.a.
- Erkrankungen mit Hydrops fetalis: **Diabetes mellitus, M. haemolyticus,** Lues

Achtung: perinatale Mortalität stark erhöht (auf ca. 20%)!

Frage 31: Lösung E

Aufgezählt werden die Phasen der sexuellen Erregung bei Männern und Frauen (nach Masters und Johnson). Die Reihenfolge ist natürlich nicht ganz eingehalten, wie originell.

Frage 32: Lösung E

Nach der 10. SSW ist der Schwangerschaftsabbruch vermehrt mit Komplikationen belastet.
Intraoperative Komplikationen:
Uterusperforation, selten mit nachfolgend notwendiger Hysterektomie, selten mit zusätzlicher Verletzung des Darms
Postoperative Komplikationen:
Entzündungen, unvollständige Ausräumung
Spätkomplikationen:
Postentzündliche tubare Verklebungen mit Sterilität und erhöhter Gefahr einer Extrauteringravidität.
In Gravidität: Zervixverschlußinsuffizienz, erschwerte Muttermundseröffnung durch narbige Veränderungen, Plazentalösungsstörungen.
Psychische Folgen: depressive Verarbeitung mit Schuldgefühlen, sexuelle Funktionsstörungen, Partnerschaftskonflikte.

Frage 33: Lösung E

Für die Prognoseabschätzung wird unterteilt in **high-/low-risk**-Fälle:

Low-risk (günstig)	High-risk (ungünstig)
Tumorgröße < 2 cm	> 2 cm
kein Einbruch in Lymphbahn	Carcinomatosis lymphangiosa
Lymphknotenbefall < 3 LK	Befall von > 4 LK
Sitz der LK-Metastasen Level I/II (untere und mittlere Axilla)	Level III (obere Axilla)
Histologische Sondertypen (tubulär, papillär, medullär, muzinös)	Duktale, invasive inflammatorische Karzinome
Histologischer Differenzierungsgrad G I/II (gut/mäßig differenziert)	G III (entdifferenziert)
Rezeptorstatus ER+/PR+ (Östrogen-/gestagen-rezeptorpositiv)	ER–/PR– (Rezeptornegativ)

Frage 34: Lösung A

Clomiphen ist ein **synthetisches Antiöstrogen** mit schwacher östrogener Wirkung. Durch Blockade der hypothalamischen und hypophysären Östrogenrezeptoren wird ein peripherer Östrogenmangel vorgetäuscht. Dadurch verstärkte Ausschüttung von LH/FSH und **verbesserte Follikelreifung**.
Indikationen: Anovulation, Poly- und Oligomenorrhöe, Corpus-luteum-Insuffizienz
Zu (2) und (3)
Voraussetzung: Normogonadotrope, hypoluteinische Ovarialinsuffizienz. D.h., die Funktion der Ovarien reicht aus, um eine Proliferation des Endometriums zu gewährleisten. Dies prüft der **Gestagentest** (Abbruchblutung nach 5tägiger Gestagengabe).
Eine **Hyperprolaktinämie** wird mit Bromocriptin (Pravidel) oder Lisurid (Dopergin) behandelt.

Frage 35: Lösung A

Stadieneinteilung des Zervixkarzinoms

Stadium	Ausdehnung	Therapie
0	Carcinoma in situ	Hysterektomie, Konisation, Laser
I	Beschränkt auf die Zervix	
Ia	Mikrokarzinom (Invasion < 5 mm Ausbreitung < 10 mm)	Hystersektomie, Wertheim, ggf. **Belassung der Ovarien**
Ib	alle anderen	Wertheim
II	Zervix überschritten	
IIa	Vagina befallen (nicht das untere Drittel)	Wertheim, Radiatio
IIb	Parametrien befallen (nicht bis zur Beckenwand)	Radiatio (perkutan und Afterloading)
III	Ausdehnung bis Beckenwand	Kombination von Chemotherapie und Radiatio
IIIa	Vagina, unteres Drittel	
IIIb	Parametrien bis Beckenwand, ggf. **mit Ureterummauerung**	
IV	kleines Becken überschritten	Chemotherapie, Radiatio
IVa	Befall von Blase/Rektum	
IVb	Fernmetastasen	

Zu (2)
Die **Metastasierung** erfolgt frühzeitig in hypogastrische LK, später in iliakale und paraaortale LK. Frühzeitiger Befall der inguinalen LK erfolgt beim Vulva-Ca.
Zu (5)
Das Zervixkarzinom ist kein hormonsensibler Tumor.

Frage 36: Lösung B

Zu (1), (2) und (4)
Eine **Ektopie** ist das Herauswachsen von Zervixdrüsen auf die Muttermundoberfläche (= Ektozervix), im geschlechtsreifen Alter ein regelrechter Befund. Weitere
Normalbefunde:
Umwandlungszone (= Transformationszone): Der Randbereich einer Ektopie, an dem der physiologische „Grenzkampf" zwischen Zylinderepithel der Endozervix und Plattenepithel der Ektozervix stattfindet. Man unterscheidet die **offene V-Zone**, d. h. die Zervixdrüsen sind unverschlossen, und die **geschlossene U-Zone**, bei der das Plattenepithel Zervixdrüsen unter Bildung von **Ovula Nabothii** (kleine Retensionszysten) überwuchert.
Zu (3) und (5)
Suspekte Befunde:
– **Leukoplakie:** weißliche Epithelverdickung, oft mit oberflächlicher Verhornung, bei deren Abstoßung der gepunktete, scharfbegrenzte „Leukoplakie-Grund" = **Punktierung** entsteht.
– Felderung **(Mosaik)**
– **atypische U-Zone** mit atypischen Gefäßen
– Erosionen (echte Epitheldefekte), Ulzerationen
– Erythroplakie (roter Fleck)
– essigweiße Bezirke (Trübung nach Betupfen mit Essigsäure)

Frage 37: Lösung B

Galaktogenese = Milchbildung – hypophysäre Phase der Laktation (Haupthormon: **Prolaktin**)
Galaktopoese = Milchsekretion aus den Brustdrüsenläppchen
Galaktokinese = Aktive Entleerung durch Kontraktion der myoepithelialen Zellen, die korbartig eine Alveole und den dazugehörigen kleinen Milchgang umfassen (**oxytocin**vermittelt).
Nach dem Wegfall der plazentaren Östrogen-/Gestagenproduktion steigt der Prolaktinspiegel drastisch an, und nach ca. zwei Tagen erfolgt der Milcheinschuß. Prolaktin bleibt wichtig für das Unterhalten der Milchbildung in der gesamten Stillzeit. Durch den Saugreiz des Kindes an der Brust kommt es zur Ausschüttung von Oxytocin (Milchflußreflex).
Zu (1) und (2)
Östrogen und Gestagen sorgen während der Schwangerschaft für die Proliferation des Drüsengewebes, wirken also vorbereitend. Für den eigentlichen Stillvorgang sind sie nur indirekt von Bedeutung.
Zu (3)
HCS (HPL) = Humanes Plazentalaktogen = Humanes Chorion-Somatomammotropin:

Von der Plazenta gebildetes Hormon mit großer Ähnlichkeit zum Wachstumshormon Somatotropin. Gebildete Menge korreliert mit dem Plazentagewicht. Wurde bis vor kurzem in der Überwachung der Fetoplazentaren Einheit eingesetzt (wie Östrogen), hat sich aber als nicht zuverlässiger Parameter herausgestellt.

[H 89]
Frage 38: Lösung D

Definition der perinatalen Mortalität:
Alle Totgeborenen und alle in den ersten 7 Lebenstagen verstorbenen Neugeborenen nach der 27. SSW pro 1000 Lebendgeborene.
Totgeburt: Kein Herzschlag, keine Nabelschnurpulsation, keine Lungenatmung. Körperlänge > 35 cm.
Zu (2)
Nach einem Kaiserschnitt sterben mehr Neugeborene als nach vaginaler Entbindung, weil die Sectio-Rate bei Risikokindern deutlich höher ist (betrifft: Mißbildungen, Stoffwechselstörungen, problematische Geburtsverläufe etc.).
Die mütterliche Mortalität ist gegenüber einer vaginalen Entbindung 2–5mal größer, hauptsächlich wegen thrombembolischer Komplikationen.

[H 89]
Frage 39: Lösung C

Das Krankheitsbild des **Stein-Leventhal-Syndroms** wird heute meist als **PCO**-Syndrom der polyzystischen Ovarien bezeichnet.
Symptome können sein (nicht obligat!):
– Zyklusstörungen (Oligomenorrhöe, Amenorrhöe)
– endokrinologische Störungen: Hirsutismus, Akne, Alopezie
– Adipositas
– Sterilität
– Ovarien: **Kapselfibrose der Tunica albuginea, Vergrößerung auf das 2–5fache; zahlreiche randständige, kirschkerngroße zystische Follikel mit luteinisierter Theca interna**
Ätiologie: nicht genau bekannt. Insuffiziente Enzymsysteme auf ovarieller oder adrenaler Ebene.
Therapie: Bei Kinderwunsch Versuch der Ovulationsauslösung mit z.B. Clomiphen.
Sonst antiandrogene, antikonzeptionelle Therapie mit Cyproteronacetat (z.B. im Ovulationshemmer Diane).
Zu (4)
Die **Vaginalaplasie** ist das Leitsymptom des Mayer-v. Rokitansky-Küster-Syndroms.
Zu (5)
Fehlen der Achsel- und Schambehaarung (**hairless woman**) findet sich bei der testikulären Feminisierung.

[H 89]
Frage 40: Lösung C
[H 89]
Frage 41: Lösung C

Der **Lichen sclerosus et atrophicans** ist grundsätzlich eine Erkrankung, die an verschiedenen Hautpartien auftreten kann.
Betroffen sind meist **postmenopausale** Frauen, Hauptlokalisation die **Vulva** (früher Craurosis vulvae).
Es bildet sich zunächst ein Vulvaödem mit nachfolgender Sklerose. Dabei schwinden elastische Fasern und Melanozyten, es kommt zu einer chronischen Entzündungsreaktion. Die kleinen Schamlippen und die Klitoris können schrumpfen und schließlich verschwinden. Die Haut ist glänzend, pergamentartig dünn, weißlich und glatt und neigt zu Rhagadenbildung.
Symptome: Juckreiz, Dyspareunie (Schmerzen bei Kohabitation).
Therapie: Kortikoide in Fettemulsion lokal, Östrogene systemisch und in ausgeprägten Fällen Unterspritzung mit Kortikoiden.
Mykosen (meist mit Candida albicans) verursachen eine Vulvo-vaginitis mit Rötung, Brennen, Juckreiz und weißlichen Belägen.
Eine **Sklerodermie** kann umschrieben auftreten, wobei eine alleinige Lokalisation an der Vulva eine Rarität wäre. Makroskopisch Ähnlichkeit mit Lichen sclerosus, mikroskopisch kein Schwund der elastischen Fasern.
Bei der **Vitiligo** (Weißfleckenkrankheit) ist oft auch die Vulva betroffen, fast nie jedoch isoliert. Es fehlen nur die Melanozyten, Mißempfindungen treten nicht auf.
Beim Diabetes mellitus besteht oft ein generalisierter Pruritus, der häufig auch im Bereich der Vulva lokalisiert ist. Stark erhöhte Anfälligkeit für Mykosen mit entsprechenden Symptomen.

[H 89]
Frage 42: Lösung A

Für den Schwangerschaftsabbruch aus kriminologischer Indikation gelten die gleichen Fristen wie für die Notlagenindikation. Es muß übrigens auch eine Bescheinigung über die soziale Beratung beigebracht werden.
Notlagen- und kriminologische Indikation: 12. Woche p.c. (= 14. p.m.)
Eugenische oder „kindliche" Indikation: 22. Woche p.c. (= 24. p.m.)
Medizinische Indikation: Keine Frist!

Anhang III
Examen Frühjahr 1990
Fragen

F 90
1 Eine Retroflexio uteri mobilis ist meist

(A) bedeutungslos
(B) Ursache einer Dysmenorrhoe
(C) Ursache von Kreuzschmerzen
(D) Ursache einer Dyspareunie
(E) Ursache der Sterilität

F 90
2 Zytologische Untersuchungen von Portio und Zervix werden während der Schwangerschaft

(A) monatlich mindestens einmal durchgeführt
(B) zum Ausschluß eines Karzinoms durchgeführt
(C) durchgeführt, da sie klinisch den normalen Schwangerschaftsablauf ausreichend beurteilbar machen
(D) nicht durchgeführt, da sie ohne diagnostische Bedeutung sind
(E) nicht durchgeführt, da in der Schwangerschaft nicht vaginal untersucht werden soll

F 90
3 Eine 42jährige Patientin mit sekundärer Amenorrhoe klagt über vegetative Ausfallserscheinungen mit Hitzewallungen und Schweißausbrüchen.
Welche diagnostische Maßnahme ist vor allem sinnvoll?

Bestimmung von

(A) luteinisierendem Hormon (LH)
(B) follikelstimulierendem Hormon (FSH)
(C) humanem Choriongonadotropin (HCG)
(D) Dehydroepiandrosteronsulfat (DHEA-S)
(E) Prolaktin

F 90
4 Das Alpha-Fetoprotein

(A) hat im 2. Trimenon im fetalen Serum eine 100–1000fach höhere Konzentration als im Fruchtwasser
(B) wird von der fetalen Niere produziert
(C) erreicht im mütterlichen Serum in der 12./13. SSW seine höchste Konzentration
(D) sollte im Serum jeder Schwangeren in der 12./13. SSW bestimmt werden
(E) hat bei einem Neuralrohrdefekt des Feten eine verminderte Konzentration im Fruchtwasser

F 90
5 Zur Urge-Inkontinenz gehört:

(A) verspäteter Harndrang bei der Blasenauffüllung für eine Zystoskopie
(B) Hypotonie des Sphincter urethrae internus
(C) Hyperreflexie des Detrusors
(D) positiver Urethra-Blasen-Druckgradient
(E) fehlende Bakteriurie

F 90
6 Bei einem amenorrhoischen Mädchen treten in der Pubertät im Verlaufe einiger Monate zunehmend Unterbauchschmerzen auf. Hinter der Harnblase tastet man einen schmerzhaften Tumor. Neben der Amenorrhoe bestehen starke zyklische Beschwerden:

Welche Diagnose ist am wahrscheinlichsten?

(A) Stieldrehung einer Ovarialzyste
(B) Stein-Leventhal-Syndrom
(C) Ovarialendometriose
(D) Dysmenorrhoea membranacea
(E) Vaginalatresie

F 90
7 Wie läßt sich beim kongenitalen adrenogenitalen Syndrom des Mädchens die vermehrte Androgenbildung reduzieren?

Durch die Gabe von

(A) Gonadotropinen
(B) Östrogenen
(C) Glucocorticosteroiden
(D) Antiandrogenen
(E) ACTH

F 90
8 Unter Endometriose versteht man die

(A) zyklische Beeinflussung heterotoper Korpusschleimhaut durch Ovarialhormone
(B) Hyerplasie der Uterusschleimhaut
(C) Atrophie der Uterusschleimhaut
(D) hämatogene und lymphogene Absiedlung von Korpusschleimhautzellen
(E) ektope Lokalisation von Uterusschleimhaut

F 90
9 Die Minipille enthält:

(A) geringe Östrogendosis, kein Gestagen
(B) geringe Gestagendosis, kein Östrogen
(C) kombinierte niedrige Östrogen- und Gestagendosen
(D) hohe Östrogendosis, kein Gestagen
(E) Kombination aus hoher Gestagen- und geringer Östrogendosis

F 90
10 Bei einer 27jährigen Patientin, die wegen Zyklusstörungen und Verdacht auf Ovarialinsuffizienz zum Arzt kommt, tastet man im Bereich beider Adnexe derbe, unempfindliche Tumore. Die BSG beträgt 35/55 mm n. W., das Allgemeinbefinden ist ungestört.

Welche Erkrankung ist am wahrscheinlichsten?

(A) akute gonorrhoische Infektion der Adnexe
(B) Ovarialkarzinom
(C) Stein-Leventhal-Syndrom
(D) Tuberkulose
(E) Hämatosalpingen

F 90
11 Die Wirkung von Progesteron im weiblichen Organismus wird u. a. nachweisbar durch

(A) Zunahme der NaCl-Konzentration im Zervixsekret
(B) Zunahme der Körpertemperatur
(C) Erniedrigung der Viskosität des Zervixschleims
(D) Erleichterung der Spermienpenetration
(E) stetigen Anstieg des Eosinophilie- und Karyopyknoseindex im Vaginalabstrich

F 90
12 Der Fundus uteri steht am 1. Tag nach einer Spontangeburt normalerweise

(A) an der Symphysenoberkante
(B) 3 Querfinger unter dem Nabel
(C) in der Mitte zwischen Nabel und Symphyse
(D) in Nabelhöhe oder etwas darunter
(E) 2 Querfinger oberhalb der Symphysenkante

F 90
13 Verstärkte und verlängerte Regelblutungen finden sich am ehesten bei

(A) Zervixpolypen
(B) intramuralen Myomen
(C) Ovarialendometriose
(D) Zervixkarzinomen
(E) subserösen Myomen

F 90
14 Wann wird das Einlegen eines Intrauterinpessars zur Kontrazeption am ehesten vorgenommen

(A) in der ersten Hälfte der Lutealphase
(B) im ersten Zyklusabschnitt
(C) in der zweiten Hälfte der Lutealphase
(D) praemenstruell
(E) am Ovulationstermin

F 90
15 Die Prolaktinsekretion wird beim Menschen gehemmt durch:

(A) Gonadotropin-Releasing-Hormon
(B) Östrogene
(C) Dopamin
(D) Oxytocin
(E) Prostaglandine

F 90
16 Das Eindringen des Spermatozoons in die Eizelle erfolgt zumeist im ampullären Abschnitt der Tube und wird bezeichnet als

(A) Imprägnation
(B) Konjugation
(C) Kapazitation
(D) Implantation
(E) Nidation

■9 B   ■10 D   ■11 B   ■12 D   ■13 B   ■14 B   ■15 C   ■16 A

17 Welche Aussage zur Fixierung eines Zervixabstriches bei der zytologischen Untersuchung nach Papanicolaou trifft zu?

(A) Sie erfolgt mit 96%igem Alkohol.
(B) Der Abstrich sollte nicht länger als 5–10 Minuten in der Fixationslösung verbleiben.
(C) Nach Antrocknung des Zellmaterials wird der Objektträger in die Fixationslösung getaucht.
(D) Der mit der Fixationslösung getränkte Watteträger wird nach der Abstrichentnahme auf dem vorbereiteten Objektträger ausgerollt.
(E) Der Objektträger mit dem frisch ausgestrichenen Sekret wird luftgetrocknet.

18 Eine Schwangere mit einem in der 8. SSW bestimmten Röteln-HAH-Antikörpertiter von 1:8 kommt in der 11. SSW zum Gynäkologen und gibt an, vor 2 Tagen einen einmaligen Kontakt mit einem an Röteln erkrankten Kind gehabt zu haben.

Was tun Sie als erstes?

(A) sofortige intramuskuläre Hyperimmunglobulingabe
(B) sofortige intravenöse und intramuskuläre Hyperimmunglobulingabe
(C) erneute Rötelnantikörperbestimmung
(D) sofortige Indikationsstellung zur Interruptio
(E) Sonographie zum Ausschluß von Mißbildungen

19 Eine 22jährige Frau sucht wegen Kinderwunsches Ihre Praxis auf. Der gynäkologische Tastbefund ist unauffällig. Es besteht eine Amenorrhoe mit monophasischem Verlauf der Basaltemperatur. Welche der genannten Maßnahmen ergreifen Sie zuerst?

(A) Gestagentest
(B) Bestimmung der Gesamtgonadotropine im 24-Stunden-Urin
(C) Östrogentest
(D) Clomiphenprovokationstest
(E) Bestimmung der Gesamtöstrogene

20 Welche Aussage trifft **nicht** zu?

Maligne Keimzelltumore der Ovarien unterscheiden sich von typischen epithelialen Ovarialkarzinomen durch:

(A) Auftreten bevorzugt im 2. und 3. Dezennium
(B) zumeist bilaterales Auftreten
(C) gutes Ansprechen auf bestimmte Zytostatikakombinationen
(D) Remissionsdauer wichtig für die Beurteilung der Gesamtüberlebenszeit
(E) Vorhandensein von Tumormarkern

21 Welche Aussage zur Gonorrhoe der Frau trifft **nicht** zu?

(A) Die Cervix uteri wird häufiger befallen als die Bartholini-Drüsen.
(B) Eine Infektion unterhalb des Muttermundes verläuft symptomarm.
(C) Bei der geschlechtsreifen Frau verursacht sie häufig eine Vaginitis.
(D) Die Diagnose ist nur durch den Nachweis des Erregers endgültig zu stellen.
(E) Die Standardtherapie ist immer noch die Gabe von Penicillin.

22 Bei einer 70jährigen Patientin mit leichten genitalen Blutungen findet sich im Unterbauch ein Tumor, der fast bis zum Nabel reicht.

Welche Diagnose ist **am wenigsten** wahrscheinlich?

(A) Korpuskarzinom
(B) Zervixkarzinom
(C) Uterussarkom
(D) Ovarialkarzinom
(E) Granulosazelltumor

23 Eine Wechselwirkung zwischen oralen Kontrazeptiva und anderen Medikamenten ist grundsätzlich nicht zu befürchten,

weil

die am Abbau der Sexualsteroide beteiligten Enzyme keiner Enzyminduktion unterliegen.

■17 A   ■18 C   ■19 A   ■20 B   ■21 C   ■22 B   ■23 E

F 90
24 Eine mediolaterale Episiotomie ist in Zusammenhang mit einer Spontangeburt (vorhersagbares Geburtsgewicht 1600 g) bei einer Erstgebärenden in der 32. SSW nicht indiziert,

weil

eine mediolaterale Episiotomie nur bei zu erwartendem Mißverhältnis zwischen Größe des kindlichen Kopfes und der Dehnbarkeit des Introitus zur Vermeidung eines Dammrisses durchgeführt wird.

F 90
25 Wenn bei einer Drittgebärenden in der 37. Schwangerschaftswoche als Ursache einer vaginalen Blutung eine Placenta praevia totalis nachgewiesen wird, ist die baldige Schnittentbindung indiziert,

weil

bei einer Placenta praevia totalis in der 37. Schwangerschaftswoche eine massive Blutung nur durch die baldige Schnittentbindung verhindert und damit einer Gefahr für Mutter und Kind vorgebeugt werden kann.

F 90
26 Welche Veränderungen an der Vulva ergeben den Verdacht auf ein Carcinoma in situ?

(1) Pigmentierungsanomalien
(2) Störungen der Verhornung
(3) Papulöse und makulöse Hautveränderungen
(4) Pruritus vulvae und Epitheldefekte

(A) Keine der Aussagen 1–4 ist richtig
(B) nur 1 und 2 sind richtig
(C) nur 1, 2 und 3 sind richtig
(D) nur 1, 2 und 4 sind richtig
(E) 1–4 = alle sind richtig

F 90
27 Welche Aussagen zum frühinvasiven Zervixkarzinom treffen zu?
(1) Frühinvasive Zervixkarzinome werden häufig bei Frauen im 6. und 7. Dezennium beobachtet.
(2) Die Diagnose „frühinvasives Zervixkarzinom" darf nur nach sorgfältiger Stufenaufarbeitung eines Konus oder der ganzen Portio gestellt werden.
(3) Bei einem frühinvasiven Zervixkarzinom kommen Lymphknotenmetastasen nicht vor.
(4) Bei einem frühinvasiven Zervixkarzinom ist unter Umständen eine eingeschränkte operative Behandlung (Konisation oder einfache Hysterektomie) möglich.

(A) nur 2 und 4 sind richtig
(B) nur 1, 2 und 3 sind richtig
(C) nur 1, 2 und 4 sind richtig
(D) nur 1, 3 und 4 sind richtig
(E) 1–4 = alle sind richtig

F 90
28 Spätfolgen einer oberen Gonorrhoe können sein:

(1) Kohabitationsbeschwerden
(2) rezidivierende Unterbauchschmerzen
(3) Sterilität
(4) Tubargravidität
(5) sekundäre Amenorrhoe

(A) nur 1, 2 und 4 sind richtig
(B) nur 2, 3 und 5 sind richtig
(C) nur 2, 4 und 5 sind richtig
(D) nur 1, 2, 3 und 4 sind richtig
(E) 1–5 = alle sind richtig

Antwort	Aussage 1	Aussage 2	Verknüpfung
A	richtig	richtig	richtig
B	richtig	richtig	falsch
C	richtig	falsch	–
D	falsch	richtig	–
E	falsch	falsch	–

■24 E   ■25 A   ■26 E   ■27 A   ■28 D

F 90
29 Ursachen für einen zervikalen Fluor sind:

(1) eine Ektopie
(2) Zervixpolypen
(3) ein Zervixkarzinom
(4) psychische Konflikte

(A) nur 1 und 2 sind richtig
(B) nur 2 und 3 sind richtig
(C) nur 1, 2 und 3 sind richtig
(D) nur 2, 3 und 4 sind richtig
(E) 1–4 = alle sind richtig

F 90
30 Bei einer schweren Blutung post partum sind neben einer Oxytocin-Infusion welche der nachfolgenden Maßnahmen sinnvoll?

(1) manuelle Nachtastung
(2) instrumentelle Revision
(3) intravenöse Gabe von Prostaglandin F2 α

(A) nur 3 ist richtig
(B) nur 1 und 2 sind richtig
(C) nur 1 und 3 sind richtig
(D) nur 2 und 3 sind richtig
(E) 1–3 = alle sind richtig

F 90
31 Welche der nachfolgenden Untersuchungsmethoden sind neben einem CTG in der 31. SSW zur pränatalen Überwachung einer chronischen Plazentainsuffizienz sinnvoll?

(1) sonographische Biometrie des Feten
(2) Östriolanalyse im mütterlichen Plasma
(3) Mikroblutanalyse (MBU)
(4) Bestimmung des Lezithin-Sphingomyelin-Quotienten im Fruchtwasser

(A) nur 1 und 2 sind richtig
(B) nur 1 und 3 sind richtig
(C) nur 1, 2 und 3 sind richtig
(D) nur 1, 2 und 4 sind richtig
(E) 1–4 = alle sind richtig

F 90
32 Was ist für die Blutstillung im Bereich der Plazentahaftstelle nach Ausstoßung der Plazenta verantwortlich?

(1) die Blutgerinnung
(2) die Kontraktion der Uterusmuskulatur
(3) Prostazyklin

(A) nur 2 ist richtig
(B) nur 1 und 2 sind richtig
(C) nur 1 und 3 sind richtig
(D) nur 2 und 3 sind richtig
(E) 1–3 = alle sind richtig

F 90
33 Welche der aufgeführten Arzneimittel sind bei graviden Patientinnen aufgrund embryotoxischer bzw. fetotoxischer Eigenschaften zu vermeiden?

(1) Heparin
(2) Cephalexin
(3) Streptomycin
(4) Cumarin

(A) nur 1 und 2 sind richtig
(B) nur 2 und 3 sind richtig
(C) nur 3 und 4 sind richtig
(D) nur 1, 3 und 4 sind richtig
(E) nur 2, 3 und 4 sind richtig

F 90
34 In der Anamnese von Diabetikerinnen finden sich neben Gestosen und Harnwegsinfekten folgende Aussagen über frühere Graviditäten gehäuft:

(1) Makrosomie
(2) intrauteriner Fruchttod
(3) Hydramnion

(A) nur 2 ist richtig
(B) nur 1 und 2 sind richtig
(C) nur 1 und 3 sind richtig
(D) nur 2 und 3 sind richtig
(E) 1–3 = alle sind richtig

■29 E   ■30 E   ■31 A   ■32 B   ■33 C   ■34 E

35 Die sekundäre Dysmenorrhoe ist meist Folge einer Endometriose. Als weitere Ursachen kommen in Frage:

(1) Uterusfehlbildungen
(2) Endometritis
(3) Endometriumpolyposis
(4) Korpuspolypen

(A) nur 1 und 3 sind richtig
(B) nur 2 und 4 sind richtig
(C) nur 1, 2 und 3 sind richtig
(D) nur 2, 3 und 4 sind richtig
(E) 1–4 = alle sind richtig

36 Ursache einer Kolpitis senilis ist ein/eine

(A) Östrogenmangel
(B) Anaerobierinfektion
(C) Diabetes mellitus
(D) Infektion mit Candida albicans
(E) Minderdurchblutung der Vagina

37 Bei intrauterinem Fruchttod sind welche der folgenden Laborparameter im Hinblick auf das Auftreten von Komplikationen besonders wichtig?

(A) Leukozytenzahl und Blutkörperchensenkungsgeschwindigkeit
(B) Gerinnungsfaktoren (insbesondere Fibrinogen)
(C) Hämoglobin und Hämatokrit
(D) Harnstoff und Kreatinin
(E) Transaminasen

Folgende Angaben beziehen sich auf die Aufgaben Nr. 38 und Nr. 39.

Eine 65jährige Diabetikerin sucht wegen genitaler Blutungen ihren Gynäkologen auf. Bei der Spekulum-Untersuchung findet sich eine Schmierblutung ex utero.

38 Am wahrscheinlichsten ist folgende Diagnose:

(A) Zervixhöhlenkarzinom
(B) Ovarialkarzinom
(C) Tubeneckkarzinom
(D) Korpuskarzinom
(E) zystisch-glanduläre Hyperplasie

39 Welche diagnostische Maßnahme ist am sinnvollsten?

(A) Endometriumbiopsie
(B) Kürettage
(C) zytologischer Abstrich aus dem Zervikalkanal
(D) Ultraschalluntersuchung
(E) Strichkürettage

■35 E   ■36 A   ■37 B   ■38 D   ■39 B

**Anhang III
Examen Frühjahr 1990
Kommentare**

F 90
Frage 1: Lösung A

Es handelt sich einfach um eine Normvariante (ca. 15% aller Frauen). Noch bis vor ca. 20 Jahren wurden betroffene Frauen jedoch häufig einer „Antefixatio" („Aufrichtungsoperation") unterzogen, unter der Vorstellung, die in der Frage erwähnten Symptome beheben zu können.
Achtung: Eine Retroflexio uteri fixata (Verwachsung und damit Fixation z. B. am Sigma, entstanden durch Entzündungen oder Endometriose) kann für die genannten Schmerzzustände verantwortlich sein (nicht jedoch für die Sterilität!).

F 90
Frage 2: Lösung B

In der Regel ist eine Zytoentnahme im ersten Trimenon ausreichend. Bei auffälligen Befunden (Pap III–V) muß natürlich kontrolliert werden.
Zytologische Untersuchungen sind in der Schwangerschaft nur von begrenzter Aussagekraft, da unter dem verstärkten Hormoneinfluß mit Epithelproliferation dysplastische Veränderungen vorgetäuscht werden können („Verschiebung" zu höheren Pap-Ziffern, also z. B. von Pap II zu Pap III).

F 90
Frage 3: Lösung B

Bei der Patientin besteht der Verdacht auf ein Climacterium praecox mit vorzeitigem Verlöschen der Ovarialfunktion.
Dabei wird die mangelnde Follikelreifung im Ovar von der Hypophyse gegenregulatorisch mit verstärkter Gonadotropinausschüttung (LH und vor allem FSH) beantwortet.
LH-Bestimmung vor allem im Rahmen der Sterilitätsdiagnostik
HCG – „Schwangerschaftstesthormon"
DHEA-S – Bestimmung bei Abklärung von Androgenisierung
Prolaktin – von Interesse v. a. in der Diagnostik von Sterilität und Amenorrhöe.

F 90
Frage 4: Lösung A

Das Alpha-Fetoprotein gelangt mit Beginn der fetalen Miktion gegen Ende des 1. Trimenons fast ausschließlich über den kindlichen Urin ins Fruchtwasser und spiegelt so den Serumspiegel des Fetus wider.
Zu (B)
Bildungsorte sind allerdings fetale Leber und Dottersack.

Zu (C)
Im mütterlichen Serum ist die AFP-Konzentration noch wieder 1000mal niedriger als im Fruchtwasser.
Achtung: Im **fetalen** Serum ist die AFP-Konzentration in der 13. Woche am höchsten und fällt danach zur Geburt hin kontinuierlich ab. Im **mütterlichen** Serum ist die Konzentration in der 30. Woche am höchsten (durch zunehmende Durchlässigkeit der Plazentaschranke)!
Zu (D)
Die AFP-Bestimmung im mütterlichen Serum ist als screening-Methode mittlerweile von unbestrittenem Wert, optimaler Bestimmungszeitpunkt ist jedoch die 16.–18. SSW, zumal eine Amniozentese zur Abklärung evtl. pathologischer Befunde erfolgen kann.
Zu (E)
Bei offenen Neuralrohrdefekten (z. B. Spina bifida, Anencephalus) ist die AFP-Konzentration erhöht durch Übertritt aus dem kindlichen Liquor.
Erniedrigte Werte finden sich bei manchen Chromosomenanomalien, z. B. Trisomie 21.

F 90
Frage 5: Lösung C

Bei der Dranginkontinenz kommt es zum unwillkürlichen Urinabgang unabhängig von Anstrengung (ca. 25% aller Blasenentleerungsstörungen). Die Hyperreflexie des Detrusors kann sehr unterschiedliche Ursachen haben (z. B. atonische Blase, Entzündungen, psychogen).
Zu (A)
Harndrang tritt beim Auffüllen der Blase eher zu früh auf.
Zu (B)
Der Blasenverschlußmechanismus ist bei der Urge-Inkontinenz lt. Definition intakt.
Zu (D)
Bei der Überlaufblase z. B. ist der Druck intravesikal sehr viel größer als in der Urethra. Bei der Urge-Inkontinenz geht es nicht um den Blasenverschluß!
Zu (E)
Häufige Ursache einer Urge-Inkontinenz sind akute oder chronische Blasenentzündungen.

F 90
Frage 6: Lösung E

Eine Vaginalatresie (Verschluß der Scheide) kann angeboren oder erworben (z. B. durch Verletzungen, Verätzung, Infektion) sein. Klinisch bestehen ähnliche Symptome wie bei Hymenalatresie oder der Vaginalaplasie.
Zu (A)
Die Stieldrehung einer Ovarialzyste ist ein akutes Geschehen, die Symptomatik viel „dramatischer".

Zu (B)
Typische Symptomtrias beim Stein-Leventhal-Syndrom (Syndrom der polyzystischen Ovarien, Erkrankungsalter 3. Dezennium!):
– Zyklusstörungen (Oligo- oder Amenorrhöe)
– Adipositas
– Hirsutismus, Akne
Zu (C)
Eine isolierte Schokoladenzyste des Ovars bleibt meist symptomlos: keine hormonellen Störungen, Schmerzen erst bei erheblicher Größe der Zyste.
Zu (D)
Bei der Dysmenorrhoea membranacea wird die Gebärmutterschleimhaut bei der Regelblutung in großen, zusammenhängenden Stücken unter wehenartigen Schmerzen abgestoßen.

F 90
Frage 7: Lösung C

Beim AGS liegt ein Enzymmangel (meist der 21-Hydroxylase) in der **Kortisol**synthese vor. Gegenregulationsversuch des Körpers durch vermehrte ACTH-Ausschüttung, dadurch NNR-Hyperplasie und vermehrte Bildung von Kortisolvorläufern und Androgenen.
Einzige kausale Therapie: Lebenslange Glukokortikoidsubstitution (meist mit Hydrokortison in 3 Tagesdosen).

F 90
Frage 8: Lösung E

Endometriose: heterotopes (ektopes) Vorkommen von endometrialen Drüsen und Stroma.
Adenomyose: Ektope Uterusschleimhaut im Myometrium
Zu (A) und (C)
Die medikamentöse Therapie der Endometriose zielt auf eine Atrophie der Endometrioseherde, die immer auch das Endometrium selbst mitbeeinflußt. Anfangs wurde dies mit längerfristiger Gabe von Östrogen-Gestagen-Gemischen erreicht, später kamen partielle Östrogenantagonisten wie das Danazol hinzu, neuerdings werden zum gleichen Zweck GnRH-Agonisten (z. B. Buserilin) eingesetzt.
Zu (D)
Einzelne Korpusschleimhautzellen machen noch keine Endometriose. In der (immer noch nicht restlos geklärten) Genese spielt die kontinuierliche Ausbreitung [Invasion] eine größere Rolle als hämato- oder lymphogene Aussaat.

F 90
Frage 9: Lösung B

Wirkungsprinzip der Minipille: Verhinderung der Spermienaszension durch Veränderung des Zervixschleims (Erhöhung der Viskosität).
Zu (C)
Kombinierte Niedrigstdosen von Östrogen und Gestagen enthält die sog. „Mikropille" (z. B. Minulet, Femovan).

F 90
Frage 10: Lösung D

Die Genitaltuberkulose, die immer hämatogen entsteht, manifestiert sich am häufigsten zuerst in den Tuben und deszendiert von dort. Es bilden sich die typischen Granulome; eine Hämatosalpinx (E) paßt mehr zu einer akuten GO-Adnexitis (A), die im übrigen eine massive Störung des Allgemeinbefindens mit heftigen Schmerzen verursacht.
Zu (B)
In diesem Fallbeispiel ist ein Ovarialkarzinom die wichtigste Differentialdiagnose, alle Symptome passen, unwahrscheinlich ist lediglich das Erkrankungsalter.

F 90
Frage 11: Lösung B

Unter Gestageneinfluß wird der Zervixschleim zäher, von (A), (C) und (D) gilt also jeweils das Gegenteil. Dran denken: Dies sind Wirkungen, die man sich für die Minipille zunutze macht.
Zu (E)
In der Vaginalzytologie sind die Epithelien zur Zyklusmitte unter **Östrogen**stimulation (mit HE) rosa angefärbt, breit ausgefaltet und der Karyopyknoseindex nimmt zu (Quotient aus Superfizialzellen mit pyknotischem Zellkern und Intermediärzellen mit blasigem Zellkern). Auch hier wäre für den Gestageneinfluß wieder das Gegenteil richtig.

F 90
Frage 12: Lösung D

Der Uterusfundus sinkt pro postpartalem Tag ca. 1 Querfinger ab und steht nach ca 10 Tagen in Höhe der Symphysenoberkante.

F 90
Frage 13: Lösung B

Metrorrhagien entstehen meist dadurch, daß die Kontraktilität der Gebärmutter beeinträchtigt wird (durch Endometriose oder eben intramurale Myome).
Zu (A)
Zervixpolypen verursachen – wenn überhaupt – Symptome wie Fluor, Kontakt- oder Schmierblutungen.

Zu (D)
Gerade menstruationsunabhängige Blutungen, v. a. Kontaktblutungen, sind karzinomverdächtig.
Zu (E)
Subseröse Myome lassen die Kontraktionskraft des Uterus unbeeinflußt, sie machen eher durch Verdrängungssymptomatik oder Stieldrehung auf sich aufmerksam.

F 90
Frage 14: Lösung B

Während oder kurz nach der Menstruation ist der Zervikalkanal noch gering weitgestellt, so daß das Einlegen müheloser und weniger schmerzhaft erfolgen kann. Außerdem: wenn es zur Ausstoßung kommt, dann gleich – und damit besser bemerkt.

F 90
Frage 15: Lösung C

Prolaktin wird im HVL gebildet. Die Steuerung erfolgt hauptsächlich über einen hemmenden Faktor, den Prolactin-Inhibiting-Factor (PIF) aus dem Hypothalamus. Und der ist höchstwahrscheinlich identisch mit **Dopamin**.

F 90
Frage 16: Lösung A

Imprägnation: „Besamung", Zygotenbildung
Konjugation: Verschmelzung des genetischen Materials (1.–2. Tag p. c.)
Kapazitation: Vorgang, der die Spermien auf ihrem Weg durch den Uterus erst befruchtungsfähig macht (Enzymfreisetzung)
Implantation: Einpflanzung in die Dezidua (6. Tag p. c.)
Nidation: „Einnistung", Synonym für Implantation

F 90
Frage 17: Lösung A

Wieder etwas ultraspitzfindiges…
Es gibt 2 Möglichkeiten der Fixierung:
a) **Fixationssprays** (z. B. Zytofix, Merckofix). Sie bestehen aus 96%igem Alkohol mit anderen Zusätzen und werden ohne Wartezeit nach Abrollen des Zyto-Watteträgers auf den Objektträger aus 20 cm Abstand aufgesprüht. Dies ist die häufigste Methode!
b) **Fixierung mit Äthanol** und Äther. Dazu mußte das frisch entnommene Zellmaterial nur ganz leicht antrocknen – also nicht knochentrocken lufttrocknen, wie (C) und (E) nahelegen – und wurde dann für **mindestens** 10–15 Minuten (bis 24 Std. u. länger) in die hochprozentige Fixierungslösung gelegt. Danach Färbung.

F 90
Frage 18: Lösung C

Röteln-HAH-Titer über 32 = sichere Immunität
Röteln-HAH-Titer 1:8 und 1:16 = fragliche Immunität
Röteln-HAH-Titer unter 1:8 = kein Schutz!

Zunächst muß also durch erneute Serokontrolle (IgM- und IgG-Titer) herausgefunden werden, ob ein Schutz besteht oder nicht.
Inkubationszeit 14–16 Tage, in 80% der Infektionen treten auch Symptome auf.
Dann ist die Kontrolle des weiteren Verlaufs wichtig, Sicherung einer Infektion durch Titeranstieg (bzw. „Serokonversion").
Eine Hyperimmunglobulingabe ist nur bis fünf Tage nach Exposition sinnvoll. Alle Standard-Hyperimmunseren dürfen nur i.-m. verabreicht werden wegen der Gefahr schwerer anaphylaktischer Reaktionen!
Die Wahrscheinlichkeit für die Ausbildung einer Embryopathie (Gregg-Syndrom) liegt in der 9. SSW (wie im Fallbeispiel) bei 30%. Die Patientin muß über die Abruptiomöglichkeit aufgeklärt werden. Sonographisch finden sich erst im späteren SS-Verlauf Hinweise (z. B. Dystrophie, Angiokardiopathie).

F 90
Frage 19: Lösung A

Erster Schritt zur Abklärung einer primären/sekundären Amenorrhöe im Rahmen der Sterilitätsdiagnostik:
– **Gestagentest** zum Ausschluß eines Östrogenmangels.
Nach 14tägiger Gestagengabe sollte bei proliferationsfähigem Endometrium (Östrogenwirkung) eine Abbruchblutung erfolgen.
Zu (C)
2. Schritt wäre bei negativem Gestagentest (keine Blutung) der **Östrogentest** zur Abklärung der Reaktionsfähigkeit des Endometriums (dabei erfolgt Östrogen- plus Gestagengabe).
Zu (D)
Zur **Ovulationsauslösung** (über die Stimulation der hypophysären LH/FSH-Ausschüttung) wird Clomiphen gegeben, meistens in Kombination mit HMG (LH/FSH-Gemisch). Der Ausdruck „Provokationstest" ist nicht gebräuchlich.

F 90
Frage 20: Lösung B

Die malignen Keimzelltumoren machen 5% der bösartigen Ovarial-Tumoren aus. Alle kommen meist einseitig vor. Zu ihnen gehören:
– malignes Teratom, Tu-Marker 12-5 (wie Ovarial-Ca)
– Dysgerminom (Seminom), Tu-Marker LDH-Iso-1,2
– Gonadoblastom

- Granulosazelltumor (Tu-Marker Östriol-17β im Serum)
- Androblastom, meist Arrhenoblastom (Tu-Marker Testosteron)

Zu (A)
Gipfel des Ovarial-Ca: 6. Dezennium
Zu (C)
Die bestimmten – sehr aggressiven – Zytostatika sind:
VAC (Vincristin, Actinomycin D, Cyclophosphamid)
PVB (Platinex = Cisplatin, Vinblastin, Bleomycin)

F 90
Frage 21: Lösung C

Gonokokken können auf dem Plattenepithel der Vagina nur in Ausnahmefällen Fuß fassen: in Schwangerschaft (Epithel aufgelockerter), Senium und Kindheit (Epithel verletzlicher).

F 90
Frage 22: Lösung B

Hier haben die meisten (E) für richtig gehalten. Für einen Keimzelltumor ein ungewöhnlich hohes Alter. Aber ausgerechnet der Granulosazelltumor kommt in allen Altersklassen relativ gleichmäßig verteilt vor.
Zu (B)
Ein Zervixkarzinom wächst vor allem per continuitatem, es hätte vor Erreichen einer solchen Größe schon zu massiven genitalen Blutungen, Ureterummauerung und Ileus geführt.
Ein so großer Tumor wäre am wahrscheinlichsten ein Ovarial-Tu, danach müßte man am ehesten an ein Uterussarkom oder Korpus-Ca denken.

F 90
Frage 23: Lösung E

Leider doch: Durch Enzyminduktion (allmähliche Verstärkung des Steroidabbaus) kann die Sicherheit der Antikonzeption gefährdet sein. Eine kleine Auswahl von wichtigen Induktoren:
Penicilline und Sulfonamide, Diazepam, Barbiturate, Rifampicin, Phenylbutazon, Dehydroergotamin.

F 90
Frage 24: Lösung E

Wenn bei einem so kleinen Frühgeborenen schon eine vaginale Entbindung riskiert wird, dann muß ein Dammschnitt den kindlichen Kopf beim Durchtritt entlasten. Es gilt immer: „kleines Kind – großer Schnitt", auch im Falle einer Sektio. Der besonders weiche Schädel ist sonst noch stärker durch mechanische Schäden gefährdet, besonders im Hinblick auf intrakranielle Blutungen.

F 90
Frage 25: Lösung A

Auch vor der 37. SSW ist eine Praevia-Blutung eine Indikation zur baldigen, zügigen Sectio. Es blutet bei der Lösung der Plazenta aus uterinen Arteriolen, d.h. es besteht dann Lebensgefahr für Mutter und Kind.

F 90
Frage 26: Lösung E

Leichte Begriffsverwirrung: in der Frage werden die Charakteristika der 4 **Präkanzerosen** der Vulva genannt:
Zu (1)
Pigmentierungsanomalien zeigen sich als weißl. Epithelverfärbung (Leukoplakie)
Zu (2)
Histologisch finden sich Dys- und Hyperkeratosen, makroskopisch sieht man u.U. eine Schuppung (Morbus Bowen)
Zu (3)
Isolierte, samtrote, glatte Läsionen (Erythroplasie Queyrat)
Zu (4)
Ekzemartige, juckende Epitheldefekte (Morbus Paget der Vulva)

F 90
Frage 27: Lösung A

Zu (1)
Altersgipfel des Zervixkarzinoms: 30.–50. Lebensjahr, das gilt auch für das Stadium Ia (frühinvasives Ca).
Zu (2)
Diagnostisch wegweisend sind Zytologie, Kolposkopie, gesichert wird die Diagnose durch Konisation (und fraktionierte Abrasio)
Zu (3)
In 5–10% sind bereits LK-Metastasen nachweisbar.
Zu (4)
Das frühinvasive Zervix-Ca ist gekennzeichnet durch sehr frühzeitiges Einwachsen von Tumorzapfen in das Zervixstroma, dabei bleibt aber der Kontakt dieser winzigen (nur mikroskopisch sichtbaren) Zapfen zum Ausgangsepithel erhalten. Darum kann z.B. bei Kinderwunsch oder auch bei stark beeinträchtigtem Allgemeinzustand ein weniger radikales operatives Vorgehen gewählt werden. Therapie der Wahl sonst: Wertheim-Meigs-OP.

F 90
Frage 28: Lösung D

Eine Go-Infektion oberhalb der Zervix ist meist schmerzhaft und hinterläßt – wie andere Adnexitiden auch – Verwachsungen. Diese führen je nach Lokalisation und Schwere (von feinen schleierförmigen intratubaren Verwachsungen bis zum Tuboovarialabszeß) zu Beschwerden.

Zu (5)
Eine Amenorrhöe von mehr als 3 Monaten Dauer hat entweder physiologische Ursachen (Schwangerschaft, Stillzeit) oder es liegt eine Störung des hormonellen Regelkreises vor.

Frage 29: Lösung E

Häufigster Grund sind die Zervixektopie und die (vielleicht auch nur subjektiv empfundene) Hypersekretion, die oft einen psychischen Hintergrund hat.
Des weiteren wären zu nennen: Infektionen mit Chlamydien, Herpes, Gonokokken oder anderen Erregern.

Frage 30: Lösung E

Zu (1)
Die manuelle Nachtastung erfolgt vor allem um eventuelle Plazentareste zu entfernen.
Zu (2)
Eine „instrumentelle Revision", also eine Ausschabung der Gebärmutter führt zur vollständigen Entleerung von Plazenta- und Eihautresten, sowie von großen Koageln. Außerdem führt der mechanische, direkte Reiz an der Uteruswand oft endlich zur Kontraktion.
Zu (3)
Prostaglandine: zügig infundiert werden meist 2 Amp. Nalador auf 1000 ml Elektrolytlösung.

Frage 31: Lösung A

Zu (1)
Eckpfeiler der Verlaufskontrolle ist die Überwachung des kindlichen Wachstums: Wächst das Kind, wenn ja, proportioniert oder nicht? Heute wird ergänzend oft per Dopplersonographie der „Flow" in kindlichen und Nabelschnurgefäßen gemessen.
Zu (2)
Ein Abfall oder unterdurchschnittlicher Anstieg des in der Plazenta produzierten Östriols kann ein (ungenauer) Gradmesser der Insuffizienz sein.
Zu (3)
Die MBU wird nach Fruchtblaseneröffnung unter der Geburt aus der kindlichen Kopfhaut durchgeführt.
Zu (4)
Die Bestimmung der L/S-Ratio dient zur Beurteilung der Lungenreife.

Frage 32: Lösung B

Zu (1)
Die Dezidua enthält reichlich Fibrinogen und andere gerinnungsfördernde Substanzen.
Zu (2)
Die Kontraktion des Uterus führt zum Verschluß der bei der Plazentalösung eröffneten mütterlichen Aterolen.
Zu (3)
Prostazyklin ist der wirksamste körpereigene Thrombozytenaggregationshemmer. Es handelt sich um ein Prostaglandinderivat. Achtung: andere Prostaglandine (PG $F_{2\alpha}$) werden zur Kontraktionsförderung bei postpartaler Atonie eingesetzt.

Frage 33: Lösung C

Zu (1)
Mittel der Wahl zur gerinnungshemmenden Therapie in der SS ist das Heparin.
Zu (2)
Cephalosporine gelten wie Penicillinderivate in der SS als unbedenklich.
Zu (3)
Streptomycin ist wegen seiner Ototoxizität in der SS kontraindiziert.
Zu (4)
Kumarine sind im ersten Trimenon (wegen der Gefahr des Warfarin-Mißbildungssyndroms) und in der Perinatalzeit (wegen der Gefahr kindlicher Blutungen) absolut kontraindiziert.

Frage 34: Lösung E

Zu (1)
Durch gesteigerte Fett-, Glykogen- und Proteinsynthese kommt es zur Makrosomie (Geburtsgewicht über 4500 g), die in krassem Gegensatz zur Unreife der inneren Organe steht.
Zu (2)
Plazentainsuffizienz und Blutdruckkrisen bedrohen das Kind vital.
Zu (3)
Das Hydramnion ist mit ca. 20% eine sehr häufige Komplikation; mitverantwortlich für vorzeitige Wehentätigkeit.

[F 90]
Frage 35: Lösung E

Zu (1)
Bei Uterusfehlbildungen bestünde natürlich eine **primäre** Dysmenorrhöe.
Zu (2)
Kontraktionen bei entzündeter Gebärmutterschleimhaut verursachen Schmerzen, klar.
Zu (3) und (4)
Ob nun ein oder mehrere Polypen in der Gebärmutter – sie kann versuchen diese durch wehenartige Kontraktionen loszuwerden. Meist bleiben sie jedoch symptomlos.

[F 90]
Frage 36: Lösung A

Die Kolpitis senilis entsteht nach dem Ausfall der Östrogenproduktion durch eine Atrophie des Scheidenepithels. Die Hormonsubstitution (systemisch oder lokal) ist darum auch die Therapie der Wahl.
Symptome: Juckreiz, gelbl. Ausfluß, Rötung mit petechialen Blutungen.
Zu (C)
Ein Diabetes mellitus muß ausgeschlossen werden, auch er ist Ursache von heftigem Pruritus.
Zu (D)
Gelegentlich kommt eine Candida-Vaginitis komplizierend hinzu, da die Abwehr des atrophischen Vaginalepithels schlecht ist.

[F 90]
Frage 37: Lösung B

Als Komplikation ist nach intrauterinem Fruchttod innerhalb von Tagen bis Wochen die Entstehung eines „dead fetus syndrome" gefürchtet.
Ursache: Durch Einschwemmung fibrinolytisch aktiver Substanzen in den mütterlichen Organismus kommt es zum Fibrinogenmangel mit drohender disseminierter intravasaler Gerinnung (DIC).
Zu (A)
Leukozyten und BSG werden bei Verdacht auf ein entzündliches oder malignes Geschehen kontrolliert.
Zu (C)
Hb und Hk werden postoperativ und postpartal kurzfristig kontrolliert (Blutung?). Ein akutes Absinken des Hämoglobins findet sich außerdem beim HELLP-Syndrom (H = Hemolysis).
Zu (D)
Harnstoff- und Kreatininanstieg weisen auf eine Störung der Nierenfunktion hin (z. B. bei EPH-Gestose der zytostatikainduzierten Niereninsuffizienz).
Zu (E)
Ein sprunghafter Anstieg der Transaminasen ist ein diagnostisch sehr wichtiger (und u. U. fast isoliert auftretender!) Parameter beim HELLP-Syndrom (EL = elavated liver enzymes).

[F 90]
Frage 38: Lösung D

Das Korpuskarzinom tritt gehäuft auf bei:
– Diabetikerinnen,
– Adipositas
– kinderlosen Frauen
– sehr früher Menarche/später Menopause (besonders langer Östrogeneinfluß).
Eine Postmenopausenblutung nach ca. 15 Jahren ist dringend malignomverdächtig.
Zu (A)
Das Korpuskarzinom ist heute genauso häufig wie das Zervixkarzinom, hat aber einen ca. 15 Jahre späteren Altersgipfel (50.–70. Lebensjahr).
Zu (B)
Das Ovarialkarzinom macht sich – leider – nicht durch uterine Blutungen, sondern durch Spätsymptome (verdrängendes Wachstum mit Völlegefühl und diffusen Mißempfindungen) bemerkbar.
Zu (E)
Eine glandulär-zystische Hyperplasie ist eine auf dem Boden überschießender Hormonproduktion (z. B. bei Follikelpersistenz in der Perimenopause) auftretende Überstimulation des Endometriums, die sich bei einer über 10 Jahre postmenopausalen Frau nicht mehr findet.

[F 90]
Frage 39: Lösung B

Sicherheit schafft nur eine sorgfältige fraktionierte Abrasio!
Zu (A) und (E)
Eine (meist ambulant entnommene) Biopsie des Endometriums kann genau an den malignen Zellverbänden vorbeigehen und ist deshalb sehr in Verruf geraten.
Zu (D)
Es hat sich gezeigt, daß eine vaginosonographisch gemessene Endometriumhöhe über 20 mm bei Frauen im Senium in fast über einem Drittel der Fälle mit einem Karzinom einherging.

Anhang IV
Examen Herbst 1990
Fragen

1 Topographisch anatomisch versteht man unter einer Retroversio uteri, daß

(A) die Uterusachse gegenüber der Vaginalachse nach dorsal geneigt ist
(B) der Uterus um seine Längsachse gedreht und nach dorsal abgeknickt ist
(C) bei anteflektiertem Uterus die Zervix nach hinten gerichtet ist
(D) das Corpus uteri gegenüber der Zervix nach hinten gerichtet ist
(E) das Corpus uteri dem Kreuzbein genähert und gegenüber der Zervix abgeknickt ist

2 Bei einer 26jährigen Erstgebärenden mit bekannter Mitralstenose (Schweregrad II) erfolgt in der 39. Schwangerschaftswoche ein vorzeitiger Blasensprung. Die sonographische Biometrie ergibt eine kindliche Gewichtsvorhersage von 2600 g. Die Zervix ist geburtsreif.

Welches Vorgehen ist angezeigt?

(A) Beginn einer intravenösen Tokolyse und Induktion der Lungenreife
(B) abdominale Schnittentbindung
(C) Abwarten des spontanen Geburtseintritts
(D) Geburtsinduktion durch Prostaglandin E_2-Gabe
(E) Beginn einer intravenösen Tokolyse

3 Eine 26jährige Patientin sucht wegen Kinderwunsches Ihre Sprechstunde auf. Der gynäkologische Tastbefund ist unauffällig, die Menstruationen treten in 28–32tägigen Abständen auf.

Welche Maßnahme sollte als erstes durchgeführt werden?

(A) Vaginalabstrich zur hormonalen Diagnostik
(B) LH- und FSH-Bestimmung im Serum
(C) Endometriumbiopsie
(D) Messung der Basaltemperatur
(E) Gestagentest

4 Die primäre hypergonadotrope Ovarialinsuffizienz bei einer 28jährigen Patientin (Gestagentest negativ) wird – soll ein regelmäßiger Blutungsrhythmus hergestellt werden – sinnvollerweise behandelt mit

(A) Bromocriptin
(B) Clomifen
(C) Gestagenen
(D) Östrogen-Gestagen-Gemischen
(E) Gonadotropinen

5 Bei einer genitalen Infektion mit welchen der genannten Keime kommt endogenen Faktoren größere Bedeutung zu als einer venerischen Übertragung?

(A) Candida albicans
(B) Trichomonaden
(C) Chlamydien
(D) Papillomaviren
(E) bei keinen der in (A)–(D) genannten Keime

6 Bei einer Erstgebärenden hat die Geburt nach normal verlaufender Schwangerschaft am Tragzeitende spontan begonnen. Wegen starker Schmerzen wurde eine Periduralanästhesie vorgenommen. Seit 2 Stunden ist der Muttermund vollständig eröffnet, der kindliche Kopf wird mit querer Pfeilnaht auf dem Beckenboden getastet, und jede Wehe geht mit einer variablen Dezeleration einher.

Welche geburtshilfliche Maßnahme ist indiziert?

(A) Oxytocin-Infusionen mit 8 mIE Oxytocin/min, um die Austreibungsperiode zu beschleunigen
(B) Tokolyse zur intrauterinen Reanimation des Kindes
(C) Abwarten und Kontrolle der Fetalblutanalyse
(D) sofortige operative vaginale Entbindung
(E) sofortige Schnittentbindung wegen drohender Asphyxie

H 90
7 Welche Aussage über die Amniozentese zur pränatalen Diagnostik trifft zu?

(A) Sie wird vorzugsweise im II. Trimenon durchgeführt.
(B) Eine stationäre Beobachtung von 3 Tagen ist im allgemeinen bei allen Patientinnen angezeigt.
(C) Es werden etwa 50 ml Fruchtwasser aus der Amnionhöhle entnommen.
(D) Mütterliche Komplikationen werden nicht beobachtet.
(E) Sie wird zumeist transvaginal bzw. transzervikal durchgeführt.

H 90
8 Welche Aussage über die Bandl-Furche trifft zu?

(A) Sie ist die Grenze zwischen dem Corpus und der Cervix uteri.
(B) Sie rückt in der Eröffungsperiode tiefer.
(C) Sie bildet sich bei einer Muttermundsweite von 10 cm.
(D) Sie verstreicht bei drohender Uterusruptur.
(E) Keine der Aussagen (A)–(D) trifft zu.

H 90
9 Beim weiblichen Geschlecht führt die Aplasie eines Müller-Ganges zu:

(A) Uterus arcuatus
(B) Septierung der Scheide
(C) einseitiger Gonadendysgenesie
(D) Vaginalatresie
(E) keiner der in (A)–(D) genannten Fehlbildungen

H 90
10 Was bedeutet ein in die Gruppe IVa nach Papanicolaou einzuordnender zytologischer Befund?

(A) Verdacht auf invasives Karzinom
(B) Verdacht auf invasives Karzinom Stadium I a
(C) schwere Dysplasie oder Carcinoma in situ
(D) zervikale intraepitheliale Neoplasie Grad IV a
(E) Keine der Aussagen (A)–(D) trifft zu.

H 90
11 Eine geburtsbedingte Schädigung des Musculus levator ani hat am ehesten zur Folge einen/eine

(A) Analprolaps
(B) Hämorrhoidalprolaps
(C) Rektozele
(D) Dranginkontinenz
(E) Incontinentia ani

H 90
12 Welcher der genannten gutartigen Mammatumoren ist am häufigsten?

(A) Lipom
(B) Fibroadenom
(C) Adenom
(D) Papillom
(E) Fibrom

H 90
13 Die Hormontherapie bei einem Abortus imminens

(A) wird hinsichtlich ihres Erfolges unterschiedlich bewertet
(B) ist Ihre erste therapeutische Maßnahme
(C) hat, wenn synthetische Gestagene oral gegeben werden, keine Nebenwirkungen für den Fetus
(D) ist bei vitalem Kyema (Fetus) nicht sinnvoll
(E) vermindert die Mißbildungsrate

H 90
14 Eine Adnexentzündung kann neben Tubargraviditäten zur Folge haben:

(A) Tubenkarzinom
(B) Menstruationsstörungen
(C) Parametropathia spastica
(D) gestielte Hydatiden
(E) Salpingitis isthmica nodosa

H 90
15 Welche Aussage zum Tubenkarzinom trifft zu?

(A) Es kann als Hydrops tubae profluens in Erscheinung treten.
(B) Die Diagnose erfolgt meist präoperativ.
(C) Der Tumor entwickelt sich zumeist beidseits.
(D) Die Tube ist vorwiegend im interstitiellen Teil (proximal des Uterus) betroffen.
(E) Es breitet sich eher hämatogen als lymphogen aus.

■7 A   ■8 A   ■9 E   ■10 C   ■11 C   ■12 B   ■13 A   ■14 B   ■15 A

16 Welche der genannten Therapien kommt bei einem Kollumkarzinom im Stadium III am ehesten in Betracht?

(A) einfache abdominale Uterusexstirpation mit Entfernung beider Adnexe und perkutane Nachbestrahlung
(B) kombinierte Kontakt- und perkutane Hochvoltbestrahlung
(C) Vorbestrahlung und anschließende Radikaloperation nach Wertheim-Meigs
(D) abdominale Uterusexstirpation und hormonale Nachbehandlung
(E) Radikaloperation nach Wertheim-Meigs mit Nachbestrahlung

17 Eine 60jährige kinderlose Frau erkrankt mit unklaren Abdominalbeschwerden. Der Leibesumfang hat zugenommen und es liegen Zeichen einer Exsikkose vor. Der Haemoccult®-Test ist negativ. Die Perkussion des Abdomens in Rückenlage ergibt nur in den Flanken tympanitischen Klopfschall.

Ihre Wahrscheinlichkeitsdiagnose lautet:

(A) Morbus Crohn
(B) Magenkarzinom
(C) Ovarialkarzinom
(D) Leberzirrhose
(E) Duodenalulkus

18 Eine Behandlung mit Antiöstrogenen (Tamoxifen) kann bei welchem der nachfolgenden Malignome mit Metastasierung zur Remission führen?

(A) Mammakarzinom
(B) Leiomyosarkom des Uterus
(C) Kollumkarzinom
(D) Vulvakarzinom
(E) Chorionkarzinom

19 Welche Aussage trifft **nicht** zu?

Schwangerschaftsbedingte Veränderungen sind:

(A) Pollakisurie
(B) Glukosurie
(C) Diarrhoe
(D) Müdigkeit
(E) vermehrter Speichelfluß

20 Welche Aussage trifft **nicht** zu?

Zur Nachsorge bei einer 40jährigen Frau nach Operation und Strahlentherapie eines Zervixkarzinoms im Stadium IIa gehören:

(A) in den ersten 2 postoperativen Jahren vierteljährliche gynäkologische Nachuntersuchungen
(B) vierteljährlich Knochenszintigramm und Computertomographie
(C) Umfangmessung der Beine
(D) Nierensonographie
(E) Rat zur frühzeitigen Wiederaufnahme des Geschlechtsverkehrs

21 Welche Aussage trifft **nicht** zu?

Zu den für eine schwere EPH-Gestose charakteristischen Befunden gehören:

(A) erhöhte Harnsäurewerte im Serum
(B) Azetonurie
(C) Hypoproteinämie
(D) Thrombozytopenie
(E) hohe Urin-Osmolalität

22 Welche Aussage über das Endometriumkarzinom trifft **nicht** zu?

(A) Eine hämatogene Metastasierung erfolgt seltener als beim Zervixkarzinom.
(B) Das Karzinom wird zum größeren Teil im Stadium I entwickelt.
(C) Tube und Ovarien können am malignen Prozeß beteiligt sein.
(D) Metastasen in der Vagina bevorzugen das obere Drittel und die vordere Vaginalwand.
(E) Pelvine Lymphknotenmetastasen treten häufig auf, wenn das Karzinom in das äußere Drittel der Uteruswand infiltriert ist.

■16 B   ■17 C   ■18 A   ■19 C   ■20 B   ■21 B   ■22 A

[H 90]
23 Welche Aussage trifft **nicht** zu?

Nach Behandlung eines Chorionkarzinoms werden in der Nachsorge zur Abklärung einer möglichen Persistenz des Tumors oder einer Metastasierung eingesetzt:

(A) quantitative Östriolbestimmung im Urin
(B) HCG-Bestimmung
(C) Röntgenaufnahme des Thorax
(D) gynäkologische Untersuchung
(E) Sonographie

[H 90]
24 Bei welcher der nachfolgenden Genitalerkrankungen ist wahrscheinlich **nicht** mit einer Schwellung der Leistenlymphknoten zu rechnen?

(A) Endometriumkarzinom mit suburethraler Metastase
(B) bakterielle Kolpitis
(C) Ulcus vulvae chronicum
(D) Ulcus molle
(E) Ulcus durum

[H 90]
25 Bei einer rh-negativen Mutter mit der Blutgruppe 0 wird der Rh-positive Fetus (Blutgruppe A) aufgrund der AB0-Konstellation bis zu einem gewissen Grade vor einem Morbus haemolyticus geschützt,

weil

die bei einer fetomaternalen Transfusion übergetretenen fetalen Erythrozyten der Gruppe A Rh-positiv vor Immunisierung der 0 rh-negativen Mutter durch die bei ihr vorhandenen Antikörper (Anti-A-Isoagglutinine) zerstört werden.

[H 90]
26 Bei einer sekundären Vulvitis sind nicht nur Sitzbäder, sondern auch Scheidenspülungen angezeigt,

weil

die auslösende Ursache bei einer sekundären Vulvitis kranial des Introitus vaginae liegt.

[H 90]
27 Die Menopause gilt als Ende des Klimakteriums,

weil

nach der Menopause keine hormonalen Ausfallserscheinungen mehr beobachtet werden.

[H 90]
28 Eine Thelarche kommt beim männlichen Geschlecht nicht vor,

weil

beim männlichen Geschlecht kein Prolaktin gebildet wird.

[H 90]
29 Ein Schwangerschaftsabbruch in der 17. Woche ist ungefährlich,

weil

für einen Schwangerschaftsabbruch in der 17. Woche heute zumeist die schonende Absaugmethode (Saugkürettage) eingesetzt wird.

[H 90]
30 Der Zustand des Neugeborenen (Vitalität) unmittelbar nach der Geburt wird beurteilt anhand

(1) des CTG-Score
(2) des pH-Wertes aus der Nabelschnurarterie
(3) des Apgar-Score
(4) einer Hämoglobinbestimmung beim Neugeborenen

(A) nur 1 und 4 sind richtig
(B) nur 2 und 3 sind richtig
(C) nur 3 und 4 sind richtig
(D) nur 2, 3 und 4 sind richtig
(E) 1–4 = alle sind richtig

Antwort	Aussage 1	Aussage 2	Verknüpfung
A	richtig	richtig	richtig
B	richtig	richtig	falsch
C	richtig	falsch	–
D	falsch	richtig	–
E	falsch	falsch	–

■23 A   ■24 B   ■25 A   ■26 D   ■27 E   ■28 C   ■29 E   ■30 B

[H 90]
31 Als Ursachen für einen plötzlichen, heftigen rechtsseitigen Unterbauchschmerz bei einer 38jährigen Frau kommen in Frage:

(1) stielgedrehte Ovarialzyste
(2) Tubenruptur bei Extrauteringravidität
(3) Ureterkolik
(4) stielgedrehtes subseröses Myom

(A) nur 1 und 4 sind richtig
(B) nur 2 und 3 sind richtig
(C) nur 1, 2 und 3 sind richtig
(D) nur 2, 3 und 4 sind richtig
(E) 1–4 = alle sind richtig

[H 90]
32 Die Gabe hormonaler Kontrazeptiva kann sinnvoll eingesetzt werden bei

(1) funktionellen Ovarialzysten
(2) Virilismus
(3) Seborrhoe

(A) Keine der Aussagen 1–3 ist richtig:
(B) nur 2 ist richtig
(C) nur 3 ist richtig
(D) nur 1 und 2 sind richtig
(E) nur 1 und 3 sind richtig

[H 90]
33 Mögliche Nebenwirkungen der Intrauterinpessare (IUP) sind

(1) Regelrhythmusstörungen
(2) Hypermenorrhoen
(3) Zwischenblutungen
(4) Endometriumhyperplasien
(5) Dysmenorrhoen

(A) nur 1, 4 und 5 sind richtig
(B) nur 2, 3 und 4 sind richtig
(C) nur 2, 3 und 5 sind richtig
(D) nur 1, 2, 3 und 5 sind richtig
(E) 1–5 = alle sind richtig

[H 90]
34 Zur testikulären Feminisierung gehören:

(1) Störung des Androgenrezeptors
(2) Tfm-Gendefekt auf dem Y-Chromosom
(3) männlicher Karyotyp

(A) nur 3 ist richtig
(B) nur 1 und 2 sind richtig
(C) nur 1 und 3 sind richtig
(D) nur 2 und 3 sind richtig
(E) 1–3 = alle sind richtig

[H 90]
35 Für die Ernährung während der Schwangerschaft gelten folgende Grundsätze:

(1) Die Nahrungszufuhr sollte im 1. Drittel mindestens 500 kcal (~ 2000 kJ) über dem täglichen Bedarf im nichtschwangeren Zustand liegen.
(2) Der zusätzliche Energiebedarf sollte bevorzugt durch pflanzliche Fette gedeckt werden.
(3) Der Eiweißbedarf sollte allein durch Zufuhr von Milchprodukten wie z.B. 1 l Magermilch, 200 g Magerquark und 50 g Käse vollständig gedeckt werden.
(4) Der bedarf an Calcium und Vitaminen kann in der 1. Schwangerschaftshälfte im allgemeinen durch eine adäquate Ernährung vollständig gedeckt werden.

(A) Keine der Aussagen 1–4 ist richtig.
(B) nur 4 ist richtig
(C) nur 2 und 3 sind richtig
(D) nur 1, 3 und 4 sind richtig
(E) 1–4 = alle sind richtig

[H 90]
36 Welche Aussagen zum Zeitpunkt der Ovulation treffen zu?

(1) Der sprunghafte Follikel hat einen Durchmesser von etwa 0,15 mm.
(2) Die sekretorische Umwandlung des Endometriums ist abgeschlossen.
(3) Die zervikale Sekretion ist maximal.

(A) nur 3 ist richtig
(B) nur 1 und 2 sind richtig
(C) nur 1 und 3 sind richtig
(D) nur 2 und 3 sind richtig
(E) 1–3 = alle sind richtig

■ 31 E ■ 32 E ■ 33 C ■ 34 C ■ 35 B ■ 36 A

37 Die Früherkennung von Ovarialtumoren ist schwierig. Zur Diagnostik dienen neben der Sonographie:

(1) gynäkologische Tastuntersuchung
(2) spezifische Tumormarker-Bestimmungen im Serum (SP$_1$ und CEA)
(3) Pelviskopie

(A) nur 2 ist richtig
(B) nur 3 ist richtig
(C) nur 1 und 2 sind richtig
(D) nur 1 und 3 sind richtig
(E) nur 2 und 3 sind richtig

38 Eine Ovarialendometriose kann neben Teer- oder Schokoladenzysten zur Folge haben:

(1) primäre Amenorrhoe
(2) Sterilität
(3) Adenomyosis uteri

(A) nur 1 ist richtig
(B) nur 2 ist richtig
(C) nur 1 und 2 sind richtig
(D) nur 1 und 3 sind richtig
(E) nur 2 und 3 sind richtig

Folgende Angaben beziehen sich auf die Aufgaben Nr. 39 und Nr. 40.

Bei einer Wöchnerin findet man am 5. Wochenbettstag nach einer normalen Entbindung den Fundus uteri 2 QF unterhalb des Nabels, die Lochien sind reichlich und blutig tingiert. Der sonstige klinische Befund ist unauffällig.

39 Die wahrscheinlichste Diagnose ist:

(A) normaler Befund am 5. Wochenbettstag
(B) Lochialstauung
(C) unkomplizierte Subinvolutio uteri
(D) Endomyometritis puerperalis
(E) Planzentapolyp

40 Welche Therapie ist angezeigt?

(A) Gabe von Prostaglandin E$_{2\alpha}$
(B) Gabe von Kontraktionsmitteln
(C) manuelle Nachtastung
(D) Kürettage
(E) Eine Therapie ist nicht notwendig.

■37 D   ■38 B   ■39 C   ■40 B

Anhang IV
Examen Herbst 1990
Kommentare

[H 90]
Frage 1: Lösung A

Noch einmal zu den **topografischen Achsen** (siehe auch Herbst 1989, Frage 6):
Versio: Beziehung der Zervixachse zur Scheidenachse (Neigung nach ventral = Anteversio, **Neigung nach dorsal = Retroversio**)
Flexio: Beziehung der Korpusachse zur Zervixachse. In Antwort (D) ist die Retroflexio (bei 15% aller Frauen) charakterisiert: Das Corpus uteri ist gegenüber der Zervix nach hinten gerichtet.
Sehr viel seltener gebräuchlich zur Lagebeschreibung sind:
Torsio: Drehung des Uterus um seine Längsachse.
Positio: Position im kleinen Becken (z.B. Descensus, Dextropositio)

[H 90]
Frage 2: Lösung C

Die Einteilung von Herzerkrankungen erfolgt nach der „New York Heart Assocation" in 4 Schweregrade:
Grad I: normale Leistungsfähigkeit
Grad II: mäßig eingeschränkte Leistungsfähigkeit vor der Schwangerschaft
Grad III: bereits stark eingeschränkte Leistunsfähigkeit vor der Schwangerschaft (Dekompensationszeichen bei leichter Anstrengung)
Grad IV: vor der Schwangerschaft Insuffizienzzeichen schon in Ruhe.
Betroffen sind insgesamt 1–2% aller Schwangeren. Rheumatische Klappenfehler machen 90% aus; davon wiederum ist der häufigste die Mitralstenose mit 65%.
Zu (A) und (E)
Eine i.v. Tokolyse ist wegen der Gefahr eines Lungenödems und der als Nebenwirkung auftretenden Tachykardie kontraindiziert (schon gar nicht in Kombination mit Glukokortikoiden zur Lungenreifeinduktion, da diese die Gefahr eines Lungenödems noch erhöhen)!
Zu (D)
Weil auch Prostaglandine als Nebenwirkung vegetative Komplikationen erwarten lassen, dürfte sich zurückhaltend und vorsichtig allenfalls lokal Prostaglandin $F_{2\alpha}$ angewendet werden (z.B. Minprostin).

[H 90]
Frage 3: Lösung D

Bei Sterilitätspatientinnen mit regelmäßigem Zyklus ist zunächst von größtem Interesse zu klären, ob ein Eisprung stattfindet (biphasischer Temperaturkurvenverlauf?) oder eine Corpus-luteum-Insuffizienz vorliegt (ist die hypertherme Phase mindestens 11 Tage lang?).
Achtung: ca. 10% aller Frauen haben einen Eisprung ohne (oder mit abgeschwächtem) Temperatureffekt!

Zu (A) und (B)
Vaginalabstrich und FSH/LH-Bestimmung haben ihren Platz eher in der Abklärung der perimenopausalen Hormonsituation.
Zu (E)
Auch ein Gestagen-Test erübrigt sich bei einer regelmäßig menstruierenden Frau, das Endometrium ist offensichtlich ausreichend proliferiert.
Nächster Schritt in der Diagnostik – nach der Basaltemperaturmessung – wäre dann aber schon eine differenzierte Hormonbestimmung.

[H 90]
Frage 4: Lösung D

Bei der **primären hypergonadotropen Ovarialinsuffizienz** (WHO-Gruppe III der Zyklusstörungen) ist die Hormonproduktion der Ovarien nicht ausreichend, z.B. wegen chromosomaler oder anderer angeborener Defekte (Turner-Syndrom, Gonadenagenesie, hypoplastische Ovarien) oder nach OP. Um einen Zyklus zu imitieren und zur Osteoporoseprophylaxe werden Östrogen-Gestagen-Gemische verabreicht.
Zu (A)
Behandlung mit **Bromocriptin** (Prolaktinhemmer) bei Hyperprolaktinämie.
Zu (B)
Das Antiöstrogen **Clomiphen** dient zur Auslösung der Ovulation bei hypogonadotroper Ovarialinsuffizienz oder Störungen des hormonellen Regelkreises.
Zu (C)
Die alleinige **Gestagengabe** kann bei Corpus-luteum-Insuffizienz angezeigt sein.
Zu (E)
Gonadotropine werden in der Sterilitätsbehandlung oft in Kombination mit Clomiphen eingesetzt. **Präparate: HMG** (humanes menopausales Gonadotropin, gewonnen aus dem Urin von postmenopausalen Frauen) und **HCG** (humanes Choriongonadotropin, pharmakologisch in Aufbau und Wirkung weitgehende Übereinstimmung mit LH).

[H 90]
Frage 5: Lösung A

Hefepilzsporen sind in der Vagina fast jeder Frau nachweisbar. Eine pathologische Vermehrung kommt oft bei „Milieustörungen" zustande:
– bei Diabetes mellitus
– nach Antibiotikatherapie (systemisch oder lokal)
– in Verbindung mit anderen Genitalinfektionen
– in der Schwangerschaft
– nach Scheidenspülungen u.ä.
Alle anderen genannten Keime werden fast ausschließlich durch Geschlechtsverkehr übertragen.

[H 90]
Frage 6: Lösung D

Es liegt ein tiefer Querstand vor!
Die einzige Möglichkeit ist eine zügige vaginale operative Entbindung und zwar entweder durch Vakuumextraktion oder wegen der Rotationsunterstützung besser noch durch Forzeps (Zange).
Alle anderen in der Frage genannten Möglichkeiten sind strikt kontraindiziert!

[H 90]
Frage 7: Lösung A

Eine Amniozentese (Fruchtwasserpunktion) wird in der 16.–18. SSW durchgeführt, weil dann einerseits die Fruchtwassermenge groß genug ist, zum anderen aber bei pathologischem Befund noch innerhalb der Frist für eine eugenische Indikation ein Schwangerschaftsabbruch durchgeführt werden kann.
Punktiert wird (meist in Lokalanästhesie) durch die Bauchdecke unter Ultraschallsicht (15–20 ml). Das Ergebnis liegt nach 2–3 Wochen vor.
Nach dem Eingriff wird der Schwangeren zu einer Ruhepause von ein paar Stunden (zu Hause) geraten, anschließend 2–3 Tage Schonung mit Krankschreibung.
Zu (D)
Mütterliche Komplikationen sind vorzeitige Wehentätigkeit, Abortauslösung, Blasensprung, selten (aber gefährlich!) mütterliche Infektionen. Komplikationsrate mittlerweile < 1%.
Zu (E)
Transvaginale Amniozentesen sind mögich aber ungebräuchlich, der unproblematischere und schmerzlosere Zugang ist der abdominale. Chorionzottenbiopsien werden transzervikal durchgeführt. Dabei werden ca. in der 10. SSW durch Saugbiopsie aus der Plazentahaftstelle Chorionzotten gewonnen und für eine Kultur verwendet.

[H 90]
Frage 8: Lösung A

Die Bandl-Furche ist der Kontraktionsring am Übergang der zirkulär angeordneten Muskulatur des Corpus uteri zur Zervix. Sie ist von außen kaum zu tasten.
Bei der drohenden Uterusruptur mit starker Überdehnung des unteren Uterinsegments kann ein Hochsteigen der Bandl-Furche zu tasten sein. Bei normaler Eröffnungsperiode bleibt ihr Höhenstand im Wesentlichen unverändert oder steigt minimal.

[H 90]
Frage 9: Lösung E

Es ist eigentlich ganz einfach:
Bei der **Frau** entstehen aus den **Müller-Gängen**
 – die **Tuben**
 – der **Uterus** (durch Verschmelzung der beiden Gänge)
 – die beiden oberen **Drittel der Scheide** (der untere Anteil entsteht aus dem Sinus urogenitalis.
Von den **Wolff-Gängen,** die den Männern Samenleiter und Nebenhoden bescheren, bleiben bei der Frau nur kanalikuläre Rudimente. Dabei heißen die zwischen Tube und Ovar gelegenen **Epoophoron** und **Paraoophoron**, die seitlich entlang von Gebärmutter und Vagina gelegenen **Gartner-Gänge.**
Bei Aplasie eines Müller-Ganges fehlen demnach einseitig Tube, Uterushälfte und die eine Hälfte des oberen Scheidenanteiles: eine extreme Rarität.

[H 90]
Frage 10: Lösung C

Einteilung der Portiozytologie nach Papanicolaou:

PAP	Zellbild
I	Normales Zellbild
II	Entzündliche, regenerative, metaplastische oder degenerative Veränderungen. Hyper- und Parakeratosezellen
III	Schwere entzündliche oder degenerative Veränderungen und/oder schlecht erhaltenes Material
III D	Leichte bis mäßige Zelldysplasie
IV a	Zellen einer schweren Dysplasie oder eines Carcinoma in situ
IV b	Zellen einer schweren Dysplasie oder eines Carcinoma in situ, invasives Karzinom nicht sicher auszuschließen
V	Zellen eines invasiven Plattenepithelkarzinoms oder maligne Zellen

Vorgehen bei PAP IV a:
Dringender Karzinomverdacht!
Es muß sofort eine histologische Klärung mittels Konisation und fraktionierter Abrasio erfolgen. Falls der dysplastische Bezirk nicht sicher im Gesunden entfernt worden ist, muß die Gebärmutter entfernt werden.

[H 90]
Frage 11: Lösung C

Durch die starke Druck- und Dehnungsbelastung in der Austreibungsphase kommt es am wichtigsten Beckenbodenmuskel, dem M. levator ani, zu Einrissen und gelegentlich zur irreversiblen Überdehnung. Dadurch kann sich die hintere Vaginalwand durch den Levatorschlitz vorwölben (Rektozele). Es ist immer noch umstritten, ob eine

Episiotomie nun Scheidensenkungen wirksam verhindern helfen kann oder nicht.
Beckenbodengymnastik postpartal hilft durch Kräftigung des M. levator ani die verbliebene Haltefunktion zu verbessern.
Zu (A)
Der Analprolaps trifft chronisch obstipierte, meist ältere Menschen, Wöchnerinnen so gut wie nie.
Zu (B)
Hämorrhoiden bilden sich, genau wie Krampfadern an den Beinen, in der Schwangerschaft sehr häufig aus und prolabieren oft unter der Geburt. Durch erhöhte Blutfülle und seltener auch durch Thrombosierung können sie erhebliche Beschwerden verursachen.
Therapie: Massage mit Salbe, selten Inzision
Zu (D)
Hauptursache der Dranginkontinenz sind neurovegetative Fehlsteuerungen und Harnwegsinfekte.

H 90
Frage 12: Lösung B

Fibroadenom: Häufigster gutartiger Tumor, so gut wie nie Entartung. Altersgipfel zwischen 20. und 24. Lebensjahr. Entspricht einer umschriebenen fibrös-zystischen Mastopathie (also umschriebene Proliferation von Drüsen- und Bindegewebe). Exzision zur histologischen Diagnosesicherung.
Adenom: Sehr viel seltener, kommt meist in Schwangerschaft und Stillzeit vor. Scharf begrenzter, leicht druckempfindlicher Tumor.
Papillom: Geht von den Milchgängen aus und führt häufig zu blutiger Sekretion. Multiple Papillome (Darstellung per Galaktographie) sind malignomverdächtig und müssen exzidiert werden.
Fibrom: Sehr selten proliferiert nur ein umschriebenes Bindegewebsareal, meist ist der Drüsenanteil mitbetroffen (Fibroadenom). Palpatorisch nicht zu unterscheiden.
Lipom: Kommt im Unterhautfettgewebe am gesamten Körper vor, die Brust ist nicht häufiger betroffen.

H 90
Frage 13: Lösung A

Beim **Abortus imminens** (drohender Abort) sind nur Bettruhe und Kontrolle der Schwangerschaft angezeigt. Eine Corpus-luteum-Insuffizienz ist sehr selten die Ursache für eine gestörte Frühschwangerschaft (ca. 1%), nur dann ist die Gabe synthetischer Gestagene evtl. von Nutzen.
Da das „untätige Zuwarten" oft Patientinnen und Ärzten gleichermaßen schwerfällt, werden auch heute noch gelegentlich Gestagenspritzen in der Frühschwangerschaft appliziert, auch wenn die Wirksamkeit nie bewiesen wurde. Bestimmte Gestagenabkömmlinge (NOR-Derivate, Chlomadinonacetat, Cyproteronacetat) führen zu einer Verweiblichung männlicher Feten, alle übrigen bewirken keine Schädigung.

H 90
Frage 14: Lösung E

Die **Salpingitis isthmica nodosa** ist eine knotige Verdickung der Tuben im isthmischen Anteil. Ursache sind chronisch-rezidivierende Adnexitiden.
Zu (C)
Bei der **Parametropathia spastica** werden schmerzhafte Kontraktionen im Bereich der Parametrien und der Ligg. sacrouterina postuliert. Eher eine Verlegenheitsdiagnose bei verschiedenartigen, oft psychosomatisch überlagerten Unterleibsbeschwerden.
Zu (D)
Hydatiden sind kleine zystische Anhängsel am Fimbrientrichter, häufig gestielt. Kein Krankheitswert, Zufallsbefund.

H 90
Frage 15: Lösung A

Als Hydrops tubae profluens wird ein fleischwasserfarbener bis bräunlicher Fluor bezeichnet, der sich beim Tubenkarzinom häufig schubweise aus der aufgetriebenen Tube entleert.
Das Tubenkarzinom ist eine ausgesprochene Rarität!
Zu (B)
Die unspezifischen Symptome (einseitiger Adnextumor, Fluor) lassen oft erst sehr spät den Verdacht auf einen malignen Prozeß der Adnexe aufkommen. Diagnosesicherung nur durch Laparoskopie/Laparotomie.
Zu (C)
Nur $\frac{1}{3}$ der Karzinome entwickelt sich beidseits.
Zu (E)
Sehr frühzeitig erfolgt die Metastasierung in die paraaortalen Lymphknoten. Dies ist neben der späten Diagnosestellung wesentlich mitverantwortlich für die ausgesprochen schlechte Prognose (Fünfjahresüberlebensrate < 10%).

H 90
Frage 16: Lösung B

Zervixkarzinom Stadium III: Ausdehnung des Karzinoms auf unteres Vaginadrittel und/oder Parametrien bis zur Beckenwand. Alle Fälle mit Ureterummauerung, inoperabel. Operation nur in Ausnahmefällen im Stadium II b noch möglich, im Stadium III nie.
Therapie: primäre Telekobaltbestrahlung perkutan, nach Möglichkeit kombiniert mit Kontaktbestrahlung (am besten per afterloading).
Zu (D)
Beim Zervixkarzinom gibt es keine hormonale (oder antihormonelle) Nachbehandlung. Dies ist nur beim Mamma- und Korpuskarzinom möglich.

[H 90]
Frage 17: Lösung C

Am wahrscheinlichsten ist ein primäres Ovarialkarzinom, das sich erst durch Spätsymptome bemerkbar macht. Die meisten Ovarialkarzinome werden erst im Stadium III oder IV diagnostiziert.
Dann besteht oft schon ein deutlicher Aszites, evtl. mit Exsikkose. Der nur seitlich perkutierbare tympanitische Klopfschall entsteht dadurch, daß der große zystisch-solide Ovarialtumor das Abdomen weitgehend ausfüllt.
Zu (A)
Bei einem M. Crohn würde man eher eine jüngere, leicht untergewichtige Patientin mit blutig-schleimigem Stuhl erwarten.
Zu (B)
Zur Abklärung eines Ovarialkarzinoms gehört der Ausschluß eines Karzinoms aus dem Magen-Darm-Trakt (gegebenenfalls Gastroskopie). In ca. 10% der Fälle handelt es sich um einen Krukenberg-Tumor.

[H 90]
Frage 18: Lösung A

In 50% aller Mammakarzinome lassen sich Östrogenrezeptoren, in 40% Gestagenrezeptoren nachweisen. In beiden Fällen ist eine Hormontherapie angezeigt, um das Tumorwachstum zu bremsen.
Verwendet werden
- Tamoxifen (Antiöstrogen),
- Gestagene (bevorzugt MPA = Medroxyprogesteronacetat),
- Aromatasehemmer (z. B. Orimeten), sie hemmen die Umwandlung von Steroidvorstufen in Östradiol und
- GnRH-Analoga. Sie bewirken eine vorübergehende Ausschaltung der ovariellen Hormonproduktion durch Blockierung der hypophysären LH-/FSH-Ausschüttung.

Zu (B)
Leiomyome (nicht Leiomyosarkome) wachsen östrogenabhängig. In der Therapie haben, wenn der Uterus erhalten werden soll, Antiöstrogene bereits Einzug gehalten. Verwendet werden dann zur vorübergehenden Stillegung der Ovarialfunktion GnRH-Analoga (z. B. Buserilin).
Zu (C) und (D)
Collum (= Zervix)karzinom und Vulvakarzinom wachsen nicht hormonabhängig. Anders das Korpuskarzinom: Hier kann eine hochdosierte Gestagentherapie bei inoperablen oder schon ausbestrahlten Patientinnen eine Remission herbeiführen.
Zu (E)
Leithormon des Chorionkarzinoms ist das HCG, eine antihormonelle Therapie ist jedoch nicht möglich.

[H 90]
Frage 19: Lösung C

Im Gegenteil: Durch die motilitätshemmende Wirkung der Gestagene am Darm klagen viele Schwangere eher über Obstipation.
Zu (A)
Der häufigere Harndrang hängt zum einen mit der erhöhten glomerulären Filtrationsrate bei größerem Blutvolumen und zum anderen mit der kleineren Blasenkapazität (besonders im ersten und letzten Trimenon) zusammen.
Zu (B)
Häufig geringe Glukosurie durch erhöhte Durchlässigkeit der Nieren, bei erneutem Auftreten auch nach Standardfrühstück. Abklärung mittels OGTT (oraler Glukosetoleranztest).
Zu (D)
Gerade im ersten Trimenon fühlen sich viele Schwangere müde, vor allem durch die vermehrte Gestagenwirkung.
Zu (E)
Vermehrter Speichelfluß (= Hypersalivation, Ptyalismus) wurde früher zu den Frühgestosen gerechnet (wie die Hyperemesis). Er wird erklärt durch vermehrte Parasympathikusstimulation.

[H 90]
Frage 20: Lösung B

Ein Knochenszintigramm ist eine sehr teure und relativ aufwendige Untersuchung. Die routinemäßige Durchführung in der Tumornachsorge wird ganz verlassen, statt dessen gezielter Einsatz, falls andere Befunde ein Tumorrezidiv oder einen Tumorprogress nahelegen (z. B. klinischer Befund, Tumormarker, Sonographie).
Zu (A)
Die Karzinomnachsorge bei gynäkologischen Tumoren sollte sein: In den ersten zwei Jahren vierteljährlich, danach bis zum fünften Jahr halbjährlich, danach jährlich.
Zu (C)
Auch wenn die Umfangmessung der Beine in der Praxis oft unter den Tisch fällt: Bei konstantem Gewicht ist eine einseitige Zunahme des Beinumfanges u. U. ein früher Hinweis auf ein rezidivbedingtes Stauungsödem.
Zu (D)
Nierensonographie zum Ausschluß einer stauungsbedingten Hydronephrose.
Zu (E)
Den schlichten Rat zur frühzeitigen Wiederaufnahme des Geschlechtsverkehrs würde ich so nicht geben. Kurz nach der Therapie drängt es die meisten Patientinnen nicht nach Kontakt in dem Bereich, der mit der lebensbedrohlichen Krankheit in Verbindung gebracht wird – es drängen meist eher die Partner. Die Frauen sollten wissen, daß sexueller Kontakt nicht schadet und daß lange Abstinenz eine Atrophie von Vagina und Introitus begünstigt.

H 90
Frage 21: Lösung B

Zu (A), (C) und (E)
Die renale Minderperfusion bei schwerer EPH-Gestose ist für folgende Symptome verantwortlich:
- Erhöhung der **Harnsäurewerte** durch eingeschränkte Ausscheidungsleistung
- Proteinurie mit erhöhter **Urinosmolalität** aufgrund gesteigerter Kapillarpermeabilität (aber keine Störung der Tubulusfunktion!),
- Ödemeinlagerung wegen tubulärer Natrium- und Wasserretention.

Verschiebung intravasalen Volumens in das interstitielle Gewebe mit **Hypoproteinämie** intravasal. Verstärkung durch Proteinurie.

Zu (B)
Die Azetonurie ist typisch für Hungerzustände mit Umschaltung auf anaerobe Stoffwechselfunktionen. Typisch bei Frühgestose ist die Hyperemesis gravidarum.

Zu (D)
Bei Präeklampsie bzw. HELLP-Syndrom (Hemolysis, elavated liver enzymes, low platelet count) kommt es aus letztlich noch nicht vollständig geklärter Ursache zum Thrombozytensturz auf unter 100000 µl.

H 90
Frage 22: Lösung A

Sowohl Zervix- als auch Korpus-Ca metastasieren relativ spät *hämatogen*. Da das Korpus-Ca meistens durch Blutungsstörungen frühzeitig entdeckt wird (B), steht die Metastasierung per continuitatem in die Tuben (3%), die Ovarien (7%) und bei tiefsitzenden Karzinomen in die Zervix (8–11%) im Vordergrund.
Hämatogene Metastasen finden sich wenn, dann am häufigsten in der Lunge (50%), seltener in Skelett und Leber (beide 17%).

Zu (E)
Sind mehr als zwei Drittel der Uteruswand infiltriert, ist auch bei erhaltener Serosa in ca. 30% der Fälle mit einer Metastasierung zu rechnen. Darum ist in diesen Fällen eine Nachbestrahlung angezeigt.

H 90
Frage 23: Lösung A

Die quantitative Östriolbestimmung im Urin hat ihren Platz in der Überwachung der Plazentafunktion (und ist auch da nur von beschränkter Aussagekraft).

Zu (B)
Im Rahmen der engmaschigen Kontrollen (einmal monatlich!) ist der Wiederanstieg des β-HCG-Titers oft der früheste Hinweis auf ein Weiterwachsen oder auf Metastasierung des Tumors (Lunge ca. 75%, Vagina ca. 50%). Keine hundertprozentige Zuverlässigkeit!

Zu (C)
Die **Metastasierung** erfolgt am häufigsten in Lunge, Gehirn und Vagina. Nach Abschluß der Zytostatikatherapie (Methotrexat, evtl. in Kombination mit Actinomycin D und Chlorambucil) verschwinden die radiologisch erkennbaren Defekte in der Lunge oft erst mit Verzögerung (bis zu 1–2 Jahre).

Zu (D) und (E)
Gynäkologische Tastuntersuchung und **Vaginosonographie** müssen ca. alle vier Wochen erfolgen, um Ausdehnung und möglichen Progress des Tumors zu kontrollieren.
Nach einem Chorionkarzinom muß von einer erneuten Schwangerschaft abgeraten werden.

H 90
Frage 24: Lösung B

Eine bakterielle Entzündung der Vagina (meist Mischkolpitis mit Streptokokken, Staphylokokken, Gardnerella u. a.) kann massive Symptome verursachen (Rötung, Juckreiz, Fluor) und bleibt doch ein lokal begrenztes Geschehen. Bei Lymphknotenschwellungen muß also nach einer anderen Ursache gesucht werden.

Zu (A)
Bei suburethralen Metastasen eines Korpuskarzinoms muß davon ausgegangen werden, daß eine Ausbreitung entlang der Ligg. rotunda stattgefunden hat. Ein Befall der Leistenlymphknoten ist dann sehr wahrscheinlich.

Zu (C)
Ulcus vulvae chronicum bezeichnet kein eigenes Krankheitsbild. Eine exulzerierte Stelle an der Vulva ist auf jeden Fall malignomverdächtig.

Zu (D)
Das **Ulcus molle** = „weicher Schanker" ist eine harmlose Geschlechtskrankheit, die bei uns selten ist. Erreger ist der Streptobacillus Ducreiy-Unna. Klinisch entsteht ein eitrig-belegtes Ulcus (manchmal auch mehrere), gefolgt von einer Schwellung der regionären Lymphknoten. Therapie mit Trimethoprim/Sulfametoxazol (z. B. Bactrim) oder Erythromycin.

Zu (E)
Das **Ulcus durum** ist die derbe schmerzlose Primärläsion bei der Lues.

H 90
Frage 25: Lösung A

Das Serum einer Frau mit der Blutgruppe 0 enthält Anti-A- und Anti-B-Isoagglutinine, die dafür sorgen, daß vom Kind eingedrungene Erythrozyten der Blutgruppe A zerstört werden, unabhängig von der Ausprägung des Rhesusmerkmales. Dies gilt nur, wenn bei der fetomaternalen Transfusion nur kleine Mengen (wenige Milliliter) Blut übertreten. So besteht ein gewisser Schutz vor einer Sensibilisierung.

Sensibilisierungsrate
- nach Geburt eines AB0-**kompatiblen** rh-negativen Kindes: 4–8%
- nach Geburt eines **nicht** AB0-**kompatiblen** rh-negativen-Kindes: ca. 1–3%

[H 90]
Frage 26: Lösung D

Primäre Vulvitis: Die Entzündungserscheinungen betreffen zuerst und evtl. ausschließlich die Vulva.
Sekundäre Vulvitis: Die Entzündung greift von einem anderen Körperabschnitt (meistens der Vagina) auf die Vulva über. Eine primäre Vulvitis ist selten (z.B. allergische Reizung).
Die Therapie der sekundären Vulvitis muß die Grunderkrankung miterfassen. **Scheidenspülungen** machen auch eine Kolpitis nur schlimmer. Häufige Ursachen sind bakterielle oder Candidainfektionen.
Seltenere Ursachen sind Oxyuren, spezifische Infektionen (Gonorrhoe, Lues) und systemische Erkrankungen (Diabetes mellitus, Psoriasis).

[H 90]
Frage 27: Lösung E

Die **Menopause,** also die letzte Regelblutung, ist nur ein Meilenstein in den Wechseljahren. Sie zeigt lediglich an, daß die Hormonproduktion der Ovarien nicht mehr ausreicht, um einen gewissen Endometriumsaufbau zu gewährleisten. Danach kommt es zum weiteren Abfall der Östrogen/Gestagen-Produktion in den Ovarien und zum weiteren Anstieg der Gonadotropine (LH und FSH). Hormonmangelerscheinungen begleiten die betroffenen Frauen noch ca. 3–6 Jahre und können entsprechend therapiert werden (z.B. durch Hormonsubstitution).

[H 90]
Frage 28: Lösung C

Thelarche ist das beginnende Brustwachstum (9.–10. Lebensjahr), das ausschließlich durch Östrogene stimuliert wird.
Nächster Reifungsschritt ist die **Pubarche** (zuerst Schambehaarung, später Achselbehaarung), danach, mit ca. 12 Jahren, erfolgt die **Menarche** (1. Menstruation).

[H 90]
Frage 29: Lösung E

Ein Schwangerschaftsabbruch wird mit zunehmender Schwangerschaftsdauer immer gefährlicher. Jenseits der 14. SSW ist das heute übliche Vorgehen die Abortinduktion mit Prostaglandin $F_{2\alpha}$ lokal (d.h. an den Muttermund) und/oder als Infusion.

Obligatorisch sind gute Analgesie (Opiate, Periduralanästhesie) und Nachkürettage nach Ausstoßung des Feten.
Die Saugkürettage als relativ schonende Methode findet nur ca. bis zur 12. SSW Anwendung, weil danach die embryonalen Anteile zu groß sind.

[H 90]
Frage 30: Lösung B

Zur Standardbeurteilung jedes Neugeborenen dienen der **pH-Wert** (aus der Nabelarterie = desoxygeniertes fetales Blut) und der 10-Punkte-**Apgar-Score** (beurteilt werden Atmung, Herzfrequenz, Hautkolorit, Muskeltonus, Reflexe). Diese werden auch in der Perinatalstatistik dokumentiert.
Zu (1)
Ein **CTG-Score** bewertet mit Punkten den pränatalen Zustand des Kindes. Am gebräuchlichsten ist der **Fischer**-Score, der in Anlehnung an den Apgar-Score ebenfalls 10 Punkte vergibt. Bewertet werden Bandbreite, Nulldurchgänge, Frequenz sowie Akzelerationen und Dezelerationen der kindlichen Herztöne).
Zu (4)
Eine **Hämoglobinbestimmung** beim Neugeborenen ist vor allem wichtig, wenn der Verdacht auf eine Blutgruppenunverträglichkeit, eine Blutung oder Adaptionsstörung besteht.

[H 90]
Frage 31: Lösung E

Zu (1) und (4)
Die **Stieldrehung eines Myoms** oder eines zystischen Tumors ist ein sehr seltenes, aber dafür sehr schmerzhaftes Ereignis. Therapie bei Verdacht: Laparoskopie.
Zu (2)
Die **Tubarruptur** ist ein akut lebensbedrohliches Geschehen, da in der Mesosalpinx relativ große arterielle Gefäße verlaufen, aus denen sich in kurzer Zeit viel Blut in die freie Bauchhöhle ergießt. Therapie: Laparotomie (Bauchschnitt), meist Entfernung der betroffenen Tube notwendig, gelegentlich Tubenerhaltung möglich.
Zu (3)
Eine **Ureterkolik** verursacht typische kollikartige Schmerzen mit Ausstrahlung in die Flanke und/oder Leistengegend.
Therapie: perkutane Lithotrypsie, transvesikale Schlinge/Schienung.

[H 90]
Frage 32: Lösung E

Die Frage ist ungenau formuliert: Alle genannten Effekte gelten für Ovulationshemmer („Pille"), nicht aber für die Minipille oder die Dreimonatsspritze, die auch zu hormonalen Kontrazeptiva gehören.

Zu (1)

Funktionelle **Ovarialzysten** entstehen meist aus nicht rupturierten Follikeln oder im Corpus luteum. Da Ovulationshemmer eine Ruhigstellung an den Ovarien bewirken (keine Follikelreifung, kein Eisprung, keine Luteinisierung) haben Frauen, die die Pille einnehmen, sehr viel seltener Ovarialzysten. Auch die Erkrankungshäufigkeit am Ovarialkarzinom ist vermindert (allerdings weniger drastisch).

Zu (2) und (3)

Virilismus und Seborrhoe (fettige Haut) werden bei Bedarf mit Gestagenen behandelt, die eine antiandrogene Wirkung haben. Dies sind Chlomadinonacetat (in Neo-Eunomin und Gestramestrol) und Cyproteronacetat (z.B. in Diane 35 und Androcur).

Unter **Virilisierung** (Vermännlichung) werden folgende Symptome zusammengefaßt: Hirsutismus, Akne, Seborrhoe, Alopezie, selten auch Klitorishypertrophie und Tieferwerden der Stimme.

Frage 33: Lösung C

Zu (1)

Der Menstruations**rhythmus** ist ausschließlich hormonell gesteuert. Das IUP läßt den Zyklus unbeeinflußt, es ist ein Nidationshemmer.

Zu (4)

Auch die **Endometriumhyperplasie** (als glandulär-zystische oder adenomatöse Hyperplasie) ist hormonell beeinflußt. Die Spirale führt weder zu Atrophie noch zu Hypertrophie.

Die Menstruationen mit IUP werden stärker und schmerzhafter, zudem sind Zwischenblutungen eine lästige, sehr häufige Nebenwirkung. Falls die Patientin dadurch nicht zu sehr beeinträchtigt ist, kann man zunächst unter symptomatischer Therapie (z.B. Spasmolytika) zuwarten, da oft nach ca. 3 Monaten eine spontane Besserung eintritt.

Frage 34: Lösung C

Bei der **testikulären Feminisierung** liegt ein völlig normaler Genotyp 46 XY vor. Ursache der Symptomatik („hairless woman" mit normaler Brustentwicklung, fehlender Pubarche, fehlendem Uterus, Östrogenproduktion in den Hoden, überdurchschnittlicher Intelligenz) ist lediglich ein Defekt der **Androgenrezeptoren.** Dadurch wird in der Körperentwicklung nur das Östrogen (das alle Männer in kleinen Mengen in Hoden und Nebenhoden bilden) wirksam.

Pseudohermaphroditismus masculinus.

Zu (2)

Tfm-Gendefekt soll wohl für **T**estikuläre-**Fem**inisierung-Gendefekt stehen. Ist bisher nicht beschrieben.

Frage 35: Lösung B

Zu (1)

Im ersten Schwangerschaftsdrittel nehmen viele Frauen schon zu stark zu. Die Nahrungszufuhr sollte ausgewogen, aber nicht hochkalorisch sein.

Selbst in der zweiten Schwangerschaftshälfte sollte die tägliche Kalorienzufuhr nur um ca. 250 kcal/Tag gesteigert werden.

Zu (2)

Zur Deckung des gesteigerten Energiebedarfs sollte von allem etwas mehr gegessen werden. Die beste Relation ist schwangerschaftsunabhängig
20% Eiweiß   25% Fett   55% Kohlenhydrate

Zu (3)

Die Eiweißzufuhr (insgesamt 80–100 g täglich) soll sich am besten zu zwei Dritteln aus Nahrungsmitteln mit Eiweiß tierischer Herkunft (wie in der Frage erwähnt) und zu einem Drittel pflanzlicher Herkunft (z.B. Nüsse, Hülsenfrüchte etc.) zusammensetzen.

Zu (4)

Wünschenswerte Kalziumzufuhr in der zweiten Schwangerschaftshälfte sind 1,5 g täglich. Die meisten Frauen schaffen aber nur die Hälfte. Daher entstehen bei einem Drittel aller Frauen Mangelerscheinungen (Tetanien, Demineralisierungserscheinungen am Skelett). Therapie: Substitution

Frage 36: Lösung A

Zum Zeitpunkt der Ovulation wird sehr reichlich klarer, glasiger Zervixschleim (Spinnbarkeit über 8 cm) abgesondert. Dieser ist von niedriger Viskosität, um den Spermien die Aszension zu erleichtern.

Zu (1)

Der sprungreife Follikel ist ungefähr 2 cm groß (1,9 bis 2,3 cm)! Er ist im Ultraschall gut darstellbar, was vor allem in der Sterilitätstherapie große Bedeutung hat.

Zu (2)

Nach der Ovulation beginnt die sekretorische Umwandlung des Endometriums unter Progesteroneinfluß. Abgeschlossen ist die Proliferationsphase.

Frage 37: Lösung D

Leider werden die meisten Ovarialkarzinome infolge fehlender oder unspezifischer Frühsymptome erst im Stadium III oder IV erkannt.

Zu (1)

Neben der gynäkologischen Tastuntersuchung, die bei adipösen Frauen nur von begrenzter Aussagekraft ist, hat sich die Vaginosonographie einen festen Platz in der Abklärung unklarer Unterbauchsymptome erobert. Die Ovarien sind normalerweise jenseits der Menopause nicht mehr palpabel. Wird ein Tumor (auch ein rein zystischer) diagnostiziert, muß in 40% der Fälle mit einem Malignom gerechnet werden.

Zu (3)
Ist eine Klärung mittels nicht invasiver Maßnahmen nicht möglich, sollte im Zweifelsfall großzügig eine Bauchspiegelung erfolgen. Bei Patientinnen jenseits der Menopause besser primäre Laparotomie (Bauchschnitt). Vorsicht vor Punktionen und Probeentnahmen, sie können zur Verschleppung maligner Zellen führen!

Zu (2)
Tumormarker haben nur in der Verlaufskontrolle einen wichtigen Platz, nicht in der Diagnostik (zu wenig spezifisch, zu störanfällig). Ovarialkarzinom-Tumormarker sind Ca 19-9, Ca 125 und CEA.

H 90
Frage 38: Lösung B

Schokoladenzysten können erhebliche Größen erreichen (10 cm Durchmesser und mehr). Dadurch wird zum einen das Ovarialgewebe bis zur Atrophie komprimiert, zum anderen wird – falls noch Ovulationen erfolgen – der Eiauffangmechanismus der Tube so gestört, daß eine Befruchtung nicht erfolgen kann.

Zu (1)
Eine **primäre Amenorrhoe** hat meist anatomische (z. B. Hymenalatresie) oder chromosomale (z. B. Turner-Syndrom) Ursachen.
Eine Endometriose kommt auch als Ursache einer sekundären Amenorrhoe nicht in Frage.

Zu (3)
Unter **Adenomyosis uteri** versteht man das Vorkommen von Endometrioseherden im **Myometrium**.

H 90
Frage 39: Lösung C

Beschrieben ist ein häufiger Befund im Wochenbett, vor allem wenn die Wöchnerin nicht stillt. Die Rückbildung der Gebärmutter beträgt normalerweise pro Tag etwa einen Querfinger, ausgehend von einem postpartalen Fundusstand am Nabel.

Zu (A)
Am 5. Wochenbettstag sollte der Fundus uteri etwa 4-5 Querfinger unterhalb des Nabels zu tasten sein.

Zu (B)
Zur **Lochialstauung** gehören typischerweise spärliche, häufig fötide Lochien.

Zu (D)
Bei einer **Endomyometritis** (früher „Kindbettfieber") erwartet man schwere allgemeine Krankheitssymptome, vor allem Schmerzen im Unterleib, Fieber und Leukozytose.

Zu (E)
Ein **Plazentapolyp** macht sich nach einem „freien Intervall" von 2-4 Wochen durch plötzliche starke hellrote Blutung bemerkbar. Er entsteht durch kleine Plazentareste, an denen sich zwiebelschalenartig Koagelschichten ablagern.

H 90
Frage 40: Lösung B

Therapie der Wahl ist **Methergin** i. m. (Mutterkornalkaloid, kontraktionsfördernd), später oral.

Zu (A)
Zur Kontraktionsauslösung (z. B. bei der Induktion eines Abortes oder schwerer atonischer Nachblutung) wird Prostaglandin $F_{2\alpha}$ verwendet. Wäre in diesem Fall übertherapiert.

Zu (C)
Eine manuelle Nachtastung wäre völlig kontraindiziert. Sie hat ihren Platz zur Plazentalösung bei Placenta accreta oder increta unmittelbar postpartal.

Zu (D)
Bei Verdacht auf einen Plazentarest muß eine Kürettage erfolgen. Bei entzündlichen Vorgängen relativ kontraindiziert.

Kurzlehrbuch

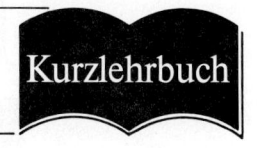

Pädiatrie

herausgegeben von Karl-Heinz Niessen

Zweite, überarbeitete und ergänzte Auflage

1989. XXV, 500 Seiten mit 417 Abbildungen und 114 Tabellen. Broschur. DM 48,–. ISBN 3-527-15424-8

Kurz und prägnant, aber dennoch umfassend und verständlich bietet dieses Kurzlehrbuch dem Studenten und Praktiker einen Überblick über die aktuelle Pädiatrie. Die Beiträge, die sich alle am Gegenstandskatalog orientieren, sind durch 417 Abbildungen, davon 217 farbig, auf 50 Tafeln unterstützt, da sich Krankheitsbilder auf diese Weise am besten zuverlässig erkennen lassen, z. B. sind alle Hautkrankheiten in Farbe dargestellt.
Um diesen Platz für Anschauungsmaterial zu schaffen – ohne das klinisches Verständnis weder entstehen noch geschult werden kann –, sind einige Abschnitte, beispielsweise zur Pathophysiologie, bewußt kurz gehalten. Äußerst umfangreich und detailliert dagegen ist das Sachregister, das unter seinen mehreren tausend Stichwörtern auch zahlreiche Hinweise zu den einzelnen Krankheitssymptomen enthält.

Bitte fragen Sie Ihren Buchhändler nach anderen Kurzlehrbüchern der edition medizin.

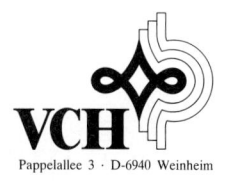

edition medizin

VCH
Pappelallee 3 · D-6940 Weinheim

Memorix

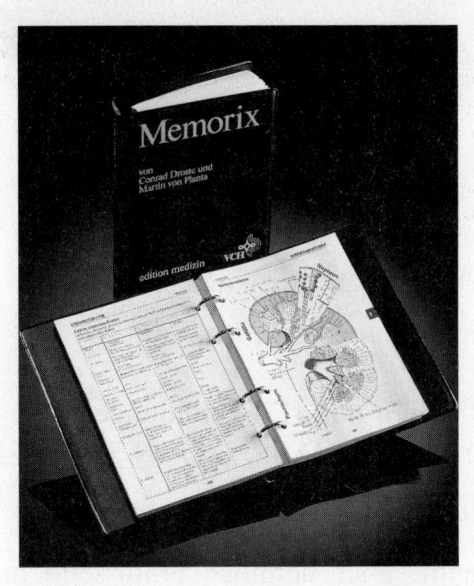

von C. Droste und M. von Planta
Zweite, korrigierte Auflage

1989. XVI, 321 Seiten mit 70 Farbabbildungen und 250 Tabellen. Ringbuchordner. DM 49,–. ISBN 3-527-15399-3

Memorix ist eine Gedächtnisstütze für den Studenten in höheren klinischen Semestern, den PJ-ler, den Internisten, der im klinischen Routinebetrieb arbeitet, aber auch für den niedergelassenen Arzt.

Memorix nimmt seinem Benutzer Arbeit ab, da es alles das (und mehr) aufführt, was sich ein Arzt selbst gerne aus Fachzeitschriften, Lehrbüchern oder bei Referaten auf einem Spickzettel für den Alltag notieren möchte. Memorix bietet oft benötigte anatomische und radiologische Skizzen, international gebräuchliche Klassifikationen, Medikament-Übersichten, Behandlungsschemata und differentialdiagnostische Tabellen, so daß man beim Diktat des Arztbriefes, bei der Durchsicht auswärtiger Befunde, bei der Beurteilung von Röntgenbildern und Computertomogrammen, ja selbst im Krankenhausflur oder im Aufzug schnell darauf zurückgreifen kann. Memorix enthält viele Unterlagen für die tägliche Arbeit und ist trotzdem so klein, daß es in jede Kitteltasche paßt. Und falls doch etwas fehlt: Memorix ist ein Ringbuch, dem jeder Benutzer seine bevorzugten Medikamente, hausinterne Normwerte und sonstige eigene Notizen leicht hinzufügen kann. Und Memorix ist erschwinglich: Es kostet nur DM 49,–.

edition medizin

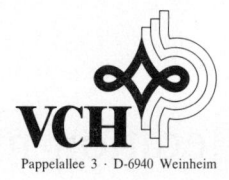

VCH
Pappelallee 3 · D-6940 Weinheim

Wir hoffen, dieser Band hat Ihnen die Examensvorbereitung erleichtert. Wir wünschen Ihnen viel Erfolg bei der bevorstehenden Prüfung.

Zuletzt haben wir noch eine Bitte: Sollten Ihnen beim Durcharbeiten dieses Bandes Ideen gekommen sein, wie man die Reihe „Original-Prüfungsfragen" noch besser oder nützlicher gestalten kann, so schreiben Sie Ihre Vorschläge bitte auf dieses Blatt und schicken Sie es an:

Lektorat Original-Prüfungsfragen
edition medizin
Boschstr. 12
6940 Weinheim